AF844847

Dr. med. Ruediger Dahlke, geboren 1951, studierte Medizin in München und hatte eine Praxis als Psychotherapeut. Heute ist er als Fastenarzt, Seminarleiter und Vortragender international tätig.

Ruediger Dahlke ist Autor von zahlreichen Bestsellern wie *Krankheit als Weg* sowie *Krankheit als Symbol* und *Krankheit als Sprache der Seele*, die in über 300 Übersetzungen in 28 Sprachen vorliegen.

Vera Kaesemann, geboren 1962, ist Heilpraktikerin und Homöopathin. Zwölf Jahre leitete sie das von ihr gegründete Naturheilzentrum für Kind und Familie in Großhansdorf. Seit 2008 arbeitet sie als klassische Homöopathin in Hamburg mit den Schwerpunkten Kinder-Heil-Kunde und Psychosomatik.

Ein Verzeichnis weiterer Veröffentlichungen von Ruediger Dahlke findet sich ab Seite 613.

www.penguin-verlag.de

Ruediger Dahlke
Vera Kaesemann

Krankheit als Sprache der Kinderseele

Be-Deutung kindlicher Krankheitsbilder und ihre ganzheitliche Behandlung

PENGUIN VERLAG

Der Verlag behält sich die Verwertung der urheberrechtlich geschützten Inhalte dieses Werkes für Zwecke des Text- und Data-Minings nach § 44b UrhG ausdrücklich vor. Jegliche unbefugte Nutzung ist hiermit ausgeschlossen.

MIX
Papier | Fördert gute Waldnutzung
FSC® C014496

Penguin Random House Verlagsgruppe FSC® N001967

1. Auflage
Copyright © 2025 by Penguin Verlag,
in der Penguin Random House Verlagsgruppe GmbH,
Neumarkter Straße 28, 81673 München
Copyright © 2009 der Originalausgabe
by C.Bertelsmann Verlag, München
produktsicherheit@penguinrandomhouse.de
(Vorstehende Angaben sind zugleich
Pflichtinformationen nach GPSR.)

Umschlaggestaltung: Büro Jorge Schmidt
Umschlagabbildung: © Unsplash/Vincent Maufay
Satz: Uhl + Massopust
Druck und Bindung: GGP Media GmbH, Pößneck
Printed in Germany 2025
ISBN 978-3-328-11330-0
www.penguin-verlag.de

Für Jens, Hanna und Lara. In Liebe von Mama

Für Naomi
und Atlanta und Parmita
und all die übrigen Kinder dieser Welt.
Von Papap

»Durch Umgang mit Kindern gesundet die Seele.«

Fjodor M. Dostojewski

Inhalt

1 Einleitung

1.1 Zur Entstehung dieses Buches

Die Idee zu diesem Buch ergab sich aus unser beider Zusammentreffen. Mein Interesse ist schon lange darauf gerichtet, den ganzen Bereich der Medizin abzudecken und möglichst alle Beschwerden und Symptombilder auf ihre seelische Dimension hin zu untersuchen und zu deuten. Das Buch *Der Weg ins Leben** beschäftigt sich mit dem Anfang des Lebens von der Empfängnis bis zur Geburt. Da die spirituelle Philosophie davon ausgeht, dass im Anfang alles liegt und die entscheidenden Weichen zu Beginn des Lebens gestellt werden, lag es nahe, sich auch der Kinder-Heil-Kunde deutend zu widmen. Mir fehlte dazu aber die Erfahrung. Die brachte Vera Kaesemann mit, die nicht nur ihre drei eigenen Kinder auf beeindruckende Art aus der Chemieorgie der Schulmedizin heraushielt, sondern sich seit 1984 zur Homöopathin ausbilden ließ, um eine reine Kinderpraxis zu führen. Im selben Jahr stieß sie auch bereits auf das Buch *Krankheit als Weg*** und machte später die Ausbildung in »Archetypischer Medizin«. Die Basis dieses Buches wurde durch unser gut zweijähriges Zusammenleben gelegt. Es entstand aber erst in der Zeit danach.

Wir diskutierten und deuteten die wichtigsten Krankheitsbilder der Kindheit miteinander, wobei Vera Kaesemann die Kinder-Kranken-Geschichten einbrachte. Die praktischen Tipps stammen ebenfalls meist aus ihrer Praxiserfahrung wie auch alle homöopa-

* Die bibliographischen Angaben zu allen in diesem Buch genannten Publikationen finden Sie im Literaturverzeichnis (19.2) und in der Liste mit den Veröffentlichungen von Ruediger Dahlke (19.3).

** Von Thorwald Dethlefsen und Ruediger Dahlke.

thischen Mittelbilder. Meine Aufgabe war neben dem Deuten das Formulieren. Insofern schrieb ich unser Buch. Wo ich von »wir« und »uns« spreche, ist diese Situation gemeint. Statt »man« habe ich oft das Kunstwort *kind* verwendet, weil es widersinnig erschien, von Kindern, die so sehr dem archetypisch weiblichen Prinzip entsprechen, in der männlich anmutenden Form »man« zu schreiben.

Anschließend baten wir befreundete Therapeuten, Mitarbeiter und entsprechende Fachleute, das Manuskript kritisch Korrektur zu lesen.

1.2 Zur Anwendung des Buches

So gern wir es sähen, wenn die theoretischen Kapitel des Buchanfangs auch wirklich zuerst gelesen würden, zeigen doch Erfahrungen mit meinen anderen Büchern, dass die Praxis oft mit einem Nachschlagen der eigenen Probleme beginnt, in diesem Fall also denen der eigenen Kinder. Unser Ideal wäre, dass das erst nach der Anfangslektüre der allgemeinen Einführungsteile geschieht, da sich so eine Fülle von Missverständnissen vermeiden ließe.

Krankheitsbilder, die nicht im Inhaltsverzeichnis stehen, werden Sie im Register am Ende des Buches finden. Dort wird bei speziellen Symptomen auch angegeben, in welchen anderen Veröffentlichungen des Autors Sie Näheres darüber erfahren können. Wenn z. B. ein so wichtiges Krankheitsbild wie AD(H)S, die Hyperaktivität, hier nicht ausführlich behandelt wird, liegt es daran, dass es in einem eigenen Kapitel des Buchs *Aggression als Chance* gedeutet wurde. Viele der Krankheitsbilder finden sich auch in dem Nachschlagewerk *Krankheit als Symbol* in Stichworten.

Bezüglich des Umgangs mit diesem Buch läge es nahe, eine Doppelstrategie einzuschlagen. Eltern, die mit ihrem kranken Kind unter Druck stehen, werden sicher sofort zu den praktischen Tipps greifen, die sie – je nach Schwere der Situation – mit ihrem behandelnden Arzt oder Heilpraktiker abstimmen und sogleich anwenden können. Danach wäre es wichtig, sich den Deutungen zu widmen, um den tieferen Sinn der jeweiligen Symptomatik zu erkennen. Beide Aspekte sind nie als Alternative zu verstehen, im Gegenteil – sie ergänzen sich. Das gilt besonders im Hinblick auf die klassische Homöopathie, da auch das Denken der Krankheitsbilder-Deutung im Wesentlichen homöopathisch ist. Auch zwischen Deutungen und naturheilkundlichen Tipps besteht eine unterstützende Beziehung. Selbst zu notwendigen schulmedizinischen Interventionen bilden die Deutungen sinnvolle Unterstützungen und nicht selten auch die anderen Tipps.

Oft werden besonders kleine Kinder den Deutungen nicht zugänglich sein. Desto wichtiger wäre für Eltern, die Zeichen der Zeit zu erkennen und die Weichen für ihre Kinder oder ihre Familie in eine entsprechend entwicklungsförderliche Richtung zu stellen. Hierfür sind auch die Fragen am Ende der meisten Kapitel gedacht.

Je kleiner die Kinder, desto deutlicher sind sie auch Spiegel der Eltern und der Familiensituation. Das ist nicht immer leicht zu akzeptieren und sollte nicht im Zusammenhang mit Schuld verstanden werden, sondern ausschließlich im Sinne von Verantwortung. Es geht darum, die entsprechenden Antworten auf die jeweilige Herausforderung zu finden.

Eltern können sich den Umgang mit dem Frageteil am Ende der speziellen Kapitel erleichtern, indem sie die Schuldfrage von Anfang an nicht stellen. Andererseits sind die folgenden Fragen die Grundlage, auf denen viele der späteren fußen. Sie werden vielleicht nicht alle klar zu beantworten sein. Wo sie es aber sind, könnten sie vieles klären, und gegebenenfalls wären sie vielleicht auch Anlass, psychotherapeutische Hilfe in Anspruch zu nehmen:

- Unter welchen inneren und äußeren Umständen und mit welchem Gefühl ist unser Kind gezeugt worden? Oder: Wie hat alles begonnen?
- Welche Konsequenzen könnten sich daraus ergeben?
- Wie beeinflussen diese Umstände unsere Beziehung und die zu unserem Kind?
- Wie war und ist unsere eigene Beziehung zu den Eltern, den beiden eigenen und denen des Partners, den Schwiegereltern?

- Wie haben wir beide Familie erlebt, und welche Konsequenzen haben wir daraus gezogen?
- Welche großen und wichtigen Familienthemen gab es in unseren Familien? Wie beeinflusst uns das bis heute? Welche Rolle spielen diese Themen in unserer Familie?
- Welche Tabus haben unsere Herkunftsfamilien bestimmt? Wie gehen wir heute mit diesen Themen um?
- Inwieweit soll uns die aktuelle Familiensituation für erlittene Defizite in unseren Herkunftsfamilien entschädigen?
- Wie war die Geburt unseres Kindes, und was könnte sie uns symbolisch zeigen?
- Wie verliefen unser beider Geburten? Gibt es Parallelen zu der unseres Kindes?

1.3 Die Anwendung der homöopathischen Arzneimittel

Die klassische Homöopathie, die dieses Buch wie keine andere Philosophie prägt, weil auch die Deutungen zuerst und vor allem homöopathisch gedacht sind, ist eine ausgesprochen individuelle Medizin, was die Schwierigkeit ausmacht, sie in einem Buch praktisch darzustellen. Gut darstellbar sind Arzneimittelbilder ähnlich wie Krankheitsbilder. Beide geben einen Rahmen, die wirkliche Therapie muss dann aber in beiden Fällen immer individuell erfolgen. Auch eine Deutung kann stets nur einen Rahmen geben, Arzneimittelbilder geben viele Rahmen. Homöopathen und Psychotherapeuten müssen diese allgemeingültigen Rahmen mit ausgesprochen individuellen und originellen Menschen zur Deckung bringen.

Die deutende Medizin animiert zu fragen: »Warum geschieht dies gerade mir, gerade so, gerade jetzt, in dieser Phase meines Lebens?« Und: »Woran hindert mich das Krankheitsbild, wozu zwingt es mich?« Die klassische Homöopathie muss so differenziert individualisieren, dass hier gar keine typischen Fragen angegeben werden können.

Insofern sind die aufgenommenen Arzneimittelbeschreibungen und bewährten Indikationen ohne jeden Anspruch auf Treffsicherheit oder gar Vollständigkeit eher dazu gedacht, die Genialität dieser von Samuel Hahnemann in die Medizin eingebrachten grundsätzlich neuen Denkrichtung aufzuzeigen, die die Allopathie oftmals ersetzen und fast immer ergänzen kann.

Die große Zahl an Spezialisten, sowohl Homöopathen wie auch schulmedizinische Kinderärzte, und nicht zuletzt die Mütter, die unser Manuskript vorab gelesen und kontrolliert haben, mögen als Beleg dienen für den Versuch eines Brückenschlages zwischen diesen Richtungen der Medizin und den Müttern zugunsten kranker Kinder.

Alle im Buch empfohlenen Mittel sind in der C30-Potenz zu nehmen, die sich als Akutpotenz bewährt hat. Diese sogenannte Hochpotenz verlangt Respekt in ihrer Anwendung. Homöopathische Arzneimittel dürfen nicht einfach wahllos eingenommen werden, treffen Sie Ihre Wahl sorgsam, und fragen Sie bei Unklarheiten lieber erfahrene Homöopathen um Rat. Die hier eingefügten Tabellen sollen helfen, die aufgeführten Mittel leichter zu differenzieren, weshalb sie sich auf die jeweils charakteristischen Symptome beschränken. Schenken Sie bitte auch den Gemütssymptomen Beachtung, diese können für die Wahl des richtigen Mittels ausschlaggebend sein.

Einnahme: Geben Sie Ihrem Kind 2 Milchzuckerkügelchen (Globuli) direkt auf die Zunge, lösen Sie 2 weitere Globuli anschließend in einem Glas stillen Wassers mit einem Holzspatel oder Plastiklöffel auf (»verkleppern«), und lassen Sie es davon alle 10 Minuten einen Schluck trinken (nach vorherigem kräftigen Umrühren). Sobald eine Besserung erkennbar ist, unterbrechen Sie die Einnahme! Falls eine Verschlechterung oder Stagnation eintritt, setzen Sie die Einnahme fort.

Ergibt sich nach zwei Stunden keine Reaktion im Sinne einer Besserung, war das Mittel vermutlich falsch gewählt. Bitte schauen Sie sich die Tabelle noch einmal an und wählen gegebenenfalls ein anderes Arzneimittel. Als Besserung im homöopathischen Sinne ist z.B. auch ein tiefer (Heil-)Schlaf zu werten oder eine Entlastung auf der Gemütsebene; d.h., Ihr Kind ist vielleicht besserer Stimmung und kann mit den Beschwerden problemloser umgehen, obwohl sich die körperlichen Symptome vielleicht gar nicht auffällig verändert haben.

1.4 Zu »Risiken und Nebenwirkungen« dieses Buches!

In modernen Zeiten liegt die Last von Erziehung und Pflege im Krankheitsfall mehr denn je bei den Müttern und immer häufiger auch noch bei alleinerziehenden. Dann wird, was ansonsten auch Freude machen könnte, rasch zur Last und Überforderung. Insofern mögen viele der Hinweise belastend und einseitig wirken, wenn die Verantwortung, die im Idealfall geteilt würde, nun häufig auf Schultern ruht, die dafür allein eigentlich zu schmal sind. Aber bei einer Scheidungsrate, die in den letzten fünfzig Jahren von etwa 10 auf rund 50 Prozent gestiegen ist, sind die Chancen, zusammen Großeltern zu werden, so wie man gemeinsam zu Eltern wurde, eher gering. Im Zusammenhang mit den sich aus dieser Tendenz ergebenden Problemkonstellationen und Patchworkfamilien kann im Hinblick auf die Entwicklung der kindlichen Seele vieles schiefgehen, wie natürlich auch in sogenannten »heilen« Familien. Dieses Buch will jedenfalls keineswegs die durch einseitige Lastenverteilung oft entstandene Schieflage noch durch die Vermittlung von Schuldgefühlen verschärfen.

Andererseits nehmen wir eine radikale, d.h. an die Wurzeln gehende Position aufseiten der kranken Kinder ein. Vor allem, um ihnen eine Stimme im Krankheitsfall zu verleihen, da sie gerade dann oft missverstanden oder ganz falsch eingeschätzt werden, und keineswegs, um Schuld zuzuweisen. Eltern werden in aller Regel das ihnen Bestmögliche für ihre Kinder tun. Das aber wird trotzdem oft nicht reichen oder manchmal sogar schaden. Insofern ist, was wie Schuldzuweisung klingen mag, eher korrigierend, helfend oder infrage stellend gemeint. Auch wenn wir manches Mal wie Anwälte der kranken Kinder klingen mögen, wollen wir die Mütter und am liebsten auch die Väter mit einbinden und über ein tieferes Verständnis der Be-Deutung von Symptomen in ihrem Streben, die beste Wahl für ihre Kinder zu treffen, unterstützen. Eine Fülle von Tipps und bewährten Indikationen soll schnelle und praktische Hilfe ermöglichen, während die Deutungen oft ein längerfristiges und dafür nachhaltigeres Umdenken anstoßen mögen.

Uns ist sehr wohl bewusst, dass es oft und besonders in wenig solidarischen Zeiten, was Kinder und insbesondere kranke Kinder angeht, sehr schwer sein wird, alles richtig zu machen. Es ist sogar unmöglich. Aber andererseits ist es auch nie zu spät, die Weichen zum Besseren zu stellen. Dazu wollen wir Mut machen.

Wer in kaum zu beherrschende Teufelskreise geraten ist, könnte sich geradezu provoziert fühlen von Hinweisen, wie man mit Meditation und Tai Chi mehr Rhythmus ins eigene und kindliche Leben bringt. Wer etwa keine angemessene Wohnung gefunden hat, weil Alleinerziehende auf dem Immobilienmarkt diskriminiert werden, mag andere Sorgen haben als morgendliches Yoga und Qi Gong. Die Logik von Vermietern, denen es vor allem um pünktliche Mietzahlung bei maximaler Schonung ihrer Wohnung geht, ist klar. Kinder sind in Deutschland zum Armutsrisiko geworden, insbesondere wenn eine Mutter allein für sie aufkommen muss. Da solche Familien dann auch noch fast unkündbar sind, wenn sie in Not geraten, halten viele Wohnungsbesitzer sie sich am liebsten vom Leib. Hier wird – wie so oft – eine als Hilfsmaßnahme gedachte Regelung wie Kündigungsschutz zum Bumerang. Wenn die Mutter dann morgens zur Arbeit müsste, auf die sie angewiesen ist, und ihr krankes Kind nicht in den Kindergarten gehen kann, könnten manche Hinweise des Buches und auch die an den Kapitelenden aufgeworfenen Fragen geradezu provozierend wirken. Das ist natürlich ungewollt, aber andererseits wollten wir auch nicht auf die Möglichkeit verzichten, gute Situationen in Richtung Ideal noch zu verbessern.

Ihrer Natur nach können Deutungen von Symptomen, die ja immer Schatten aufdecken, leicht als Schuldzuweisungen missverstanden werden, was aber nie beabsichtigt ist. Es geht vielmehr im beschriebenen Sinne um Ver*antwort*ung. Dass im deutschen Sprachgebrauch die Adjektive »verantwortlich« und »schuldig« inzwischen synonym gebraucht werden, ist symptomatisch und gleichermaßen symbolträchtig. Natürlich will niemand mehr verantwortlich sein, wenn das gleichbedeutend mit »schuldig« ist. Wir müssen aber Verantwortung übernehmen für unsere Kinder – von Gesetzes wegen und auch weit darüber hinaus –, zumindest so lange, bis sie selbst gelernt haben, eigene Antworten für ihr Leben zu finden. Dabei dürfen Fehler gemacht werden, die sich später oft als Helfer entpuppen. Wie der Volksmund so schön sagt: »Aus Fehlern wird man klug.« Es ist auch nie zu spät, die Richtung zu ändern und mit neuen Erkenntnissen in Zukunft Dinge anders zu sehen und zu machen.

Dadurch, dass wir aufseiten der kleinen Kranken primär deren Lebensrechte im Auge haben, mag ein überfordernder Anspruch an Mütter, die schwierige Situationen zu bewältigen haben, hineininterpretiert werden. Aber wir gehen lediglich vom Ideal für das erkrankte Kind aus und können weder soziale Situation noch individuelle Umstände beeinflussen.

Wären wir eine insgesamt kinderfreundlichere Gesellschaft, könnten wir uns vieles erleichtern und Schreckliches ersparen. Tatsächlich haben wir ja nicht die Wahl, ob wir im Leben »umkehren und wieder werden wie die Kinder«, um es mit den Worten der Bibel zu sagen, sondern lediglich, auf welcher Ebene wir das tun. Wo immer die Bewusstseinsebene verweigert wird, muss im Sinne von *Krankheit als Symbol* der Körper einspringen. Wenn das »Wieder werden wie die Kinder« aber in den Körper sinkt, nennen wir es »Morbus Alzheimer«, ein Krankheitsbild, gegen das (noch) kein Kraut gewachsen ist, bzw. noch hat es niemand gefunden. In Gesellschaften, die weniger kinderfeindlich oder sogar kinderfreundlich sind, wo sich die Menschen mehr um ihr inneres Kind kümmern, sind die Alzheimer-Zahlen deutlich geringer.

Ziel unseres Buches ist es, das Leben für Kinder und Eltern erfüllender, verständlicher und ansprechender zu machen, in seinen schönen und auch herausfordernden Seiten. Andererseits haben wir heute eine Situation, in der »Kinderkriegen« von der natürlichsten Sache der Welt zu einer eher seltenen Angelegenheit geworden ist, was den wenigen und erst recht den Einzelkindern eine Stellung einräumt, die ihnen eine ungesunde Macht gibt im Sinne des *Kleinen Tyrannen* von Jirina Prekop (siehe »19.2 Literatur«). Der schon fast komische Jugendkult unserer Gesellschaft, die im Gegenzug das Alter verachtet, trägt noch weiter zur Verstärkung dieses bedenklichen Trends bei. Eine Machtposition, wo kleine Kinder bei allem mitreden und ihre Eltern und besonders Mütter geradezu dominieren und etwa über den neuen Partner mitbestimmen wollen und dürfen, bekommt beiden Seiten nicht.

Insofern haben wir heute eine Polarisierung einerseits in Mütter, die enorme Opfer bringen, was ihre eigene Lebensenergie angeht, während sie ihre Kinder allein oder fast allein aufziehen, sodass sie oft regelrecht zu Opfern werden. Andererseits werden auch Kinder zu Opfern, weil zu wenig Zeit für sie existiert in der modernen Gesellschaft des Turbokapitalismus in der Globalisierungsfalle. Wenn Kinder ihre Eltern und besonders Mütter zu ihren Opfern machen, wird alles noch komplizierter.

Allerdings haben in der langen Geschichte der Menschheit Mütter fast immer Kinder allein aufgezogen.

Kranke Kinder haben natürlich ein Recht auf Verständnis ihrer Situation und Lernaufgabe, was noch lange nicht heißt, dass Kinder alle Rechte dieser Welt immer früher brauchen. Ob sie bereits mit sechzehn Auto fahren und gar mit fünfzehn wählen sollten, steht auf einem ganz anderen Blatt. Die Erfahrungen damit mögen zu einer Gesellschaft im Jugendkultwahn passen, insgesamt ermutigend sind sie nicht.

2 Allgemeine Grundlagen

2.1 Liebe als Lebensgrundlage

Liebe und insbesondere die Mutterliebe, um die es hier geht, wird zur fundamentalen Lebensgrundlage jeder Kinderseele. Erst auf diesem Fundament können etwa die Säulen der Gesundheit sinnvoll wurzeln. Mit dem Grundbedürfnis, geliebt zu werden und sich selbst sowie den Nächsten zu lieben, kommt das Kind auf die Welt, nicht nur auf die christliche.

Gemeint ist hier die bedingungslose Liebe. »Liebe mich, auch wenn ich schmutzig bin. Denn wenn ich weiß gewaschen wäre, liebten mich ja alle.« Diesen Satz von Fjodor M. Dostojewski zitiert Jirina Prekop in ihrem Buch *Ich halte dich fest, damit du frei wirst.* Alle Kinder kommen – seit jeher und überall und egal, ob begabt oder behindert – mit diesem Bedürfnis auf die Welt. Wenn sie die Liebe nicht bekommen, dann schreien sie und fallen mit ihrem Unglück in Form von seelischen und psychosomatischen Krankheiten auf. Wenn sie die Liebe aber genießen, entwickeln sie sich nach ihren Möglichkeiten frei und glücklich.

Dazu gehören allerdings auch noch günstige Lebensumstände und Themen wie die folgenden aus den Bereichen der Ethik bis hin zu so handfesten wie den Säulen der Gesundheit.

2.2 Kriterien des Kindseins

Einige grundsätzliche Gedanken zum Kindsein können helfen, die Grundlagen der hier dargelegten Krankheitsbilder-Deutung besser zu verstehen. Kinder sind die Basis jeder Gesellschaft – alles baut auf ihnen auf. Insofern ist es naheliegend, sich Gedanken zu machen, wo die Kindheit überhaupt hinzielen sollte und was die Aufgaben der Eltern sind.

Was macht uns zu Menschen, zu wahren Menschen, wie spirituelle Traditionen es formulieren? Sicher gehört soziales Verhalten dazu mit Hilfsbereitschaft, nicht nur, aber auch vor allem gegenüber Schwächeren, die Fähigkeit und Bereitschaft, zu teilen und gegen offensichtliches Unrecht vorzugehen, Barmherzigkeit und Respekt vor dem Leben anderer oder, mit Buddhas Worten, gegenüber allen fühlenden Wesen, Mitgefühl mit Schwächeren und der Wille zu verzeihen, aber auch die Fähigkeit, Fehler einzugestehen, und die Bereitschaft, sich zu entschuldigen im Falle allfälliger Irrtümer, wie auch die Offenheit, Dankbarkeit zu empfinden für so vieles, statt alles als selbstverständlich zu nehmen.

Unsere Ethik sollte uns die Größe erlauben, nicht alles zu machen, was machbar erscheint, sondern unser Handeln vor dem Hintergrund der möglichen Folgen zu überdenken und Werte zu vermitteln wie auch Bildung bis hin zur Herzensbildung. Nicht nur der IQ dürfte unsere Welt bestimmen, sondern ebenso der EQ: Es gilt, *emotionale* Fähigkeiten zu entwickeln, Gefühle wollen wachsen und sich entfalten dürfen, und der Umgang mit ihnen muss gelernt werden. Streitkultur will erlernt und dabei oft erkämpft, manchmal erstritten werden, damit faire Auseinandersetzungen möglich werden. Mut muss Chancen zum Wachsen bekommen und kann dann, in Taten umgesetzt, für Gerechtigkeit sorgen. Wichtig ist ebenso die Courage, zur Not auch gegen den Strom zu schwimmen, authentisch zu sein und zu seinen eigenen Überzeugungen zu stehen, wo es not-wendig ist. Selbstständiges und originelles Denken fallen einem nicht zu, können aber gelernt werden; und es wäre eine unserer Hoffnungen, dass dieses Buch dazu beiträgt.

Ein Kind darf sich als Mittelpunkt der Welt fühlen und nach allen Seiten und für alle Optionen offen sein. Es sollte möglichst viel spielen, um eigene Kreativität und entsprechenden Selbstausdruck zu entwickeln. Noch ganz in der inneren Welt zu Hause, darf und sollte es in seinen Phantasien beheimatet sein und die innere und die äußere Welt gleichermaßen schätzen. Was früher Christkind und Nikolaus waren, sind heute schon oft die magischen Kinder vom Schlage eines »Harry Potter«. Kinder lernen durch Nachahmen und sollten dazu angeregt werden. Die Eltern sind jedoch die wichtigsten Vorbilder. Kinder dürfen die Welt mit den staunenden Augen des *Kleinen Prinzen* betrachten und noch so vieles zum ersten Mal erleben: vom ersten Schnee über die erste Lüge bis zum ersten Schultag. Weder müssen sie verantwortlich sein noch sich rechtfertigen, sondern sie dürfen unverdiente Geborgenheit erleben und damit rechnen, geliebt zu werden, gleichgültig, was sie tun – jedenfalls in unserer Zeit und modernen Welt, wo wenige Kinder herausragende Rollen spielen. Die Liebe der Eltern begründet Selbstwertgefühl und macht fähig zur Liebe.

Denn das ist sicher: Dadurch, dass Kinder in den Industrieländern zahlenmäßig immer weniger werden, erhalten die wenigen einen immer exponierteren Status, der einige Chancen, aber auch vielfältige Gefahren mit sich bringt. Kinderrechte gehen in modernen Einkindfamilien nicht selten über die von Erwachsenen. Das schadet beiden Seiten, aber vor allem den Kindern, die Grenzen brauchen und einen Rahmen, den sie noch nicht selbst bestimmen, denn er könnte sonst ausufern und Kinder verloren gehen lassen.

Die Kleinen sollen wissen, dass die Eltern bereit sind, zu helfen und ihnen den Raum zum Lernen zur Verfügung zu stellen. Aber die Verantwortung für ihr So-Sein und die altersgemäße Verantwortung für ihre Handlungen müssen sie schon in der Kindheit zu übernehmen lernen, denn wie sollen sie es sonst in der Pubertät und als Erwachsene können? Verantwortung muss vorsichtig dosiert und dem Alter entsprechend mitgetragen werden. Anderenfalls erhält sich die kindliche Haltung der Projektion: Wenn nicht die Eltern schuld sind, dann sind es die Partner, die Gesellschaft, der Staat oder das Schicksal. Wo solch kindliche Opferstrukturen bleiben, droht dem Leben die Gefahr, kindisch zu verlaufen, und das Erwachsenwerden bleibt bereits in Kinderschuhen stecken.

In den ersten Jahren bis zum Schuleintritt mit sechs könnte ein Feld der Geborgenheit und des Wachsen-Dürfens vorherrschen, das von einem Erziehungsfeld überlagert wird, welches vor allem Werte vermittelt. Kinder müssen, können und wollen früh lernen, dass sie nicht allein auf der Welt sind und Teilen Freude macht, dass der Respekt vor Schwächeren sie stärkt und helfen beglücken kann. Das ist besonders für die mit sinkenden Kinderzahlen immer häufiger werdenden Einzelkinder wichtig, die zugleich auch immer Erstgeborene sind mit all den dazugehörigen Themen – Kinder also, die ohne kindliche Vorbilder in der eigenen Familie aufwachsen und so noch mehr auf Erwachsene angewiesen sind.

Wenn dieses Feld stark und lebendig ist, kann alle weitere Erziehung einfach sein, weil viele notwendige Bausteine von den Kindern spontan verstanden werden. Wir müssen fast alles im Leben neu lernen, auch das Kranksein. Dafür sind Kinderkrankheiten – inklusive Fieber – da. Krankheit wird so zum wesentlichen, sinnvollen und not-wendigen Teil des menschlichen Entwicklungsweges.

Diese Grundgedanken können helfen, vom »Falsch« und »Richtig« wegzukommen, das über seine Wertung so leicht verletzt. Wo das im Laufe dieses Buches trotzdem geschehen sollte, ist es jedenfalls nicht beabsichtigt, und wir entschuldigen uns schon jetzt dafür – auch uns selbst zuliebe, denn ent-*schuld*-igen bedeutet ja ebenso, die Schuld wieder abzugeben.

Dieses Buch will und soll Kindern und ihren Eltern helfen, und wir haben hier eine wunder-volle und klassische Win-win-Situation: Was den Kindern guttut und auf ihrem Lebensweg weiterhilft, ist meist auch für die Eltern das Beste.

Ein Problem ist, dass die angebotenen Hilfestellungen altersabhängig sind und wir nicht überall Altersangaben machen konnten und wollten, weil schon Kinder und nicht erst Erwachsene so unglaublich individuelle und originelle Wesen sind, denen man fast immer unrecht tut, wenn man sie über einen Kamm schert. Alle Normierungen und Normwerte enthalten mindestens so viele Gefahren wie Hilfen und haben sich zum effektivsten Arbeitsbeschaffungsprogramm für Schulmediziner entwickelt. Wir vertrauen auf das Einfühlungsvermögen der Eltern und geben ihnen manchmal auch sehr weit gehende Hilfen an die Hand.

Natürlich wird das Ergebnis noch oft ungleich besser, wenn man die Familie von seinen kleinen Lieblingen nicht nur in Tieren malen lässt, sondern das Werk dann auch noch mit einem symbolkundigen Fachmann deutet. Aber besser als nichts sind allemal auch die Augen der Eltern und besonders ihre Herzen. Denn wer mit den Augen der Liebe schaut, kann fast nichts falsch machen. Der Fuchs im *Kleinen Prinzen* sagt diesbezüglich: »... man sieht nur mit dem Herzen gut. Das Wesentliche ist für die Augen unsichtbar.« Und die Mutterliebe kommt der höchsten und himmlischen Liebe schon sehr nahe.

2.2.1 Elterliche Zuwendung

Die Frage nach dem rechten Maß an elterlicher Zuwendung berührt ein zentrales Problem moderner Familien. Die Vielfachbelastung, die sich unter dem Schlagwort »Multitasking« einen »denglischen« Namen gemacht hat und von der in der Regel vor allem die Mütter betroffen sind, ist auch überfordernd, krankmachend und – wie neuere Forschungen ergeben haben – nicht einmal produktiv bzw. effizient.

Vor diesem Hintergrund skizzieren wir hier nur kurz die Idealvorstellung dessen, was Kinder zum optimalen Gedeihen brauchen, angelehnt an die Vorstellungen des Waldorf-Pädagogen Peter Lang:

- An erster Stelle steht bei ihm und bei vielen, die sich intensiv mit Kindern, ihrer Entwicklung und ihren Problemen beschäftigt haben, die Liebe, die jedes Kind braucht und die ihm die beste Ausgangsposition im Leben sichert.
- An zweiter folgt die Geborgenheit, die in einem Begriff wie »Nestschutz« zum Tragen kommt.
- An dritter Stelle sieht Lang sichere soziale Beziehungen
- und schon an vierter die Notwendigkeit, die eigene Welt zu verstehen.
- An fünfter Position kommt für das kleine Kind, dass es überschaubare, sinnvolle und nachahmbare Handlungsabläufe in seinem Umfeld erlebt.

- Sechstens ist es wichtig, die »Handhabbarkeit« der Welt zu erleben, d. h. Vertrauen zu gewinnen, aus eigener Kraft oder mithilfe nahestehender Menschen die sich stellenden Aufgaben meistern zu können.
- Die siebte Stelle nimmt die Sinnhaftigkeit der eigenen Lebensgestaltung ein: Das Kind muss lernen, sich für sinnvolle Ziele und Projekte anzustrengen, zu engagieren und Verantwortung dafür zu übernehmen, damit sein Leben gelingt.

2.2.2 Kriterien von Pubertät und Jugend als Grenzsteine dieses Buches

Schwierig ist die Abgrenzung von Kindheit und Jugend. Sie gelingt heute weniger denn je, weil vieles immer früher ins Leben drängt, wirkliche Reife aber andererseits oft länger auf sich warten lässt. Deshalb folgen hier noch einige Kriterien der beginnenden Pubertät, auch wenn diese ausdrücklich nicht mehr unser Thema ist.

Jugendliche müssen sich abgrenzen von der Geborgenheit der Kindheit und damit auch von den Eltern, der Familie und allem Alten. Ihr Hauptanliegen ist die Identitätssuche, die über Gruppenzugehörigkeiten und besondere Kleidung läuft, heute »Out-fit« genannt. Aber tatsächlich sind sie natürlich noch nicht draußen *(out)* und erst recht nicht fit, sie wollen es jedoch und sollen es werden. Sie suchen also schon einmal Kleidung, mit der sie sich hinaustrauen und fit machen können fürs eigene Leben.

Sie wollen ihren Körper spüren lernen. Das ist noch bei den – aus Elternsicht – grässlichsten Selbstverstümmelungen von Piercing bis Ritzen der Hintergrund und spielt selbst beim Komasaufen eine Rolle.

Über den Körper wollen sie die erste Form der Liebe in Gestalt ihrer Sexualität kennen und erleben lernen. »Ich bin Frau«, »Ich bin Mann«, so heißen die Themen, und die Rollen wollen geübt sein. Verantwortung und Konsequenzen für das eigene Leben müssen nicht nur, aber auch in diesem Zusammenhang übernommen werden.

Sie wollen und sollen Grenzen kennen und infrage stellen lernen, um ihre eigenen zu finden und sie mit denen der Familie und Gesellschaft in Harmonie zu bringen. Es gilt jetzt, die konkrete Wirklichkeit gegenüber den Phantasiewelten zu stärken, ihre Eigenart, Originalität und Individualität zu entwickeln und durchzusetzen. Gefühle wollen über Musik, erste Liebe und den dazugehörigen Kummer erlebt werden und mit Weltschmerz und der buddhistischen Grundthese vertraut machen, dass alles Leben auch Leid ist.

Nach all dem Aufstand ist aber auch Anpassung an gegebene Lebensbedingungen zu lernen, es gilt, vernünftig(er) zu werden. Das große Thema Polarität muss in der Welt der Gegensätze erlebt, akzeptiert und im Idealfall verstanden werden. Eine neue große Freiheit will erfahren werden – aber es ist auch zu lernen, dass sie nur um den Preis von Geborgenheit und Nestwärme zu haben ist.

Der Eintritt in die Leistungsgesellschaft bahnt sich an – mit all ihren Möglichkeiten, Fallgruben und Chancen.

2.2.3 Soziale Probleme

Deutschland, eines der reichsten Länder der Welt, das Hunderte von Milliarden Euro scheinbar problemlos zur Sanierung der Schulden leichtsinniger Investmentbanker lockermacht, hat – nach Aussagen seiner »staatstragenden« Politiker – angeblich kein Geld für Kindergärten und Hortplätze, für Bildung und Jugendarbeit. Kinder sind so zum vorrangigen Armutsrisiko geworden. Auf dieser in diesem Rahmen nur andeutbaren Basis entstehen viele soziale Probleme, die Familien und einzelne Kinder leicht zu Außenseitern stempeln.

Hier bahnt sich ein rasch wachsendes Problem an, für das wir in diesem Buch kaum Hilfen und schon gar keine Lösungen anbieten können. In dieser Hinsicht müsste die Gesellschaft andere Prioritäten setzen. Wer unvorstellbare Summen in einen ebenso aussichts- wie sinnlosen Krieg gegen Terroristen steckt und Wirtschaftsspekulanten fast unaufgefordert Milliarden in den Rachen wirft, hat andere Probleme, als sich um die Kinder des Landes zu kümmern.

Folglich bleiben diese und ihre Eltern auf sich gestellt und häufig auf der Strecke.

Wer unter Gleichaltrigen in unserer durch und durch materialistischen Zeit nicht mit den richtigen Markenklamotten protzen kann, bekommt schon erste Probleme. Wenn günstige Kleidungsmarken wie L.O.G.G. der Firma H&M mit »Leider Ohne Geld Geboren« übersetzt werden, ist das mehr als symbolträchtig und zeigt, wie armselig, zynisch und verachtend viele vermeintlich »bessergestellte« Mütter oder auch Jugendliche urteilen. Wo dann noch das Handy alt oder nicht vorhanden ist und der Computer schon vom vorvorletzten Jahr, ist *kind*, bevor es sich's versieht, mega-out. Hier kommt auf Eltern ein erheblicher finanzieller Druck zu, der genauso sicher inszeniert wird, wie die Hilfe von der Gesellschaft für Familien ausbleibt. Auch wer als Mutter oder Vater dahinter Methode erkennt, bleibt doch noch in der Falle, und die Kinder sind auf der Außenseiter-Schiene, die viel Kraft und Mut erfordert.

Hier bliebe nur, dem Kind zu helfen, seine besonderen Qualitäten zu entwickeln, die eigene Originalität zu fördern, Mut zu machen, so zu sein, wie nur *kind* sein kann, und keinesfalls zu werden, wie *man* ist oder sein sollte. Dazu gehört auch, streiten und verbal zurückschlagen zu lernen, sich seiner Haut zu wehren und sich dort, wo es für den eigenen Weg wichtig ist, durchzusetzen.

2.3 Drei Säulen der Gesundheit

2.3.1 Ernährung

2.3.1.1 Muttermilch als Nahrung und Heilmittel

Sie ist die erste und wertvollste Nahrung für Kinder. Besonders hilfreich ist das Colostrum, die früheste Form der Muttermilch, die direkt nach der Geburt produziert wird und auch als »Vormilch« bezeichnet wird. Sie wurde früher verworfen, heute weiß man jedoch um ihre Wichtigkeit, die sich in großem Reichtum an Nährstoffen und Antikörpern zeigt. Inzwischen sind selbst unter Schulmedizinern jene tragischen Denkfehler ausgeräumt, die dazu geführt haben, dass das Stillen über zwei Jahrzehnte abgelehnt wurde. Gestillte Kinder haben in jeder Hinsicht Vorteile, die sich sogar noch an deren Kindern wissenschaftlich nachweisen lassen, also eine ganze Generation später.

Gestillte Kinder sind nicht nur körperlich – über die Stärkung des Immunsystems –, sondern auch in ziemlich jeder anderen Hinsicht bevorzugt. Die Bindung zwischen ihnen und ihrer Mutter kann sich leichter und tiefer entwickeln, weil beim Stillen das Bindungshormon Oxytocin vermehrt gebildet wird. Daraus wiederum folgen generell bessere Startbedingungen fürs Leben. Über den vermehrten Hautkontakt können all die dort beschriebenen Vorteile ins junge Leben kommen. So ist Muttermilch mindestens im ersten Jahr nicht nur die beste Nahrung, sondern auch noch ein vorbeugendes und in fast jeder Hinsicht überlegenes Heilmittel.

Die Milch der eigenen Mutter, nach den Regeln der Homöopathie potenziert, kann ebenfalls gute Heilwirkungen erzielen. Paracelsus' Weisheit, dass gegen jedes Gebrechen ein Kraut gewachsen sei und dieses in der näheren Umgebung der Betroffenen zu finden wäre, findet hier seine schönste Bestätigung. Näher und besser geht es kaum mehr.

Das homöopathische Mittel Lac humanum kann, nach seinem Arzneimittelbild und den Regeln der Homöopathie individuell angewandt, ebenfalls helfen. Aber auch die ganz normale Muttermilch mag, bei Schnupfen in die Nase geträufelt, zum Heilmittel werden. Wir werden ihr bei den Tipps am Ende verschiedener Kapitel noch öfter begegnen.

Selbst die ganz frühe Milch der Kühe, auch hier »Colostrum« genannt, ist ein besonderes Heilmittel und kann, z.B. bei Neurodermitis-Kindern, erstaunliche Erfolge bringen. Sie ist heute in bester biologischer Qualität zu bekommen.*

* Etwa bei der Firma Colostral (siehe »19.4.2 Bezugsquellen«).

2.3.1.2 Kinder-Nahrung

Hinsichtlich der Ernährung gilt für Kinder Ähnliches wie für Erwachsene. Der erste der vier Eckpfeiler gesunder Ernährung ist das artgerechte Essen. Als »Allesfresser« mit stark vegetarischer Ausrichtung sollte der Mensch die Hälfte seiner Kalorien aus Kohlenhydraten beziehen, die andere Hälfte teilen sich Eiweiß und Fett. Das bedeutet für die meisten modernen Zeitgenossen, Fett und tierisches Eiweiß zugunsten von Kohlenhydraten zu reduzieren.

Der zweite Eckpfeiler verlangt vollwertige Nahrung, einfach weil wir in den Jahrmillionen der Evolution nichts anderes gelernt haben. Für Kinder ist dieser Aspekt noch wichtiger, denn sie müssen nicht wie Erwachsene den Organismus lediglich erhalten, sondern den ihren neu aufbauen. Dazu brauchen sie natürlich die besten Baustoffe, die nur über möglichst viel frische Vollwertkost zu erhalten sind.

Wie weit wir hier gekommen sind, soll folgende Episode anschaulich machen, erlebt von einer in einem Bioladen beschäftigten Kursteilnehmerin: Eine Hausfrau kommt mit Plastikbeuteln voller Gemüse in den Bioladen und gibt die Beutel an der Kasse ab, um sich zwei Bio-Möhren und einen entsprechenden Salatkopf aus dem Laden zu holen. Auf die Frage der Kassiererin, warum sie denn bei einer Tasche voller Gemüse aus dem Supermarkt noch das bisschen Gesunde dazukaufen würde, antwortete sie: »Ach, das ist nur für die Zwerghasen der Kinder, die sterben sonst…«

Zu einer abwehrstarken Entwicklung und Gesunderhaltung des kindlichen Organismus gehören vollwertige Lebensmittel. Allen Auszugsprodukten fehlt immer ein Teil zur Ganzheit. Raffinierte Nahrungsmittel rufen von daher immer das Bedürfnis bzw. die Notwendigkeit nach Ausgleich hervor. Mit vollwertigen Lebensmitteln ernährte Kinder verfügen grundsätzlich über eine ausgeglichenere Basis und können besser in ihre Mitte finden.

Der dritte Eckpfeiler wäre typgerechte Ernährung. Mit einem einfachen Test, wie in dem Buch *Richtig essen* beschrieben, lässt sich in wenigen Minuten der eigene Typ finden, dem entsprechend man sich mit kühlenden, wärmenden oder eher neutralen Lebensmitteln versorgen sollte. Das ist z.B. ein ganz wesentlicher Punkt bei hyperaktiven, sogenannten ADHS-Kindern, die neben der Behandlung mit klassischer Homöopathie und einem entsprechenden körperlich-seelischen Ermüdungsprogramm unbedingt mit kühlender Nahrung von ihrem überdrehten Energieniveau heruntergeholt werden sollten.

Wo die Forderungen dieser drei grundlegenden Ernährungseckpfeiler beachtet werden, ergibt sich die vierte, die des Säure-Basen-Gleichgewichts, meist wie von selbst. Wer die Hälfte seiner Kalorien mit vollwertigen Kohlenhydraten deckt, sorgt durch den hohen Obst- und Gemüseanteil bereits für ausreichend basische Anteile.

Wichtig ist – quasi als fünfter Eckpfeiler – auch noch das Trinken. Wasser ist ein entscheidendes Lebensmittel und die Basis all unserer Getränke. Zugleich ist es aber auch unser wichtigstes Getränk, und Kinder sollten es reichlich »genießen«, also je nach zusätzlich genossener Obst- und Rohkostmenge 1 bis 2 Liter täglich. Allerdings ist es nicht leicht, Kinder von reinem Wasser zu überzeugen, von »genießen« ganz zu schweigen. Obstsäfte wären, mit reichlich Wasser verdünnt, ein vertretbarer Kompromiss. Auch selbstgemachte Limonaden wären Alternativen: ein wenig Zitronen- oder Orangensaft in Wasser mit Honig oder, noch besser, Stevia, einer ebenso natürlichen wie harmlosen Süße von einer kleinen Pflanze. Die meisten Kinder experimentieren gern, und so wird z.B. aus selbstangesetztem Eistee aus frischen Kräutern und Beeren rasch eine konkurrenzfähige Attraktion.

Ganz zu meiden sind die leider wegen ihrer Süße bei Kindern beliebten Softdrinks. Sie sind voller Zucker, schaden damit nicht nur dem Gebiss und dem Knochensystem, sondern der Gesundheit im Allgemeinen. Heute sind sie deshalb in »Light«-Versionen mit Süßstoff zu haben, die wahrscheinlich noch ungesünder sind wegen Substanzen wie Aspartam usw. Eine natürliche und harmlose Süße böte das bereits erwähnte pflanzliche Stevia.

Bei allen Vorteilen gesunder Ernährung sollten wir uns jedoch hüten, Kindern eigene Ängste oder Ideologien im Hinblick auf gesunde und ungesunde Ernährung überzustülpen. Ein gutes Maß an Flexibilität und Vertrauen, dass der Körper auch mit einem gewissen Anteil an »Giften« zurechtkommt, wäre hilfreich. Wahrscheinlich braucht er diese Auseinandersetzung sogar, genau wie die mit Viren und Bakterien. Ein Leben lang müssen wir lernen, zu integrieren und die richtige Balance zu finden. Jedes Kind ist anders, und jede neue Lebensphase verlangt neue Orientierung und neue Maßstäbe – von der Schuhgröße bis zur allgemeinen Lebenshaltung.

So ist in den ersten Lebensjahren gesunde Ernährung noch wichtiger als später. Mit dem Schuleintritt lockern sich die Ernährungsregeln notgedrungen, da Kinder dem von der Junk-Food-Industrie fest im Bewusstsein der Bevölkerung verankerten Feld für Fertigfutter nur schwer widerstehen. Wenn ein gesunder Grundstein gelegt wurde, ist das aber leichter vom Organismus zu tolerieren. Trotzdem wäre es in diesem Zusammenhang im Hinblick auf die Gesundheit der Kinder, aber auch auf die Kosten des Gesundheitssystems hilfreich, wenn dieses Feld überarbeitet würde und im Zeitalter der Fettsucht- und Diabetes-II-Lawine gesunde Ernährung zu einem Schulfach würde.

2.3.1.3 Weitere Ernährungstipps für ein gesundes Leben

Der traditionellen chinesischen Medizin ist nach wie vor regelmäßiges Essen und eine warme Mahlzeit am Tag überaus wichtig, ebenso wie ein nach der Jahreszeit ausgerichteter Speisezettel. In der Zeit unserer Großeltern stand das auch bei uns noch im Vordergrund, ebenso wie das Zusammenkommen bei Tisch und die gute Atmosphäre beim Essen. Auch wenn der Zeitgeist heute anderes fordert, bleibt der Wert einer solchen Einstellung zum Essen doch groß.

Der aktuellen Situation entsprechen die folgenden Maßnahmen eher, zumal sie erst durch neuere wissenschaftliche Erkenntnisse möglich wurden. Damit der kindliche (und erwachsene) Organismus genug Wachstumshormone herstellen kann, muss nach dem Abendessen auf alles Essen – auch das Knabbern von Kleinigkeiten – verzichtet werden. Nur wenn das Frühstück wirklich *breakfast* ist, wie die Angelsachsen sagen, also ein Fasten von wenigstens zwölf Stunden bricht, kann in der Nacht das Wachstum auf Basis des entsprechenden HGH (Human Growth Hormone) stattfinden. Hilfreich wäre obendrein, wenn das Kinderschlafzimmer frei von Elektrosmog und wirklich dunkel wäre. Neben dem Längenwachstum sorgt HGH für eine kreative, aufgeräumte, ja gehobene Stimmung, die dazu animiert, das Leben anzupacken. Wir kennen sie auch als Fasteneuphorie aus entsprechenden Fastenzeiten.

Ein weiterer Hormontrick betrifft das Serotonin oder Wohlfühlhormon, das aus der Aminosäure L-Tryptophan gebildet wird und seinerseits die Vorstufe des Melatonins ist, des Hormons der Nacht. Es fiel unseren frühen Vorfahren, die sich viel bewegen mussten, um ihre kärgliche rohe Kost zu bekommen, quasi wie von selbst zu. Sie trotteten wahrscheinlich durchs Land und kauten dabei fast ununterbrochen, was sie so an – selbstverständlich rohen – Esspflanzen ergattern konnten. Diese Lebensform können wir heute nur sehr mühsam nachahmen. Wer will schon ständig im Sauerstoffgleichgewicht durch die Gegend »joggen« und dabei Rohkost – unendlich lange – kauen?

Eine einfache, faserfein vermahlene Rohkostvariante namens »Take me« *, die obendrein preiswert ist, kann uns das heute abnehmen. Sie enthält über die Pflanzenmischung jenes L-Tryptophan, die Vorstufe des Serotonins, das unsere Vorfahren durch ihre tagtägliche Suche aufnahmen, und ersetzt durch die faserfeine Vermahlung das endlose Kauen. Es handelt sich also keineswegs um eine Nahrungsergänzung, sondern schlicht um ein Lebensmittel, allerdings in einer besonderen Komposition.

Damit das Zusammenspiel klappt, muss allerdings noch einiges bei der Einnahme beachtet werden, denn es ist biochemisch gar nicht so leicht, die Aminosäure L-Tryptophan ins Gehirn zu bringen, wo sie uns Modernen meist fehlt. So muss der eine Esslöffel

* Siehe »19.4.2 Bezugsquellen«. Bewährt haben sich für Kinder die Geschmacksrichtungen »Beeren-Ernte«, »Bio-Banane« und »Schoko-Nuss«.

nüchtern eine halbe Stunde vor allem anderen Essen in etwas Saft gelöst genommen und anschließend ein großes Glas Wasser oder noch besser zwei hinterher getrunken werden. Letzteres garantiert, dass die Mischung wie Flüssigkeit durch den Magen durchgespült wird, Ersteres, dass die Aminosäure L-Tryptophan konkurrenzlos an der Blut-Hirn-Schranke anfällt.*

Nur so kann das Ergebnis besserer Stimmung, besseren Schlafs und bei Langzeitbenutzung auch besserer Haut erreicht werden. Zur Süßung hat es sich bewährt, noch zusätzlich einen Teelöffel Honig in die Mischung einzurühren.

Ausführlichere Informationen zu diesen hormonellen Tricks, aber auch zu den Säulen gesunder Ernährung finden Sie im Buch *Essens-Glück*, Rezepte mit Angaben bezüglich Inhaltsstoffen, Säure-Basen-Gehalt und thermischer Wirkung in *Vom Essen, Trinken und Leben.*

2.3.1.4 Die Ernährung des kranken Kindes

Die wichtigste Regel lautet: »Niemanden zum Essen zwingen« – und schon gar kein krankes Kind. Bei fiebrigen, aber auch anderen Krankheitssymptomatiken ergibt sich meist ein natürliches Fastenbedürfnis, das auch bei Kindern zu tolerieren ist. Fasten entlastet in beeindruckender Weise den Darm, der ansonsten einen erheblichen Teil der Energie für Verdauungsarbeit verbraucht. Diese wird nun für Regenerations- und Heilungszwecke frei. Die Chance wäre dem Kind zu lassen, wenn es ein solches Bedürfnis ausdrückt. Je intuitiver ein Wesen im Krankheitsfall reagiert, desto eher neigt es zum Nahrungsverzicht, um alle Kraft zur Genesung zur Verfügung zu haben. Insofern ist Nahrungskarenz auch bei kranken, noch natürlich lebenden Tieren häufig.

* Weitere Informationen und eine detaillierte Beschreibung der biochemischen Zusammenhänge finden Sie in der Dahlke-Info, die Sie unter www.dahlke.at kostenfrei und jederzeit widerrufbar anfordern können. Darüber hinaus sind dort alle früheren Artikel und eben auch der Beitrag »Essen für gute Stimmung« über das Rohkost-Phänomen aus dem Jahr 2007 nachzulesen.

2.3.2 Bewegung

Für Kinder ist Bewegung etwas Selbstverständliches und musste insofern früher kaum beachtet werden. Zumindest Jungen brachten eine solide Kondition mit, wenn sie eingeschult wurden. Bei oft im »schreitenden Reigen« erzogenen Mädchen aus gutbürgerlichem Haus war das schon weniger gewährleistet. Heute weisen vor allem Stadtkinder, die kaum mehr Platz zum Herumtoben haben, schon Bewegungsmangelerscheinungen von schlechter Kondition bis zu Haltungsschäden auf.

In Bewegungen liegt auch schon bei Kindern viel leichtverständliche Symbolik. Die Parallelen zum Leben sind offensichtlich. Diejenigen, die sich von Anfang an viel bewegen, sind meist auch die, die im Leben einiges bewegen. Wenn wir mit Kindern etwa Hürdenspringen, Gräbenüberqueren oder Balancieren üben, hat das neben dem Bewegungsaspekt immer auch symbolische Bedeutung, und wir trainieren ihren Mut, Hindernisse zu überwinden und sich von tiefen Gräben nicht abhalten zu lassen, sowie die Fähigkeit, ihr inneres Gleichgewicht zu bewahren. Das Allerwichtigste an Bewegung ist jedoch der »Spaßfaktor«.

Wer Kinder in so unnatürlicher Umgebung wie einer Großstadt aufwachsen lässt, müsste aktiv für Bewegungsprogramme sorgen, um später nicht Couchpotatoes mit den typischen Problemen wie Übergewicht, Diabetes Typ II und Fehlhaltungen zu ernten. Das Einfachste wäre Herumtollen mit Gleichaltrigen. Aber natürlich können Eltern, denen in modernen Jobs oft selbst Bewegung fehlt, sie auch mit auf Joggingtouren und Wanderungen nehmen. Allerdings kommt dabei bestenfalls aufwendiger Ersatz heraus. Entsprechend bewegte Ferien reichen keinesfalls – nicht einmal für Erwachsene und schon gar nicht für Kinder. Witzige Bewegungsprogramme wie die Bewusstseinsgymnastik könnten neben ihren heilsamen Effekten auch Spaß machen und die kindliche Koordination, Flexibilität und sogar Intelligenz anregen. Mehr darüber finden Sie im Buch *Das Gesundheitsprogramm*. Eine einfache Übung daraus mag das andeuten.

Man malt mit einer Hand eine Acht in die Luft und gleichzeitig mit der anderen eine liegende Acht. Das wird zu Beginn gar nicht gehen, aber gerade solange *kind* die Übung lernt, ergeben sich die ans Wunderbare grenzenden Effekte. Kaum kann es die Übung, steht die nächste an, etwa mit der einen Hand ein Dreieck, mit der anderen einen Kreis in die Luft zu malen. So lassen sich mit der Zeit noch die Füße hinzunehmen, oder man geht zum Jonglieren über, das eine Vielzahl von Varianten bietet, die in gleicher Weise ihre heilsamen Effekte entfalten – auch sie vor allem, solange sie noch nicht beherrscht werden. Eine weitere Chance dieser Übungen liegt darin, dass sie nach maximal 90 Minuten intellektueller Konzentration eine ideale Unterbrechung darstellen. Danach geht geistige Arbeit wieder deutlich besser vonstatten. Im Hinblick auf Kinder liegt ein Vorteil darin, dass die meisten von ihnen damit Spaß haben, der andere, dass dadurch eine bewusstseinserweiternde Entwicklung in Gang kommt, die man diesen einfachen Übungen zu Anfang gar nicht zutraut.

2.3.3 Entspannung

In einer Zeit, deren Hektik überall spürbar wird, bekommt Entspannung schon im Kindesalter einen hohen Stellenwert. Nun beginnt das Leben ja mit viel Schlaf, der erst allmählich abnimmt. Der bei Kleinkindern noch übliche Mittagsschlaf sollte idealerweise während des ganzen Lebens beibehalten werden. Studien von US-Universitäten belegen eindrucksvoll, wie eine tiefe Regeneration im Sinne des Mittagsschlafes oder, besser noch, einer Tiefenentspannung den Nachmittag energetisch rettet. Wenn Eltern dabei gleich mitmachten, würde die Mittagsruhe den Kindern leichter fallen, und die Eltern könnten energetisch mit ihnen Schritt halten. Sodass nicht am Abend völlig fertige Eltern versuchen, wache Kinder »einzuheiern«. Nicht selten kommt dann das Kind zurück und meldet der Mama, dass Papa erfolgreich eingeschlafen sei. Wenn ein Kind müde vom Tag ist, wird es gut und rasch einschlafen wie natürlich auch Erwachsene in einer entsprechenden Situation.

Geschickte Eltern fördern das durch die passenden Gute-Nacht-Geschichten oder geführten Meditationen.

Hervorragend eignen sich rituell gesungene Mantren, bei denen sich die Kleinen und Großen meist rasch beruhigen und entspannen. Durch die vertrauten, immer wiederkehrenden Klänge fallen sie wie von selbst zuerst in einen ruhigen Atemrhythmus und daraus dann auch meist problemlos in den Schlaf.

Die Herausforderung für Eltern ist heute, dafür zu sorgen, dass ihre Kinder auf anspruchsvolle Weise geistig wie auch körperlich müde werden, um gut ein- und durchzuschlafen.

Es gibt allerdings trotz aller Bemühungen wenige Kinder über vier Jahre, die noch bereit sind, mittags regelmäßig zu schlafen. Bevor sich Eltern auf wiederkehrende Streitereien einlassen, ist es besser, die Kinder zu motivieren, dass sie sich still Bücher anschauen oder lesen, besinnlich spielen oder über CD ein Märchen oder eine geführte Meditation anhören. Wo sich der Schlaf von allein einstellt, ist es gut, wo nicht, ist eine Ruhezeit auch in Ordnung. Ansonsten entsteht hier ein auf Dauer fast nicht zu gewinnender Machtkampf mit der Gefahr, schon im jungen Alter den Schlaf und besonders das Einschlafen als Problem zu konditionieren.

Bei aller Anregung brauchen Kinder wie aber auch Erwachsene Zeiten von Ruhe und Einkehr im Tagesablauf. Das Tai-Chi-Symbol ☯ gibt dieses Muster vor. Für die Nacht sind die Traumphasen mit ihren aktiven Beta-Gehirnwellen der weiße Punkt im schwarzen Yin-Feld, für den Tag bräuchte es die Mittagsruhe oder eine entsprechende Meditation, um den schwarzen Punkt im weißen Yang-Feld zu markieren.

Idealerweise verlernt ein Kind gar nicht erst, die Mittagsruhe beizubehalten, genau wie es das Träumen nicht aufgeben sollte und darüber frühzeitig den Kontakt zu seinen inneren Seelen-Bilder-Welten erfährt, der ihm Zugang zuerst vielleicht zum Schutzengel und Tierverbündeten verschafft, später zum inneren Arzt und der inneren Stimme, die im Lauf eines spirituell erfüllten Lebens in Gottes Stimme übergehen könnte.

2.4 Hautkontakt als Lebensbasis

2.4.1 Intelligenzentwicklung und Hautkontakt

Wie viel Hautkontakt braucht das Baby? Die Frage läuft darauf hinaus, wie intelligent und liebesfähig das Kind werden soll, denn früher Hautkontakt fördert neben der Entwicklung von Liebesfähigkeit auch die Intelligenz. Diese Dimension mag verblüffen, und doch ist sie wissenschaftlich belegt. Jede Berührung setzt Reize, die nervlich beantwortet werden, indem neue Nervenverbindungen geknüpft werden. Die komplexe Verknüpfung von Abermillionen Nervenzellen ist ein anderes, objektives Maß für Intelligenz. Weniger die vererbte Zahl der Nerven und Nervenknoten ist dafür entscheidend, sondern deren Verbindungen untereinander. Das ist im Computerzeitalter leicht nachvollziehbar. Offensichtlich ist nicht der am besten im Bilde, der die meisten Rechner besitzt, sondern derjenige, der mit dem einen die meisten Verbindungen und Verknüpfungen herstellen kann, der sich in Netzwerke einklinkt und »online mitmischt«. Intelligenz ist aber natürlich nur *ein* Aspekt der Wichtigkeit von Berührung.

2.4.2 Das unreife Menschenkind

Warum eigentlich braucht das Kind so viel Kontakt? Jirina Prekop stützt sich bei ihrer Begründung auf die Forschungen von Anthropologen und Biologen, die davon ausgehen, dass Menschenkinder im Unterschied zu allen anderen Säugewesen generell als Frühgeborene auf die Welt kommen. Ähnlich dem Känguru, das sein Junges noch ziemlich lange im Beutel vor dem Bauch mit sich herumträgt, sind Menschenmütter aufgerufen, eine längere Nachreifungszeit zu ermöglichen. Um Reife zu erreichen, müsste das Menschenkind um etwa zehn Monate länger im Bauch der Mutter getragen werden. Warum aber geschieht die Frühgeburt ausgerechnet uns Menschen, die wir offenbar höchste Güter wie Liebe, menschliche Ethik und

Sprache entwickeln und pflegen sollen? Hat sich der Schöpfer hier vielleicht einfach verrechnet? Im Gegenteil, denn ebendarin ist die Weisheit der Schöpfung verschlüsselt. Damit der Mensch als Voraussetzung für seine Liebesfähigkeit Empathie und Einfühlungsvermögen lernt, soll er sie offenbar nicht nur im Mutterleib mittels des Berührungs-Dialogs mit der (Gebär-)Mutter erfahren, sondern auch in der Zeit danach.

Schon was dabei geschieht, ist allerdings faszinierend genug. Im Grunde wird das Kind in den letzten Schwangerschaftsmonaten im Mutterleib so festgehalten, dass es seine Position nicht mehr ändern kann. Dafür aber nimmt es jedes Streicheln seiner Mutter als Antwort auf seine Bewegungen wahr. Dieses pränatale Festgehaltenwerden vermittelt eine zweite Art von Ur-Geborgenheit und Ur-Vertrauen nach der ersten in den frühen Schwangerschaftswochen. Dort hatte das Baby im freien Schweben im Idealfall ekstatische Einheitserfahrungen erlebt und sich eins mit der Welt gefühlt, wie sowohl die Forschungen des Stanislav Grof als auch unsere mittlerweile dreißigjährigen Erfahrungen mit der Reinkarnationstherapie ergeben haben.

Der Berührungsdialog im letzten Schwangerschaftsdrittel reicht jedoch noch immer nicht aus. Auch andere Sinne sollen sich an der gegenseitigen Wahrnehmung beteiligen. Im Mutterleib werden sie nur einseitig erlebt. Das Kind kann die Stimme der Mutter zwar hören, es selbst wird aber noch nicht gehört. Es kann die Mutter riechen, jedoch kann es von der Mutter nicht berochen werden. Die beiden können sich auch noch nicht anschauen. Um die Empathie mit allen Sinnen zu erleben, kommt das Kind also so früh wie nur möglich auf die Welt. Hierbei werden sowohl bei der Mutter als auch beim Kind die Spiegelneurone wach, jene nun auch von der Wissenschaft entdeckten Voraussetzungen für das Einschwingen aufeinander. Sie bewirken, dass die Mutter jeden Laut ihres Kindes und jede seiner mimischen Äußerungen nachahmt. Die Konsequenz daraus ist, dass beide im Idealfall nach der Geburt noch mindestens weitere zehn Monate in ihrem symbiotischen Kontakt verbleiben. Grundvoraussetzung dafür ist, dass das Baby nach seiner Entbindung noch ungewaschen und mit pulsierender Nabelschnur an das Herz seiner Mutter gelegt wird. Ganz natürlich und praktikabel bleibt diese intime Zweisamkeit erhalten, wenn die Mutter ihr Baby viel im Tragtuch behält und mit sich herumträgt, wie es seit jeher und überall Menschen in naturverbundenen Kulturkreisen tun und wie es die österreichische Ärztin Marina Marcovich mit der »Känguru-Methode« in die Kinderheilkunde eingeführt hat.

Darüber hinaus sieht der Schöpfungsplan offensichtlich vor, dass Menschen und ihre Kinder zur biologischen Gattung der Primaten gehören, also der getragenen Nesthocker. So werden Kinder in der noch naturgebundenen Welt bis zum zweiten oder dritten Lebensjahr am Leib ihrer Mutter und anderer Bezugspersonen getragen. Der Sinn steckt jedoch nicht im Tragen an sich, sondern in den damit vermittelten emotionalen Erfahrungen. Das Kind bekommt fortwährend Nestwärme, Zuwendung, Schutz und bedingungslose Liebe. Denn es wird in jeder Situation ge- und ertragen, selbst wenn es wütend wird. Das Tragetuch verhindert sowohl Flucht als auch brutale Angriffe.

Ein Beispiel mag das erläutern: Wenn das Kind einer Eskimomutter auf sie Wut bekommt, weil sie ihm auf dem Gletscher weder Bewegungsfreiheit noch die Brust geben kann, dann darf es seine Wut schreiend ausdrücken und wird dafür nicht bestraft. Die beiden kommen in den Genuss ihrer emotionalen Konfrontation. Jeder darf frei seine verletzten Gefühle von Bauch zu Bauch, von Herz zu Herz und von Antlitz zu Antlitz ausdrücken. Im Idealfall können sie sich dabei gegenseitig in den anderen einfühlen und ihre Liebe erneuern. Zu solchen – wie wir heute wissen, sogar hormonell gesteuerten – Reaktionen neigen Kinder wie Mütter gleichermaßen.

Was Hänschen einst gelernt und sich in sein junges Gehirn als Grunderfahrung eingeprägt hat, hilft auch dem großen Hans, wenn er später einen Konflikt sprachlich nicht bewältigen kann. Sicherlich nicht mehr mittels Tragetuch, sondern seines Gewissens wegen verbietet er sich die Flucht und verbindet sich stattdessen in tiefer Geborgenheit, um seinen Schmerz zu konfrontieren und sich wieder zu versöhnen. Eine ganz ähnliche Erfahrung, die sie mit ihrem eigenen Mann erlebt hatte, wurde für Jirina Prekop zur Schlüsselerfahrung, in der sie den Sinn des Festhaltens verstand und daraus die Festhalte-Therapie entwickelte.

Vieles hängt mit dem Hautkontakt zusammen, wie z.B. die spätere Fähigkeit zu sinnlichem Genuss. Dieser erleichtert es, Liebe anzunehmen, sich ihr zu öffnen und sie willkommen zu heißen. Darum steht es bei vielen – vor allem Frauen – weniger gut. Das könnte seinen Grund darin haben, dass Mädchen von ihren Müttern seltener angefasst werden als Jungen, wie eine Studie ergab. Leider ist das Thema »Hautkontakt und spätere Liebesfähigkeit« in einer Gesellschaft, die sich vergleichsweise wenig für die Liebe interessiert, auch viel weniger wissenschaftlich untersucht als der Zusammenhang mit der Intelligenz. Andererseits liegt es auf der Hand, dass die Haut deutlich mehr mit Liebes-Gefühl als mit Intelligenz zu tun hat. Alles spricht dafür, dass unsere Fähigkeit, Liebe zu empfangen und zu genießen, mit frühen intensiven Hautkontakten verbessert wird, die den Zugang zur Liebe vereinfachen und den Mut fördern, später körperliche Liebe zu genießen.

Wir wissen von Naturvölkern, die den Hautkontakt zu Kindern durch das kontinuierliche Tragen am Körper ständig aufrechterhalten, dass dadurch die Basis für ein Selbstverständnis uneingeschränkter Daseinsberechtigung gebildet wird, was sich in einer wundervollen »Glücksfähigkeit« ausdrückt. Wahrscheinlich liegen viele Ursachen von körperlichem und seelischem Leid in der Tatsache, dass unsere Zivilisation dieses Kontinuum an Körperkontakt nicht mehr kennt bzw. für viel zu lange Zeiten unterbricht. Das dürfte einer der schon in der Kindheit gelegten Grundsteine dafür sein, dass manche Menschen ein Leben lang auf der Suche nach ihrer Daseinsberechtigung bleiben und diese in einer Sucht beenden (Näheres dazu finden Sie in Jean Liedloffs Buch *Auf der Suche nach dem verlorenen Glück*).

Immerhin träumen die meisten Menschen davon, Liebe zu bekommen und die große Liebe zu finden. Dass viele sich damit so unendlich schwertun, dürfte eine Ursache darin haben, dass sie nie richtig gelernt haben, Liebesbezeugungen anzunehmen. Das frühe Lernen des Kindes aber geht praktisch ausschließlich über die sinnlichen Erfahrungen von Haut und Schleimhaut. Je mehr wir es also von Anfang an anfassen und »knuddeln«, desto mehr wird es sinnlich gefordert und gefördert, und desto genussvoller kann es sich in diesen Bereich hineinentwickeln.

In unserer »Maxi-Cosi-Gesellschaft«, die Kinder besonders gern in diese leicht transportablen Vollplastik-Schalensitze packt, werden die Kinder viel zu früh ab- bzw. weg-gelegt. Sie sind zwar immer dabei, können aber in der Anfangszeit über die Augen und das Sehen lange nicht so viel lernen wie über Berühren und Fühlen, das im »Maxi-Cosi-Compact-System« maximal behindert ist.

2.4.3 Hautkontakt und Stillen

Wie wichtig Gestillt-Werden für Kinder und ihre Mütter ist, zeigen heute verschiedene Studien auf eindrucksvolle Weise, weshalb selbst Schulmediziner es wieder empfehlen, die es zwanzig Jahre wegen der Schadstoffe in der Muttermilch abgelehnt und behindert hatten. Ein Faktor ist dabei sicher ihre für Menschenkinder ideale Zusammensetzung. Andererseits ist sie heute wirklich so schadstoffbelastet, dass sie – abgepumpt – gar nicht einfach weggeschüttet werden dürfte, sondern von Rechts wegen auf eine Sondermülldeponie gehörte. Dass alle Studien immer ergeben haben, wie viel besser Stillen trotzdem gegenüber der Flasche ist, hat entscheidend auch mit dem Faktor Hautkontakt zu tun. Neugeborene nehmen eben nicht nur Kalorien und Schadstoffe, sondern auch Mutterliebe an der Brust auf, und das gibt ihnen (lebens)entscheidende Vorteile vor Flaschenkindern.

Außerdem wird über das Stillen und das damit verbundene Saugen an der mütterlichen Brustknospe die Oxytocinproduktion bei der Mutter angeregt. Dieser – inzwischen als »Bindungshormon« erkannte – Stoff hat großen Anteil an der Entwicklung von Mutterliebe und der tiefen Bindung zwischen Mutter und Kind.

2.4.4 Therapie über die Haut

Die Haut ist aber auch die Landkarte unserer Seele oder ihr Spiegel. Die Reflexzonenlehre macht deutlich, wie sehr sich Inneres nach außen spiegelt. So finden wir auf der Fußsohle nochmals den ganzen Menschen abgebildet, ebenso wie im Ohr, in den Händen und entlang der Wirbelsäule. Auch die Schulmedizin hat in den sogenannten Head'schen Zonen ihre eigene Reflexzonenlehre, die sie nur nicht weiterentwickelt und verfeinert hat. Das bedeutet, dass wir über die Haut mit jedem inneren Organ Kontakt aufnehmen können, und wenn das in einer liebevollen Art und Weise geschieht, wird das dieses Organ und seine Entwicklung fördern.

Der Psychoanalytiker Alexander Mitscherlich sagte in seinem Buch *Krankheit als Konflikt*, wenn wir Bewusstsein von einem Organ abzögen, werde dieses psychosomatisch krank. Berührung wird aber immer Bewusstsein an die berührten Orte lenken, und so hat sie selbst nach dieser psychoanalytischen Logik heilende Fähigkeiten. Das Auflegen von Mutters Hand kann aber wohl weit darüber hinaus wahre Wunder wirken und jedenfalls enorm beruhigen. Wer sein Kind immer wieder und möglichst überall streichelt, regt dessen Entwicklung an und versorgt neben der Haut noch die komplette Innenwelt mit Reizen und Zuwendung. Das dürfte einer der Gründe sein, warum Kinder selbst so gern streicheln, z.B. die typischen Streicheltiere. Sie interessieren sich im Tierpark vor allem für die »unspektakulären« Tiere im Streichelzoo. Aber auch ihre Leidenschaft, sich untereinander so gern und so oft zu kitzeln, dürfte mit dem Wunsch nach Hautkontakt zu erklären sein. Sie lieben den Hautkontakt zu Hund und Katze und lassen diese – unter größten Ängsten moderner Mütter – oft genug ganz nah an sich heran, auch an ihr Gesicht.

In neuerer Zeit werden Kinder sogar wieder fester gewickelt, damit sie sich besser spüren können und sich gehalten fühlen. Eine weitere wundervolle Möglichkeit ist uns von Frédérick Leboyer, dem Reformator der modernen Geburtshilfe, nahegebracht worden: die Babymassage aus altindischer Tradition mit warmem Öl.

Sie wird erfreulicherweise auch bei uns immer populärer. Wer einmal die genießenden und glücklichen Gesichter der Kleinen dabei gesehen hat, wird viel besser verstehen, was wir meinen.

Auf US-amerikanischen Frühgeborenenstationen zeigte sich, dass Kinder, die in den Brutkästen viel angefasst wurden, deutlich bessere Überlebenschancen hatten als solche, die nur rein technisch optimal versorgt wurden. Daraus entwickelte sich – typisch US-amerikanisch – der Job des sogenannten *baby-handler*, dessen Aufgabe es ist, in Inkubatoren liegende Neugeborene zu »be-handeln« (nach dem englischen *to handle*) bzw. ihnen Zuwendung durch Anfassen zu geben. Eine Untersuchung, ob die Zuwendung der eigenen Eltern noch bessere Ergebnisse erbringen würde, fehlt – ebenfalls typischerweise. Die *baby-handler* sind meist Rentner, die sich so noch etwas dazuverdienen und die Neugeborenen anfassen, wozu in der modernen Welt sonst offenbar niemand mehr Zeit hat, erst recht nicht Eltern, deren Kind schon so schlecht »funktioniert«, dass es in den Brutkasten muss. Allein der Gedanke, fremde Ruheständler anstellen zu müssen, damit sie das eigene Neugeborene streicheln, müsste ja eigentlich schon die Alarmglocken schrillen lassen …

2.4.5 Die »Känguru-Methode«

Einen großen Schritt weiter in die richtige Richtung traute sich die bereits erwähnte österreichische Neonatologin Marina Marcovich mit der »Känguru-Methode«. Sie ersetzte dabei den Brutkasten gleich durch die eigene Mutter und ließ sie ihr Frühgeborenes auf der eigenen Haut sozusagen in einem Beutel tragen, eben wie Kängurus und andere Beuteltiere dies tun. Die Ergebnisse waren umwerfend besser als alle Möglichkeiten der Inkubatoren und wurden fast überall in der Welt übernommen. Nur in Österreich dauerte es Jahre, bis die mutige Ärztin Anerkennung fand.

Die Beobachtung archaischer Menschen, die wir zu Unrecht so oft »primitiv« nennen, hätte uns schon früher auf diese Spur bringen können. Bei fast allen der bis heute noch naturnah lebenden Völker binden sich die Mütter ihre Kinder auf den eigenen Bauch oder Rücken, was beiden Seiten offensichtlich guttut. Im Nebeneffekt wird auch noch das mitteleuropäische Fiasko der Sauberkeitserziehung verhindert, das bei uns im großen Stil zwanghafte Persönlichkeiten hervorbringt. Wenn die Kinder ihre Notdurft verrichten müssen, nehmen die eingeborenen Frauen sie heraus, und so entfällt das ganze Wickel- und Windeltheater. Die Kinder sind von Anfang an sauber und brauchen diesbezüglich kein verfrühtes Schließmuskeltraining über Konditionierung wie bei uns. Als ein Missionar das erste Mal solch eine Mutter mit Baby im Bauchpack sah, soll er – wohl von Hygieneängsten gepeinigt – gefragt haben, wie sie denn merke, wenn es »müsse«. Erstaunt soll sie rückgefragt haben, wie er denn merke, dass *er* »müsse«. Hier zeigt sich nebenbei, wie eng der Draht zwischen Mutter und Kind bei dieser Methode über den Hautkontakt wird. Sie empfindet für ihr Kind wie für sich selbst – ganz ähnlich wie zu jener Zeit, als es noch in ihrem Leib im Fruchtwasser schwamm.

Babytragetücher haben längst über Dritte-Welt-Läden unsere sogenannte Erste Welt erobert. Natürlich wurden rasch auch aufwendigere Modelle entwickelt wie etwa der »Snugli«-Tragesack, die sich hier entsprechend teuer verkaufen lassen. Der entscheidende Fehler bei alldem war jedoch die damit entstehende Möglichkeit, neuerlich den Hautkontakt zu vermeiden. Hier aber läge der entscheidende Vorteil dieser Art, das Kind zu versorgen. Auch bei der »Känguru-Methode« ist es der springende Punkt. Meist werden Temperatur und Hygieneprobleme gegen den direkten Hautkontakt ins Feld geführt. So lässt sich natürlich alles zurechtrationalisieren, bis der eigentlich wesentliche Effekt wieder verschwunden ist. Mütter, die sich die ursprüngliche Methode (zu)trauen, machen jedenfalls sich und ihrem Kind ein großes Geschenk, dessen Tiefe und Tragweite meist erst in dessen späterem Leben richtig zum Ausdruck kommt. Besonders eindrucksvoll fällt beispielsweise in Bali auf, dass es dort offenbar keine schreienden Kleinkinder gibt. Es könnte gut damit zusammenhängen, dass die Balinesen davon ausgehen, ein Kleinkind dürfe bis zum zweiten Lebensjahr den Boden nicht berühren, weil es noch so sehr himmlisches Wesen sei.

Deshalb werden die Kinder ständig von der Mutter oder einem älteren Geschwister herumgetragen.

Natürlich lässt sich so etwas nicht einfach auf unsere Kultur übertragen und könnte hier auch leicht zu viel Nähe für ein freiheitsliebendes Kind bedeuten. In diesem Zusammenhang wäre es natürlich ideal, wenn Eltern eine Grundidee vom Lebensmuster ihres Kindes hätten. Dazu eignet sich in idealer Weise die psychologische Astrologie, wie sie der Psychoanalytiker Fritz Riemann, Autor der *Grundformen der Angst*, mit seinem Buch *Lebenshilfe Astrologie* bereits 1977 in die Medizin einführen wollte. Wahrscheinlich ist beides ziemlich gleich wichtig, die Nähe, die über viel Körperkontakt vermittelt wird, aber auch – so vorhanden – die Unterstützung des frühen Bewegungs- und Eroberungsdranges, die auch wesentlich zur Gehirnentwicklung, einer guten Motorik und späterer Selbstständigkeit beiträgt. Aber auch die sensorischen Erfahrungen über die Fußsohlen, wie etwa die Krabbelmotorik, sind von Bedeutung.

Hier werden Eltern also schon sehr früh mit der Polarität zwischen Sicherheit und Freiheit konfrontiert, die ein Leben lang weiterbesteht. In seinem Buch *Die Furcht vor der Freiheit* hat Erich Fromm bereits auf diesen Menschheitskonflikt hingewiesen.

2.4.6 Von Reiki bis Deeksha – Handauflegen und Segnen

Handauflegen hat heilende Wirkungen, wie wir es schon in den biblischen Heilungen unserer eigenen Tradition beschrieben finden. Dass die US-Krankenschwester Dolores Krieger mit ihrem Ansatz des *therapeutic touch* so große, sogar wissenschaftlich belegte Erfolge feiern konnte, liegt einfach an der heilenden Wirkung des Hautkontakts. Sie ermutigte die Krankenschwestern lediglich zu einem vermehrten Anfassen der Patienten.

Heute haben wir in der spirituellen Szene anspruchsvolle Systeme wie Reiki, wo über verschiedene Grade, deren Erlangung früher viel Geld kostete, den Mitmenschen im Endeffekt vor allem direkte Zuwendung vermittelt wird und verblüffend gute Ergebnisse herauskommen. Streicht man das ganze pseudoesoterische Brimborium, bleibt Reiki eine schöne Art heilender Zuwendung, und wahrscheinlich können die entsprechenden Symbole und Gedanken an die fließende Heilkraft diese auch noch fördern. In den dreißig Jahren, seit ich die Reiki-Technik anwende, konnte ich mich jedenfalls dieses Eindrucks nicht erwehren.

Noch moderner erscheint Deeksha, das Übertragen göttlicher Energie, Gnade oder einfach des Segens über die Hände auf den Kopf. Es funktioniert jedenfalls beeindruckend, und was gäbe es Schöneres für ein Kind als göttliche Gnade, auch wenn die heutige Zeit vor solchen Worten eine geradezu heilige Scheu hat. Eltern brauchen nicht einmal Kurse in Indien, um ihren Kindern diese wie auch immer bezeichnete Energie über die eigenen Hände zukommen zu lassen. Im Übrigen war es früher auch bei uns üblich, dass Väter ihre Kinder segneten.

Eine das moderne Weltbild sprengende wissenschaftliche Untersuchung machte der US-Internist Larry Dossey, deren Ergebnisse sich voll und ganz auf Kinder übertragen lassen. Er teilte schwer herzkranke Patienten in zwei Gruppen. Alle Patienten ließ er ihre Namen auf Zettel schreiben. Aber nur die Namen der einen Hälfte gab er an einen Gebetskreis weiter, wie es sie in den USA häufig gibt, und ließ dort für sie beten. Obwohl die Betenden die Patienten nicht kannten und die Patienten überhaupt nicht wussten, dass für sie gebetet wurde, war diese Gruppe statistisch gesehen ganz deutlich bevorzugt und bald in vieler Hinsicht von der anderen unterschieden, die deutlich mehr Komplikationen und sogar Todesfälle aufwies. Das Ergebnis ist ganz klar: Beten hilft – und zwar wissenschaftlich nachweisbar.

Insofern wäre es naheliegend, in schwierigen Situationen sein Kind nicht nur in den Arm zu nehmen, sondern auch für es zu beten, sofern man dazu imstande ist. Optimal wäre, das Kind sogar selbst dazu zu animieren, auch wenn die Wirkung in diesem Fall (noch) nicht wissenschaftlich erwiesen ist …

2.4.7 Moderne Kontakt-Magie

Die kombinierte Wirkung solch althergebrachter Methoden habe ich persönlich an einem Ort erfahren, wo dergleichen eigentlich nicht zu erwarten war. In der chirurgischen Ambulanz eines modernen Großstadt-Krankenhauses. Unser normales Verfahren bei blutenden Wunden von Kindern, meist Jungen nach Stürzen, war einfach. Während ein Pfleger den unruhigen Jungen auf den Schoß nahm und – zur Not auch mit körperlicher Gewalt – festhielt, setzte der Arzt die Anästhesiespritzen, versorgte die Wunde, nähte sie zu und frischte die Tetanusimpfung auf – alltägliche Routine...

Eines Nachts kam eine Mutter mit einem Jungen, der aus dem Bett gefallen war und einen sogenannten Cut, einen stark blutenden Riss, am Kopf hatte. Ich hatte Dienst mit einer älteren Schwester und war drauf und dran, Verstärkung anzufordern, als die Schwester mir andeutete, dass wir das auch allein schaffen könnten. Gern überließ ich ihr die Regie. Zu meinem Erstaunen holte sie den Jungen mitsamt seiner Mutter herein, beruhigte die Frau mit erklärenden Worten und vor allem dadurch, dass sie das vom Kopf heruntergelaufene Blut abwusch. Der kleine Kerl war ebenfalls rasch beruhigt, als sie ihm zeigen konnte, dass all das Blut schon weg war und er an so einem kleinen Riss schon nicht sterben würde. Auch der Mutter leuchtete das ein. Anschließend bat die Schwester sie, ihren Jungen selbst auf den Schoß zu nehmen und so etwas wie »Heile, heile, Gänschen« zu machen. Bis dahin ziemlich überflüssig, hatte ich immerhin schon die Anästhesie vorbereitet und war überrascht, als sie mich fragte, ob ich die für nötig hielt, denn ich könnte den überschaubaren Cut ja auch mit zwei Stichen nähen, die Anästhesie wäre auch auf zwei Stiche hinausgelaufen. Von so viel Logik verblüfft, verzichtete ich auf die Betäubung und ließ mir von ihr im übertragenen Sinn weiter die Hand führen. Sie riet mir, mit dem Jungen »von Mann zu Mann« zu reden und in die Ausatemphase zu stechen, was – ganz nebenbei – dann auch problemlos und ziemlich schmerzfrei gelang.

Über diese Erfahrung habe ich oft nachgedacht und mich bei

der Schwester für eine der wichtigeren Lektionen mit Kindern in der Klinik bedankt. Statt einen Jungen in Panik mit einem physisch stärkeren Pfleger kämpfen zu lassen, was einer »Vergewaltigung« gleichgekommen wäre und sein Verhältnis zur Medizin auf lange Zeit vergiftet hätte, sowie seine Mutter auszuschließen und in entsprechender Panik in Sorge vergehen zu lassen, hatten wir Frieden und Ruhe gestiftet, indem wir auf alte bewährte Bräuche zurückgriffen. Wir mussten lediglich auf die große Geste verzichten, nach heldenhaftem Kampf für die Gesundheit einer besorgten Mutter ihren niedergerungenen und erschöpften Jungen vollständig repariert zurückzugeben. Sicher hätten beide diese traumatische Nacht nicht so schnell vergessen, und zumindest die Mutter wäre dieser heroischen Medizin erfahrungsgemäß dankbarer gewesen. Möglicherweise haben wir aber auf die andere Art beiden Vertrauen in ihre eigenen Fähigkeiten gegeben. Die Kommentare der Schwester wie »Das heilt von selbst«, »Da wirst du schon in einer Woche nichts mehr sehen« setzten zwar unsere Aktivität etwas herab, bewirkten aber sicher Vertrauen und säten Zuversicht. Die Frage, ob man sich als Arzt besonders ärztlich inszenieren oder stattdessen das ärztliche Licht etwas niedriger hängen sollte, ist zumindest in der Kinderheilkunde eindeutig zu beantworten.

Es ist eine große Kunst, Kindern Blut abzunehmen, ohne dass dabei Tränen fließen. Wir haben das jedoch in der Praxis immer so erlebt, wenn mit entsprechender Behutsamkeit vorgegangen, das Kind in seiner Eigenart einbezogen wurde und wir es vermieden haben, seinen Willen zu brechen. Einige Mütter mussten allerdings bis zu drei Malen kommen, bis ihr Kind einwilligte, sich Blut abnehmen zu lassen. Das ist in der Regel ein Ritual, das dann nicht bei jedem weiteren Mal wiederholt werden muss, weil Kinder auf diesem gemeinsamen Weg Vertrauen schöpfen.

Was waren die Heilfaktoren, die an die Stelle der ärztlichen Autorität traten? Zum einen war da sicher die vertrauensbildende Anwesenheit der Mutter und vor allem ihr Schoß. Das Kind in liebevoller Absicht auf den Schoß zu nehmen ist heute schon fast eine therapeutische Maßnahme, die praktisch immer Geborgenheit und Sicherheit vermittelt. Damit bekommt das Kind eine Basis, jenen Schoß, aus dem es gewachsen ist, noch einmal ganz bewusst zur Verfügung gestellt. Es wird fast augenblicklich diese mütterliche Kraft spüren, die auch wirkt, wenn eine Therapeutin das Kind zur Anamnese auf den Schoß holt. Voraussetzung ist dabei natürlich, dass sie dieses Schoßgefühl wirklich vermitteln kann – wohl am ehesten, wenn sie ihre eigenen Kinder viel auf dem Schoß hatte. In der homöopathischen Kinderpraxis ist letztlich auch jedes noch so unruhige hyperaktive Kind irgendwann auf dem Schoß gelandet, was obendrein ein viel besseres Gefühl für das Kind vermittelt.

Zum anderen kam wohl auch die alte Magie der magischen Striche hinzu. Die Mutter strich in der Luft mit ihrer Hand über die verletzte Stelle, während sie ihr »Heile, heile, Gänschen« summte. Auf energetischer Ebene hat sie damit die gestörte Aura repariert, was oft allein schon die schlimmste Angst nimmt.

Schließlich war es ein genial einfacher und wirksamer Schachzug der Schwester, den magischen Bann des Blutes zu brechen, indem sie es schlicht abwusch. Blut, dieser besondere Saft, wie er schon im *Faust* genannt wird, kann Kinder und Mütter enorm verschrecken, zumal er so sehr viel hermacht. Ein paar Tropfen in Wasser täuschen bereits eine Blutorgie vor.

2.5 Kinder und Eltern im Spiegel der Seele

»Können denn Kinder schon seelische oder psychosomatische Probleme haben?«, wird oft gefragt. »Sie können ja noch gar keine Ursachen gesetzt haben. Wieso bekommen sie dann schon so viele Krankheiten?« Darauf gibt es viele Antworten. Kinder sind durchaus nicht unbeschriebene Blätter im Sinne kleiner unschuldiger Engel. Die Mehrheit der Menschen und ihre Religionen gehen davon aus, dass die Seele immer wiederkommen muss, bis sie Vollkommenheit erlangt. Auch das Christentum kannte diesen Gedanken, bis er im 6. Jahrhundert unter Kaiser Justinian auf dem zweiten Konzil von Konstantinopel (553) verbannt wurde. Aber wir finden in der Bibel noch genug alte Spuren, etwa wenn die Jünger Christus fragen, ob er der wiedergekommene Elias sei und er darauf antwortet, nein, das sei Johannes der Täufer. In der Christengemeinde der Anthroposophen lebt der Gedanke der Reinkarnation bis heute ganz entspannt – unter christlichem Dach – weiter.

Selbst moderne Mediziner gehen davon aus, dass das Kind durch das Erbgut der Eltern stark geprägt ist. Die moderne Forschung zeigt uns nun obendrein, dass auch die frühen Lebensumstände der Intrauterinzeit einen gravierenden Einfluss haben wie auch das Stillen. Kinder von in der Schwangerschaft fehlerhaft ernährten oder rauchenden Müttern bleiben ein Leben lang geprägt, und selbst an ihren Kindern lässt sich der Effekt – wissenschaftlich – noch nachweisen. Der Einfluss des Mutterleibs reicht also bis in die Enkelgeneration.

Kinder sind demnach die Summe ihrer mitgebrachten (Lern-) Aufgaben, die sich im Erbgut ebenso spiegeln wie in frühen Prägungen. Mit diesem Wissen wäre es natürlich naheliegend, bewusst die Konsequenzen zu ziehen und das Neugeborene etwa auf das Gesicht der Mutter, wenn möglich, oder ansonsten auf das des Vaters zu prägen und nicht auf das fremder Hebammen oder Gynäkologen, wie es früher – aus Unwissenheit – geschah. Was das Kind als Erstes nach der Geburt wahrnimmt, ist von enormer Bedeutung, aber noch wichtiger ist, was es während der Schwangerschaft erlebt, und hier wieder besonders in der Anfangszeit. Im körperwarmen Fruchtwasser schwerelos und eins mit der Mutter schwebend, ist es ganz mit der Einheit verbunden und erfährt Urvertrauen, die Basis allen späteren Selbstvertrauens (mehr dazu im Buch *Der Weg ins Leben*). Die wichtigste Mitgift wird also schon ganz zu Beginn des Erdendaseins mitgegeben.

Ein Kind ist folglich bereits am Anfang seines Lebens einerseits Ausdruck mitgebrachter Vorerfahrungen und andererseits der Eltern über das Erbgut. Ob uns das gefällt oder nicht, jedes Kind ist, wissenschaftlich erwiesen, materiell zu 100 Prozent eine Mischung seiner beiden Eltern. Vieles spricht dafür, dass es auch weiterhin – zu Beginn seines Erdenlebens mehr als später – seine Eltern spiegelt.

Nach unserer Beobachtung müssen wir davon ausgehen, dass Kinder nicht selten dieselben Themen, Probleme und Lernaufgaben haben und diese dadurch auch für ihre Eltern verkörpern und veranschaulichen, ebenso wie die Eltern die Probleme der Kinder spiegeln. Die Resonanz für die Konflikte der Eltern kann sich so in Form von Entzündungen Ausdruck verschaffen. Je größer die zeitliche Nähe zur Geburt und die gefühlsmäßige zu den Eltern, desto deutlicher ist dieses Phänomen. Bei Neugeborenen ist demnach die Parallelität noch besonders ausgeprägt.

Das wäre alles kein Problem, wenn nicht sofort Wertungen und Schuldfragen mit ins Spiel kämen. Am besten für unser gesamtes Unterfangen dieses Buches ist es, Schuld durch Verantwortung zu ersetzen und die Schuldthematik dem christlichen Bodenpersonal und anderen religiösen Spezialisten zu überlassen, die sich damit schon schwer genug tun und sich meilenweit von Quellen wie der Bibel entfernt haben. Eltern haben die Verantwortung für ihre Kinder, aber sie sind nicht schuld an dem, was die Kinder mitbringen. Es stellt Aufgaben für sie dar, die sie sich im Sinne des östlichen Karmagedankens verdient haben und denen sie sich gemeinsam mit ihren Kindern stellen müssen.

Ganz offensichtlich ist, dass Eltern, die ihr eigenes Leben mit all seinen Herausforderungen und Aufgaben annehmen und bewältigen, den Kindern mehr Freiräume und Entwicklungschancen bieten können als solche, die in eigenen Problemen versinken. Insofern wäre die Eigenentwicklung der Eltern immer auch für die Kinder wichtig und oft besser, als an ihnen »herumzudoktern«. Sprösslinge von Eltern, die ehrlich und offen mit sich selbst ihr Leben eigenverantwortlich in den Griff bekommen, spiegeln deren Selbstbewusstsein meist auf ihre individuelle und mutige Weise. Sie hängen kaum am Rockzipfel, sondern erobern die Welt auf eigene originelle Art.

Nur in der bedingungslosen Liebe zu unseren Kindern können wir uneingeschränkt Raum zur Eigenentwicklung geben, da wir dann nicht das Bedürfnis verspüren, sie uns gleich zu machen. Und wir könnten uns immer wieder einmal fragen, wovon die Kinder-Seele träumt – davon träumt auch unsere eigene.

Umgekehrt werden Eltern, die mit sich selbst und ihren Aufgaben überhaupt nicht fertig werden, auch das an ihren Kindern sehen können. Natürlich gilt das für einen alleinerziehenden Elternteil noch deutlicher, da die Problematik hier nur eine einzige Projektionsfläche findet, was nicht heißen soll, dass das Kind nicht genauso viel vom fehlenden Elternteil hat. Aber das wird nun unter Umständen noch schwerer anzunehmen sein als schon die Spiegelung eigener Probleme, denn es hat ja fast immer negativ bewertete Gründe, dass der andere fehlt.

Wenn Kinder krank werden, können sich Eltern also immer auch fragen, was das mit ihnen zu tun haben mag, nicht im schrecklichen Sinne von »Bin ich schuld daran?«, sondern in dem Sinn von »Was können wir zusammen daraus lernen?« und »Was sollten wir an uns weiterentwickeln, damit wir es unserem Kind leichter machen, bei uns und mit uns bzw. an unserer Seite zu wachsen?« Hier ergibt sich viel Lernstoff, der uns heute – in einer Zeit generell fortgeschrittener Individualisierung – mehr als früher von den uns nächsten und im Allgemeinen auch liebsten Wesen vermittelt wird. Niemand braucht dabei Angst zu haben, Dinge mit sich in Verbindung zu bringen, die nichts mit ihm zu tun haben, denn wir gehen nur mit Themen in Resonanz, zu denen wir auch Bezug haben und die eine Aufgabe darstellen. Erfahrungen aus der homöopathischen Kinderpraxis unter Einbezug der Deutungsebene zeigen das sehr deutlich, und die meisten Eltern reagieren auf diese Konfrontation mit gemeinsamen Themen aufgeschlossen.

Dass Kinder heute, wo sie in den fortgeschrittenen Industrienationen immer seltener werden, eher mehr an Lernaufgaben vermitteln, ist verständlich, denn das Schicksal hat es ja nicht leicht, uns in so entwicklungsfeindlichen Zeiten die anstehenden Lernaufgaben nahezubringen. Fast alle sind gegen fast alles versichert und geimpft. Folglich muss die Instanz, die für unsere Entwicklung zuständig ist, immer ausgefallenere Wege wählen. Gab es früher viele, ist es heute oft nur noch ein Kind, dem diese Aufgabe obliegt.

Nichts aber nehmen wir wichtiger, auf nichts achten wir mehr als auf unsere Kinder. Folglich können wir über sie richtig gut lernen. Und niemand kann uns näherkommen, uns aber auch verrückter machen und dramatischer treffen. Eltern denken oft, ihre Kinder könnten mit ihrem Weinen oder Schreien andere stören. In der Regel sind sie aber selbst mit Abstand am meisten davon betroffen.

Dazu eine Anekdote: Ein Vater trägt sein lauthals schreiendes Baby auf dem Arm herum und sagt ununterbrochen: »Ruhig, Fritz, ganz ruhig, Fritz!« Eine Dame, die das beobachtet, meint: »Reizend, wie geduldig Sie sich um den kleinen Fritz kümmern.« – »Oh«, sagt der verzweifelte Vater, »der Kleine heißt Franz, Fritz bin ich.«

Niemand, auch der beste Psychotherapeut, kann seine Finger so leicht und gekonnt in unsere Wunden legen wie die eigenen Kinder. Und während sie es tun, sollten wir ihnen – sofern wir lernen und uns entwickeln wollen – dankbar sein. Wenn sie die kleinen Patschhändchen auf die Schwachstellen der Beziehung legen, kann es schwierig werden, aber auch hier handelt es sich um eine besonders preisgünstige Partnerpsychotherapie, und die Kleinen finden auch immer den Moment, wo ihre Interventionen am wirksamsten und schwersten zu ertragen sind. Das Repertoire und die zeitlichen Möglichkeiten selbst der besten Psychotherapeuten sind dagegen bescheiden.

2.6 Kinder und Suggestion oder Die Geschichte von der Mutterwarze

Magie und Suggestion sind in der Kindermedizin immer mit dabei, ob man sich dessen bewusst ist oder nicht. Allerdings gilt das in völlig verkanntem Ausmaß auch für die Erwachsenen-Medizin. Da der Glaube Berge versetzen kann, haben wirkliche Ärzte ihn immer eingesetzt und die Droge Arzt neben den Selbstheilungskräften des Patienten zu ihrem wichtigsten Heilmittel gemacht. Jedenfalls ist es viel besser, in ihn und in diesen ganzen Bereich von Anfang an mehr Bewusstheit zu bringen. Man braucht Kindern nicht zu erklären, dass Blut unser Lebenssaft ist. Sie wissen es, und ganz von allein billigen sie ihm wundervolle Fähigkeiten zu. Das reicht von der Blutsbrüderschaft kleiner Jungen bis zur irrationalen Angst vor Verbluten und Sterben an Blutvergiftung. Heute stirbt praktisch niemand mehr an jener Blutvergiftung, die von einer peripheren Wunde ausgehend sich durch eine rote Straße in Gestalt des entzündeten Lymphgewebes zum Herzen zieht. Trotzdem hat diese überholte Geschichte eine ähnliche Haltbarkeit wie die Mär, dass Spinat eisenreich und deshalb wichtig für die Blutbildung sei. Auf alle Fälle ist das Abwaschen von Blut immer schon ein großer Schritt in Richtung Heilung bei Kindern, denn wenn die Angst nachlässt, kann die Heilung bereits beginnen.

Das kindliche Weltbild ist zu Beginn vor allem magisch, so wie das von archaischen Kindermenschen ein Leben lang. Wenn dieses kindlich magische Weltverständnis erhalten bleibt, und sei es unbewusst, lassen sich z.B. Warzen auch bei Erwachsenen noch durch Besprechen bei Vollmond kurieren. Bei Kindern habe ich das sogar einmal in einer modernen Klinik erlebt. Während eines Praktikums in der dermatologischen Ambulanz vor allem damit beschäftigt, Warzen wegzuätzen, erlebte ich eine Mutter, die ihr kleines Mädchen vorstellte, das sicher über hundert Warzen am ganzen Körper hatte. Die normale Wegätzmethode hätte hier zu einer Intensivsituation geführt und Stunden gedauert. Der zu Hilfe gerufene Oberarzt ließ die beiden bis mittags warten und animierte mich, bis dahin eine mythisch-magische Situation im Behandlungsraum zu schaffen. Im abgedunkelten Zimmer funkelten eigenartige Lichtquellen, die die Szene in ein gespenstisches Licht tauchten, während wir am Körper der Kleinen mit Stablampen nach der sogenannten Mutterwarze fahndeten. Ich hatte zwar keine Ahnung, was darunter zu verstehen war, spielte aber natürlich mit. Schließlich fand der Oberarzt die Mutterwarze, die ich mit einem Permanentstift sofort einkreisen musste, und ließ sie mich auf konventionell schulmedizinische Art entfernen. Ansonsten wurden Mutter und Kind kommentarlos zur Wiedervorstellung in einer Woche bestellt. Tatsächlich waren zu diesem Zeitpunkt alle Warzen verschwunden, wie die begeisterte Mutter schon telefonisch meldete.

Was war passiert? Das Kind hatte erlebt, wie die Mutterwarze entfernt wurde, und offensichtlich (analog) geschlossen, dass die Kinderwarzen genauso wenig wie es selbst ohne Mutter weiterexistieren könnten. Folglich hatte sein Unbewusstes den Warzen die Basis entzogen, und diese waren abgestorben.

Ähnlich habe ich einmal einem kleinen Jungen eine dicke Warze »abgekauft«, die direkt in seiner Handmitte heimisch war. Voraussetzung dafür ist natürlich, dass das Kind erstens die magische Bedeutung des Geldes bereits erfasst hat und weiß, dass man mit Geld fast alles erreichen kann, und zweitens schon so viel Anstand gelernt hat, dass es eine Warze, für die es fünf Euro kassiert hat, nicht einfach behalten kann. Solch magische Vorstellungen lassen sich bei Kindern noch viel leichter als bei Erwachsenen in Suggestionen zur Heilung wandeln.

2.7 Verbote und Gehirnentwicklung

So leicht das magische Verständnis von Kindern für die Gesundung zu gewinnen ist, so schwer tut man sich mit Verboten. Beides hängt unmittelbar zusammen. Kindliches Denken ist direkt von Bildern abhängig, während die Abstraktionsfähigkeiten noch äußerst gering sind. In den ersten Jahren, die z.B. auch im Rahmen der Sauberkeitserziehung von besonders vielen Verboten geprägt sind, wird das dramatisch deutlich. Ob man einem Kind sagt: »Du wirst heute deinen Kakao nicht wieder ausschütten« oder direkt: »Du schüttest heute deinen Kakao wieder aus«, läuft auf dasselbe hinaus. Über die Abstraktionsfähigkeit, die das Verständnis von »nicht« erfordern würde, verfügt das Kind in den ersten drei Jahren noch gar nicht. Es hört also nur die Botschaft »Kakao umschütten«.

Wir können uns das vorstellen, wenn wir einmal versuchen, nicht an einen Baum oder ein Auto zu denken. Das Bild ist dann so stark, dass es sich auch bei uns mühelos über die abstrakte Verneinung hinwegsetzt. Insofern laufen auch die Zehn Gebote, die ja eher Verbote sind, für Kinder und auch die inneren Kinder in Erwachsenen auf direkte Anweisungen zum Gegenteil hinaus. »Du sollst nicht stehlen« ist auf dieser Verständnisebene eine direkte Anweisung zum Gegenteil. Vielleicht haben sich die Menschen auch deswegen immer recht schwer mit den Zehn Geboten getan.

Wer überzeugt ist, dass seine Kinder sehr wohl schon sehr früh alle Verbote verstanden haben, hat sie lediglich erfolgreich dressiert. Das aber hören Eltern natürlich gar nicht gern. Die Wahrheit ist ja überhaupt recht unbeliebt. Natürlich merkt es das Kind, wenn Mama böse schaut, nachdem es den Kakao verschüttet hat; und da es seine Mama liebt, wird es das in Zukunft vermeiden wollen. Wenn es sogar eine Ohrfeige bekäme, wäre es lediglich eine noch deutlichere Konditionierung. Künftig wird es funktionieren wie gewünscht, aber nicht, weil es verstanden hätte, sondern weil es wie die berühmten Pawlow'schen Hunde konditioniert bzw. dressiert wurde: Immer wenn ein Klingelton erklang, bekamen die Tiere ihr Futter. Nach kurzer Zeit tropfte ihnen auf den Klingelton hin schon der Speichel aus dem Maul, auch wenn es gar kein Futter gab.

Da sich auch Erwachsene in der Beziehung kaum gegenseitig erziehen, aber sehr wohl konditionieren und dressieren lassen, haben sie damit, wenn ihr Elternsein beginnt, in der Regel schon einige Erfolge erzielt und den Unterschied zwischen auf Verständnis beruhender Erziehung und Dressur nachhaltig verdrängt.

Wer also mit den Kleinen kindgerecht kommunizieren will, müsste sich einer bildreichen, ausgesprochen anschaulichen Sprache bedienen, wie sie etwa Psychotherapeuten benutzen, die ihre Patienten in die Seelen-Bilder-Welten führen. Der Mond-Archetyp, der für das Kindliche und Weibliche gleichermaßen steht, müsste diese Sprachebene beherrschen und mit Rhythmus und fließenden melodischen Sprachbildern sanft und weich gestalten. Aber natürlich müssen gelegentlich auch klare Linien gesetzt werden: Meine Freiheit hört da auf, wo die Freiheit des anderen beginnt. Das können Kinder ab dem dritten bis fünften Lebensjahr zu respektieren lernen.

2.8 Der Mond – das Urprinzip des Kindesalters und des Mütterlichen

Der Mond steht für die beiden wichtigsten Themen dieses Buches, das Kindliche und das Mütterliche, aber auch für alles Weibliche, Versorgende. Hierher gehören die bergende Höhle des Mutterleibs und das Fruchtwasser, aber ebenso die stillenden Brüste mit ihrem weichen, fließenden Gewebe und ihrer nährenden Milch – und auch der Säugling selbst mit seinen weichen Formen und dem süßen Kindchenschema im Gesicht. Der Rhythmus mit seinem Kommen und Gehen gehört dazu und das konkrete und symbolische Wasser, wie aber auch die Seelen-Bilder-Welten, die die nächtlichen Träume speisen, und auch die täglichen Reisen nach innen. Die Kraft der Fruchtbarkeit und die liebende Zuwendung der Mondgöttinnen Demeter/Ceres und Selene/Luna (griechisch/lateinisch für »Mond«) gehören hierhin wie auch deren Launenhaftigkeit und Beleidigtsein. Unter dem Mond-Prinzip finden sich somit fast alle symbolischen Aspekte der Schwangerschaft, Säuglingszeit und frühen Kindheit.

»Mond« ist das gemeinsame Thema von Mutter und Kind. In früheren Zeiten waren diese Jahre – jedenfalls in bessergestellten Familien – viel mehr auf diesen Archetyp ausgerichtet, wohingegen er heute eher zu kurz kommt, was an der typischen Karenzzeit und den Mutterschutzbestimmungen für berufstätige Mütter deutlich wird. Ein paar Wochen vor und ein paar Monate nach der Geburt müssen mittlerweile reichen. Aber das tun sie nicht, denn der Mond braucht Zeit und lebt aus seinen Rhythmen.

Diese ausgesprochen weiblich geprägte Zeit kann nur verstehen, wer sich tief auf den Mond-Archetyp einstellt. Dann aber wird klar, wo all die Stimmungen schon während der Schwangerschaft herkommen, die sich jedoch auch in die Stillzeit ziehen. Warum manchmal einfach Tränen fließen ohne großen Grund und ein wenig Baby-Blues wohl immer dazugehört. Dass dieser heute zu so einem beherrschenden Thema wird, hat gerade damit zu tun, dass das Mondthema zu wenig Aufmerksamkeit und Zeit bekommt und sich dann besonders ausgeprägt in wenig erlösten Aspekten wie Launen und Stimmungslöchern zeigt.

An diesem Punkt mag auch deutlich werden, warum Karriere so wenig kompatibel mit Mutterschaft ist, wie man diese Zeit früher nannte. Sie gehört in einen ganz anderen urprinzipiellen Bereich, nämlich den der Sonne, der gegensätzlicher nicht sein könnte.

Das Mond-Prinzip wird gerade erst wieder entdeckt und dringt mit seinen Rhythmen langsam, aber zunehmend stärker ins weibliche Leben vor. Besonders wenn Kinder noch seltener werden und sich immer weniger Frauen zur Mutterschaft hingezogen fühlen, einfach weil sie keine Lust haben, Dinge zu tun, für die es weder Lohn noch Anerkennung gibt, wie versorgen, sich kümmern und trösten, Geborgenheit vermitteln und ein Heim gemütlich und eben heimelig machen, wird die große Zeit des Mond-Prinzips kommen. Dann werden Politiker Preise aussetzen für neue Kinder, Kindergeld wird reichlich fließen, und vorbei werden die Zeiten sein, da sie Familien lediglich im Wahlkampf entdecken, aber regelmäßig danach wieder vergessen. Das Polaritätsgesetz wird dafür sorgen.

2.9 Erziehung

Nach dreißig Jahren Beratung und Psychotherapie einerseits und andererseits ebenso langer Arbeit mit inneren Bildern und Krankheitsbilder-Deutung ist mein Vertrauen zu pädagogischen Konzepten und Erziehungsrichtlinien nicht mehr besonders ausgeprägt. Es scheint mir noch immer viel zu wenig bekannt, dass Kinder ihre ersten Jahre völlig in der Welt ihrer inneren und äußeren Bilder verbringen und so anfangs gar nicht und später nur langsam in der Lage sind, gedankliche Abstraktionen zu verstehen. Auf diesen beruhen aber die meisten Erziehungsmaßnahmen. Wie schon besprochen, ist jede Verneinung und jedes Verbot bereits eine Abstraktion. Bedenken wir, mit wie vielen Verboten und Verneinungen wir Erwachsene der westlichen Welt unseren Kindern begegnen, werden die sich hieraus ergebenden Probleme deutlich.

In der Werbebranche ist den Fachleuten das Geheimnis der Bilder längst etwas Selbstverständliches, und dort würden Fehler, die die Erziehung nach wie vor bestimmen, nicht geschehen. Niemals würden die Produkte der Konkurrenz auch nur herabgesetzt, sondern die eigenen werden in leuchtenden Bildern und Farben angepriesen auf eine Weise, der sich das Unbewusste kaum entziehen kann.

Erziehung über das eigene Vorbild hat gegenüber der beschriebenen Dressur viele Vorteile. Hier ist es das Bild, das prägend wirkt. Die Macht solcher Prägung hat schon Konrad Lorenz mit seinen berühmten Graugans-Experimenten demonstriert. Nachdem er den gerade geschlüpften Gänsen statt der Mutter sein eigenes Konterfei gezeigt hatte, waren diese auf ihn als Bezugsperson geprägt und gingen fortan selbstverständlich mit ihm ins Büro und auch zum Schwimmen in den Teich. Von einem solchen Ausflug an den Teich stammt jenes berühmte Bild mit dem Graugansgeschwader, das den alten Meister der Verhaltensforschung schwimmend verfolgt. Seitdem wissen wir auch für das Tierreich, dass im Anfang alles liegt. Deshalb ist es so wichtig, dass das Kind gleich nach seiner Geburt die eigenen Eltern oder zumindest die Mutter zu sehen bekommt. Diese erste Prägung wäre demnach der wichtigste Schritt frühkindlicher Erziehung. Natürlich sind wir Menschen keine Graugänse, und doch zeigt sich bei genauer Beobachtung immer mehr, wie wichtig der erste Eindruck und damit die früheste Prägung auch für uns ist.

Der Volksmund ist mit der Bedeutung dieser Thematik schon immer vertraut und weiß die Vorbildfunktion zu schätzen: wie entscheidend es ist, mit gutem Beispiel voranzugehen. Wie sehr diese Prinzipien wirken, wissen wir längst auch von der Wirkung des negativen Vorbilds. Rauchereltern haben mit größter Wahrscheinlichkeit Raucherkinder, rauchende Ärzte sind als Negativbeispiel so wirksam, dass es ihnen praktisch kaum gelingt, Patienten vom Rauchen zu entwöhnen. Auch beim sogenannten PMS, dem *prä-*

*m*enstruellen *S*yndrom, wissen wir heute, dass es nicht genetisch vererbt wird, sondern über die negative Vorbildwirkung von Generation auf Generation übertragen wird. Lange dachte man an Vererbung, weil praktisch immer eine daran leidende Mutter zu finden war. Inzwischen können wir davon ausgehen, dass ein Mädchen, wenn es seine ganze Kindheit und Jugend über die eigene Mutter an ihrer Weiblichkeit leiden sieht, unbewusst dieses Muster übernimmt und so selbst Patientin wird.

2.9.1 Formgebärende Felder

Wir schaffen unbewusst ständig sogenannte Entwicklungsfelder – von dem englischen Biologen Rupert Sheldrake (siehe »19.2 Literatur«) als »morphogenetische«, also »formgebärende Felder« bezeichnet –, die weit wichtiger sind, als wir gemeinhin annehmen. Dass lesende Eltern lesende Kinder haben, liegt ja nicht primär daran, dass ihre Kinder zum Lesen ermahnt werden, sondern daran, dass sie die Eltern nachahmen. Zum Teil schaffen diese bewusst oder unbewusst allerdings auch ein Feld, das wenige Alternativen lässt. Wenn Akademikereltern später ihre Kinder gar nicht erst fragen, ob sie studieren wollen, sondern gleich, welches Fach, schaffen sie ein eindeutiges Feld. Damit bleibt dem Kind nur noch die Möglichkeit, sein Fach zu wählen. Was so lapidar mit »nachäffen« umschrieben wird, bezieht sich nicht nur auf die Beziehung von Affeneltern und -jungen, sondern auf alle Eltern-Kind-Beziehungen.

Es sind Binsenweisheiten, dass Väter, die ihren Lebenssinn im Besuch von Fußballplätzen finden und ihre Söhne schon frühzeitig mitnehmen, sehr wahrscheinlich fußballbegeisterte Jungen haben. Glücklich deshalb jene wenigen, deren Väter sich selbst spielend betätigen, zu bedauern dagegen all jene, deren Väter passive Konsumenten sind, denn sie werden auch in dieser Hinsicht mit großer Wahrscheinlichkeit nachfolgen.

Problematisch wird es natürlich, wenn ein Kind absolut keine Resonanz zu der Begeisterung der Eltern hat, sondern z. B. lieber liest oder Geige statt Fußball spielt. Hier sind Eltern in ihrer Aufmerksamkeit und Bewusstheit besonders gefordert, um fehlende oder natürliche Gemeinsamkeiten zu entdecken und zu akzeptieren. Wird das unterlassen, entfremdet das Kind sich entweder von sich selbst, indem es den elterlichen Interessen folgt, oder aber es fühlt sich in seinen Bedürfnissen und Vorlieben nicht wahr- bzw. ernst genommen. Hier wäre Bewusstsein für den Lebensfahrplan im Sinne der psychologischen Astrologie* sehr hilfreich.

Die Familienstimmung prägt mit ihren Vorbildern in einem noch immer weit unterschätzten Ausmaß. Kinder aus Teetrinkerfamilien neigen später selbst zum Teetrinken, wie Kinder aus Kaffeetrinkerfamilien ihren Kaffee brauchen. Leider gilt das auch für Alkoholikerfamilien und ihren Nachwuchs.

Walter Lechler, der die Anonymen-Alkoholiker-(AA-)Gruppen in Deutschland nach dem Krieg eingeführt hat, erzählt folgende deutliche Geschichte. Ein kleiner Junge, nach seinem Berufswunsch gefragt, antwortet spontan: »Alkoholiker, wie mein Vater!« Dabei meinte er das durchaus positiv, da er die familiäre, von Mitmenschlichkeit geprägte Atmosphäre bei den Familientreffen der AA-Gruppen so genossen hatte.

In ähnlicher Weise werden die Grundlagen für ein von Bildung und Kultur bestimmtes Leben genauso frühzeitig gelegt wie die für gesunde Ernährung, Achtsamkeit im Umgang mit Schwächeren oder Behinderten usw. Hier dürften die Vorteile von pädagogischen Konzepten wie denen von Maria Montessori mit dem Leitsatz »Hilf mir, es selbst zu tun« und Rudolf Steiners Waldorf-Schulen liegen. Auch wenn beide in vielem weit auseinanderliegen, haben sie doch die Idee gemeinsam, dass ihre Pädagogen auch persönlich die Inhalte und vor allem die Geisteshaltung leben sollen, die sie den Kindern vermitteln. So aber können sie als Beispiel und Vorbild wirken und im idealen Fall wirklich etwas bewirken.

* Natürlich geht es dabei nicht um jene Schicksalsvermeidungsstrategien, die sich vielfach in die Astrologie eingeschlichen haben, sondern im Gegenteil um jene etwa im Heil-Kunde-Zentrum in Johanniskirchen vertretene Methode, die Entwicklungsmöglichkeiten herausarbeitet und auf Urprinzipien-Kenntnis basierende Unterstützungsmöglichkeiten aufzeigt.

Bei der Montessori-Pädagogik hat sich gezeigt, dass Kinder, die von Anfang an lernen, mit Schwächeren und vom Schicksal Benachteiligten behutsam und verständnisvoll umzugehen, zu achtsameren und verständnisvolleren Erwachsenen heranwachsen. Das von Steiner propagierte Waldorfschulen-Konzept achtet nach Möglichkeit darauf, dass von jedem Temperament annähernd gleich viele Schüler in einer Klasse sind, sodass sich die Kinder von Anfang an mit der großen Bandbreite menschlichen Seins aussöhnen.

2.9.2 Charakterbildung durch Vorbilder

Pädagogische Lehrpläne sind dagegen ein, was die Charakterbildung angeht, recht hilfloses Konzept, sonst müsste etwa der in den Regelschulen eingeführte Ethikunterricht Früchte tragen. Im Gegenteil werden die Sitten in den öffentlichen Schulen aber immer rauer und weniger von ethischen Erwägungen geprägt.

Wichtiger sind da sicher die Vorbildfunktion der eigenen Familie, der sogenannten Peergroup und der vom Lehrpersonal unbewusst transportierten Bilder. Heute kommt – was die Bilder angeht – auch dem Fernsehen eine enorme Vorbild- und Prägungsfunktion zu. Zwar glaube ich nicht, dass durch entsprechend aggressive Fernsehbilder aus einem sanftmütigen Wesen ein Unhold wird, aber angelegte Strukturen können in eindrucksvoller Weise herausgeholt und verstärkt werden. Vor allem jedoch werden über diese zentrale Bildquelle Felder von großer Tragweite aufgebaut. Das Ergebnis können wir heute sehr gut sehen, wobei natürlich nie sicher zu klären ist, was zuerst da war, die Henne oder das Ei.

Die zunehmende Brutalisierung der Kinder und Jugendlichen hat wohl verschiedene Quellen. Zum einen wird ihnen sicher zu wenig Verantwortungsgefühl und Verständnis für Konsequenz vermittelt. Der Druck liegt auf der Erziehung zu Leistungsbereitschaft, anstatt mit Überzeugung für Werte im humanistischen und religiösen Bereich zu werben.

Zum anderen produziert die Unterhaltungsindustrie den in

Quoten sichtbar werdenden Bedürfnissen hinterher. Gäbe es kein Verlangen nach Horror- und Gewaltfilmen, würden auch keine produziert. Andererseits prägt Fernsehen, wo es in Familien Alleinunterhalterstatus gewinnt und zum wichtigsten Babysitter verkommt, über seine Bilder sicher stärker als anderes. Wenn ein Kleinkind schon in einem Feld aufwächst, in dem die Abende der Brutalität vor dem Bildschirm gewidmet sind oder der Hektik ständigen Programmwechsels, wird das prägend wirken und aggressive und hektische Persönlichkeitsanteile verstärken, wie wir sie in der Lawine von Kindern mit dem Aufmerksamkeitsdefizit- und Hyperaktivitäts-Syndrom (ADHS) ja auch schon erleben.

Extrembeispiele mögen noch deutlicher machen, wie Kinder vom häuslichen Umfeld geprägt werden. Eine Schweizer Mutter etwa suchte weinend Beratung, weil ihre vierzehnjährige Tochter beim ersten Geschlechtsverkehr von einem indiskutablen Jungen geschwängert worden war. Auf die Frage, ob sie die Tochter denn nicht aufgeklärt hätte, meinte sie: »Nein, aber sie hat auch nie gefragt.« Damit ist eine Mutter aber die Verantwortung nicht los, denn sie schafft das häusliche Feld, in dem sich die Tochter zu fragen traut oder eben nicht. Wo Lust an Sinnlichkeit und Erotik die Familienatmosphäre bestimmen, entsteht ein entsprechendes Genussfeld. Wo aber Verklemmung und Lustfeindlichkeit herrschen, wird das entsprechende Feld auch alle einschlägigen Fragen im Keim ersticken. So hatte die Mutter, die selbst Sexualität nur als abstoßend und belastend erlebt hatte, ein entsprechendes häusliches Milieu geschaffen, aus dem heraus die Tochter das gleiche Drama, das die Mutter schon als junges Mädchen erlitten hatte, wiederholen musste. Sie war geradezu dorthin getrimmt worden, ohne dass die Mutter das gewollt und gewusst hatte.

Wir bestimmen die Welt, in der wir leben, sehr weitgehend selbst über die Muster und Felder, die wir unabsichtlich oder auch absichtlich in unserer Umgebung schaffen. Daher wäre es naheliegend, sich der Felder bewusst zu werden und sehr sorgsam und vorsichtig mit ihnen umzugehen bzw. entwicklungsförderliche Felder zu schaffen. (Was dabei wichtig ist, wird in Büchern wie *Le-*

benskrisen als Entwicklungschancen und *Woran krankt die Welt?* ausführlicher dargestellt.)

Entscheidender als alle Erziehungskonzepte ist – wie gesagt – die alte Weisheit, die darauf hinausläuft, mit gutem Beispiel voranzugehen. Wer andere so behandelt, wie er auch sich selbst behandelt sehen möchte, kann ziemlich sicher sein, dass die eigenen Kinder ihm nichts antun werden, was er nicht mag. Eine andere, ebenso wichtige Lebensweisheit sagt, dass wir in dieser Welt nur das ernten können, was wir gesät haben. Insofern wäre es naheliegend, nur zu säen, was wir auch ernten möchten. Der Volksmund weiß nämlich, dass es so, wie man in den Wald hineinruft, auch wieder herausschallt.

Allerdings ist zu berücksichtigen, dass fast alle Kinder gewisse Oppositionsphasen durchlaufen. Fast jedes Kind wird einmal etwas stehlen, lügen, einen unverschämten Ton wählen, Schadenfreude zeigen usw. Das heißt noch nicht, dass das Elternhaus genauso ist. Kinder können solche Verhaltensweisen an den Tag legen, etwa um die elterliche Reaktion darauf zu testen, und damit auch nach einer klaren Stellungnahme bzw. Grenze verlangen.

Es wäre also zu unterscheiden, ob das Kind Themen spiegelt, z.B. sich im Zorn im Ton vergreift, oder eine Entwicklungsphase durchläuft. Es geht darum, dass man dem Kind hilft, mit der Welt umzugehen, ihm klarzumachen, dass gewisse Verhaltensweisen nicht akzeptabel sind. Entweder die Eltern gehen mit gutem Beispiel voran, oder – wenn das unmöglich ist, weil es sich um ein eigenes Problem handelt – sie packen es gemeinsam an und bringen das entsprechende Bewusstsein in die Situation.

Die größte Gefahr in der Erziehung liegt darin, mit zweierlei Maß zu messen, frei nach dem lateinischen Motto »Quod licet Iovi, non licet bovi«, welches besagt: »Das, was dem Göttervater Jupiter erlaubt ist, geziemt noch lange nicht jedem Rindvieh.« Bei solchen (oft uneingestandenen) Konzepten werden auch autoritärste Maßnahmen nicht verhindern können, dass die nach anderem Maß zurechtgestutzten Kinder in den Tiefen ihrer Seelen nicht den Ge- und Verboten folgen, sondern dem von den Eltern vorgelebten »Ungerechtigkeitsmuster«. Daraus aber werden sich die Muster bilden, nach denen diese Kinder später auf ihre Umgebung einwirken – auch gegenüber ihren eigenen Eltern, die dann im Alter zu spüren und zu ernten bekommen, was sie in ihren Kindern gesät haben.

2.10 Hilfen für Eltern, Kinder besser zu verstehen

Fast alle Eltern wollen das Beste für ihre Kinder, jedenfalls diejenigen, die solch ein Buch lesen. Nur wissen sie oft nicht, was das Beste für die Kleinen ist. Diese selbst zu befragen ist meist nicht ideal, denn Kinder neigen erfahrungsgemäß mehr noch als Erwachsene dazu, alles Unangenehme, wenn auch noch so Wichtige, zu vermeiden und sich für die einfachste Lösung und momentane Lustbefriedigung zu entscheiden. Sie sind in der Regel auch ziemlich konservativ, wollen trotz Neugier in manchen Lebensbereichen in wesentlichen Punkten am liebsten alles beim Alten lassen. Diesbezüglich sind sie oft auch verblüffend egoistisch. Insofern erfordert Erziehung sehr viel mehr, als den kleinen Lieblingen einfach nachzugeben.

In mancher Hinsicht wäre es gut, Kinder wie Erwachsene zu behandeln, wohl wissend, dass sie es nicht sind, zumal niemand sicher sagen kann, wie alt die Seele ist. Das würde für Gleichberechtigung sprechen, in anderer Hinsicht aber geht das einfach nicht. Um herauszufinden, was die kindliche Seele braucht und will, hat es sich bewährt, auf symbolisch relevante Hilfen und auch kleine Tricks zurückzugreifen, die nur auf den ersten Blick wie Umwege anmuten, auf den zweiten aber sehr zielgerichtet Einblicke ins kindliche Erleben schenken.

Die meisten Kinder müssen und wollen sogar erzogen werden. Sie reagieren sehr gut auf Abmachungen wie »So, wie du dich verhältst, so wirst du auch behandelt«. In dem Maße, wie das Kind Verantwortung übernehmen kann und will, bekommt es auch mehr Freiheit und Selbstbestimmungsrecht. So lernen Kinder ganz konkret im Alltag, wie ihre Worte, Handlungen und Entschlüsse direkte Folgen mit sich bringen – und dass Freiheit auch immer mit Verantwortung zu tun hat.

2.10.1 Die Familie in Tieren

Eine einfache Methode der Diagnose der kindlichen Situation ermöglicht ein uralter Psychotest für Kinder in etwas abgewandelter Form. Wenn ich Mütter mit Kind in Beratung hatte, stand ich immer vor dem Problem, dass sie mir die entscheidenden seelischen Fakten auch bei bestem Willen nicht liefern konnten. Natürlich will jede Mutter das Beste für ihr Kind, weiß aber oft nicht, wie es aussehen könnte. Mit dem Kind zu sprechen ist im Beisein der Mutter meist sehr schwierig, zumal es dann immer im Hinblick auf die Mutter spricht. Die Mutter aber hinauszuschicken, um mit dem Kind allein zu sprechen, bewährt sich höchstens in Einzelfällen, weil sich dabei oft beide unwohl fühlen.

Der ideale Ausweg ergab sich für mich über ein einfaches Malspiel. Während ich mit der Mutter sprach, bat ich das Kind, sich selbst in der Gestalt eines Tieres zu malen – mit dicken Buntstiften auf ein DIN-A3-Blatt. Anschließend durfte es dann die Mutter in ihrer Tiergestalt dazumalen. Diese war nun lediglich davon abzuhalten, korrigierend in den Malvorgang einzugreifen. Dann kam der Vater an die Reihe und anschließend die ganze Familie in den jeweiligen Tiergestalten. Während die Mutter glaubte, das Entscheidende geschähe im Gespräch, malte das Kind seine seelische Situation in beeindruckender symbolischer Ehrlichkeit und enthüllte Dinge über sich und seine Familie, die die Mutter in dieser Direktheit nie hätte ausdrücken können.

War das Gemälde fertig und, wie ich es einmal erlebt habe, von einem riesigen zentralen Königstiger dominiert, der mit weit aufgerissenem Maul den übrigen als Federvieh verewigten Familienmitgliedern kaum noch Lebensraum ließ, war es ein Kinderspiel, das Bewusstsein der Mutter über das Bild auf das zentrale Problem ihres Kindes zu lenken. Der Junge hatte ja selbst in aller Deutlichkeit dargestellt, wie alle in der Familie unter ihm litten. Der

Königstiger war ein Abbild des »kleinen Tyrannen«, der sich da malend selbst so unübertroffen offenbart hatte. Der kleine große Königstiger brauchte Hilfe vor sich selbst, denn für einen Vierjährigen war das keine angemessene noch entwicklungsfördernde Situation, sondern eine furchtbare Überforderung, wenn er die ganze Familie beherrschen durfte. Von dieser Dramatik hatte die Mutter in dem langen Gespräch, während das Bild die Gestalt der Familie annahm, gar nichts enthüllt. Lediglich zwischen den Zeilen war es zu ahnen gewesen. Das Bild machte dann alle Argumentation überflüssig, zu deutlich hatte der Sohn die Gemengelage dargestellt.

In einem anderen Bild machte sich der Vater gerade als Vogel im obersten Eck davon, was die Mutter ebenfalls nicht erwähnt hatte. Nach einem kurzen Hinweis auf diese von der Tochter so eindeutig gemalte Situation stellte es sich aber als der entscheidende Punkt in der Familienproblematik dar. Die Tochter, die von der Mutter »geplant« worden war, um den unter Fluchttendenzen leidenden Ehemann zu binden, hatte das Problem, das zu ihrer Entstehung geführt hatte, zugleich in kindlicher Offenheit und aller Deutlichkeit dargestellt. So entwaffnet, erlaubte die Mutter ihren Tränen, zu fließen und die Wahrheit mitsamt dem damit verbundenen schlechten Gewissen an die Oberfläche zu spülen.

Ähnliche Bilder-Geschichten von verblüffender Symbolkraft waren eher die Regel als die Ausnahme, und dieses Malspiel, zu Beginn meiner Arbeit in der Beratung von Müttern als Beschäftigung für die Kleinen und bestenfalls als zusätzliche Diagnosehilfe gedacht, mauserte sich still und heimlich zum Eigentlichen. Das Gespräch mit der Mutter geriet so mit der Zeit immer mehr zum Ablenkungsmanöver, um den zentral wichtigen Prozess des kindlichen Malens nicht durch verfälschende Interventionen zu stören.

Wenn Eltern diese Diagnosehilfe selbst einsetzen, die auch Kindern Spaß macht, ist das natürlich alles zu bedenken. Wichtig ist, sich gar nicht einzumischen. Es geht lediglich um eine kurze, klare Beschreibung, und wenn das Malen einmal in Gang gekommen ist, darum, sich völlig zurückzuziehen und herauszunehmen. Am besten ist es, erst ganz zum Schluss das Ergebnis zu betrachten. Dann wäre immer ein Lob fällig, denn gerade wenn das Ergebnis nicht gefällt, enthält es wichtige Botschaften.

Höchstens mag es einmal nötig sein, Kinder anzuregen, noch vergessene Familienmitglieder in Tiergestalt hinzuzufügen, wobei es natürlich auch schon sehr symbolträchtig ist, wenn da ein Geschwisterchen völlig unterschlagen und stattdessen der Nintendo in Tiergestalt gemalt wird, wie ich es schon erlebt habe. Haustiere erscheinen nicht selten in wichtigen symbolträchtigen Tiergestalten und sollten auch entsprechend wichtig und ernst genommen werden. Oft ist das Ergebnis so aussagekräftig, dass es keiner eigenen Symbolschulung bedarf, um es zu deuten. Wo das einmal nicht der Fall ist, hat man ein nettes Malspiel gemacht und könnte sich das Muster immer noch von einem Symbolkundigen (ver)deut(lich)en lassen. Natürlich könnte dieser noch ganz andere Dimensionen eröffnen, aber auch das vordergründige Bild ist oft schon sehr hilfreich für zu Selbstkritik fähige Eltern.

Das Ergebnis während des Malens durch Einflussnahme zu schönen ist (Selbst-)Betrug. Gefragt ist Mut für eine echte und ehrliche Diagnose. Anschließend ließe sich das gemeinsame und nun deutlich gewordene Muster ändern, was sich in späteren Bildern zeigen wird.

In der Analogie mag das deutlicher werden: Die PISA-Studie hat Deutschland erschüttert und aufgerüttelt. Die nächste nun durch bessere Vorbereitung der Kinder auf die Testfragen zu schönen wäre gleichermaßen Betrug am System und an den Kindern. Es nützt statt den Schülern nur dem nationalen Ego, das sich beim nächsten Mal weniger vor der Welt blamieren will. Oder: Mercedes sollte, statt sein eigenes Pannenhilfssystem auszubauen, um in den Pannenstatistiken besser abzuschneiden, lieber wieder bessere bzw. verlässlichere Autos bauen. Systemkosmetik ist letztlich immer ein Armutszeugnis, das langfristig schadet.

Wird das Malspiel mit der Familie in Tiergestalt in größeren zeitlichen Abständen wiederholt, kann es zu einem Abbild und Entwicklungsprofil der kindlichen Fortschritte in seelischer und sozialer Hinsicht werden. Fast alle Eltern messen das Größenwachstum ihrer Sprösslinge akribisch an einem Türstock und freuen sich an wachsenden Fortschritten. Ähnliches könnten die Tierfamilienbilder – nur viel wesentlicher und umfassender – für das geistig-seelische und vor allem soziale Wachstum leisten.

Später wären diese Bilder auch ein wunder-volles Geschenk für große und erwachsene, dem Leben gewachsene Kinder.

2.10.2 Ein Inselbild malen

Dieses einfache Malspiel entpuppt sich immer wieder aufs Neue als aufschlussreiches Spiegelbild der Seele, über das Eltern anschließend gut mit ihrem Kind reden können, um seine innere Welt besser verstehen zu lernen. Die Anleitung zum Malen ist sehr einfach und klar:

- Male die Umrisse deines Körpers wie eine Insel, ohne zu unterbrechen, in einem Strich und mit einer Farbe deiner Wahl.
- Dies ist jetzt deine Insel – zeichne jetzt alles auf und um deine Insel herum ein, was du gern dort haben möchtest und was dir wichtig ist, sodass es ganz deine Insel wird.

Nun gilt es zuerst, den Gesamteindruck zu betrachten, der schon einen gewissen Aufschluss darüber gibt, wie das Kind in der Welt steht und wie wohl es sich fühlt. Bis ins kleinste Detail lassen sich anschließend Themen, Problematiken und oft auch schon Lösungsansätze im Bild finden, vor allem wenn man die Kleinen selbst darüber reden lässt. Eltern werden danach besser »im Bilde« sein, Kinder haben eine ihre Seele entlastende Erfahrung gemacht, und alle haben Spaß gehabt. Natürlich kann man mit größerem zeitlichen Abstand schauen, wie sich das Inselleben weiterentwickelt.

2.10.3 Die Familie in Figuren aufstellen oder malen

Das Familien-Stellen nach Hellinger (s.a. das Kapitel »2.17.1 Systemisches Familien-Stellen nach Hellinger«) ist eine sehr populäre Methode, die auch im Familienkreis genutzt werden kann, wobei allerdings therapeutische Hilfe angemessen wäre. Entweder benutzt man die im obigen Beispiel mit Symboltieren beschriebene Vorgehensweise und lässt das Kind gleich eine Art Familienzoo malen, oder – noch viel besser, weil lebendiger und dynamischer – man schneidet die Figuren gemeinsam und sorgfältig aus und lässt das Kind nun daraus die Familie in ein Muster legen, das natürlich beliebig verändert werden kann.

Am besten wären natürlich fremde Menschen, die auch Aufschluss über das Lebensgefühl in der jeweiligen Position geben können. In jedem Fall lassen sich aus dem gelegten oder gestellten Muster Schlüsse auf die Situation des Kindes in der Familie ziehen. Natürlich macht das nicht täglich Sinn, aber im Abstand von einigen Monaten könnte eine Mutter auf diese Weise erforschen, was sich für ihr Kind im Familienmuster getan und in welche Richtung es sich entwickelt hat.

Wenn es zu kompliziert erscheint, all die notwendigen Figuren zu beschaffen, ist dieses Diagnosespiel auch gut mit den Schuhen der Betroffenen zu verwirklichen. Sie zeigen besonders deutlich, wie die einzelnen Schuhbesitzer zueinander stehen. Und die Schuhe stehen sehr gut für ihre Träger. Jeder Hund würde sie daran zielsicher erkennen.

Natürlich ist es bei beiden hier genannten Vorschlägen hilfreich, einen fähigen Therapeuten befragen zu können, um Wertungen und Fehlinterpretationen in Grenzen zu halten.

2.11 Gespräche mit Gott oder Nachtgebete

Das gute alte Nachtgebet droht mit dem Verfall der Religion weitgehend aus der Mode zu kommen. Dabei würde es Kindern in vieler Hinsicht auch heute noch helfen, und zwar jenseits aller religiösen Erwägungen, da es mit Gott eine übergeordnete, Geborgenheit vermittelnde Instanz in sein Leben holt. Ganz abgesehen von der erwähnten Tatsache, dass Beten medizinisch nützt, lässt sich daraus – im Nebeneffekt – ein wundervolles Diagnosesystem entwickeln.

Ideal wäre, wenn das Kind kein vorgeformtes stereotypes Gebet herunterleiert, sondern sich persönlich an Gott wenden würde, also im Sinne eines Austauschs oder Gesprächs. Es ist meist nicht so schwer, Kinder dazu zu bewegen, sich mit ihren Wünschen und Gedanken an Gott, die Gottesmutter oder auch ihren (Schutz-)Engel zu wenden, ihm ihren Tag zu erzählen und die eigenen Sorgen mitzuteilen. Wenn das nicht nur in Gedanken, sondern in geäußerten Worten geschieht, könnten sich die Eltern gleich anhören, was ihr Kind im Innersten bewegt. Auf diese Weise wird ein Kind ungleich ehrlicher ausdrücken, was es auf dem Herzen hat.

Wenn es zu seiner Mutter ein enges Vertrauensverhältnis hat, wird es das umso leichter auf die Gottesmutter übertragen. Wo das nicht so überzeugend der Fall ist, kann die Große Mutter »einspringen«. Bei einem wenig oder gar nicht zur Verfügung stehenden Vater kann der himmlische Vater mit der Zeit immer besser in diese Rolle hineinwachsen. Die Groß(en)-Eltern sind – nomen est omen – oft eine hilfreiche vermittelnde Instanz.

Innere Gestalten aus der Seelen-Bilder-Welt können oft Stellvertreterrollen einnehmen und darüber hinaus zu echten Lehrern und Anwälten des Selbst werden. Während Scheidungskrisen und anderer moderner Herausforderungen und Strapazen für kindliche Gemüter böten sich so in der inneren Seelenwelt gute (Aus-)Wege.

Vor allem ergeben sich hier über Schutzengel oder andere Seelengestalten wie den »Inneren Arzt«, der wohl eher für ältere Kinder und Jugendliche infrage kommt, auch wundervolle Chancen, frühzeitig zu höherentwickelten Seelenfähigkeiten Anschluss zu finden. Je früher Kinder mit ihnen in Kontakt kommen, desto besser. So können sich parallel zur äußeren auch innere Welten entwickeln, die in allen schwierigen Situationen Beistand gewähren. Aber auch Wachstum lässt sich leichter anbahnen, wenn ein Kind die Große Mutter oder den Großen Vater, einen »Blutsbruder« oder die Große Schwester, die persönliche Naturgöttin oder einen Schutzgeist aus der schamanischen Welt wie den Tierverbündeten oder den eigenen Schutzengel sicher an seiner Seite weiß. Mit solcher Hilfe aus der anderen, aber bald nicht weniger wichtigen Welt geht vieles leichter und alles besser.

Eine kleine Geschichte mag das illustrieren. Eine gutbürgerliche Mutter einer kleinen, über die Maßen verwöhnten Tochter beschlich – wohl angesichts ihrer problemlosen Situation mit Villa in bester Lage und Bediensteten für alle Eventualitäten – das schlechte Gewissen. Da gerade Krieg in Bosnien-Herzegowina herrschte, beschloss sie, auf Zeit zwei Kriegskinder in der Familie aufzunehmen. Sie teilte es ihrem Mann mit und kündigte auch der Tochter sehr nett zwei neue Geschwisterchen an. Beide machten keine Einwände. Abends aber, beim Nachtgebet, sagte die Kleine dem lieben Gott sehr direkt, dass bei ihnen keinerlei Bedarf für neue Geschwister sei.

Über diesen Umweg kam die Wahrheit ganz unumwunden heraus. Die Tochter hatte offenbar das Bedürfnis der Mutter, zu helfen (den fremden Kindern und dem eigenen schlechten Gewissen), deutlich gespürt und wollte oder konnte dem nicht offen widersprechen. Abends dagegen, »beim lieben Gott«, fühlte sie sich von solchen Rücksichten frei und sagte geradeheraus, was sie auf dem Herzen hatte. Statt Nächstenliebe war also Eifersucht angesagt. Ehrlich ausgedrückte Eifersucht ist aber allemal besser als vorgetäuschte Nächstenliebe. Eltern sind natürlich besser dran, wenn sie darüber im Bilde sind und sich darauf einstellen können.

2.12 Geführte Meditationen

Eine unter Umständen noch praktikablere Möglichkeit bieten geführte Meditationen, die sich problemlos aus Gute-Nacht-Geschichten entwickeln lassen. Wenn die Geschichte eine Wendung nimmt, bei der das Kind die Augen schließt und sich das ganze Szenario vor seinem inneren Auge vorstellt, kann es auch selbst anfangen, zu sprechen und seine Gedankenbilder zu beschreiben. Die allermeisten Kinder haben Freude daran, zu phantasieren und ihre Anliegen in Bilderform zu kleiden. Selbst bei sehr freien Rahmen wird sich so rasch zeigen, was das Kind in seiner Seelen-Bilder-Welt beschäftigt.

Natürlich kann auf dieser inneren Bilderebene auch alles verwirklicht werden, was im Außen denkbar ist, aber darüber hinaus noch unendlich viel mehr. Die Familie in Tierform lässt sich auch auf dieser Ebene aufstellen, wobei es dafür besser ist, anschließend ein festes Muster zu haben, wie ein Blatt Papier oder die gestellten Figuren oder Schuhe, die sich zu diesem Zweck auch fotografieren ließen.

Auf der inneren Seelen-Bilder-Ebene ist fast alles möglich, von der Planung eines großen Geburtstagsfestes bis zu futuristischen und unglaublich wirksamen Therapien, die in der realen Medizin noch gar nicht verfügbar sind. Im Ernstfall hat ein Kind, das sich hier frühzeitig eingelebt hat, eine gar nicht zu überschätzende wundervolle Unterstützung, die bei ernstesten Krankheitsbildern sogar lebensrettend sein kann.

Wenn Kinder diese Art des Phantasierens frühzeitig lernen, haben sie später auf vielen Ebenen Vorteile. Es gibt kaum einen Bereich des Lebens, der nicht davon profitiert, auf den inneren Ebenen die Möglichkeit zu haben, hinter die Oberfläche der Erscheinungsformen zu blicken. Mit der Zeit wird der Umgang mit den inneren Seelen-Bildern vertrauter und damit auch leichter, die Bilder selbst werden aussagekräftiger und deutlicher. So wird es immer besser gelingen, zum Wesen der Dinge durchzudringen. Wo sich dann mythische und Märchenbilder aus dem kollektiven Unbewussten mit der eigenen persönlichen Bilderwelt verbinden, wird das ganze Leben inspiriert und erfüllter. Die Träume der Nacht werden lebendiger und richtungsweisender, und das Leben wird als eine andere Form von Traum erfahrbar. So könnten schon frühzeitig die Weichen für ein traumhaftes Leben gestellt werden. Wer seinem Kind die inneren Seelen-Bilder-Welten eröffnet bzw. offen erhält, schenkt ihm einen kostbaren Schatz. Und zugleich haben Eltern hier die eleganteste Methode, Zugang zur Seele des eigenen Kindes zu finden.

Über Gute-Nacht- und andere Geschichten, über Märchen, Legenden und Mythen lässt sich ein leichter persönlicher Einstieg finden. Es gibt aber auch CDs mit vorgegebenen Geschichten bzw. Meditationen, die sich über viele Jahre bewährt haben.*

2.13 Rhythmus und Rituale

Sowohl verlässliche Rhythmen als auch Rituale geben Sicherheit und erleichtern besonders kleinen, aber manchmal auch noch größeren Kindern das Leben in einer Weise, die moderne Eltern oft nicht mehr verstehen können. Rudolf Steiner sagte: »Alles Leben ist Rhythmus.« In der praktischen Umsetzung beruht darauf die Arbeit einer Firma wie Wala. Dort werden die Arzneien nicht mit chemischen Konservierungsstoffen haltbar gemacht, sondern ihre Lebendigkeit wird erhalten, indem sie verschiedenen natürlichen Rhythmen ausgesetzt werden. Der frühere Harvard-Professor Richard Alpert und spätere Guru Ram Dass sagte: »Alles Leben ist Tanz.« Damit formulierte er die gleiche Wahrheit nur mit anderen Worten, denn Tanz lebt wieder vom Rhythmus. Und schon viel älter ist die Formulierung »Alles fließt«: *panta rhei* – ein Grundsatz, der dem Vorsokratiker Heraklit zugeschrieben wird. Was aber fließt, entfaltet Rhythmus, der in Wellen sichtbar wird. Die moderne Physik schließlich belegt, dass *alles* Schwingung ist, was wiederum Rhythmus ins Spiel des Lebens bringt.

Für das kindliche Leben sind Rhythmen von entscheidender Wichtigkeit, es braucht sie, um gesund zu bleiben und sich zu entwickeln. Die einfachste Form, einen stabilen Rhythmus zu geben, bietet Wiegen auf dem Arm, was jede Mutter spontan macht und was sie unbewusst schon mit ihrem Atem während der Schwangerschaft tat. Der Übergang in die äußere Welt, wo das Kind diesbezüglich mehr auf sich gestellt ist, wird erleichtert, wenn es gelingt, Kindern von Anfang an Zugang zu ihrem Eigenrhythmus zu verschaffen. Eine – nach meinen Erfahrungen – ideale Möglich-

* Etwa »Märchenland« (Goldmann-Arkana-Audio) und »Ich bin mein Lieblingstier« (Schirner).

keit bietet ein »Sleepy« genanntes Schwingsystem aus der Schweiz (siehe »19.4.2 Bezugsquellen«). Es besteht aus vier kleinen blauen Halbkugeln, auf die die Pfosten oder Ecken des Kinderbettes gestellt werden. Das allein genügt, um das ganze Bettchen über die Mischung aus kindlichem Atem- und Herzrhythmus in sanfte, kaum merkliche, aber sehr wirksame Schwingungen zu versetzen. Die Förderung des Schlafs damit ist eindrucksvoll und erleichtert viele aufwendige Einschlafrituale.

Darüber hinaus bringt es sehr gute Erfolge bei Säuglingen mit Dreimonatskoliken und bei Kindern mit ADHS, was sich folgendermaßen erklärt. ADHS-Kinder spüren ihren Körper zu wenig, weshalb sie sich ständig bewegen (müssen). Das Körpergefühl für Bewegung setzt sich aus verschiedenen Faktoren zusammen, wobei das Gleichgewichtsorgan im Innenohr besonders wichtig ist. Mit dem Schwingsystem wird die ganze Nacht über das Innenohr leicht stimuliert, was für den diesbezüglich förderlichen Effekt ausschlaggebend sein dürfte.

Im Hinblick auf Rhythmus ist es auch wichtig, dass Kinder in einem verlässlichen, zeitlich geregelten Rahmen aufwachsen können, wozu ein regelmäßiger Tagesablauf gehört, der schon mit entsprechenden Stillperioden beginnen könnte. Schlaf-wach-Rhythmen gehören ebenso dazu. Natürlich werden sich diese Rhythmen mit fortschreitendem Lebensalter anpassen, trotzdem bleibt es für viele Kinder wichtig, sich auch später noch auf einen geregelten Tagesablauf verlassen zu können.

Dabei ist aber unbedingt zwischen totem, starrem Takt und lebendigem Rhythmus zu unterscheiden. Rhythmus lebt, er kennt Ausnahmen, und die Zeiten sind nicht stur einzuhalten, sie ergeben sich im Idealfall als Rahmen des Lebens aus den Notwendigkeiten des Zusammenseins. So wie Atem- und Herzrhythmus sich ständig den aktuellen Erfordernissen anpassen, müssen sich auch die Rhythmen des Tages in lebendigem Kontakt zwischen den Menschen ständig neu ergeben. Und trotzdem oder gerade deswegen vermitteln sie Verlässlichkeit.

Starre Regeln, wie sie von strengen Internaten und Schulen bekannt sind, bedeuten das Gegenteil von lebendigen Rhythmen, sie zwingen uns einen Takt auf, der dem Leben fremd ist. In der Medizin ist ein starrer Herztakt Ausdruck von Regulationsstarre, die eine sehr schlechte Prognose im Hinblick auf die Lebenserwartung ergibt.

Eltern wären gut beraten, einen Rahmen zu schaffen, in dem Spielraum für individuelle Bedürfnisse bleibt, also sozusagen die Autobahn inklusive verlässlicher Leitplanken, die die Richtung vorgibt, die Spur dürfen die Kinder selbst wählen.

Flexible, individuell abgestimmte Rituale sind eine Hilfe, natürlichen Rhythmen auch in der modernen Welt noch zum Durchbruch zu verhelfen. Sie leben von stabilen Feldern. Wenn viele Menschen zur selben Zeit das Gleiche tun, entwickelt sich ein Feld. Folgende Sentenz drückt diesen Zusammenhang deutlich aus: »Wenn einer träumt, ist es ein Traum, wenn viele träumen, entwickelt sich eine neue Wirklichkeit.« Felder werden umso stärker, je intensiver viele Menschen sich darauf einstellen, d.h. sie laden. Insofern ist es wichtig, dass alle in der Familie an den Feldern nicht nur teilhaben, sondern sie auch emotional mittragen. Ein gut aufgebautes Gute-Nacht-Ritual kann den Stress des Zubettgehens aufheben oder zumindest streckenweise sehr erleichtern. Ähnlich können Tagesanfangsrituale so uninspirierenden Tätigkeiten wie dem Zähneputzen und Waschen den Stachel nehmen. Selbst als unangenehm empfundene Tätigkeiten wie das Aufräumen können zu einem Highlight in der Familienwelt werden, wenn sie mit einem schönen gemeinsamen Ritual verbunden werden. Dazu könnte entsprechende Musik beitragen oder die immer beim Abspülen und Abtrocknen anstehende Aussprache. Im Zeitalter von Spülmaschinen mag es manchmal schwierig werden, noch genug gemeinsame Arbeitsrituale zu finden, aber wer sucht, der wird auch hier fündig.

Wie gut diese Rituale das Familiengefüge stärken, werden die Kinder oft erst später schätzen. Die Eltern sollten sich also nicht zu schnell entmutigen lassen, wenn Kinder sich trotz großen Einsatzes und gutgemeinter Motivierung anfangs eher störrisch und unwillig zeigen. Welches Kind wäscht schon lieber ab oder räumt auf, statt zu tun, was ihm gerade Spaß macht? Wie gemeinsames Arbeiten Freude sein kann, muss gelernt werden und firmiert dann später unter so anspruchsvollen Etiketten wie »Teamfähigkeit«.

Aber natürlich können Rituale und Felder auch missbraucht werden, sowohl in Familien als natürlich auch politisch. Sie sind weder gut noch schlecht, alles hängt davon ab, wie sie zu welchem Zweck gebraucht werden.

Wenn das kindliche Leben einen verlässlichen Rahmen durch ein Morgen- und ein Abendritual bekommt, ist sehr viel gewonnen – für die Kindheit, aber auch fürs ganze künftige Leben. Aus spiritueller Sicht geht es letztlich darum, das ganze Leben wie ein großes bewusstes Ritual zu leben. Sofern weitere kleine Rituale hinzukommen, steigen die Chancen. Wenn jedes von seinem hygienischen Wert weit überschätzte Händewaschen zu einem »Sich-die-Hände-in-Unschuld-Waschen« würde, bekäme es wieder großen Wert, und das damit eingeleitete Essen hätte ebenfalls mehr Chancen, zu einem eigenen Ritual zu werden.

Statt sich morgens vor dem Spiegel *fertig* zu *machen*, was fast jede Mutter tut und an ihre Tochter weitergibt, ohne es in seinem schrecklichen Doppelsinn zu durchschauen, ließen sich auch aufbauende Anfangsrituale für einen Tag finden. Die Selbstbeschimpfung vor dem Spiegel und auf der Waage ist jedenfalls der denkbar schlechteste Einstieg in einen neuen Tag. Sinnvoll wäre da eher eine Meditation, z.B. auch in Bewegung wie bei Qi Gong und Tai Chi, eine Übungsserie wie das Sonnengebet aus dem Yoga oder aus dem Bereich der bereits erwähnten Bewusstseinsgymnastik. Diese Übungen gehen schnell und jederzeit zwischendurch, erhöhen die Flexibilität und Anpassungsfähigkeit und steigern als Zugabe messbar die Intelligenz.

Wenn solche Rituale aus Zeitgründen nicht möglich sind, reicht es oft schon, unter der Dusche 5 Minuten bewusst zu atmen oder Gewohnheiten zu entwickeln, die keinerlei zusätzliche Zeit kosten, wie den Tag in einer immer gleichen schönen Form zu beginnen, etwa sich von der Lieblingsmusik wecken zu lassen statt von einem Wecker.

Für den Tagesabschluss empfiehlt sich ein Ritual wie die »Meditation zurück«, die vor dem Einschlafen die wichtigsten Stationen des Tages Revue passieren lässt. So lernt ein Kind frühzeitig, regelmäßig mit dem Tag abzuschließen. Selbst wenn Aufgaben und Arbeiten dabei als noch unfertig erkannt werden, ist die Akzeptanz dieser Tatsache immer noch eine gute Möglichkeit, mit dem Tag fertig zu werden, was ein beruhigtes Ein- und Durchschlafen ermöglicht. Bei älteren Kindern kann auch das Tagebuchschreiben zur Entlastung führen.

Je mehr und je früher ein Kind lernt, aus Gewohnheiten bewusste Rituale zu machen, desto besser ist dies für seine Entwicklung, und desto einfacher gestaltet sich die Erziehung für die Eltern. Wo sich das einspielt, fällt es auch leicht, die Rituale in aktuellere umzuwandeln, wenn das Älterwerden und die fortlaufenden Entwicklungsphasen das bedingen.

Was das Thema »Rhythmus« angeht, sind alle entsprechenden Übungen vom Tanzen bis zum Reiten, aber auch schon einfaches Gehen eine gute Möglichkeit. Wenn Kinder Schwierigkeiten mit ihrem Rhythmus haben, wäre es gut, ihnen sehr früh das Gehen mit Stöcken nahezubringen, wie es im Rahmen des Bergwanderns üblich und heute auch im Nordic Walking zur Mode geworden ist. Wenn die Arme mit den Beinen in einen gemeinsamen Rhythmus kommen, übt das bereits die Koordination und verhilft dazu, auch in anderen Bereichen leichter den eigenen Rhythmus und den eigenen Weg zu finden.

Aber natürlich ist schon einfaches Mitklatschen bei Musik eine einschlägige Rhythmusübung, die uns allen noch im Blut liegt. Auch Erwachsene trommeln jederzeit alle möglichen Rhythmen auf die Lenkräder ihrer Autos, wippen bei jeder passenden und unpassenden Gelegenheit mit den Füßen. Noch heute sind die meisten Menschen in archaischen Gesellschaften Musiker und im Wesentlichen Trommler. Da wir alle diesen Hintergrund haben, geht uns der Rhythmus von Trommeln rasch in Fleisch und Blut über. Wenn Kinder diesen Bezug von Anfang an in sich beleben, hilft ihnen das auch noch später in vielen Lebenslagen. Vor allem aber finden sie leichter in ihren eigenen Rhythmus. Natürlich wäre Schlagzeugspielen diesbezüglich der direkteste Zugang.

Das Wiegen von Kleinkindern ist ja auch immer ein Rhythmusgeben, vor allem von daher dürfte die beruhigende Wirkung kommen. Noch viel später reagieren wir positiv auf solche Impulse, sitzen in Schaukelstühlen, auf Hollywoodschaukeln, schlafen in Wiegebetten und wiegen uns tanzend in den Armen. Verliebte gehen mit kleinen Ruderbooten oder gleich in den klassischen Gondeln Venedigs auf wiegende Liebesreise. Da alles Leben Rhythmus ist, bringen wir mehr Leben ins Leben unserer Kinder, wenn wir sie zum Mitschwingen und Wiegen verführen. Meist ist das aber gar nicht notwendig, denn sie suchen von sich aus ganz freiwillig und aus purer Lust jede Wippe und Schaukel auf und schwingen sich auf das Leben ein. Tatsächlich stellen sie sich dabei auch darauf ein. Selbst wenn all das einfache und beinah selbstverständliche und banale Gedanken sein mögen, können sie doch Schlaf- und anderen Rhythmusstörungen ganz nebenbei und sogar auf lustvolle Weise vorbeugen. Auch die Frage »Willst du mit mir gehen?« ist wohl eher die Frage nach dem »Kannst du mit mir im gleichen Rhythmus laufen?«. Sie zeigt ebenfalls deutlich, wie wichtig der gemeinsame Rhythmus ist, und macht sichtbar, ob Paare sich aufeinander einlassen können und miteinander schwingen. Die einfachste Rhythmusübung wäre Schlafen auf einem Schwing- bzw. Wiegebett (»Sleepy«), wie es inzwischen auch für alle Altersklassen zu bekommen ist (siehe »19.4.2 Bezugsquellen«).

2.14 Vertrauen ins mythisch-magische Reich

Die Menschheit hat den überwiegenden Teil ihrer Geschichte in einem magisch-mythischen Weltbild gelebt. Und, seien wir ehrlich, sie tut es auch heute noch sehr weitgehend. Erstens ist tatsächlich der größte Teil unserer Spezies noch keineswegs im wissenschaftlichen Zeitalter angekommen, zweitens dominiert auch bei uns der Aberglaube noch das Leben vieler Zeitgenossen. Das mag sich dann äußern wie in der Anekdote vom Sekretär einer kommunistischen Partei, der auf die Frage, ob er an Astrologie glaube, antwortete: »Nein, wir Jungfrauen sind skeptisch.« Tatsächlich können es sich anscheinend nicht einmal links angehauchte und kritische Zeitschriften leisten, auf Wochenhoroskope zu verzichten, die wirklich mehr mit Aberglauben als mit von Urprinzipienwissen getragener Astrologie zu tun und allenfalls Unterhaltungswert haben. In der Bevölkerung auch der Industriestaaten herrscht noch ein recht ursprüngliches Weltbild mit Sympathiezauber und magischem Denken.

Nachdem wir jedenfalls alle solch eine Entwicklungsphase hinter uns haben und die meisten teilweise noch darinstecken, könnten wir unseren Kindern von Anfang an den Zugang zur mythischen Welt der Vorfahren erhalten. Das würde ihr Leben erheblich vertiefen und zugleich erleichtern. Die sagenhaften Gestalten der Mythen und Märchen sind noch immer in den Seelen lebendig, entweder als verschüttete und versunkene Archetypen, die aus dem Schatten ihr Unwesen treiben, oder eben als bewusst integrierte Persönlichkeitsanteile. Hier liegt natürlich die Wichtigkeit der Märchen und Mythen in alten Erziehungssystemen begründet. Dass die letztere Option dem Kind sehr viel zuträglicher ist, liegt auf der Hand. Eine Verbindung zum Urgrund der eigenen Kultur ist immer sinnvoll und wichtig und eine Art Seelennahrung, auf die man nicht ungestraft verzichtet.

Wenn wir heute darunter leiden, dass die Werte unserer Kultur in Vergessenheit geraten, die Jugend keine Ziele mehr habe und die Vorbilder und Idole jedenfalls aus Sicht der älteren Generation zu wünschen übrig lassen, hat das auch mit dem Mangel an Seelennahrung aus dem mythischen Bereich zu tun. Aus alldem folgt der eklatante Mangel an Sinn, der viele moderne Leben bedroht. Darin spiegeln die heute längst erwachsenen Kinder aber nur ihre Eltern, die vielfach in Kriegs- und Nachkriegszeiten auch schon den Zugang zum eigenen mythischen Seelenurgrund verloren hatten. Vielen war er auch durch den unsäglichen Missbrauch verstellt, den die Nazis mit den germanischen Mythen getrieben hatten.

Noch vor der mythischen durchlebte die Menschheit eine magische Phase, die sich allerdings noch lange bis in die mythischen Zeiten hielt, deren Weltverständnis wesentlich magisch blieb. Wie sehr dieses Denken heute noch die Seelen-Welten bestimmt, demonstriert die moderne Placebo-Forschung. Da Kinder all diese Entwicklungsphasen nochmals durchlaufen, haben sie sehr leichten Zugang nicht nur zu Geschichten, sondern auch zu magischen Vorstellungen. Hier dürfte der Grund liegen für den enormen Erfolg der magischen »Harry Potter«-Geschichten.

Wenn Kinder diesen Bezug bewahren, können sie magische Dinge wie etwa Geld, das auf wunderbare und anfangs kaum fassliche Weise Zugang zu allem Möglichen verschafft, rascher und tiefer verstehen. Da die magische Welt in ihren negativen und damit meist beängstigenden Auswirkungen ohnehin in der Kinderseele zutage tritt, etwa in der Angst vor Geistern oder vor Dunkelheit, ist es natürlich besser, auch die positiven Möglichkeiten dieser Ebene zu erfahren. Wer die verblüffende Wirkung von »Geister-Stopp!«-Schildern auf die kindliche Seele erlebt hat oder die Möglichkeit, ihnen Warzen abzukaufen, wird auf derlei einfache und kostenfreie therapeutische Interventionen nicht verzichten wollen. Kindern kann es sehr helfen, wenn die Mutter z.B. vor Beginn der Reise einen (magischen) Kreis um sie schlägt oder sie mit Weihwasser bekreuzigt, weil dann der ganze Ausflug unter einem guten Stern steht. Wenn sie glauben, sie seien so geschützt, geschieht ihnen erfahrungsgemäß viel weniger.

Viele Eltern nutzen das auch ins christliche Leben übernommene magische Weltverständnis, etwa wenn sie in der Adventszeit den Nikolaus kommen lassen, der den Kindern die Leviten liest ob ihrer mehr oder weniger kleinen Verfehlungen, sie für ihre guten Seiten lobt und Hoffnung für die Zukunft macht, damit sie das Beste aus sich herausholen und ihre guten Seiten zeigen. Dabei können auch Amulette helfen, ob sie sich nun am christlichen Kreuz oder an schamanischen Symbolen orientieren.

2.15 Die Spielregeln des Lebens

Was bei Sport- und Gesellschaftsspielen selbstverständlich ist, nämlich dass man vor Beginn die Regeln lernt, ist bei den ungleich wichtigeren Lebensregeln kaum üblich. Aber das Leben gelingt umso besser, je früher es geschieht. Wer beim Fußball in der Halbzeit nicht wechselt, wird in der zweiten Hälfte nur noch Eigentore schießen. Ähnlich ist es im Leben: Wird in der Lebensmitte der Wechsel verpasst, werden danach auch nur noch Eigentore geschossen. Wer beim Fußball die Abseitsregel nicht kennt, wird wenig Erfolg haben und für seine Tore keine Anerkennung finden. Wer im Leben ständig aus Abseitspositionen agiert, wird ebenfalls wenig Erfolg haben, und seine Anstrengungen werden wenig Anerkennung finden. Was beim Fußball aber praktisch ausgeschlossen ist, wurde im Leben zur Routine. Die Mehrheit der Menschen lebt ohne jede Vorstellung von den (Lebens-)Regeln und hat damit wenig Erfolg im Spiel des Lebens.

Wer seinen Kindern etwas Gutes tun will, sollte ihnen möglichst schnell die Spielregeln beibringen. Je eher, desto schneller und besser können sie ihr Glück bei »Lila« finden, dem kosmischen Spiel, wie die Inder das Leben nennen.

Die Grundformen dieser Regeln sind in so gut wie allen heiligen Schriften fast aller Religionen zu finden. Sie bilden das Rückgrat der hermetischen Philosophie und finden sich z.B. zusammengefasst im *Buch der Gesetze*.

An erster Stelle steht das Polaritätsgesetz, das beispielsweise dafür sorgt, dass so viele in heißer Liebe vor dem Priester geschlossene Ehen später in kaltem Hass vor dem Scheidungsrichter enden. An zweiter Stelle in der Hierarchie steht das Resonanzgesetz, mit dem es zusammenhängt, dass Geld zu Geld und Glück zu Glück findet, aber auch Unglück zu Unglück. Weiter folgt so Wesentliches wie die Regeln für Bewusstseinsfelder, Muster und Rituale und schließlich das Zusammenspiel der Urprinzipien.

2.16 Übungen für Wachstum, Entwicklung und Wohlgefühl

2.16.1 Lachen

Leider sind die Forschungen bezüglich des Lachens noch ebenso spärlich wie jung. Alle bisherigen zeigen aber, was für ein Lebenselixier herzhaftes Lachen darstellt. Natürlich wollen Erwachsene ihr ganzes schweres Herzeleid nicht einfach ans erste beste Lachen verlieren, aber Kinder sind da nicht so wählerisch. Sie lachen gern aus vollem Hals und tiefstem Herzen, über das ganze Gesicht, oder sie schütteln sich vor Lachen und bräuchten einfach jeden Tag mindestens ein solches Lacherlebnis aus vollem Herzen. »Sich vor Lachen biegen« ist sicher eine der wichtigsten und schönsten Arten von Gymnastik. Je mehr, desto besser. Die Angst, sie könnten sich kaputt- oder totlachen, ist unbegründet. Es ist noch nie passiert. Ganz im Gegenteil – Lachen ist die beste Medizin und äußerst ansteckend. Diesbezüglich viel gefährlicher wäre es, sich zu Tode zu langweilen oder vor Griesgram langsam zu verkümmern. Davor sollten Kinder engagiert bewahrt werden durch entsprechende Herausforderungen, die sie körperlich wie seelisch fordern und fördern.

Es ist hinlänglich bekannt und inzwischen völlig unbestritten: Wer seine Muskeln fordert, fördert sie. Ähnliches gilt für den Verdauungstrakt, weshalb wir ballaststoffreich essen sollten, jedoch auch für das Gehirn, dem Denken guttut, aber auch die schon erwähnte Bewusstseinsgymnastik.

Auch wenn wir noch nicht so genau wissen, warum Lachen so überaus gesund ist, können wir uns bereits darauf verlassen. Bekannt ist, dass bei einem herzhaften Lachen eine große Zahl von Muskeln zum Einsatz kommt, wichtiger aber dürfte der noch wenig erforschte heilsame Effekt auf die Seele sein. Es tut einfach gut, wenn sich in schallendem Lachen Spannungen entladen und ein befreiendes Lachen aus der Seele perlt. Wer viel zu lachen hat, ist gut dran, wer nichts zu lachen hat, steht auf der Kehrseite des guten Lebens. Von daher ist es gut, viel zu lachen und Kinder zum Lachen zu bringen. Sie mögen das, lassen sich z. B. noch gern kitzeln und kitzeln sich gegenseitig.

Wenn Eltern in die lachenden Augen ihres Kindes schauen, löst das immer ein glückliches Gefühl aus. Die Menschen auf Bali lachen mehr als andere aus den Augen und nennen dieses obere Lachen das himmlische, das des Herzens gilt ihnen dagegen als individuelles persönliches Lachen. Tatsächlich kann *kind* auch mit dem Herzen lachen und vor allem lächeln. Wer aber mit lächelndem Herzen und strahlenden Augen im Leben unterwegs ist, wird überall Lächeln und himmlisch strahlende Reaktionen auslösen, dafür sorgt das Resonanzgesetz. Mit einem Lächeln im Herzen und einem in jedem Auge sieht die Welt ganz anders aus, und sie schaut vor allem auch ganz anders zu einem herein. Daraus ergibt sich eine einfache Übung für Eltern: auf der Straße wildfremde Menschen anlächeln und erleben, wie dies (meistens) zu einem spontanen »Zurücklächeln« führt. Typischerweise sprechen wir auch vom offenen Lachen jener Menschen, die nichts zu verbergen haben …

2.16.2 Vertrauensübungen

Ideal wäre es, wenn ein Kind mit einer guten Portion Urvertrauen ausgestattet ist, darauf sein Selbstvertrauen aufbauen kann und sich mutig und offensiv die Welt erobert. Wo es in den ersten darüber entscheidenden Monaten der Schwangerschaft Defizite gab, wird aus dem Mangel an Urvertrauen leicht einer an Selbstvertrauen folgen. Dieser lässt sich später im Leben schwer ausgleichen. Hilfreich können die Übungen sein, die ich in dem Buch *Schwebend die Leichtigkeit des Seins erleben* aufgeführt habe. Leider sind aber kleine Kinder und erst recht Säuglinge zu den meisten davon kaum in der Lage.

Hier empfehlen sich entsprechende vertrauensbildende Übungen als Ersatz (mehr können sie leider nicht sein, denn wirkliches Urvertrauen wächst nur aus der Einheitserfahrung, wie sie in den ersten Schwangerschaftsmonaten erlebt werden kann). Sie ereignen sich eben in sogenannten Peak Experiences oder Gipfelerlebnissen, jenen magischen Momenten, in denen man sich etwa als Reiter eins fühlt mit dem Pferd und erlebt, dass das Glück dieser Erde tatsächlich auf dem Rücken der Pferde liegt, oder wo nach einer langen Bergtour mit dem Rucksack die gesamte Last der Existenz von einem abfällt und man sich mit Gott und seiner Welt eins und tief verbunden fühlt.

Für kleine Kinder kommen Übungen infrage wie vom Mäuerchen in die Arme des Vaters oder der Mutter zu springen bzw. sich fallen zu lassen. Das Sich-fallen-Lassen in eine Decke, die wie ein Sprungtuch gehalten wird, kann diese Erfahrung noch intensivieren. Kinder, die gelernt haben, im Wasser zu schweben, sind auch dazu zu animieren, sich langsam und bewusst ins Wasser fallen zu lassen oder zu springen. Sich schließlich sehr bewusst – sogar kopfüber – ins Seelenelement Wasser zu stürzen kann eine sehr befreiende Übung für ein Kind sein, vorausgesetzt, sie wird entsprechend rituell vorbereitet und geladen. Das lässt sich immer weiter steigern, wobei entscheidend ist, dass weder Ehrgeiz noch Konkurrenz dazukommt, die beide zum männlichen Pol gehören und der Entstehung von (Ur-)Vertrauen keinen Vorschub leisten. Wo sich Kinder schließlich trauen, etwa in das dunkle Wasser eines Moorsees zu springen, ist auf der Seelenebene einiges geschehen.

Ein sogenannter Vertrauenskreis, bei dem sich das Kind in der Mitte ganz steif macht, um sich dann von einem Kreis anderer Kinder oder auch Erwachsener immer wieder auffangen zu lassen, kann ebenfalls loslassen helfen. Man sieht dabei schon an der Haltung der Beine, ob sie ganz steif gemacht werden oder ob kleine Trippelschritte Angst verraten, wie weit das Kind ist und wie weit es sich anvertrauen kann.

Eine genussvolle Übung zum Loslassen in jedem Lebensalter ist auch das Tragern, eine auf den US-amerikanischen Therapeuten Milton Trager zurückgehende Übung, bei der sich fünf Menschen um einen versammeln und jeder einen Körperteil sanft und einfühlsam bewegt. Je zwei kümmern sich um die Beine und Arme und einer um den Kopf. Durch diese ganz individuellen und keineswegs synchronen Bewegungen – eventuell zu einer sanften, einfühlsamen Musik – verliert das Kind die Kontrolle über seine Körperteile und kann schließlich ganz genüsslich loslassen und sich anvertrauen. Die Übung mündet in eine wundervoll gelassene Stimmung tiefer Entspannung. Noch schöner wird sie im körperwarmen Wasser und einer entsprechend wässrigen, an die Geburt erinnernden Atmosphäre.

Generell sind die Übungen der sogenannten Wasserarbeit, die in Wirklichkeit alles andere als Arbeit ist, in wunderbarer Weise geeignet, für Vertrauen bei Kindern (und Erwachsenen, die den Kontakt zu ihrem inneren Kind suchen) zu sorgen. Zum einen, weil sie die Intrauterinzeit wieder anklingen lassen, da das (Thermal-) Wasser die Körpertemperatur von 36 Grad haben sollte wie seinerzeit das Fruchtwasser. Zum anderen, weil sie auf Loslassen zielen und dieses Ziel auf sanfte, weiblich-mondige Art und damit ausgesprochen kindgerecht erreichen. Wir sprechen dabei von »Aqua-e-motion«, weil das Wasser alle möglichen Emotionen hervorruft, die mit der frühen Wasserwelt verbunden sind. Sie steigen ihrem Namen »E-motion« entsprechend von innen auf (das lateinische Verb *emovere* bedeutet »herausbewegen«), sie bringen uns in Bewegung und erlauben danach ein tiefes Los- und Fallenlassen.

Letztlich sind alle Herausforderungen, die *kind* angenommen hat, dazu geeignet, Vertrauen zu bilden in eine Welt, die zu bewältigen ist. Die Eltern könnten diesbezüglich durch einfühlsame Begleitung vieles ermöglichen. Wer frühzeitig lernt, standzuhalten, statt zurückzuweichen, sich zu stellen, statt sich zu verdrücken, wird vertrauensvoll und aufrecht vorwärtskommen, statt sich verdruckst an den großen Chancen des Lebens vorbeizudrücken. Das hat nicht nur auf die äußere Haltung Auswirkungen, die sich auf die Wirbelsäule, unsere Weltachse, niederschlagen, sondern besonders auf die innere Haltung, die die spätere Stellung im Leben vor allem anderen bestimmen wird.

Ein passendes Spiel wäre hier eine Abwandlung der »Blinden Kuh«, die sich auch in meinen Seminaren mit Erwachsenen sehr bewährt hat: Eine Begleitperson führt das Kind mit verbundenen Augen an verschiedene Plätze und lässt es neben Vertrauen auch verschiedene Sinnesreize erfahren und einüben.

2.16.3 Jeden Tag eine gute Tat oder Teamfähigkeit für Anfänger

Diese alte Pfadfinderregel scheint längst überholt, heute sind die coolen Typen in, die sich wenig bis gar nicht um andere kümmern, sondern sich noch arroganter und abgeklärter geben, als sie in Wirklichkeit schon sind. Aber wie steht es um ihre und die Seele im Allgemeinen? Sie ist diesbezüglich altmodisch und fühlt sich immer noch gut, wenn sie andere unterstützen und ihnen helfen kann, im Leben zurechtzukommen. Ganz unabhängig vom Zeitgeist ginge es der Seele also mit der alten Pfadfinderphilosophie erheblich besser.

Für das Leben innerhalb der Familie hat die gegenseitige Unterstützung ebenfalls nur Vorteile. Hier ließe sie sich natürlich auch ideal einüben, um Kindern später die Basis für eigene Beziehungen zu liefern. Davon profitiert nicht nur die Familiengemeinschaft, sondern auch jedes Kind.

Letztlich gilt das natürlich für jede Gemeinschaft bzw. Mannschaft und auch jedes Team. Selbst im modernen Fußball, der von irrwitzig teuren Teams aus Millionären dominiert wird, hat sich doch herumgesprochen, dass Geld noch keinen Mannschaftsgeist schafft, im Gegenteil. Moderne Wirtschaftsstrategen fordern Teamfähigkeit von den Mitarbeitern. Aber wo sollte diese gelernt werden, wenn nicht in Familie, Kindergarten oder Schule? Insofern haben die alten Kinderspiele, die alle Gruppenmitglieder einbinden und irgendwie auch zusammenschweißen, eine über reine Wissensvermittlung weit hinausgehende Bedeutung. Teams, auch ganz moderne, leben wesentlich von gegenseitiger Unterstützung – oder sie leben eben nicht. Dann aber erleben sie meist ein blaues Wunder. Insofern ist die Pfadfinderidee insgesamt von viel größerer Bedeutung, als die heutige Zeit erkennt.

Ein in der Jugendbetreuung altgedienter Sozialpädagoge teilte mir seine Erfahrung mit, unter all den vielen gestrandeten Jugendlichen, die er betreut hatte, sei noch nie einer gewesen, der in einer Sportmannschaft spielte, in einem Chor oder Orchester mitwirkte oder aktiver Pfadfinder war. Auch wenn das keine wissenschaftlich relevante Aussage ist, zeigt sie doch eine deutliche Tendenz. Wer gelernt hat, sich in eine Gruppe einzufügen und auch einzubringen, wird nicht so leicht gegen die Gemeinschaft handeln. Wir hätten also durchaus die Chance, die Jugendprobleme zu lösen, und die Lösung liegt natürlich am Anfang, in der Kindheit.

Hieraus ergibt sich zum Teil auch die Problematik von Einzelkindern, die seltener die frühe Chance der Einordnung haben. Für sie wären folglich andere Gruppen so früh wie möglich wichtig, also am besten schon im Kindergartenalter. Wenn dort allerdings bereits »kleine Tyrannen« ankommen, von denen Jirina Prekop in ihrem schon zitierten Buch so berührend schreibt, stehen die Aussichten schlecht, sich noch einordnen zu lernen und damit »gesellschafts- bzw. gemeinschaftsfähig« zu werden. Das misslingt besonders häufig, wenn eine Mutter sich alleinerziehend mit einem Jungen konfrontiert sieht, der ihre Kräfte übersteigt und dem gegenüber sie schlimmstenfalls noch ein schlechtes Gewissen plagt, weil sie seinen Vater verlassen hat. In dieser Situation wäre es von zentraler Bedeutung, dem Kind frühzeitig Zugang zu Gruppen zu verschaffen, in denen es seinen Platz finden und gegebenenfalls auch erkämpfen kann.

Generell ist das schlechte Gewissen kein guter Erziehungsratgeber, auch bei Eltern, die viel arbeiten, unbewältigten Kummer haben oder sonst mit ihrem Leben schlecht zurechtkommen. Wenn dann die familiäre Interaktion zusammenbricht, landen alle in der Isolierung, und das Für- und Miteinander kommt unter die belastenden Räder des Alltags.

Ein gutes Team lebt vom gesunden Selbstvertrauen der Mitglieder und hat wiederum auch die Fähigkeit, sie durch Krisenzeiten zu tragen. Die Definition eines guten Teams oder einer entsprechenden Partnerschaft ist: »Jeder bekommt am Ende mehr, als er hineingibt.« Stimmt das nicht mehr, fällt das System Gruppe mehr oder weniger rasch auseinander.

2.16.4 Tiere als Lebensbegleiter

Wahrscheinlich waren Tiere schon in ältesten Zeiten mit uns unterwegs durchs Leben und haben neben ihrem Nutzen auch immer schon einen Freundschaftsaspekt in unseren Alltag gebracht. Heutige Jagd- und Schäferhunde sind die letzten Beispiele für diese alte Arbeitsgemeinschaft, die sich im Wandel der Zeiten mehr und mehr vom Nutz- zum Beziehungsaspekt entwickelt hat. Der Wachhund wird zunehmend von Alarmanlagen verdrängt, der Hofhund zum Schmusehund und Kuscheltier. So tun heute zwar noch einige Polizei- und Drogenhunde ihren Dienst, die allermeisten aber erfüllen Beziehungsaufgaben. Es wirkt auf den ersten Blick komisch, wenn die Katze mit am bzw. auf dem Tisch sitzt und Oliven kaut, wie ich es schon erlebt habe. Aber eigentlich passt es in diese verrückte (uranische) Zeit, in der sich Beziehungsmuster rasch und oft unerwartet wandeln. Und warum sollte man nicht alles tun und geben für ein Wesen, mit dem man sein Leben teilt?

So viele Menschen wären um vieles ärmer ohne ihre tierischen Gefährten. Der Hund als Begleiter alter Menschen ist selbst in unseren tier- und kinderfeindlichen Großstädten ein vertrauter Anblick. Er wäre für Kinder, die ihr Leben vor sich haben, genauso wichtig und hätte noch viel entscheidendere Konsequenzen.

Wie eng die Beziehung zwischen Mensch und Tier werden kann, verdeutlichen Blinde und ihre Hunde. Hier leiht das Tier seinem menschlichen Partner durch Resonanz Augen, Nase und oft auch Pfoten und macht dessen Leben nicht nur erträglicher, sondern auch beziehungsmäßig reicher. Wenn solch ein Hund stirbt, ist das fast immer ein Drama für den allein und nun wieder blind zurückbleibenden Menschen. Selbst winzige Zwergponys in kleinen rutschsicheren Schuhen erfüllen inzwischen schon diese Aufgabe als Blindenführer. Sie werden ungleich älter und können einen Menschen 25 Jahre und länger durchs Leben begleiten.

Behindertenhunde machen Kindern mit »Handycaps« inzwischen vielerorts das Leben leichter. Ein kleiner behinderter Junge formulierte einmal sehr deutlich, alles gehe jetzt leichter und er sei seinen Gefährten immer eine Hundelänge voraus. Solche Tiere, zumeist Golden Retriever, lernen, Lichtschalter zu betätigen und sogar den Herd ein- und auszuschalten. Sie beschützen ihren Partner nicht nur, sondern versorgen ihn sogar. Vor allem sind sie Seelengefährten und somit schon bald unersetzlich.

Noch einen Schritt weiter gehen die sogenannten Epileptikerhunde in den USA. Sie lernen, den Anfall ihres »Klienten« vorab zu melden, denn sie spüren ihn deutlich früher als die Kranken selbst. Damit ermöglichen sie ihnen ein fast normales Leben. In der verbleibenden gewonnenen Minute kann sich der Epileptiker auf den Anfall vorbereiten – durch Medikamenteneinnahme, entsprechende Lagerung usw. Darin läge auch für Kinder eine enorme Chance, ohne behindernde Dauermedikation auszukommen. Diese nachahmenswerte Methode erzwingt allerdings ein strikt partnerschaftliches Leben mit dem Hundefreund.

2.16.4.1 Tiere und der siebte Sinn

Sprichwörtlich sind die Erfahrungen, dass Ratten das sinkende Schiff (im letzten Hafen) verlassen (bevor es untergeht), dass Tiere vor Vulkanausbrüchen, Erdbeben und Tsunamis die Gefahr spüren und rechtzeitig flüchten. Sie haben noch eine »Nase« für die wichtigen Dinge des (Über-)Lebens und wohl auch einen besonderen Sinn. Letzteren hat Rupert Sheldrake, der Entdecker der morphogenetischen Felder, in seinem Buch *Der siebte Sinn der Tiere* dokumentiert und hinreichend belegt. Wenn also Tiere uns in vielem ähnlich sind und darüber hinaus noch weit sensibler, liegt es nahe, sie auch mit sensiblen Heilmethoden zu betrauen, zumal ihre Energiesysteme in der Regel weniger blockiert sind als die moderner Menschen.

Im kleinen Rahmen des Heil-Kunde-Zentrums in Johanniskirchen konnten wir beobachten, dass zwei unserer vier Katzen ständig die Nähe der Patienten im Wartezimmer suchten und sich bevorzugt auf Problemzonen niederließen. Wer einmal erlebt hat, wie angenehm die sanfte Vibration einer schnurrenden Katze auf einem gequälten Bauch ist, verliert seine anfänglichen Zweifel an der Wirksamkeit dieser »Therapie«. Im Übrigen werden sogar die Felle von toten Katzen bei Rheuma benutzt, um wie viel wirksamer müssen erst die lebendigen von quietschvergnügt schnurrenden Miezen sein? Im Heil-Kunde-Zentrum haben wir jedenfalls alle anfänglichen Versuche, sie aus dem Wartezimmer zu verbannen, aufgegeben und akzeptieren sie inzwischen als willkommene »Co-Therapeuten«, ganz abgesehen von der Freude, die sie kleinen und großen Stadtkindern machen.

Vor allem zeigen uns Tiere die wirkungsvollste Form der Therapie: Liebe geben und nehmen. Sie gehen für ihre menschlichen Partner im wahrsten Sinne des Wortes durchs Feuer, und manchmal halten sie ihnen die Treue über den Tod hinaus. Wie stark Liebe sein kann, wird gerade in der Beziehung zwischen Kindern und Tieren deutlich. Je größer die Kluft ist, die die Liebe überwinden muss, desto stärker wird sie. Romeo und Julia liebten sich über gesellschaftliche Abgründe hinweg, und die Legende weiß, dass diese Liebe stärker war als der Tod. Viele berühmt gewordene große Liebesgeschichten folgen diesem Muster bis in unsere Tage, wie etwa auch die im »Titanic«-Film. Kinder lieben ihre Tiere über eine noch viel größere Kluft hinweg, nämlich von einem Naturreich zum nächsten.

Man muss schon das innere Kind in sich töten, um Tieren so zu begegnen, wie das Erwachsene in der modernen Welt häufig tun. Die wenigsten Kinder möchten sie verspeisen oder quälen. Sie wollen sie streicheln, füttern und lieb haben. Auch diesbezüglich sollten wir wieder werden wie die Kinder. Sie scheinen noch zu spüren, dass wir von ähnlicher Art und als die älteren Schwestern und Brüder Verantwortung für die jüngeren Geschwister, die Tiere, tragen. Buddhismus und franziskanisches Christentum entsprechen dem, einerseits aus Mitgefühl mit allen fühlenden Wesen und andererseits mit dem Anspruch, wieder zu werden wie die Kinder.

Praktisch jedes Kind hat eine tiefe Sehnsucht, solch ein jüngeres

Geschwister in Tiergestalt an seiner Seite zu haben. Hier läge eine besondere Chance für Einzelkinder. In der Regel wollen Kinder ihren Tierverbündeten auch ganz konkret zur Seite haben, und Eltern gelingt es meist nicht leicht, ihnen genau dieses Tier auszureden. Die Umwandlung des Wunsches nach dem Totemtier in eine Fülle von pflegeleichten Stofftieren ist mehr Pervertierung als Karikatur, die aber dem modernen Trend entspricht – weg vom Lebendigen, Passenden hin zum Toten, Unpassenden. Aber selbst ein Stofftier kann zum hilfreichen Begleiter avancieren. Wo das Kuscheltier einen Platz in der magischen Welt des Kindes einnimmt, kann es ihm zwar noch keine Beziehungsfähigkeit und Empathie vermitteln, aber in Krisenzeiten doch das so dringend benötigte Sicherheitsgefühl.

Wer einem Kind schon – aus »erwachsenen« Interessen – das Leben in der kinderfeindlichen Atmosphäre der Großstadt aufzwingt, müsste eigentlich froh sein, mit der Anschaffung eines Tierverbündeten günstig davonzukommen. Ideal wäre natürlich, wenn ein Kind mit diesem Seelentier an seiner Seite innerlich leben und es äußerlich erleben könnte. Wo das äußerlich nicht realisierbar ist, wird die innere Ebene noch viel wichtiger und eigentlich unverzichtbar.

Die positiven Aspekte solch einer Mensch-Tier-Beziehung lassen sich heute sogar wissenschaftlich untermauern. Der US-amerikanische Psychophysiologe James Lynch empfiehlt Hunde als therapeutische Partner für Hochdruckpatienten, weil diese aufgrund ihrer Autoritätsproblematik mit Menschen nach unten treten oder nach oben buckeln, was ihre Probleme weiter verstärkt. Mit Haustieren wie Hunden könnten sie dagegen noch sozusagen auf gleicher Ebene kommunizieren, ohne sich in Rage zu versetzen.

Heute finden wir häufig gestörte Kommunikationsaspekte zwischen den Generationen. Haustiere ermöglichen Kindern aber praktisch immer eine heilsame und dazu verantwortliche Kommunikation. Kinder lernen, Verantwortung für Schwächere zu übernehmen, für jemanden da zu sein, ihn mit Nahrung und Zuwendung zu versorgen, und bekommen Letztere in wundervoller Weise auch wieder zurück. Bei berufstätigen Eltern müssen sich hier zwangsläufig Defizite ergeben, die Tiere auf ihre bezaubernde Art und Weise auffangen können. Die entsprechenden Tiergeschichten von damals bis heute, mit Pferden von Fury bis Flicka, mit Delphinen und Walen von Flipper bis Willy, aber auch mit Hunden von Lassie über Rin-Tin-Tin bis Rex, zeugen von dem Bedürfnis, im Tier einen echten Partner zu finden, einen Freund fürs Leben und zum Leben.

2.16.4.2 Tiere als Therapeuten

In der modernen Therapie haben wir allmählich Tiere und ihren sechsten Sinn akzeptieren und schätzen, ja, sie auch »nutzen« gelernt, um diesen Sinn und darüber hinausgehende eigene Seelenkräfte zu entwickeln. Im Land der Cowboys, in dem jahrhundertelang Pferde brutal eingeritten bzw. gebrochen wurden, um sie reitbar zu machen, entwickelte sich der sensible Weg des »Pferdeflüsterns«, der inzwischen um die Welt gegangen ist. Jetzt lernen Manager wie auch Mütter die Kraft ihrer Gedanken und ihres Willens in Zusammenarbeit mit Pferden kennen, erleben, wie weit ihre Einfühlung geht und was sie bei Tieren bewirken können, wenn sie sich ihnen uneingeschränkt widmen. Sie erkennen auch ihre wirkliche Wirkung auf andere unbestechliche Wesen.

Im therapeutischen Reiten lernen Kinder von und mit Pferden Dinge, die Menschen ihnen kaum vermitteln können. Aus eigenen Erfahrungen mit den Reitseminaren »Balance in Bewegung« weiß ich, dass bewusstes Reiten eine wundervolle Möglichkeit ist, zur inneren Balance zu finden. Pferde können uns ganz nebenbei ein beeindruckendes Gefühl für Mitte ver*mitte*ln. Nach einer überwiegend auf dem Sattel verbrachten Woche ist man nicht mehr derselbe, sondern mehr in Balance und besser bei sich, weil man so viel mit dem Pferd zusammen war.

Noch populärer ist mittlerweile der Trend in die Welt der Wasserwesen. Ob Wale, Delphine, Mantas oder Rochen, immer mehr spirituell engagierte Menschen finden zurück in die Wasserwelt des Anfangs und lassen sich dabei von Meereswesen inspirieren. Salopp ausgedrückt, schwimmt die spirituelle Szene gern mit Delphinen, vor allem, um eine Art eigenes Delphinbewusstsein zu entwickeln. Und tatsächlich kann ich aus Erfahrung sagen, dass Schwimmen oder richtiger Tauchen mit diesen wundervollen Verwandten, die vor Jahrmillionen ins Seelenelement Wasser zurückgekehrt sind, einiges in uns bewirken kann. Wer jemals in einer Schule von Delphinen mitschwingen durfte, wird ein eigenartiges Gefühl von Verbundenheit mit den großen Meeressäugern empfunden haben. Einmal landete ich zusammen mit einem Freund in einem Schwarm von zirka zwanzig Delphinen, die Körper an Körper schwammen und spielten und offenbar ihren Spaß dabei hatten. Wir beiden Menschenwesen waren wie Behinderte unter den eleganten Schwimmern, wurden aber geradezu liebenswürdig von ihnen behandelt und integriert. Die Ergriffenheit und Begeisterung darüber waren so groß, dass wir beide viel länger unter Wasser blieben, als wir eigentlich können. Selten habe ich solch eine Nähe zu Tieren gespürt, obwohl ich viel mit Pferden unterwegs war und sie liebe. Der Erfahrungsraum des Seelenelements Wasser löst offenbar noch tiefere Gefühle aus, berührt tiefere Schichten unseres Wesens, vielleicht weil das Wasserelement ursprünglicher ist als das Luftelement, das auch in der Entwicklungsgeschichte erst viel später für das Leben wichtig wurde.

Darüber hinaus könnten wir viel von Delphinen lernen für den Umgang mit Kindern und dem weiblichen Pol der Wirklichkeit. Sie haben so ziemlich genau die umgekehrte Hierarchie und bevorzugen das archetypisch weibliche Mond-Prinzip. So nehmen sie bevorzugt Kontakt mit Behinderten wie Autisten und Downsyndrom-Kindern auf, wenden sich als Nächstes anderen Kindern zu, Mädchen eher als Jungen, danach schwangeren Frauen, dann anderen Frauen und ganz zum Schluss erst Männern und intellektuellen Männern, nur wenn ihnen sonst nichts übrig bleibt.

In der modernen Gesellschaft herrscht genau die entgegengesetzte Hierarchie. Der archetypisch männliche Intellekt dominiert, und behinderte Kinder werden von ihm ausgegrenzt und an den Rand geschoben. Das führt zu viel Leistung und wenig Genuss. Delphine dagegen arrangieren ihr Leben offenbar um die Themen

»Spiel« und »Genuss« herum. Wenn wir mit ihnen spielen und von ihnen lernen, kommen wir dem weiblichen Pol in uns näher, wie etwa bei der Wassergeburt, die der französische Arzt und Geburtshelfer Michel Odent den Delphinen abgeschaut haben dürfte. Aber ebenso wenn wir uns in einem sogenannten Samadhi-Tank oder Floatarium dem Seelenelement Wasser hingeben und schwerelos schweben.

Kinder könnten im Zusammensein mit Tieren darüber hinaus das Leben wie im Zeitraffer erleben und sich z. B. frühzeitig mit dem Sterben aussöhnen. Aufgrund der kürzeren Lebenszeit praktisch aller Haustiere mit Ausnahme von Papageien könnten sie sich so auf den Rhythmus des Lebendigen einstellen, Abschied nehmen und loslassen lernen.

Ideal wäre auch, wenn die Kinder selbst für die Tiere aufkommen und sorgen müssten. Das Füttern lehrt sie Fürsorge, aber auch die Sauberhaltung der Ställe, und Tierarztbesuche könnten sie wunderbar auf spätere Themen und Aufgaben vorbereiten.

Aufpassen müssen Eltern dabei lediglich, dass Tiere nicht zu Spielzeugen und »Gebrauchsgegenständen« degradiert werden – dann wäre genau das Gegenteil erreicht. Tiere verkommen in der modernen Gesellschaft nämlich leider immer mehr zu Produktionsmitteln und Konsumartikeln. In der Pharma- und Kosmetikindustrie werden sie zu Hunderttausenden »vernutzt«, und Tierquälerei ist längst salonfähig und institutionalisiert. Sie wird mit dem höheren Wert des menschlichen Lebens zurechtrationalisiert, dabei sind mehr als 90 Prozent der Tierversuche – selbst medizinisch gesehen – völlig überflüssig und dienen Bereichen wie der Kosmetikindustrie.

Wer diese Haltung – im Rahmen der Wegwerfgesellschaft – annimmt, (emp)findet dann auch wenig dabei, nicht mehr gebrauchte Tiere auszusetzen wie an deutschen Autobahnen zu Ferienbeginn oder, wie in den USA, sie schlicht zu »entsorgen«: Dort gibt es Kommunen, die entsprechende Einrichtungen anbieten, wo man lästig oder »überflüssig« gewordene Haustiere einfach wegwerfen kann. Durch Klappen werden sie abgeschoben und landen über

Rutschen in einem gemeinsamen Käfig, worin sie sich ohne Wasser und Nahrung tagelang zerfleischen und gegenseitig fressen. Die übrig bleibenden Reste werden einmal pro Woche verbrannt. Delphine werden in Japan und auf den Färöerinseln Dänemarks auf ebenso unbeschreibliche wie grausame Art niedergemetzelt. Das Wasser in den Buchten ist noch Stunden danach rot von ihrem Blut.

Solche Exzesse der Herz- und Bewusstlosigkeit zeigen die andere Seite der Medaille. Der Mensch hat die Wahl zwischen seiner Licht- und seiner Schattenseite. Letztere sollten wir als Eltern in all ihren Ausmaßen kennen, um, sicherer vor ihr, bewusst für unsere Kinder die Lichtseite wählen zu können. In diesem Fall könnten die Kleinen wie die Großen vom Zusammenleben mit Tieren enorm profitieren.

2.16.5 Das eigene Totemtier finden

Wo äußere Umstände das Zusammenleben mit (Haus-)Tieren verhindern oder jedenfalls mit dem gewünschten Totemtier, bliebe immer noch die innere Ebene. Je früher Kinder lernen, mit ihrer Seelen-Bilder-Welt Kontakt aufzunehmen, desto besser ist dies für ihre Entwicklung. In vielen archaischen Gesellschaften lernten sie das schon im Mutterleib, wo sie als Teil der mütterlichen Welt an deren inneren Reisen und Meditationen teilnahmen. Später lässt sich dieser Kontakt über die Gute-Nacht-Geschichten wiederbeleben oder auch neu aufbauen. Wenn Kinder schon zu Beginn ihres Lebens diese Verbindung zur inneren Seelen-Bilder-Welt finden, können sie dort nicht nur ihren Schutzengel finden, sondern auch den eigenen Tierverbündeten.

Der praktische Weg dorthin ist mehr als einfach. Der Geschichten erzählende Elternteil lässt das Kind in der Entspannung – auf dem Weg in den Schlaf – in ein Ritual eintauchen, bei dem es darum geht, immer den ersten aus dem eigenen Inneren auftauchenden Gedanken wahr- und wichtig zu nehmen. Wie in einem Spiel wird dabei gelernt, immer gleich den allerersten Einfall zu erwischen. Nach einer entsprechenden Vorbereitung und einem gewissen Spannungsaufbau ermutigt man das Kind, den Gedanken an das erste Tier auftauchen zu lassen und seinen Namen auszusprechen. Damit ist der Tierverbündete bereits gefunden. Wenn er in Zukunft bei den weiteren Gute-Nacht-Geschichten jeweils zu Beginn eingeladen wird, dabei zu sein, entstehen rasch eine Vertrautheit und eine Beziehung, die in vielen Situationen des Lebens von großem Wert sein werden.

In der Not modernen Großstadtlebens finden Kinder ihren Tierverbündeten manchmal auch in der äußeren Welt in Form eines Stofftiers, zu dem sie einen ganz besonderen Bezug entwickeln bzw. der manchmal auch von Anfang an da ist. Die Kinder verleihen ihnen nicht selten Leben bzw. beseelen sie, und die Tiere können dann wie echte Begleiter z.B. die Träume bewachen und auf herausfordernden Reisen begleiten. Ein kleiner, ausgesprochen tapferer Bub, der sich auf einem Skikurs fern der Heimat verletzt hatte und allein im Zimmer bleiben musste, während alle anderen auf die Piste gingen, erklärte, darauf angesprochen, dass er ja gar nicht allein gewesen sei, und verwies sehr entschieden auf den Bären neben sich. Als Skilehrer sah ich damals nur einen zerzausten Stoffbären, aber einen, der ihm sehr half, einen schwierigen Tag zu überstehen. Bären sind ja klassische Krafttiere, man denke nur an die unzähligen Teddys in so vielen Kinderzimmern.

Wo der Weg von der Gute-Nacht-Geschichte allmählich zur »geführten Meditation« voranschreitet, ist das Kind zumindest im Hinblick auf die Seelen-Bilder-Welt auf gutem Weg. Ideal wäre, wenn der Kontakt zu den Seelen-Bildern aus der Schwangerschaft in die Kindheit hinübergerettet würde. Natürlich kann eine Mutter ebenso wie einem Embryo auch einem Neugeborenen jeden Abend eine Gute-Nacht-Geschichte erzählen, die sich mit der Zeit immer weniger von einer geführten Meditation für beide unterscheiden wird. Etwas Gutes auf gutem Stand zu erhalten ist immer besser und leichter, als es wiederbeleben zu müssen.

Ähnlich ist es natürlich viel besser, die Wasserwelt der Intrauterinphase von Anfang an zu erhalten, als sie später mit mühseligen Schwimmversuchen wiederzuerobern. Ein Kind kann – idealerweise im körperwarmen Wasser geboren – von Anfang an schwimmen, wie entsprechende Erfahrungen in »Baby-Schwimmschulen« zeigen. Wenn es immer wieder diese Wassererfahrung geschenkt bekommt, muss es natürlich nicht schwimmen lernen, sondern wird es von Anfang an können. Es wird sich wie ein Fisch im Wasser bewegen und später lediglich ein paar Schwimmbewegungen leicht integrieren.

Selbst wenn es den Kontakt verloren hat, wie die meisten Kinder, könnte es ihn spielerisch und dem Mond-Prinzip entsprechend wiedergewinnen, anstatt die Wasserwelt auf archetypisch männliche Art zu erobern. Wer dem Wasser ohne Angst begegnet, kann einfach schwimmen, weil sein Körper im Wasser schwebt. Daraus lässt sich jederzeit leicht das Schwimmen entwickeln.

Ein Kind, das den Zugang zur Wasserwelt bewahrt, wird sich nicht nur mit ihr zeitlebens leichter tun, sondern mit der ganzen Seelen-Welt, die symbolisch mit dem Wasser verbunden ist. Ähnlich geht es einem Kind, das den Kontakt zur Seelen-Bilder-Welt von Anfang an von seiner Mutter übernimmt. Es wird vom Start weg lernen, sich auf seine inneren Seelen-Bilder zu stützen, und immer eine zweite, ergänzende Ebene zum Intellekt und seinen Eingebungen haben.

2.17 Besondere Kinder-Therapien

Wir wollen hier noch einige Therapien gesondert ansprechen, weil sie sich bei Kindern besonders bewährt haben.

2.17.1 Systemisches Familien-Stellen nach Hellinger

Wenn Homöopathie und Psychotherapie über längere Zeiträume nicht zu greifen scheinen, kann das auch an Verstrickungen im Familiensystem liegen, die weiter in die Vergangenheit zurückreichen, als viele Eltern glauben. Das Familien-Stellen bzw. die systemische Therapie nach Hellinger hat hier für breite Kreise mehr Einblicke und Offenheit geschaffen als die spirituelle Reinkarnationstherapie, bei der wir gewohnt sind, karmische Verstrickungen anzusehen und aufzulösen. Letztlich bestätigen sich die Erfahrungen beider Richtungen.

Es hat sich gezeigt, dass Kinder sich nur ganz selten trauen, mehr vom Leben zu haben und zu nehmen und folglich glücklicher zu werden als ihre Eltern, so sehr diese sich auch genau das wünschen mögen. Stattdessen bleiben fast alle Kinder dem Familienmuster treu, gleich, wie unpassend oder gar schrecklich es sein mag, und wiederholen von den Eltern vorgegebene Muster. Das geschieht selbst dann, wenn die Familie im juristischen Sinn längst zerfallen ist oder die Kinder sich äußerlich von ihren Eltern losgesagt haben.

Bert Hellinger hat mithilfe der systemischen Therapie und seiner Aufstellungen ein einfaches und rasch einsetzbares Mittel entdeckt, solche »Verstrickungen« genannten Familienbande bewusst zu machen. Der Weg über die Schattentherapie bedarf dagegen einer unvergleichlich aufwendigeren Psychotherapie, die allerdings auch zugleich Therapie ist, was die systemische Arbeit gar nicht von sich behauptet.

Werden solche über fast beliebige Zeiten wirkenden Bande nicht bewusst gemacht, fesseln sie die Betreffenden meist lebenslang. Auf diese Weise lassen sich viele gravierende, auch zunehmend schon das Kindesalter heimsuchende Probleme von Depressionen über psychische Störungen wie Schuldgefühle bis hin zu Selbstmordneigungen verstehen.

Die Erfahrung der Schattentherapie, dass alles, was je in einer Familie oder Sippe unterdrückt wurde, erhalten bleibt, bestätigt sich hier eindrucksvoll. Das Spektrum ist weit und reicht von unterdrückten Gefühlen über tiefe Schuld bis zu Familienmitgliedern, die ausgeschlossen oder verbannt wurden. Diese im (Familien-) System »herumgeisternden Energien« werden offenbar von später geborenen Kindern aufgenommen und ausgelebt. So gehen ganze Muster und Schicksale auf andere Generationen über. Was auf den ersten Blick unsinnig und ungerecht wirken mag, erscheint im Licht der Reinkarnationstherapie gut nachvollziehbar. Tatsächlich findet man bei den Kindern auf diesem Weg ebenfalls einen Bezug zu der jeweiligen Thematik.

Das aber ist nicht Ziel des Familien-Stellens, das sich darauf beschränkt, die entstandenen »Verstrickungen« bewusst zu machen, um zu erreichen, dass Betroffene sich daraus lösen können. Jedenfalls ist die Erkenntnis, dass es ein fremdes Gefühl ist, das einen bindet und belastet, spontan befreiend.

Kinder tragen folglich von Anfang an am Muster oder Schicksal der Familie mit, indem sie unterdrückte Empfindungen wie Schuld, Zorn und Schmerz ins eigene Leben übernehmen, wenn sie sonst keinen Platz im System bekommen. Die Lösung liegt beim Familien-Stellen darin, die Verantwortung und Schuld an den Urheber zurückzugeben – mit Achtung vor dessen Schicksal.

Nach Hellinger sind Dank und Achtung auch die einzigen verlässlichen Grundlagen für die Loslösung des Kindes von den Eltern. Wo ein Kind die Verbindung zu den Eltern etwa im Zorn kappt, drängt es die Thematik nur in den Untergrund. Nach seiner Auffassung haben Kinder nicht das Recht, von ihren Eltern die Schuld zu übernehmen, aber auch nicht, sich zu ihren Richtern aufzuschwingen. Beides steht ihnen nicht zu. Idealerweise sollten sie sich gar nicht einmischen. Tatsächlich sind Kinder ihren Eltern aber – im wahrsten Sinne des Wortes – meist treu und bis in den Tod ergeben. So wagen sie wie gesagt in der Regel nicht, glücklicher als die Eltern zu werden, weil sie das bereits als Verrat an ihnen empfinden würden.

Wo sich Kinder trotz großer Liebe und Zuwendung zu »Problemkindern« entwickeln und alle Bemühungen von Eltern, Lehrern und Therapeuten ins Leere gehen, wäre an eine Verstrickung im Familiensystem zu denken. Ein typischer Hinweis ist auch, wenn Kinder beim Erzählen an sich furchtbarer Erfahrungen lächeln. Sie drücken damit aus, dass sie eigentlich glücklich sind, sich ihrem scheinbar vorbestimmten Schicksal zu ergeben.

Geschieht das Spontanritual des Familien-Stellens auch wirklich spontan, liegen hier große Erkenntnischancen, die Eltern das

Verständnis der Familiensituation sehr erleichtern können. Voraussetzung ist allerdings, dass der Therapeut erkennt, wenn jemand unspontan ans Werk geht und ein (im Bewusstsein) mitgebrachtes Konzept aufstellt. Erfahrene Aufsteller lehnen dann die Arbeit mit ihm ab, da sich aufgrund eines vorgefertigten Konzepts das sogenannte »wissende Feld«, in dem die aufgestellten Personen stellvertretend Empfindungen wahrnehmen können, nicht aufbauen kann. Durch gezielte Interventionen versucht der Aufsteller, eine bessere Lösung für alle Familienmitglieder zu finden.

Ein Beispiel mag das erhellen. Eine Mutter kommt mit ihrem Sohn zur Aufstellung, der in seinen Schulleistungen immer mehr nachlässt, obwohl er nachweislich intelligent ist. Spezielle Förderungen waren wirkungslos geblieben. Der Vater hatte nach der Heirat sein Medizinstudium abgebrochen und arbeitet nun als Krankenpfleger im Krankenhaus.

Die Aufstellung ergibt, dass die Mutter den Vater verachtet. Sie vermittelt ihrem Kind: »Werde nur nicht wie dein Vater, der ist ein Versager.« Das Kind gehorcht nun zwar, aber nur vordergründig. Tief in seiner Seele bleibt es auch dem Vater treu und drückt seine Liebe zu ihm mit schlechten Schulleistungen aus – es wird zum »Versager« wie er. Eine bessere Lösung bestand hier darin, dass die Mutter sagen konnte: »Du darfst werden wie ich, und du darfst auch werden wie dein Vater.« So muss das Kind die problematische Seite des Vaters nicht übernehmen und darf wieder gute Leistungen bringen. Noch besser wäre wohl gewesen, wenn es bis zur Erlaubnis geführt hätte, »es selbst« zu werden.

Hellinger geht davon aus, dass jedes System nach Vollständigkeit strebt. Auch wenn er das nicht so formuliert, ist das der Grundgedanke spiritueller Ansätze, die von der Entwicklung zur Vollkommenheit oder Befreiung ausgehen. Das bedeutet aber, alles, was der Vervollständigung im Wege steht, muss mit der Zeit auffliegen. Auf diese Weise werden eben Störungen und Symptome zu Wegweisern auf dem Weg zum Heil(werden). So können sich hinter vielen Krankheitsbildern Verstrickungen verbergen, besonders deutlich mag das bei unerklärlichen Verhaltensauffälligkeiten, bei Todessehnsucht oder so handfesten Krankheitsbildern wie jugendlichem Diabetes werden.

2.17.2 Blüten-Essenzen für Kinder

Am bekanntesten sind heute die Original-Bachblüten, die auf den englischen Arzt Edward Bach zurückgehen und denen Mechthild Scheffer in unermüdlicher Arbeit breiten Raum im Bewusstsein auch moderner Menschen verschafft hat. Die wichtigste Mischung aus diesem Bereich ist – noch von Dr. Bach selbst gemischt – Rescue Remedy, das sich millionenfach bei Kindern und Erwachsenen bewährt hat.

Bachs Traum war es, eine so einfache wie wirksame Seelenarznei zu finden, damit jede Mutter ein Werkzeug in die Hand bekäme, ihrer Familie in Krankheit und Konfliktsituationen selbst zu helfen. Ziel dieser Therapieform ist es, die Seele wieder in Harmonie mit ihrem höheren Selbst zu bringen und so seelische Probleme zu lösen, die womöglich zu körperlichen Krankheiten führen würden. Das macht die Bachblüten-Therapie zu einem genialen Hilfsmittel, um Krankheiten schon bei Kindern vorzubeugen. Noch relativ unverformte Kinderseelen sind für diese feinstoffliche Therapie besonders empfänglich.

Gegenüber den englischen Originalen sind andere Blüten, wie die kalifornischen, weniger bekannt. Ein von seiner ganzen Art für Kinder wundervolles System stammt von den »Menschen des Ursprungs«, den Aborigines Australiens, und wird im deutschsprachigen Raum von Dr. med. Ingo Hobert vertreten. Es soll wegen seiner besonderen Eignung für Kinder hier etwas ausführlicher dargestellt werden.

Die Busch-Blütenmischungen sind ideal auch für Kinder moderner Zeiten, die das kindliche Empfinden vor große Herausforderungen stellen. Viele Emotionen, Gefühle und Bedürfnisse, die heute wenig Beachtung und Ausdruck finden, können so besser integriert, Ungleichgewichte und Blockaden im Energiefluss korrigiert werden. Daraus ergeben sich Besserungen bei Verhaltensauffälligkeiten, körperlichen Symptomen und ganzen Krankheitsbildern.

Wegen ihrer besonderen Erntemethode, die den Pflanzen kein Härchen krümmt, werden sie auch »Love Remedies – Essenzen der Liebe« genannt. In Anlehnung an alte Rituale der Aborigines wird ein Gefäß um die Blüten einer Heilpflanze gebunden, um so deren Blütenwasser aufzufangen. Mit dieser Methode wird die Essenz von der lebenden Pflanze gewonnen, ohne sie in irgendeiner Weise zu verletzen oder sie in ihrem Wachstum zu stören. Die innerhalb von 24 Stunden angesammelte kleine Menge Blütenwasser enthält die Essenz der Pflanze oder ihre ganze Schwingung, da das Wasser aus dem Boden durch Wurzel, Stängel und Zweige bis hin zur Blüte durch osmotische Kräfte geklettert ist.

Das Wissen um die »richtige« Heilpflanze beruht auf dem überlieferten Heilwissen der Aborigines, die jeder Pflanze eine besondere Wesensart zuschrieben. Zahlreiche Studien und Beobachtungen belegen ihre Wirksamkeit als Katalysatoren und Impulsgeber, um gerade in seelischen Belastungssituationen Blockaden zu lösen und gestörte Gleichgewichte auf natürliche Weise wieder ins Lot zu bringen. Die verschiedenen Formen von Ängsten und Verhaltensstörungen lassen sich mit dieser sanften Methode besonders wirkungsvoll behandeln.

Als Auswahlmethode hat es sich besonders bewährt, das Kind unter den 38 Bachblüten oder 45 Love Remedies selbst und »intuitiv« die aktuelle Blüte oder Mischung finden zu lassen. Es ist sinnvoll, diesen Vorgang seelisch zu laden und entsprechend einzuleiten, etwa damit, bei geschlossenen Augen die Blumenfeen und -elfen zu bitten, dass sie die richtige Blütenessenz zeigen. Im Kindesalter ist die Treffsicherheit dieser Methode verblüffend. Wo kein vollständiges Programm der Blüten zur Verfügung steht, mag auch ein entsprechendes Karten-Set zum Einsatz kommen.

Natürlich kann ebenso ein Therapeut unter den 38 Bachblüten oder den 45 Buschblüten bzw. deren insgesamt 18 Mischungen gezielt suchen, und zwar nach einem Verfahren, das der homöopathischen Anamnese ähnelt.

Die Buschblüten-Mischungen (Love Remedy Blends) enthalten jeweils die Essenz von fünf verschiedenen Heilpflanzen. Deren Begründerin, Juta Stepanovs, hat 18 verschiedene Mixturen bestimmten Lebenslagen und Problemsituationen zugeordnet. Im Kindesalter haben sich vor allem folgende Mischungen besonders bewährt, die natürlich auch von aufmerksamen Müttern für ihre Kinder ausgewählt werden können. Hier die zehn für Kinder wichtigsten, die sich auch in der zum Buch erhältlichen Kinder-Haus-Apotheke von Vera Kaesemann finden (siehe »19.4 Adressen und Bezugsquellen«):

1. *Aufmerksamkeit* oder *Attention:* Coral Tree, Fan Flower, Guava, Jacaranda, Sunshine Wattle.
   Indikationen: Entscheidungsschwierigkeiten bei Alltagsdingen, Unkonzentriertheit, Unzuverlässigkeit, Flüchtigkeitsfehler, hektische und hyperaktive Kinder mit Bewegungsüberschuss aufgrund oftmals chaotischer Reizüberflutung; Schwierigkeiten, aufmerksam bei einer Sache zu bleiben; Zerstreutheit und Ungeduld, Spontaneität und Sprunghaftigkeit, Tendenz zum Träumer, Suchen von Aufmerksamkeit bzw. Bestätigung, oft Tendenz zum Einzelgänger, vom sozialen Leben abgeschnitten.
   Wirkung: stärkt die Eigenwahrnehmung; hilft dem Kind, sich zu zentrieren und sich konzentrierter den tatsächlichen Bedürfnissen zuzuwenden; hilft, innezuhalten und einen inneren Ruhepol zu stabilisieren und Faszination für eine einzige Sache zu finden.
2. *Veränderung* oder *Change*: Pittosporum, Lantana, She Oak Female, Silky Oak, Worrai.
   Indikationen: in Stresssituationen auf Reisen, bei Umzügen, Kindergarten- oder Schulanfang, Schulwechsel, Lehrer- oder Klassenwechsel, Klassenfahrt, wenn Entscheidungen zu fällen sind; Angst, nicht weiterzukommen; Angst vor Neuem, Pubertätsprobleme.
   Wirkung: stärkt und fördert Mut und Zuversicht, sich auf Neues einzulassen, stärkt das Selbstvertrauen bei anstehenden Veränderungen.

3. *Vertrauen* oder *Confidence*: Coral Tree, Fig, Lantana, Papaya, Worrai.
   Indikationen: übertriebene Anhänglichkeit, Verlangen nach dauernder Zuwendung und Aufmerksamkeit, klammert sich an die Mutter, Angst vor Blamage, Angst vor Tieren, Schüchternheit, Legasthenie, Verlustängste.
   Wirkung: hilft dem Kind, Vertrauen und Glauben an sich selbst und seine Potenziale wiederzufinden; stärkt Selbstwertgefühl und Zuversicht, fördert Klarheit, Präsenz und Selbstsicherheit in der Kommunikation mit Freunden und Mitschülern; hilft, neue Herausforderungen anzunehmen.
4. *Mitgefühl* oder *Compassion*: Everlasting, Passion Flower, Plumbago, Silky Oak, Stinging Tree.
   Indikationen: Trauer, Depression beim Zerbrechen von Beziehungen, bei nervösen Zusammenbrüchen, Krankheit und allen anderen schwierigen Situationen im Leben.
   Wirkung: öffnet das Herz für Empathie, Mitgefühl und das Verstehen von anderen und sich selbst; hilft, die Kommunikation und die Verbundenheit mit anderen zu empfinden.
5. *Weiblichkeit oder Feminine:* She Oak Female, Pittosporum, Illawarra Flame, Wild Rose, Waratah.
   Indikationen: Pubertät, Gefühlsverwirrungen, emotionales Durcheinander, Blockaden.
   Wirkung: kräftigt durch Rückbindung an die eigenen weiblichen Energiepotenziale; hilft, mit mehr Zuversicht der eigenen Intuition zu vertrauen und Veränderungen anzunehmen; die weiblichen (Anima- bzw. Yin-)Aspekte werden gestärkt, Gefühle kommen in Fluss.
6. *Konzentration* oder *Focus*: Coral Tree, Fig, Ribbon Gum, Silky Oak, Worrai.
   Indikationen: Der Verstand ist überbetont, überladen und überfordert mit zu vielen Informationen und Reizen.
   Wirkung: hilft, Wichtiges von Unwichtigem zu trennen; wertvoll beim Lernen, in Prüfungsvorbereitungen und während Prüfungen; stabilisiert die Verbindung zur eigenen inneren

Kraft; hilft, das eigene Potenzial deutlicher wahrzunehmen; stärkt die Fähigkeit, sich zu fokussieren, und gegen Ablenkung.

7. *Männlichkeit* oder *Masculine*: Coral Tree, Everlasting, Grey Mangrove, She Oak (M), Silky Oak.
   Indikationen: Angst vor Männern, Scheu, Mangel an männlichem Selbstbewusstsein, Schmerzunempfindlichkeit oder Überempfindlichkeit.
   Wirkung: bekommt wieder Courage und Sicherheit bezüglich der männlichen Aspekte; zeigt Gefühle selbstsicher; ist in der Lage, männliche Probleme zu lösen; gewinnt Interesse und Freude im sexuellen Bereich.
8. *Entspannung* oder *Relax*: Passion Flower, Pittosporum, Fig, Manna Gum, Pigface.
   Indikationen: Angst, nervöse Verspannung, Schlafstörungen und Ruhelosigkeit.
   Wirkung: hilft, Wichtiges von Unwichtigem besser unterscheiden zu können; fördert Entspannung; stärkt innere Ruhe und Frieden; hilft, die eigene Mitte wiederzufinden und zu stabilisieren.
9. *Erste Hilfe* oder *Rescue*: Grey Mangrove, Manna Gum, Mistletoe, Sensitive Plant, Tea Tree.
   Indikationen: Unerwartete Ereignisse erschüttern das System.
   Wirkung: Diese Mischung ist – wie die verwandte Rescue Remedy der Bachblüten – ein »Muss« in jeder Kinderapotheke. Sie schenkt Trost und Erleichterung in Stress- und Krisensituationen wie Unfall, Schock, emotionaler Verletzung, Trauma, Panik und Angst. Hilft, mit beiden Füßen wieder fester auf dem Boden zu stehen und den einbrechenden Stürmen standzuhalten.
10. *Selbstliebe* oder *Self-love*: Everlasting, Grey Mangrove, Papaya, Passion Flower, Silky Oak.
    Indikationen: alle typisch kindlichen Ängste, auch Gewitterangst, Schlafstörungen, alle schweren Verhaltensstörungen, auch Über- und Untergewichtsprobleme.

Wirkung: stimuliert die Selbstheilungskräfte, fördert das Selbstbewusstsein, erfüllt das Leben mit Vertrauen und Frieden; hilft, die eigene innere Schönheit zu entdecken und sich daran zu erfreuen; stärkt die Fähigkeit, sich so anzunehmen, wie *kind* ist.

2.17.3 Traumabewältigung mittels Augenbewegungen

Sehr bewährt hat sich zur Traumabewältigung die sogenannte EMDR-Technik (Eye Movement – Desensitization and Reprocessing [Augenbewegung – Desensibilisierung und Neuverarbeitung]). Dabei wird das Kind angeleitet, mit seinen kreisenden Augäpfeln eine liegende Acht zu bilden, den einen Bauch der Acht mit dem linken, den anderen mit dem rechten Auge. Dann wird es animiert, die unbewältigte Situation nochmals vor seinem inneren Auge bzw. in seiner Phantasie ablaufen zu lassen – von Anfang bis Ende. Ähnlich wie die Augenbewegungen bei den Träumen der Nacht, die in den sogenannten REM-Phasen (von *rapid eye movement* für »schnelle Augenbewegung«) ablaufen, können diese einfachen Nachahmungen ganz offensichtlich gut helfen, Traumata rückwirkend zu neutralisieren. Warum das so einfach geht, ist noch nicht wirklich geklärt, aber wir dürfen es schon jetzt benutzen. In dem kleinen Buch *Notfallapotheke für die Seele* sind eine Reihe solch einfacher Übungen zusammengefasst, die seelische Notfälle bewältigen helfen, darunter auch diese Technik der Augenbewegungen.

2.17.4 Weitere einfache Übungen mit großem Effekt

Ähnlich leicht ist Kindern der Sinn des Klopfens beizubringen, mit dem z.B. erreichte Ergebnisse in das Energiesystem der Meridiane eingeklopft werden können. Schon durch ganz banales Aneinanderklopfen der Fingerspitzen beider Hände lassen sich damit gute Ergebnisse erreichen. Kindern macht diese Übung in der Regel sogar viel Spaß. Auch sie ist wie noch andere zur Angstbewältigung und zum Standhalten und Durchstehen in der *Notfallapotheke für die Seele* beschrieben.

Eine sehr aufschlussreiche Methode, die allerdings therapeutischer Hilfe bedarf, ist auch die aus dem Touch for Health entwickelte Psychokinesiologie.

3 Fieber

»Ich koche.«

»Gebt mir die Macht, Fieber zu erzeugen, und ich heile jede Krankheit«, wusste bereits der griechische Philosoph Parmenides lange vor unserer Zeit. Fieber ist keine Krankheit, obwohl der gesamte Organismus betroffen und beeinträchtigt ist. Das Kind ist kampfbereit und will es mit der Bedrohung aus der Außenwelt (Bakterien, Viren usw.) aufnehmen und seine (Abwehr-)Kräfte messen. Diese Hitze des Gefechts ist grundsätzlich gut und nur in einem gesunden Organismus möglich, der noch fiebern kann und bereit ist, im übertragenen Sinn den Kampf fürs Leben aufzunehmen. Sich mit Erregern zu messen, ihnen den Garaus zu machen, innerlich zu kochen, diese problematischen Störenfriede zu verbrennen und so das Gleichgewicht im Körper wiederherzustellen ist das Ziel, dem entgegengefiebert wird. Bei chronisch Kranken wie z.B. Allergikern, immungeschwächten oder Krebspatienten finden wir in der Vorgeschichte meist kein Fieber mehr. Schon modernen Kindern, die heute fast von Geburt an mit Impfungen, Antibiotika und anderen unterdrückenden Maßnahmen traktiert werden, fehlt dieses Zeichen einer gesunden Abwehr oft schon bald. Ihnen mangelt es an dieser vitalen Reaktion und damit an der Reife des Immunsystems, wie auch an der Bereitschaft, zu kämpfen und sich auseinanderzusetzen, und somit auch an natürlichem Schutz aus eigener Kraft.

Mit jedem Grad Fieber verdoppelt sich die Leistung des Immunsystems, und jedes Fieber trainiert das System für spätere Einsätze. Die aktive Abwehrbereitschaft des Körpers gegen Erreger wird somit zur wichtigen Schulung auf dem Weg zu einer eigenständigen und lebenstüchtigen Persönlichkeit. Viele Eltern erleben das im gestärkten Selbstbewusstsein ihres Kindes nach durchlebter Fieberkrise. Ein Reifungsprozess hat stattgefunden. Solche Kinder können ihr Leben ganz anders in die Hand nehmen, ihre Grenzen testen oder auch mal Widerworte geben und streiten. Sie sind schlagfertig und voller Begeisterung und können mutig Entscheidungen fällen, ganz nach dem Motto »Früh übt sich, wer ein Meister werden will«. Voraussetzung dafür ist, dass das Kind – gegebenenfalls auch hoch – fiebern kann und das zugrundeliegende Problem so überwindet. Dabei muss es sich mit seiner Leidensfähigkeit und den eigenen Grenzen auseinandersetzen. Kinder – wie auch Erwachsene – lernen nicht dadurch, dass ihnen alles abgenommen wird und alle Schwierigkeiten aus dem Weg geräumt werden. Sie müssen im Gegenteil liebevoll und voller Vertrauen begleitet und unterstützt werden, während sie ihre Krisen selbst durchleben und meistern. Dann geht ein gereiftes und gestärktes Kind aus überstandenen Infektionskrankheiten mit ihren Fieberschüben hervor.

Ausdrücke wie »einer Sache entgegenfiebern« machen das offensive Thema des Fiebers, die Generalmobilmachung des Körpers als Vorbereitung für einen großen Aufstand, sehr deutlich. In der Praxis finden sich relativ häufig Kinder, die z.B. zu Weihnachten oder zum Geburtstag erkranken, weil sie sich so enorm auf das Fest oder die Party gefreut hatten und dem Ereignis buchstäblich entgegenfieberten, die ganz heiß darauf waren, Freunde einzuladen und zu feiern, dieser Freude aber keinen adäquaten Ausdruck verleihen konnten. So sinkt das Thema auf die Körperbühne, wo es sich im Fieber verkörpert.

3.1 Problemlos tolerierbares Fieber?

Die Höhe des Fiebers ist relativ belanglos. Wichtiger ist, dass das Kind ausreichend trinkt und über Urin, Schweiß und eventuell Stuhlgang ausscheidet, ob es redet und ansprechbar ist, schlafen, entspannen und regenerieren kann. Auch Temperaturen über 40 Grad sind nicht generell gefährlich, wenn das Kind sorgfältig beobachtet wird. Jetzt wäre allerdings auf alle Fälle die Hilfe eines versierten Homöopathen vonnöten. Allerdings kann auch schon ab 38,5 Grad Betreuung notwendig sein. Die Qualität des Fiebers ist wichtiger als die Quantität.

Vor einigen Jahren erlebte ich einen kleinen Jungen, der mit 40,5 Grad Fieber zwar mit hochroten Wangen und glasigen Augen, aber sonst putzmunter in der Praxis aufmarschierte. Er fing sofort an zu spielen, und abgesehen von der Beratung und Beruhigung der Mutter war nach einer gründlichen Untersuchung keine Behandlung notwendig.

3.2 Argumente gegen die Fiebersenkung

Wir sollten dem Immunsystem die Arbeit nicht abnehmen, sonst wird es schwach und ungeübt und kann im Ernstfall nicht mehr adäquat reagieren. Sowohl Kinder als auch Eltern müssen lernen, eine gewisse Frustration zu ertragen, bis das Immunsystem seine Erfahrungen gemacht hat.

Eltern können auf diese Weise lernen, den Selbstheilungsfähigkeiten des kindlichen Organismus zu vertrauen und den Reifungsprozess nur lenkend zu unterstützen nach der alten ärztlichen Regel *medicus curat, natura sanat* (»Der Arzt pflegt, die Natur heilt«).

Fragen für Eltern:

- ▷ Welche Auseinandersetzungen oder Konflikte lebt unser Kind nicht direkt aus?
- ▷ Wie kann es seine Konflikte konstruktiver angehen als bisher?
- ▷ Wogegen wehrt es sich nicht ausreichend? – Wie können wir es in seiner effektiven Abwehr unterstützen?
- ▷ Welcher Entwicklungsprozess steht an?
- ▷ Wie können wir es in diesem Reifungsprozess unterstützen?
- ▷ Wie vermitteln wir ihm Vertrauen, Krisen selbstständig zu überwinden?
- ▷ Geben wir ihm die nötige Wärme, und lassen wir die Hitze eines Gefechts zu?

Unterstützende Maßnahmen:

- ▷ *Liebevolle Umsorgung, Unterstützung und Wahrnehmung durch die Eltern oder die nächsten Bezugspersonen:* Babys und Kleinkinder könnten nachts im selben Bett oder wenigstens Zimmer wie die Eltern schlafen, um Nähe und Liebe zu erfahren.
- ▷ *Bett- oder zumindest Zimmerruhe einhalten:* Das Kind sollte angehalten werden, sich ruhig zu beschäftigen, oder entsprechend von den Eltern durch Vorlesen oder Erzählen von Geschichten in Ruhe gehalten werden.
- ▷ *Reizabschirmung:* kein helles Licht, keine lauten Geräusche (TV, Radio, Walkman, iPod usw.), Berührungen nur auf Wunsch des Kindes.
- ▷ *Temperaturextreme vermeiden:* Niemals nach draußen gehen. Die Anpassung an die Außentemperatur erfordert unnötige Energie. Räume nicht überheizen, aber auch keine Zugluft. Lediglich jede Stunde eine sogenannte Stoßlüftung für 5 Minuten, während der das Kind in eine warme Decke gekuschelt ist.
- ▷ *Nicht baden:* Bei zu trockener Hitze und/oder ausbleibendem Hautausschlag kann der ganze Körper zur Unterstützung der Ausscheidungen mit einer lauwarmen Salzwasserlösung abgerieben werden.
- ▷ *Viel zu trinken anbieten:* Lindenblüten- und Holunderblütentee mit etwas Honig fördern die Schweißproduktion und regen die Ausscheidung von Giften über die Haut an. Sie können aber auch verdünnte Fruchtsäfte anbieten. Hauptsache ist, dass das Kind trinkt. Das Trinken »attraktiv« machen, z.B. mit einem besonderen Becher, kleinen Schnapsgläsern oder einem Strohhalm. Wenn Ihr Kind gar nicht zum Trinken zu bewegen ist, können Sie die Flüssigkeitsaufnahme durch einen Einlauf (s.u.) unterstützen, im Sinne eines »Trinkens von hinten unten«, da über den Enddarm auch Flüssigkeit aufgenommen werden kann.
- ▷ *Fasten lassen*, aber nur auf ausdrücklichen Wunsch des Kindes, ansonsten leichte eiweißarme bzw. -freie Kost.
- ▷ *Schlaf:* Fördern Sie den Schlaf Ihres Kindes, egal, zu welcher Tageszeit. In der Regel ist das Schlafbedürfnis eines kranken Kindes

erhöht. Auch wenn die Nächte nach langen Tagschlafperioden unruhig sind, sollten Sie Ihr Kind nicht wecken. Das Sprichwort weiß: »Schlaf ist die beste Medizin.«

- ▷ *Kleidung:* auf leichte Baumwollkleidung achten, die saugt am besten den Schweiß auf. Nur bei kalten Füßen warme Wollsocken anziehen (eventuell Wärmflasche an die Füße). Plastikwindeln sollten trotz Mehraufwand gegen Stoffwindeln ausgetauscht werden, wegen der Gefahr des Wärmestaus.
- ▷ *Einlauf:* Die Erfahrung zeigt, dass fast alle Kinder diese so erleichternde Maßnahme tolerieren, wenn sie rechtzeitig damit vertraut gemacht werden und man ihnen das »Igitt-Gefühl« nimmt. Oft schrecken eher die Eltern vor einem Einlauf zurück. In früheren Zeiten gehörte ein Einlauf, noch vor den bekannten Wadenwickeln, immer zu den ersten Behandlungsmethoden, oft schon nur bei Unwohlsein, noch bevor das Fieber überhaupt einsetzte. Reden Sie also einfühlsam und vertrauenerweckend mit Ihrem Kind, dann gibt es wenig Widerstände.

  So wird's gemacht: Kaufen Sie in der Apotheke ein Gummiklistier (das ist ein Gummiball mit Gummispitze), in das Sie für einen Säugling 75 bis 100 Milliliter, beim älteren Kind bis zu 200 Milliliter lauwarmen dünnen Kamillentee mit je einer Prise Traubenzucker und Salz einsaugen. Dann beschmieren Sie die Gummispitze mit etwas neutraler Creme oder noch besser Öl, damit ein sanftes Gleiten in den Enddarm ermöglicht wird. Drücken Sie die Flüssigkeit sanft hinaus, und bitten Sie Ihr Kind, die Gesäßbacken eine Weile zusammenzupressen, oder helfen Sie beim Säugling von außen etwas nach. Nach einigen Minuten wird der Stuhldrang so groß, dass es unweigerlich zur Entleerung entweder auf der Toilette, dem Töpfchen oder in die Windel kommt. Loben Sie Ihr Kind für die erbrachte Leistung, und decken Sie es warm zu, legen Sie es ins Bett oder halten es noch einige Zeit in den Armen. Meistens sind die Kinder danach müde und wollen ihre Ruhe. Bieten Sie vorher noch etwas zu trinken an. Der Einlauf senkt das Fieber oder macht es besser erträglich und entlastet das Kind durch die erfolgte Ausscheidung.

▷ *Wadenwickel* sollten erst angelegt werden, wenn die Beine und Füße des Kindes warm sind. Niemals, wenn das Kind fröstelt oder kalte Füße hat! Tränken Sie zwei dünne Baumwolltücher in lauwarmem Wasser (nie kalt, nur etwas kälter als die Körpertemperatur des Kindes), und wickeln Sie diese ausgewrungen und glatt um die Unterschenkel. Befestigen Sie die Tücher mit etwas größeren Handtüchern oder Wollstrümpfen, und decken Sie das Kind leicht zu. Sobald die Tücher durchwärmt sind, meist schon nach 10 Minuten, können Sie sie bis zu dreimal auswechseln. Danach sollte eine Pause von etwa einer Stunde folgen, und Sie können erneut mit den Wadenwickeln beginnen.
Sie sollten immer einen komplett fieberfreien Tag und eine fieberfreie Nacht abwarten, bis das Kind wieder aus dem Haus darf.

3.3 Homöopathische und ärztliche Unterstützung bei Fieber?

Eine homöopathische Unterstützung ist immer sinnvoll, ärztliche ist angezeigt, wenn
- das Kind sein Wesen so verändert, dass den Eltern fremde Züge auffallen,
- es nicht mehr antwortet, apathisch ist und die Eltern nicht mehr erkennt,
- es über einen längeren Zeitraum phantasiert oder unerklärliche Ängste hat,
- es durstlos ist und nicht schwitzen kann,
- das Fieber länger als drei Tage anhält (bei Kindern unter sechs Monaten muss schon am zweiten Fiebertag ein erfahrener Therapeut zurate gezogen werden),
- das Kind unerklärliche Schmerzen hat, es zu Krämpfen oder Nackensteife kommt.

3.4 Homöopathische Mittel bei Fieber

	Aconitum C30	Belladonna C30
Gemüt	Unruhig, große Ängstlichkeit, erregt	Überempfindlich gegen alle Reize und Berührung, ärgerlich, wütend, Delirium, Fieberphantasien, Albträume, Angst vor Hunden
Auslöser	Schreck, Schock, trockene Kälte, kalter Wind	Feuchte Kälte, Zugluft, kalter Wind, Unterkühlung, Überhitzung, Sonne
Fieber	Plötzlich, hoch, heftig	Hektisch an- und absteigend, Dromedarkurve
Durst	Großer Durst auf kalte Getränke	Eher nicht, wasserscheu
Gliederschmerzen	++*	+
Schweiß	Ohne	Dampfend, aber auch ohne Schweiß, wechselhaft
Aussehen	Im Liegen rot, im Sitzen blass	Gestaut mit Hitze, Röte, Schwellung, glasige hervorstehende Augen, pulsierende Halsschlagader
Besser durch	Frische Luft, Ruhe	Lokal kalte Anwendungen und warm zudecken
Schlechter durch	Abends bis 0.00 Uhr, warmes Zimmer, Licht, Wind	Geräusche, Licht, Lärm, Berührung, Erschütterung
Besonderheiten	Erstes Fiebermittel, bevor das Kind schwitzt, intensives Frösteln	Hände und Füße sind meist kalt, heftige Kopfschmerzen, überstreckt sich, weite Pupillen, Fieber nach Haarwäsche/Haareschneiden

* + = schwach, ++ = stärker, +++ = stark, ++++ = sehr stark.

	Ferrum phosphoricum C30	Gelsemium C30
Gemüt	Schwach, nervös, sensibel, brav, geduldig	Schwäche, Zittern, Benommenheit, Gleichgültigkeit, müde, lustlos, schläfrig, apathisch, wie gelähmt
Auslöser	Keine	Übermäßige Erregung, z. B. durch Lampenfieber, schlechte Nachrichten
Fieber	Weniger hoch, bis 39 Grad, ruhig	Zeitweise aussetzend, Wechsel von Hitzewellen und Frost, hoch bis mäßig
Durst	Wenig	Eher durstlos
Gliederschmerzen	Keine	++
Schweiß	Wechselhaft, eher ohne	Kein Schweiß
Aussehen	Blässe, rote Wangen bei Erregung	Augenlider schwer und müde, Gesicht dunkelrot, weite Pupillen, Lippen dunkel und spröde
Besser durch	Lokal kalte Anwendungen, langsame Bewegung	Ruhe, mäßige Bewegung, Ausscheidung von Urin, Trost
Schlechter durch	Kälte im Zimmer, in Ruhe	Warm-feuchtes Wetter, vor Gewitter, Emotionen, Aufregung
Besonderheiten	Nasenbluten bei Fieber, sonst eher keine Besonderheiten	Ausgeprägtes Kältegefühl, schwache Beine, kein Halt beim Stehen oder Gehen

	Bryonia C30	Apis C30
Gemüt	Gereizt, will in Ruhe gelassen werden, abweisend, verschlossen	Schläfrige Starre, Delirium, schrilles Schreien, apathisch
Auslöser	Ärger, Kälteeinbruch in warmer Jahreszeit	Keine
Fieber	Langsamer Beginn, hoch, gleichmäßig	Hoch und intensiv
Durst	Sehr viel Durst auf kaltes Wasser	Kein Durst
Gliederschmerzen	+++	Keine

Schweiß	Warme Schweiße, nur zu Beginn, sonst ohne	Abwechselnd trocken und feucht
Aussehen	Blaurot, gequält, wendet sich ab	Gedunsenes Gesicht, angeschwollene Lider
Besser durch	Ruhe, liegen auf der schmerzhaften Seite	Ruhe, Kälte, sich abdecken, frische Luft
Schlechter durch	Jede Bewegung, leichte Berührung, Wärme, heißes Wetter, angesprochen werden	Bewegung, Wärme, morgens, nach dem Mittagsschlaf
Besonderheiten	Trockene Lippen und Schleimhäute, oft verstopft bei Fieber	Bedenklich geringe Urinausscheidung, lässt Gegenstände fallen

	Eupatorium perfoliatum C30	**Rhus toxicodendron C30**
Gemüt	Ruhelos, schwermütig, resigniert, fortschreitende Schwäche, Zerschlagenheit, traurig	Unruhe, wechselt ständig die Lage, schläfrig, traurig, neigt zum Weinen, kann nicht entspannen
Auslöser	Kälte	Feuchte Kälte, Durchnässung, Überanstrengung
Fieber	Starkes Frösteln	Adynamisch mit Unruhe
Durst	Großer Durst auf eiskalte Getränke, die oft erbrochen werden	Großer Durst, gern auf kalte Milch
Gliederschmerzen	++++	++
Schweiß	Wenig bis kein Schweiß	Trocken
Aussehen	Erschöpft, gequält	Oft Fieberbläschen, Herpes
Besser durch	Schwitzen	Warmes, trockenes Wetter, fortgesetzte Bewegung, Lagewechsel, Wärme
Schlechter durch	Kalte Luft	Nachts, in Ruhe, zu Anfang der Bewegung, kaltes und feuchtes Wetter
Besonderheiten	Heftige Muskel- und Knochenschmerzen, wie wund und zerschlagen, empfindliche Kopfhaut	Landkartenzunge, rotes Dreieck an der Zungenspitze, Herpes

	Pulsatilla C30	Nux vomica C30
Gemüt	Weinerlich, jammert still vor sich hin, stöhnt, will Trost, Stimmung sehr wechselhaft, gereizt bis empfindlich, schüchtern, lieb	Nervös, sehr gereizt, schwer zu ertragen, zornig, will nicht angesehen und berührt werden, sehr empfindlich, schlecht gelaunt
Auslöser	Kälte, Nässe, Eiscreme, kalte Füße, übermäßige Hitze	Zorn, Schlafmangel, Überreizung
Fieber	Frösteln, Fieber wechselt: mal hoch, mal niedrig	Mit Schüttelfrost
Durst	Durstlos	Durst auf heiße Getränke
Gliederschmerzen	+	+
Schweiß	Nur im Gesicht und am Kopf	Sauer
Aussehen	Erweiterte Blutgefäße	Bläuliches Gesicht, marmorierte Extremitäten
Besser durch	Frische Luft, zudecken, Bewegung, kalte Anwendungen, Gesellschaft	Abends, Ruhe, feuchtes, nasses Wetter, Wärme, zudecken
Schlechter durch	Wärme, abends, nachts, allein sein, stickige Räume	Kälte, Zugluft, nach dem Essen, ausziehen, abdecken, nach Mitternacht
Besonderheiten	Alle Absonderungen sind mild	Vergeblicher, schmerzhafter Stuhldrang

3.5 Fieberkrämpfe

»Ich koche, und ich kämpfe.«

Ein Fieberkrampf ist für das betroffene Kind in der Regel harmlos und hat keine Beeinträchtigung der Gesundheit zur Folge. Studien* zeigen, dass auch die normale geistige Entwicklung unbeeinflusst bleibt. Aber Eltern werden durch das Erleben eines Fieberkrampfs in Angst versetzt und bleiben danach in Sorge, da meistens die ent-

* Vgl. Friedrich P. Graf: *Homöopathie und die Gesunderhaltung von Kindern und Jugendlichen*, Kapitel 5–13.

sprechende Aufklärung durch erfahrene Therapeuten fehlt und Schulmediziner hier einen Ansatz sehen, die Eltern doch noch gefügig im Sinne ihrer unterdrückenden Therapie zu machen. Bei den Krämpfen kann die gesamte Muskulatur betroffen sein. Es kommt zur Daueranspannung (tonischen Krämpfen) oder zu ständigem Spannungswechsel (klonischen Krämpfen), was einen enormen Kraftaufwand erfordert. In der Phase des Fieberanstiegs, in der der Organismus den Kampf gegen die von außen kommende Bedrohung durch Erreger aufnimmt, kommt es plötzlich zu einer generalisierten anfallartigen und unkontrollierbaren Anstrengung, die einem Überlebenskampf gleicht. Die Temperatur steigt schlagartig, was einen sehr effektiven Schlag gegen die Erreger bedeutet. Diese Reaktion spricht für Schwierigkeiten in der Wärmeregulation des Kindes, die schnellstmöglich ausgeglichen werden sollen. Hierbei können Wadenwickel helfen.

Der große Kraftaufwand in der Krampfaktion könnte wie eine Kurzschlussreaktion gedeutet werden. Der Kampf springt sozusagen auf die in dieser Situation wenig hilfreiche Muskelebene über, auf der im Allgemeinen gekämpft wird. Es mag auch sein, dass betroffene kleine Patienten auf dieser Ebene im Vorfeld zu defensiv waren.

Da sich Fieberkrämpfe nur selten wiederholen, ist davon auszugehen, dass das Kind die zu lernende Aufgabe, nämlich sich mutig dem Leben mit seinen Bedrohungen zu stellen, annimmt und bewältigt. Im Vorfeld könnte man Kinder mit den Themen der Anspannung und Entspannung vertraut machen, um einer solchen Eskalation vorzubeugen (z.B. durch die progressive Muskelentspannung nach Jakobsen [ab dem Kindergartenalter] oder, noch viel tiefer gehend, die Festhalte-Therapie nach Jirina Prekop).

3.5.1 Was ist ein Fieberkrampf?

Betroffen sind Kinder zwischen dem ersten und siebten Lebensjahr. Der typische Fieberkrampf beginnt in der ansteigenden Fieberphase mit blassem Gesicht und frostigem Gefühl des Körpers und der Hände. Dann fangen einzelne Muskeln an zu zucken (möglicherweise auch Gesichtsmuskeln), das Kind kann aufschreien oder stöhnen, es verdreht die Augen und bekommt eventuell einen starren Blick. Sogar ein Verlust des Bewusstseins ist möglich, die Muskeln verkrampfen sich in der tonischen Phase, die meist nur Sekunden bis maximal 5 Minuten dauert. Dann folgt oft eine klonische Phase mit unkontrollierten Bewegungen der Arme und Beine, die maximal 15 Minuten dauert. Die anschließende Erholungs- bzw. Schlafphase kann eine halbe Stunde oder auch bedeutend länger dauern.

3.5.2 Welche Kinder sind gefährdet?

2 bis 4 Prozent aller Kleinkinder erleiden einmal einen Fieberkrampf. Ein Drittel dieser Kinder erleidet einen zweiten, ein Sechstel einen dritten Fieberkrampf. Nur jedes zehnte Fieberkrampf-Kind hat mehr als drei Krämpfe. Nur bei 1 Prozent der Kinder kündigt sich ein bereits bestehendes Gehirnleiden, wie z. B. Epilepsie, mit einem Fieberkrampf an. Fieberkrämpfe führen also keineswegs zur Epilepsie, sondern können diese lediglich extrem selten ankündigen. Da sie nicht annähernd so gefährlich sind wie von schulmedizinischer Seite oft behauptet, lässt sich damit also keinesfalls die sofortige Gabe fiebersenkender Mittel rechtfertigen.

3.5.3 Gefährliche Zeichen und ärztliche Abklärung

Bei folgenden Zeichen sollten Sie fachkundige Hilfe in Anspruch nehmen:

- Krämpfen, die nur eine Körperseite betreffen,
- Krämpfen, die sich bereits nach wenigen Stunden oder innerhalb eines Tages wiederholen,
- wenn die klonische Phase länger als 10 Minuten andauert,
- Krämpfen, die nicht in der Fieberanstiegsphase, sondern aus anhaltend hohem Fieber heraus auftreten,
- wenn das Kind nach dem siebten Lebensjahr krampft,

– möglichen Symptomen einer Hirnhautentzündung wie z.B. Nackensteifigkeit.

Fragen für Eltern:

▷ Wie kann unser Kind mutiger werden?

▷ Welche Ängste übertragen wir auf unser Kind?

▷ Wie können wir kämpferische Auseinandersetzungen in unserem Zusammensein zulassen?

▷ Spiegelt unser Kind unsere Harmoniebedürftigkeit und unsere Scheu vor Konflikten?

▷ Wodurch steht es unter Anspannung, und wie können wir für die nötige Entspannung sorgen?

▷ Wo mangelt es an Stabilität?

Unterstützende Maßnahmen:

▷ *Seitenlage:* Legen Sie das Kind wenn möglich in eine stabile Seitenlage, damit eventuell Erbrochenes nicht verschluckt wird oder zu Erstickungsanfällen führt. Dann sollten Sie trotz aller Panik und Angst liebevoll und in Ruhe neben Ihrem Kind sitzen bleiben und einfach abwarten. Bevor ein Notarzt eingetroffen ist, Sie eine Klinik erreicht haben oder ein krampflösendes Mittel (z.B. Diazepam, Valium) verabreicht wurde, ist der Fieberkrampf meist vorbei, und es würden nur unnötige und belastende Untersuchungen folgen, die das Kind in der Regenerationsphase stören könnten und in der Regel nichts bringen.

▷ *Einlauf:* Wenn Ihr Kind schon einmal einen Fieberkrampf hatte, empfiehlt es sich unbedingt, bei der nächsten fieberhaften Erkrankung zu Beginn einen Einlauf (s.o.) zu machen, da das Kind dadurch entlastet und der Fieberanstieg gemildert wird. Gleichzeitig senkt er die Krampfbereitschaft.

▷ *Homöopathische Behandlung:* Nach überstandenem Fieberkrampf sollten Sie Ihrem Homöopathen den genauen Verlauf und alle Symptome beschreiben. Er wird Ihnen dann für den seltenen Fall eines erneuten Fieberkrampfs ein entsprechendes Notfallmittel speziell für Ihr Kind mitgeben.

4 Infektionskrankheiten

4.1 Kinderkrankheiten – Der kleine Mensch in der großen Welt

»Ich bin bereit für etwas Neues.«

Die klassischen Kinderkrankheiten Masern, Mumps, Röteln, Keuchhusten und in jüngster Zeit auch zunehmend Windpocken spielen heute kaum noch eine Rolle, weil die meisten Kinder frühzeitig dagegen geimpft werden und sie folglich kaum noch zum Ausbruch kommen. Was von der Schulmedizin als großer Fortschritt gefeiert wird, hat aber leider erhebliche Schattenseiten.

Selbst aus kinderärztlicher Sicht sind die frühen Impfungen im ersten Lebensjahr nicht vertretbar, da in dieser Zeit die Gehirnentwicklung am sensibelsten ist und am leichtesten beeinträchtigt wird, vor allem wohl durch die Träger- und Konservierungsmittel im Impfstoff. Man macht sie wahrscheinlich vor allem aus logistischen Gründen, da durch die engmaschigen sogenannten Vorsorgeuntersuchungen der ideale zeitliche Rahmen geschaffen wurde, um möglichst viele Kinder durchzuimpfen.

Nach schulmedizinischer Logik müssten wir heute lauter gesunde, vor Kraft und Energie strotzende Kinder haben, da sie weder an Kinderkrankheiten noch anderen Gebrechen leiden und selbst noch jedes Fieber und fast jedes Symptom erfolgreich unterdrückt wird. Die Wirklichkeit ist aber leider anders. Moderne, mit Vielfachimpfungen »versorgte« Kinder sind in der Regel alles andere als vital. Während wir früher zwar unter Kinderkrankheiten litten, aber dazwischen doch gesund waren, sind Erstere heute weitgehend verschwunden, die Kinder sind jedoch kaum noch als gesund zu bezeichnen, sondern kränkeln sich eher durch die frühen

Jahre. Unspezifische Infekte, Allergien, ADHS, Übergewicht und anderes mehr bestimmen die Situation. In der Praxis erleben wir oft verzweifelte Mütter, die um Erklärung bitten, warum ihre Kleinen die Rotzfahne überhaupt nicht mehr loswerden und mit jedem Schwimmbadbesuch die nächste Mittelohrentzündung bereits programmiert ist.

In den USA, dem großen Vorbild der (westlichen) Welt, sind angeblich 50 Prozent der Jungen übergewichtig und 40 Prozent hyperaktiv. Da die Hyperaktiven kaum übergewichtig werden, heißt das, nicht einmal 10 Prozent der Jungen sind noch gesund in Bezug auf diese beiden Probleme. Wenn man noch all die anderen Krankheitsbilder in Betracht zieht, bleiben auch von diesen 10 Prozent kaum Gesunde übrig. Sicher ist die Lage in den USA diesbezüglich noch deutlich schlechter, aber auch wir sind auf einem von diesem Vorbild geprägten schlimmen Weg weit abseits von Gesundheit. Dabei wäre es so einfach, die Weichen in eine gesunde Richtung zu stellen.

In der alten Medizin herrschte eine ganz andere Auffassung von Kinderkrankheiten, von der wir Modernen durchaus einiges lernen könnten. Man hielt diese akuten Geschehen für notwendig und schrieb ihnen einen gewissen Schutz zu gegen spätere chronische Krankheitsbilder wie Allergien, Autoimmunkrankheiten und sogar Krebs. Der Gedanke ist naheliegend, wenn man bedenkt, dass das Immunsystem zu Anfang nur rudimentär angelegt ist. Das Kind bekommt eine »Mitgift« an Antikörpern für spezifische Abwehrmaßnahmen von der Mutter mit und wird im Idealfall später noch über das Stillen von ihr weiter damit versorgt. Das ist auch notwendig, denn im ersten Lebensjahr wird nur das unspezifische Abwehrsystem des Kindes aufgebaut, was eben Impfen in dieser Zeit – auch schulmedizinisch gesehen – zum Unsinn macht.

Kinderkrankheiten galten den alten Ärzten als Exerzierübungen eines sich entwickelnden Abwehrsystems, so wie in der Analogie jede Armee ihre Manöver braucht, besonders in der Phase ihres Aufbaus. Mit Impfungen beraubt man den Organismus dieser Möglichkeiten und schwächt ihn damit langfristig. Was aber zu Beginn des Lebens nicht gelernt wird, kann später nur schwer nachgeholt werden.

Wird jedes auftretende Fieber sogleich mit fiebersenkenden Mitteln niedergekämpft, verlernt der Organismus im wahrsten Sinne des Wortes, Fieber zu entwickeln – und damit einen wesentlichen Selbstschutz. Tatsächlich erleben wir heute in der Praxis viele Erwachsene, die gar kein Fieber mehr bekommen können, was aus unserer Sicht ein ernstes und therapiewürdiges Problem darstellt, das wir unseren Kindern leicht ersparen könnten. In der Vorgeschichte von Krebspatienten finden wir sehr häufig sogenannte leere Anamnesen, d.h., sie waren oft jahrelang nicht mehr krank und hatten über lange Zeiten kein Fieber mehr. So ist nicht zufällig eine sehr erfolgversprechende komplementäre Therapie bei Krebs die Hyperthermie, bei der der Patient in hohes künstliches Fieber versetzt wird. Auch in den Vorgeschichten von Allergiepatienten fällt häufig das Fehlen von Fieber auf. Insofern haben Kinderkrankheiten, die ja meist fiebrig verlaufen, eine offensichtliche Schutzwirkung und bereiten den Organismus auf das Leben in der großen Welt mit ihrer Fülle an Erregern vor. Kindern diese in der Regel – und richtig behandelt – weitestgehend harmlosen Krankheitsbilder vorzuenthalten ist sicher gut gemeint, aber langfristig problematisch.

Die von der Schulmedizin als Argument für die unbedingte Notwendigkeit der Impfungen angegebenen Komplikationen sind in Wahrheit meist das Ergebnis von Unterdrückungsmaßnahmen. Wo Symptome unterdrückt werden und etwa Fieberschüben die Spitze genommen wird, können z.B. Hautausschläge oft nicht in typischer Weise bis zur Oberfläche durchstoßen und dort »aufblühen«. Das aber galt den alten Ärzten und gilt bis heute den klassischen Homöopathen als gutes Zeichen, denn es betont den Weg der Absonderungen von innen nach außen und befreit das Kind langfristig von ebenjenen Belastungen. Die Kinder sollen – nach dieser Vorstellung – das, was sie in der Entwicklung hindert, aus eigener Kraft nach draußen befördern. Wo das gelingt, zeigt sich oft auch eine Befreiung auf seelischer und sozialer Ebene, etwa wenn sie nach überstandener Kinderkrankheit unabhängiger von den Eltern werden und selbstständiger ihren Weg gehen.

Diese natürliche und wichtige Abnabelung wird aber oft von Eltern und Kinderärzten hintertrieben, da sie ihnen ein Gefühl von Unwichtigkeit beschert. Das gilt natürlich besonders für Eltern und vor allem Mütter, die neben ihren Kindern keinen anderen Lebensinhalt haben, und leider auch für Ärzte, die ihre Aufgabe in der Unterdrückung von Krankheitssymptomen sehen. Kinder, die von innen heraus zur eigenen Kraft finden, sind oft ein Leben lang kaum auf die Schulmedizin angewiesen.

4.1.1 Kinderkrankheiten machen stark

Ganz allgemein können Kinder an Kinderkrankheiten lernen, ein gewisses Maß an Leid zu ertragen und Frustrationstoleranz auf verschiedenen Ebenen zu entwickeln, die im späteren Leben von entscheidender Wichtigkeit sein kann. Auch die Bewältigung einer Krise und die Erfahrung, solch eine Herausforderung durchzustehen, ist ausgesprochen hilfreich für das weitere Leben und gibt Vertrauen in die eigenen Kräfte. Das Muster der Krise, wie es sich in jeder Fieberkrise abbildet, wird ein Leben lang von Bedeutung bleiben. Je früher es in Fleisch und Blut übergeht, desto besser, bedeutet es doch das Vertrauen, »es zu schaffen« und wie Phönix aus der Asche auch aus den tiefsten Tiefen wieder aufzusteigen, um danach die eigenen Flügel noch besser ausbreiten und zu entsprechenden Höhenflügen ansetzen zu können.

Unterstützt man Kinder in diesem Kampf, lässt man sie etwa unter strenger Kontrolle hoch fiebern, wird der kindliche Organismus herausbringen, was er loswerden will, diese frühen Kriege gewinnen und nicht nur sein Immunsystem fürs Leben stärken, sondern auch lebenslange Immunität gegen das jeweilige Krankheitsbild erwerben. Er hat dann physisch bzw. leiblich gelernt und damit seine Körperintelligenz vorangebracht.

Parallel zu solchen körperlichen laufen seelische Lernvorgänge, so wie zu jeder Form Inhalt gehört. Fast immer ist nach durchstandener Kinderkrankheit ein Entwicklungsschritt in Richtung Individuation zu erkennen. Das Kind wird mehr es selbst, entwickelt Persönlichkeit und verlässt mit jeder Kinderkrankheit ein weiteres Stück das Kollektiv der Kinderwelt.

Kinder gehen auch psychisch gestärkt und reifer aus dem Krankheitsgeschehen hervor – dies lässt sich oft unmittelbar danach am Neuerwerb seelischer und sozialer Fähigkeiten ablesen. Gewonnene Kriege stärken natürlich das Selbstbewusstsein. Verweigerte, nicht gekämpfte oder unterdrückte Kämpfe sind für die Erfahrung als verloren zu betrachten. Auch dass die eigenen Kräfte gar nicht zum Zuge kommen können, wenn man gleich fremde Söldnerarmeen, etwa in Gestalt von Antibiotika, zu Hilfe nimmt, ist als verlorene Chance für die Abwehr anzusehen.

Dass es sich wirklich um Kriege handelt, ist von der Symbolik her deutlich. Bei allen Kinderkrankheiten geht es um entzündliche Prozesse, d.h., das Immunsystem kämpft gegen von außen kommende Angreifer bzw. Erreger, die im Idealfall niedergerungen und eliminiert werden. Es handelt sich immer um ein akutes Geschehen, das normalerweise nicht chronifiziert. Dazu kommt es meist erst im fortgeschrittenen Alter, wenn die Abwehr erlahmt und die Kraft zu fiebern erschöpft ist. Seelisch stecken oft Ebenenwechsel und das Erkämpfen einer neuen Entwicklungsphase oder aber Konflikte dahinter, die im besten Fall in den ersten sieben Jahren aufflammen und bewältigt werden.

Nach der Kindheit sind Kinderkrankheiten schwieriger beherrschbar. Die äußerst problematischen Gehirnbeteiligungen sind dann sogar häufig. Mumps führt nach der Pubertät – allerdings selten – zu Sterilität, Keuchhusten ist bei Erwachsenen überhäufig mit Lungenentzündung verbunden, Röteln stellen ein furchtbares Schwangerschaftsrisiko dar, auf Windpocken folgen oft Gürtelrosen als Späterkrankung, interessanterweise umso seltener, je häufiger ein Kontakt damit bestand, sodass Kinderärzte so gut wie nie Gürtelrose bekommen. All das mag damit zusammenhängen, dass moderne Erwachsene meist gar nicht mehr in der Lage sind, mit so hohem Fieber zu reagieren, wie gesunde Kinder es noch können.

Das wäre ein weiterer Grund, Kinderkrankheiten in der Kindheit zu durchleben, statt sie zu unterdrücken.

Für Erwachsene werden sie heute nicht selten zu wirklichen Bedrohungen. Die in der Kindheit Geimpften stecken sich später, wenn der Impfschutz erloschen ist, bei (den eigenen) Kindern an und machen manchmal die Hölle durch. Dass der Impfschutz erlischt, zeigt schon das Argument seiner Befürworter, die auf ihren Auffrischimpfungen bestehen, welche allerdings kaum jemand bis zum Grab durchführen lässt. Die Immunität nach durchgemachter Kinderkrankheit ist ungleich sicherer als durch Impfen.

Dieser Infektionsweg ist insofern logisch, als Impfungen gegen Kinderkrankheiten natürlich kaum aufgefrischt werden. Das wird noch nicht einmal von der Schulmedizin gefordert, wäre in deren System jedoch eigentlich zwingend. Aber natürlich zeigt sich an derartigen »Forderungen« nur noch einmal mehr der Widersinn eines solchen Ansatzes. Wer würde sich schon als Siebzigjähriger noch gegen Masern und Mumps impfen lassen?

Aus Sicht der Homöopathie sind Kinderkrankheiten Auseinandersetzungen, d.h. innere Konflikte, die sich auf der äußeren Haut in entsprechenden Effloreszenzen spiegeln, und sie werden als sehr wichtig für die Entwicklung betrachtet. Bereits der Begründer der Homöopathie, Samuel Hahnemann, ging davon aus, dass der kindliche Organismus diese Schlachten brauche, um sich mit dem übernommenen Erbe in Krankheitshinsicht auszusöhnen bzw. dieses Erbe zu eliminieren.

Wenn wir uns vorstellen, dass noch vor wenigen Jahrhunderten 90 Prozent der Bevölkerung bei uns mit Syphilis durchseucht waren und vor nicht einmal einem Jahrhundert eine Mehrheit mit Tbc, mag dieser Gedanke verständlicher werden. Diese ererbten Krankheitsanlagen sollte jedes Kind aus eigener Kraft niederringen, um frei davon sein eigenes Leben uneingeschränkt leben zu können. Die Praxis der homöopathischen Kindermedizin bestätigt diese Sicht eindrucksvoll.

4.1.2 Lebens- und Menschheitsgeschichte

Aufforderungen zur Wiederholung eines Stücks der Menschheitsgeschichte finden sich in vielen individuellen Lebensgeschichten, die in vielen Aspekten der Geschichte des Lebens entsprechen. So muss jedes Kind den Schritt der Aufrichtung auf die Hinterbeine, den die Menschheit schon vor langer Zeit bewältigt hat, noch einmal neu für sich schaffen. Diese Parallelen zwischen individueller und kollektiver Geschichte umschreiben Wissenschaftler mit der Gleichung »Ontogenese = Phylogenese« und meinen damit z.B., dass das individuelle Leben genauso im (Frucht-)Wasser beginnt wie das Leben insgesamt, dass auch Kinder noch einmal eine Vierfüßlerphase durchlaufen usw.

Unter solchen Aspekten mag es weniger erstaunen, dass sich jedes einzelne Kind auch noch einmal mit den Krankheitsthemen auseinandersetzen muss, die in der Entwicklungsgeschichte seiner Ahnenreihe eine Rolle spielten. Was früher noch sehr erstaunlich anmutete, weil das Erbe auf Gene fixiert schien, ist heute leichter denkbar, seit wir wissen, dass noch über andere Wege Informationen und Prägungen von Generation zu Generation übermittelt werden.

Zur Anschauung der ererbten Krankheitsanlagen, die Homöopathen sprechen von »Miasmen«, passt gut, dass es sich bei den Kinderkrankheiten jeweils um zyklische Geschehen handelt, die gesetzmäßigen, über das Individuelle hinausgehenden Rhythmen folgen, wie der einen Mondzyklus umfassende Verlauf der Masern oder der anderthalb Mondzyklen dauernde des Keuchhustens. Außerdem werden, wenn etwa Masern ihre Kreise ziehen, viele Kinder auf einmal betroffen. Wobei auch immer wieder einige ohne sichtbaren Ausbruch des Krankheitsgeschehens davonkommen. Homöopathen gehen dann davon aus, dass in ihrer Ahnenreihe das damit zur Ausheilung anstehende Thema keine beherrschende Rolle gespielt hat oder die Zeit für die Bearbeitung noch nicht reif war. Kinder mit erkrankten Geschwistern, die selbst gesund bleiben, zeigen aber auch, wie wichtig die individuelle Konstitution ist.

Aus dieser Perspektive sind Kinderkrankheiten also eine ideale Chance, sich über die Auseinandersetzung mit den Erbanlagen der Ahnen auf das eigene Leben vorzubereiten, und zwar am besten im ersten Sieben-Jahre-Zyklus, d.h. vor Schulbeginn. Bevor die Kinder in die äußere Welt hinausgehen, müssen sie erst einmal zu sich selbst bzw. in den eigenen Leib finden. Die dabei natürlich erworbene Immunität ist das Ergebnis und ein ideales Rüstzeug fürs Leben. Wie Siegfried nach dem überstandenen und aus eigener Kraft gewonnenen Kampf durch das Bad im Drachenblut immun gegen die verschiedensten Verletzungen wurde, können Kinder durch die gewonnenen Schlachten der ersten sieben Jahre dem Kampf des Lebens befreit und gerüstet entgegensehen. Hätte Siegfried auf ein Bataillon schwerbewaffneter Kanoniere zurückgreifen können, die den Drachen nebenbei erledigt hätten, wäre das Ergebnis nicht dasselbe gewesen.

Die Aufgabe der Eltern liegt in diesen herausfordernden Zeiten vor allem darin, für die notwendige Zuwendung zu sorgen, Ruhe zu ermöglichen und den eigenen Kräften des Kindes vertrauen zu lernen. Ganz wichtig wäre, entgegen dem modernen Zeitgeist, dafür zu sorgen, dass das Kind eine Rekonvaleszenzzeit erhält und nicht zu früh wieder gefordert wird. Insgesamt gilt (auch) hier die gute alte Arztregel *nil nocere* (»vor allem nicht schaden«).

Ein heute wichtiger Punkt ist, darauf zu achten, dass das Kind genug Zuwendung bekommt, aber möglichst nicht so viel mehr als in der gesunden Zeit, da es sonst zu einer Verstärkung der Symptomatik über den »sekundären Krankheitsgewinn« kommen kann: Wenn ein Kind erlebt, dass es durch seinen Husten die Mutter dazu bringt, bei ihm zu bleiben, während sie sonst zur Arbeit geht, wird das den Husten fördern. So lernen manche Kinder, daraus eine Bronchitis zu machen. Sogar asthmatische Atmung ist auf solchen Wegen lernbar, wie entsprechende Untersuchungen zeigten. Hier gilt es, einen goldenen Mittelweg zu finden, der verhindert, dass die Krankheitsphase zur schönsten Zeit wird, und andererseits dem Kind all die Möglichkeiten der Regeneration und Rekonvaleszenz gewährt, die es braucht.

4.2 Der konkrete Umgang mit Kinderkrankheiten

Kinderkrankheiten gehören in die Kindheit und heilen jedenfalls bei guten Voraussetzungen und homöopathischer Behandlung ohne bleibende Schäden aus. Aufs Erwachsenenalter verschoben, können sie einen schwierigen Verlauf nehmen und über verschiedenste Komplikationen zu dauerhaften Beeinträchtigungen führen. Daran lässt sich gut erkennen, wie sehr alles seine Zeit hat und außerhalb dieser Entwicklungsstufe zum Problem wird. Würden wir im Sinn der archaischen Völker der Kindheit geben, was dieser zukommt, und dem Erwachsenenalter, was diesem entspricht, könnten wir uns viel ersparen. Unsere moderne Tendenz, die Kinder kaum noch Kinder sein zu lassen, um dann im Erwachsenenalter nicht wirklich erwachsen zu werden, bringt vor allem Schwierigkeiten mit sich.

Die typischen alten Kinderkrankheiten sind ausnahmslos Infektionen und als solche leicht deutbar. Von außen eingedrungene Feinde bzw. Erreger beschwören Abwehrmaßnahmen des Organismus herauf. Zuerst versucht der Körper, die Erreger vor Ort einzukesseln mit unspezifischen Kämpfern vom Schlag der weißen Blutkörperchen oder Granulozyten. Er baut einen regelrechten Wall daraus um die Erreger, gleichgültig welcher Art, ob also Bakterien, Viren oder auch Pilzsporen. Brechen die Erreger, deren Kampfmethode rücksichtslose Vermehrung ist, aus diesem Kessel aus, muss der Organismus zu umfassenderen Gegenmaßnahmen greifen. Hier wäre zuerst das Fieber zu nennen, das einer Generalmobilmachung entspricht. Jetzt werden alle Kräfte in den Dienst der Abwehr gestellt, ein weiterer Grund, warum es wenig intelligent ist, es einfach zu senken. Damit fiele man dem Körper bei seinen Abwehrversuchen regelrecht in den Rücken und schwächte ihn auf lange Sicht, nur um die akuten Symptome seines Kampfes wie Hitze und Schweißausbrüche nicht spüren zu müssen. Ansonsten ist Fieber – wie besprochen – nicht schädlich, sondern vielmehr günstig für den Organismus in der Auseinandersetzung mit der Welt.

Infektionen bedeuten also Krieg auf Körperebene. Auf seelischer Ebene steckt ein unbewältigter Konflikt dahinter, der, von der Seelenebene in den Körper gesunken, nun hier zur Lösung drängt. Im Idealfall wird bei dieser körperlichen Lösung auch das seelische Thema wieder deutlich, kommt zu Bewusstsein und kann ebenfalls geklärt werden. Insofern sind Eltern schon bei Kinderkrankheiten aufgerufen, diese seelische Ebene mit ins Auge zu fassen.

Da wir jedoch nur unsere eigenen, nicht aber die Probleme unserer Kinder lösen können, sind wir aufgerufen, ihnen den inneren und äußeren Raum zur Erfahrung bereitzustellen und das nötige Vertrauen in die Weisheit der kindlichen Seele zu setzen, in der Krise auch die Chance der Heilung zu erkennen. Das ist anstrengend, widerspricht es doch unserem westlichen Naturell, die Dinge aktiv in die Hand zu nehmen, statt einfach »nur« emotional gegenwärtig zu sein.

Die Haut, auf der das Geschehen der Kinderkrankheiten vor allem sichtbar wird, ist unser Kontakt- und Grenzorgan; d.h., bei Kinderkrankheiten geht es vorrangig darum, die eigenen Grenzen erst von innen heraus infrage zu stellen und dann neu zu bestimmen und eine neue Form von Kontakt zur Außenwelt zu ermöglichen. Zu Beginn des Lebens geht der Körper voraus, das Neue zeigt sich also zuerst auf seiner Oberfläche, bevor es auch seelisch hervortritt. Die sogenannten Effloreszenzen, ebenjene Aufblühungen, verdeutlichen symbolisch das Durchbrechen der neuen Energie und den anstehenden Entwicklungsschritt. Das Kind will neu erblühen, und seine Seele braucht den Körper als Ausdrucksorgan oder Bühne. Deshalb ist es verständlich, wenn viele Kinder Ruhe suchen und sogar Dunkelheit bevorzugen, solange das neue Thema selbst noch im Dunkeln verharrt. Sobald es dann hervorbricht und als Ausschlag außen auf die Hautoberfläche dringt, ist das Schlimmste überstanden, und die Seele braucht lediglich noch etwas Zeit, den Schritt nachzuvollziehen. Das Thema hat sich jetzt – wenn auch noch in symbolisch verschlüsselter Form – auf der Haut abgezeichnet und bildet sein Anliegen ab.

Eltern wie Kinder lernen dabei, dass Neuanfänge im Leben oft mit Krisen einhergehen und ihre Zeit brauchen. Sie wollen aus eigener Kraft bewältigt werden, wenn die Entwicklung weiter einen guten Verlauf nehmen soll. Eltern könnten diesem Geschehen im Idealfall offen gegenüberstehen, ihre Kleinen darin fördern, eigene Grenzen freiwillig infrage zu stellen, und ihnen unter die Arme greifen, wenn sie neue Erfahrungsräume und Erlebnisebenen konfliktbereit erobern wollen. Reibung – körperlich in Form von Kratzen – ist oft dabei, wenn es zu Auseinandersetzungen an den Grenz(fläch)en kommt. Wie sehr der Durchbruch des Neuen die Kleinen reizt, wird vielfach daran sichtbar, wie leidenschaftlich sie sich kratzen und sich dabei die Grenze mit den Resten ihrer Krallen, den Fingernägeln, aufreißen. Das neu Hervorbrechende juckt sie gewaltig, und sie drängen mit Nachdruck und oft auf selbstverletzende Weise auf seine Befreiung, selbst wenn dies blutige Spuren hinterlässt. Für einen Konflikt, der tief und vielleicht sogar bis aufs Blut geht, mag das ganz angemessen erscheinen, auch wenn Eltern gebetsmühlenartig vor dem Kratzen warnen. Sie wollen nicht, dass ihre Kleinen sich die Oberfläche ruinieren: Wie schaut das denn aus? Aber wie fühlt es sich an, wenn man voll innerer Spannung steckt und etwas in der eigenen Tiefe, das einem wirklich unter die Haut geht, auf Erlösung und Befreiung drängt und einen so juckt, dass man aus der (alten) Haut fahren möchte? Manchmal lässt sich dieses Jucken durch festes Reiben mildern, nicht zu sanft, sondern eher mit Nachdruck der Hand. Der Körperkontakt und das Bewusstsein der Haut-Grenze mildern oft die Verzweiflung.

4.3 Masern

Neben der Haut als Grenz- und Kontaktorgan kommen bei den Masern die Augen mit ins Spiel, die nicht selten verquollen sind und tränen. Mit ihnen sind nicht nur die Themen »Einsicht« und »Durchblick« angesprochen, sondern als Spiegel und Fenster der Seele haben sie darüber hinaus einen umfassenden Bezug zur Weltsicht wie auch zur seelischen Beeindruckbarkeit. Die häufig hinzukommende Entzündung der Bindehaut zeigt den Konflikt, der hier um die neue Weltsicht entbrennt. Jede Konjunktivitis verdeutlicht den Wunsch, die Augen zuzumachen und nichts mehr sehen zu müssen. Diese Rückzugstendenz wird in der ganzen ersten Masernphase überdeutlich.

Insgesamt folgt der Verlauf dem 28-tägigen Rhythmus des Mondes, dessen Archetyp in dem aufgeschwollenen und gequollen-tränenreichen Eindruck auch das äußere Bild prägt. Nach zehn- bis elftägiger Inkubation, während der sich das Kind im Niemandsland der Krise weder ganz gesund noch richtig krank fühlt, kommt es zum Bild einer schweren Erkältung: Appetitlos, die Nase gestrichen voll, hustet das Kind seiner Umgebung etwas und entlädt sich so seiner Aggressionen. Die Augen verquollen und geschlossen, will es nichts mehr hören und sehen und sucht – schwer leidend – Zuflucht in der Dunkelheit. Abgedunkelte Zimmer reduzieren Außenreize und ermöglichen innere Erfahrungen, Träume und Phantasien.

Das Ganze lässt sich unschwer als Regression im Sinne der Rückkehr in den Mutterleib deuten. Das Kind weicht vor lauter Schreck über den vorerst unbeherrschbaren Einbruch des Neuen erst einmal zurück auf eine Ebene, wo alles noch leicht und wie von selbst ging – nämlich ins Fruchtwasserreich des Mond-Archetyps. Lichtscheu sind Menschen immer dann, wenn sie etwas ausbrüten, und das ist hier der Fall. Der ganze Eindruck ist eingesunken, eingefallen und zurückgeworfen (auf sich selbst). Hinzu kommen Husten und nicht selten Kopfschmerzen.

Tief innen beginnt währenddessen der totale Krieg, der sich in hohem Fieber ausdrückt. Der ganze Körper ist auf die Auseinandersetzung eingestellt, das Fieber zeigt die Generalmobilmachung aller Kräfte für den Sieg an. Verrotzt, verheult und verquollen, drückt das Kind seinen ganzen Missmut über die Überforderung durch die neue Aufgabe aus.

Erst wenn an den Grenzen die typischen Blüten aufgehen, bricht eine neue Zeit an. Die sogenannten Koplik'schen Flecken in der Wangenschleimhaut auf Höhe der Backenzähne, die von Kalkablagerungen stammen, sind die Herolde des Hautausschlags, der auf der äußeren Haut mit roten Pünktchen hinter den Ohren beginnt und von oben nach unten über den Rumpf wandert, um dann über die Extremitäten auch wieder zu verschwinden. Auf dem Höhepunkt ist es ein zusammenfließender Ausschlag mit leichter Anschwellung der Haut bis in die Tiefe, der zum Schluss wie ein roter Mantel wirkt und die Energie verdeutlicht, die hinter dem ganzen Geschehen steckt. Der neue Mantel, die neue Haut des Kindes wächst unter schwächenden Qualen.

Zum Schluss, wenn der Ausschlag vergangen ist, kommt es nicht selten zur Abschuppung der Hände und Füße. Offenbar handelt es sich um eine Häutung im Sinne einer Mauserung. Das Kind hat das Kleid gewechselt und kann und will nun (wie) neu(geboren) beginnen.

Tatsächlich ergibt sich hier fast das Bild eines Geburtsprozesses. Auf die Inkubation in Gestalt der Eröffnungswehen folgen die Presswehen mit den herausdrückenden Effloreszenzen. Kinderkrankheiten könnten so eine symbolische Wiederholung und Aufarbeitung des Geburtsprozesses sein. Tragisch nur, wenn dann moderne Kaiserschnitt-Kinder mit ebensolchen Vielfachimpfungen an der Entfaltung der in ihnen steckenden Lebenskraft gehindert werden.

Homöopathisch gesehen, handelt es sich um einen typischen Pulsatilla-Zustand, und Pulsatilla, die Küchenschelle, ist ja nicht zufällig auch das klassische Wehenmittel vor der Geburt. Das Kind ist unleidlich, jammerig, hängt an der Mutter und will unter keinen Umständen allein bleiben. Seine Stimmung ist ausgesprochen launisch und so wechselhaft wie Aprilwetter von himmelhoch jauchzend bis zu Tode betrübt. Unter hohem Leidensdruck sind die Kinder ausgesprochen betreuungsbedürftig, dabei zugleich weinerlich und anhänglich, wobei ihnen nichts recht ist. Völlig regrediert, wollen sie auf den Arm und beschützt werden. Manchmal geben sie alles auf, was sie bisher schon gelernt haben, brauchen zu allem und überall Hilfe und werden wieder völlig unselbstständig – wie eben im Mutterleib. Naturgemäß wird Pulsatilla viele Masernbilder unterstützen und bessern können.

Vonseiten der Eltern ist viel Einfühlungsvermögen gefordert, dem Kind zu helfen, sich unter oft deutlich geäußertem Missmut, doch freiwillig dem nächsten Schritt zu öffnen, die Grenzen neu zu bestimmen, wenn es vom Alten genug und die Nase voll hat, ohne noch das Neue zu (er)kennen.

Unterstützende Maßnahmen:

- ▷ *Bettruhe:* solange Fieber besteht, nicht duschen oder baden, nicht nach draußen gehen lassen.
- ▷ *Verwöhnen* Sie Ihr Kind nach seinen individuellen Bedürfnissen bezüglich Raumabdunkelung, Reizabschirmung, Wunschgetränken und Lieblingsessen, Nähe, Ruhe und Fürsorge.
- ▷ *Lüften:* Räume immer wieder gut lüften.
- ▷ *Verzicht auf schulmedizinische Fiebersenkung*, um Komplikationen vorzubeugen!
- ▷ *Bei schlecht entwickeltem Ausschlag* lauwarme Salzwasserabwaschungen des ganzen Körpers. Danach sofort wieder warm einpacken.
- ▷ *Einlauf:* alle zwei Tage einen entlastenden Einlauf machen (wie im Kapitel über das Fieber beschrieben) und für Stuhlgang sorgen.
- ▷ *Pflanzliche Unterstützung und homöopathische Behandlung* bei Husten, Bindehautentzündung, Ohrenschmerzen, Fieber siehe in den jeweiligen Kapiteln.
- ▷ *Rekonvaleszenz:* Nach überstandener Krankheit sind zwei bis drei Wochen Rekonvaleszenzzeit ratsam, in der das Kind nicht in den Kindergarten oder die Schule geht und langsam wieder an den Alltag gewöhnt wird.

4.4 Mumps

Das auch als Ziegenpeter oder Parotis epidemica bekannte Krankheitsbild zeichnet sich durch eine Anschwellung der Ohrspeicheldrüsen aus, die zu dem entstellenden Bild mit dicken (Hamster-)

Backen und manchmal geradezu verzerrten Zügen bis zum Monstergesicht führt. Charakteristisch ist das dadurch bedingte Abstehen der Ohrläppchen. Beide Seiten können sich in der Betroffenheit abwechseln. Neben Keuchhusten handelt es sich um die einzige Kinderkrankheit ohne Hauterscheinungen.

Dicke Backen machen ordentlich etwas her. Symbolisch geht es offensichtlich darum, mehr darzustellen und die eigenen Backen aufzublasen – *kind* übt sich in Drohgebärden. Insofern handelt es sich um einen Versuch, eine eigene mächtigere Persönlichkeit zu entwickeln. Im Normalfall gehen dicke Wangen auf heftiges Kauen oder chronisches Zähnezusammenbeißen zurück. Das Thema dahinter wäre »Bhoga üben«, wie die Buddhisten sagen, »Welt verdauen«. Genau das wird aber akut verweigert. Der Appetit ist vergangen, die Wangen sind schmerzhaft geschwollen und täuschen den guten Biss nur vor. In Wahrheit hat das Kind gerade allen Biss verloren und kann das Leben nicht länger in kleine verdauungsgerechte Stücke bringen.

Hinter alldem steckt eine Entzündung, also ein Konflikt. Die Aufgabe der Ohrspeicheldrüse hat weniger mit dem Ohr, das nur die Lage bezeichnet, als mit der Produktion der archetypisch weiblichen Gleitflüssigkeit des Speichels zu tun. Es kommt möglicherweise auch zu einem Übergreifen des Konflikts auf die anderen Speicheldrüsen, sogar bis zur Bauchspeicheldrüse, was zu heftigen Bauchschmerzen führen kann. Insofern handelt es sich hier wirklich um einen Konflikt im Hinblick auf die Verdauung des Lebens. Speichel sorgt dafür, dass alles gut rutscht, was nun nicht mehr der Fall ist, von der krankheitsbedingten Appetitlosigkeit ganz zu schweigen.

Auch andere Drüsen können befallen sein, was auf eine ausufernde Thematik in Richtung problematische Koordinierung, Steuerung und Informationsvermittlung im gesamten Körperland verweist. Im Erwachsenenalter sind bei Männern die Hoden manchmal mitbetroffen, was sich in Unfruchtbarkeit niederschlagen kann. Hier handelt es sich also um ein Übergreifen des Konflikts auf die Themen »Fruchtbarkeit« und »Männlichkeit«. Erwachsene Mumpskranke erleiden auch immer wieder eine Ausbreitung auf die Gehirnhäute und damit die Ausweitung des Konflikts auf die Zentrale. Bei jedem zweiten Kind ist das laut Friedrich Graf ebenso, aber »normal« und gutartig. Hier wird deutlich, wie wichtig es ist, dieses Krankheitsbild als Kinderkrankheit in ihrer harmlosen entwicklungsfördernden Variante und nicht etwa nach der Pubertät zu erleiden.

Als Kinderkrankheit verläuft Mumps meist unproblematisch. Die Sterilitätsgefahr durch Hodenentzündung ist vor der Pubertät gar nicht gegeben. Seit Einführung der Mumpsimpfung wurde in den achtziger Jahren eine Zunahme der Orchitis beobachtet, wobei sie insgesamt doch sehr selten bleibt. Das liegt wahrscheinlich daran, dass das Durchschnittsalter bei den Mumpserkrankungen jetzt höher ist als früher.* Wer bei Jungen über eine Impfung nachdenkt, sollte genau wie bei den Röteln mit Beginn der Pubertät zuerst den Titer bestimmen lassen, um danach zu entscheiden. Mädchen sollten aus unserer Sicht in keinem Fall gegen Mumps geimpft werden. Ihre Ovarien können (laut Friedrich Graf) ebenfalls erkranken, nur wird es weniger wahrgenommen.

Eltern könnten – wie bei allen Kinderkrankheiten – den anstehenden Wachstumsschritt der kindlichen Persönlichkeit fördern. Ihr Kind will offenbar seiner selbst mächtiger werden und bläst schon mal die Backen auf. Mit dem Speichel ist das Öl im Getriebe der Verdauung zum Problem geworden, d.h., das Kind tut sich in dieser Phase schwer, sein Leben zu verdauen. Es rutscht und flutscht alles nicht so wie gewünscht. Eine verstärkte Verdauungsproblematik der materiellen Eindrücke ist bei der Pankreasbeteiligung besonders mit ins Auge zu fassen. Bei Erwachsenen können sich bei Gehirnbeteiligung auch Probleme mit der immateriellen Verdauung andeuten.

Die sich aufdrängende Frage wäre: »Bei welchen (Familien-)Themen kriege ich so einen dicken Hals?« Tiere plustern sich manchmal auf, um zu beeindrucken und vor allem Feinde abzuschrecken.

* Vgl. Pfeiffer/Drescher/Hirte (Hg.): *Homöopathie in der Kinder- und Jugendmedizin.*

Die Frage wäre demnach: »Wen soll meine Drohgebärde abschrecken?« Oder: »Bei wem soll sie Eindruck machen?«

Es geht tatsächlich im übertragenen Sinn darum, sich kämpferisch und mutig einen weiteren Schritt vom Kindsein zu lösen, wobei Konflikte mit dem weiblichen mütterlichen Pol, wie er im Schleim deutlich wird, in Kauf zu nehmen sind. Das Krankheitsbild könnte auch als ein Schritt der Selbstbemächtigung verstanden werden. Das Kind zeigt – wenn auch erst nur bildlich und unter Schmerzen – seine Macht, sich durchzubeißen und dicke Backen zu machen.

Als konkrete Therapie kommen Bettruhe und – falls gewünscht – leichte Kost infrage. Wenn Kinder gar keinen Appetit zeigen, bewährt es sich, diesem Wunsch nachzugeben. Jedenfalls sollte es eine weitgehend fett- und eiweißfreie Kost sein. Bei Pankreasbeteiligung und Bauchschmerzen tut der gequälten Körpermitte meist Wärme gut.

Unterstützende Maßnahmen:

▷ *Bettruhe* unbedingt einhalten, auch bei Fieberfreiheit.

▷ *Fieber nicht senken.* Es kann sonst zu Komplikationen wie Mittelohrentzündung usw. kommen.

▷ *Äußerliche Behandlung der Schwellung:* Archangelica comp. Unguentum (von Weleda).

▷ *Quarkwickel:* Magerquark 0,5 Zentimeter dick auf ein sauberes Tuch und auf die betroffene Wange geben. Mit einem Stirnband fixieren. Nach einer halben Stunde abnehmen und bei Bedarf erneuern.

▷ *Mundspülung oder Tee:* Eine Mundspülung mit verdünnter Calendula-Essenz (10 Tropfen auf 1 Glas Wasser) oder Salbeitee wirkt entzündungshemmend.

▷ *Auf saure Speisen und Getränke verzichten*, um die Speichelproduktion nicht unnötig anzuregen und somit die Ohrspeicheldrüse zu entlasten.

4.5 Röteln

Bei Röteln handelt es sich um ein eher harmloses Krankheitsbild, jedenfalls verglichen mit Masern. Nach zwei bis drei Wochen Inkubationszeit verläuft es in der Regel undramatisch, mild, mit geringem Krankheitsgefühl und unspezifisch grippeähnlichen Symptomen. Manchmal kommt es zu Lymphknotenschwellungen am Hals hinter dem Sternocleidomastoideus, jenem Muskel, der den Kopf wendet. Seltener ebenso in den Leistenbeugen. Aber auch dieses Phänomen ist im Allgemeinen unspektakulär und bedarf keiner Therapie. Die Temperatur ist nur wenig erhöht, jedenfalls unter 39 Grad. Der leichte Hautausschlag beginnt fast immer hinter den Ohren, ist feinfleckig, ausgesprochen zart und vergeht oft innerhalb von Stunden wieder.

Obwohl also meist gar nicht behandlungsbedürftig, sind Röteln aber doch zwingend, jedenfalls für Mädchen, da sie während einer Schwangerschaft zu verheerenden Erkrankungen des Embryos führen können. Die Gefahr dieser sogenannten Embryopathie ist es, die bei Mädchen vor der Pubertät unbedingt eine sogenannte Titerbestimmung notwendig macht, keinesfalls gleich eine Impfung. Da Röteln oft so milde verlaufen, dass sie völlig unerkannt bleiben, kann es sein, dass bereits völlig ausreichend Antikörper vorhanden sind, die besser schützen als eine Impfung. Jeder Arzt kann die Titerbestimmung machen. Viele für Impfgefahren blinde Schulmediziner raten häufig stattdessen gleich zur Impfung. In diesem Fall empfiehlt es sich, einen anderen Arzt zu suchen.

Unterstützende Maßnahmen:

- ▷ *Keine Behandlung:* Röteln sind meist nicht behandlungsbedürftig.
- ▷ *Keine Impfung:* Nur wenn keine Antikörper vorhanden sind, ist bei Mädchen unbedingt zur Impfung noch vor der Pubertät zu raten. Bei Jungen ist diese überflüssig.

4.6 Keuchhusten

Keuchhusten oder Pertussis wird von dem Bakterium Bordella pertussis ausgelöst. Mit der Lunge sind die Themen »Kontakt«, »Kommunikation« und das aufkeimende Freiheitsbedürfnis des Kindes angesprochen. Besonders nachts – und damit wird die Welt des Unbewussten betont – tritt trockener, nicht löslicher und damit unbefriedigender Husten auf. Das Kind will und kann die aus dem unbewussten Seelenreich heraufdrängende Aggression noch nicht herausbringen. Somit ist der Husten anfangs unproduktiv, d.h., es wird noch kaum Auswurf herausbefördert.

Ein über drei Wochen anschwellender, oft heftiger und verzweifelt wirkender Kampf wird von unstillbaren Aggressionsausbrüchen vorangetrieben. Bellende und dabei ob ihrer Heftigkeit erschöpfende Hustenstöße – unterbrochen vom typisch keuchenden Einatmen – verbinden sich oft zu anfallsartigen Salven von schweren Hustenattacken. Das Kind bietet ein aggressives, lautes Bild und hustet der (Um-)Welt etwas, ja, spuckt und kotzt auf sie, wenn der Husten bis zum Erbrechen geht. So gerät es automatisch in den Mittelpunkt des Lebens der Familie. Selbst ein ansonsten vielleicht wenig zugewandter Vater mag sich diesem Trommelfeuer aus erschöpften Lungenflügeln nicht entziehen. Der regelrechte Krieg im Kommunikationsbereich kann auch in der Familie spürbar werden, wo alles schwieriger wird, wenn ein Mitglied im äußersten Bereich kämpft. Alle anderen werden natürlich dadurch – je nach ihrer Resonanz – an eigene ungelöste Aggressions- und Freiheitsprobleme erinnert.

Das nicht selten mit Krämpfen einhergehende Geschehen in der Lunge greift oft auf den Bereich von Magen und Speiseröhre über bis hin zu Würge- und Brechanfällen. Es ist, als wollte die Seele des Kindes alles Fremde aus dem Inneren heraushusten und -würgen und sich so umfassend reinigen. Im Extrem wird selbst die gerade unter ziehenden Strapazen mühsam eingeatmete Luft mit zähem Schleim vermengt erbrochen oder unter Hustenstößen ausgestoßen.

Das Kind macht seine gestauten und geballten Aggressionen deutlich und übt den Aufstand, wenn nicht gar den Krieg. Es kämpft um seinen Selbstausdruck und seine Freiheit, erobert so lauthals bellend den Mittelpunkt des Interesses und verlässt ihn wochenlang nicht mehr. Dabei schont es weder seine Eltern noch sich selbst und schon gar nicht seine Lungenflügel, die unter Hustenkrämpfen und Anfällen schwerer Atemnot zu leiden haben. Diese Zerreißproben für die Nerven aller Beteiligten können sehr selten in der Folge auch zu solchen des Gewebes und damit zu Bronchiektasen führen, das sind Erweiterungen der Bronchien durch Zerreißen innerer Lungenstrukturen. Aber auch diese heilen bei Kindern in der Regel wieder gut aus. Fieber im Sinne der Generalmobilmachung tritt dagegen nur selten auf, die Aggressionsthematik ist offenbar mit den Hustenattacken abgedeckt.

Das Beruhigendste in dieser heiß umkämpften Zeit ist das Wissen um den meist typischen Verlauf mit dreiwöchigem Anstieg und anschließendem ebenso langen Abfall. Unter homöopathischer Behandlung haben wir auch so erschreckende Nebenwirkungen wie die angegebenen nie erlebt.

Aus Sicht der Homöopathie ist Keuchhusten eine wichtige Kinderkrankheit, die nicht nur den Aggressionskräften zum endgültigen Durchbruch verhilft, was mit dem Zahnen schon ähnlich »störend« begonnen hat, sondern auch ein Krankheitsbild, das einen Konstitutionswechsel herbeiführen kann. Nicht selten sind die Kinder danach deutlich vitaler und lebenstüchtiger. In homöopathischen Worten ist die tuberkulinische Erbanlage danach in der Regel deutlich geschwächt.

Insgesamt handelt es sich um einen von heftigsten Aggressionsausbrüchen begleiteten Durchbruch auf eine neue Entwicklungsstufe – *kind* muss sich diesen Schritt zu sich selbst und seiner neuen Freiheit hart erstreiten. Es will sich damit, natürlich unbewusst, eine neue Position in der Familie und im Leben erkämpfen und stellt sich durch den harten Verlauf des Krankheitsgeschehens in den Mittelpunkt. So beansprucht es, ebenfalls unbewusst, die ganze Zeit der Eltern oder jedenfalls der Mutter.

Eltern könnten in dieser Entwicklungsphase die Aggression als lebenswichtiges (Ur-)Prinzip erkennen und ihr aktiv zum Durchbruch verhelfen, sowohl bei sich selbst als auch im Leben des Kindes. Natürlich können wochenlange Hustenstöße auch all die eigene gestaute Aggression einer Mutter heraufbeschwören, besonders wenn sie auf sich allein gestellt ist in so umkämpften Zeiten. Ideal wäre es, eigene zwischenmenschliche Konflikte nun ebenfalls mutig auszutragen. Das würde indirekt auch den Kindern klarmachen, dass sie ihr Leben engagiert und kämpferisch angehen dürfen und lernen sollen, sich durchzusetzen.

Da Mütter in der Zeit akuter Kinderkrankheiten meist mit Schlafmangel und Erschöpfung zu kämpfen haben und chronisch überlastet sind, müssen solche anfallenden zwischenmenschlichen Konflikte aber oft auf die Zeit nach der Krankheit verschoben werden. Dem Vater wird dann eine große Portion Toleranz abverlangt und nicht zuletzt auch die aktive emotionale Bereitschaft, diesen Konflikt mitzulösen. Wird das Thema konstruktiv in der Familie angegangen, erwächst daraus für alle ein Schritt in die Verbindlichkeit.

Bei Kindern, die nach außen keine Aggressionen zeigen (können), wäre es sinnvoll, ihnen entsprechende Sportarten nahezubringen. Das kann von Rugby und Fußball über Eishockey bis zu einem zu Hause aufgehängten Boxsack reichen. Im Prinzip sind alle Sportarten mit dem Aggressionsprinzip verbunden, aber Kampfsportarten natürlich besonders, und diese kommen auch für Mädchen immer mehr in Mode.

Das grundlegende Thema dieser Zeit verlangt jedenfalls viel Kraft und Mut. Es kreist um eine Erziehung zu mutigem Energieeinsatz und darum, das Leben zu wagen, seine Herausforderungen offensiv in Angriff zu nehmen und die Grundlage für jene kostbare, sich im späteren Leben als Zivilcourage zeigende Einstellung zu legen.

Wirklich gefährlich ist Keuchhusten für Säuglinge in den ersten sechs Lebensmonaten. Da sollte nach Ansicht der meisten Therapeuten schnell ein Antibiotikum gegeben werden. Der Kinderarzt

Martin Hirte behandelt dagegen auch bei Säuglingen den Keuchhusten ohne Antibiotikum, denn der einzige Effekt des Antibiotikums sei die Verkürzung der Keimausscheidung. Nach der ersten Krankheitswoche machen Antibiotika jedenfalls gar keinen Sinn mehr, da der Husten dann nicht von den Bakterien, sondern von den bereits entstandenen Schäden an den Bronchien ausgelöst wird.

Die Keuchhustenimpfung – wie übrigens alle Impfungen, die ja immer ein spezifisches Abwehrsystem voraussetzen – entwickelt erst spät, nämlich mit einem Jahr, ihre volle Wirksamkeit. Säuglingen, die noch keine Antikörper bilden, können Impfungen nichts bringen. Manche Mediziner vermitteln Eltern mit zu frühen und wegen der Gehirnentwicklung in dieser Zeit doppelt gefährlichen Impfungen eine vermeintliche Sicherheit, die sogar schulmedizinischer Grundlage entbehrt. Impfungen im ersten Lebensjahr müssten von daher als nur gefährlich unterlassen werden. Alles andere ist Wunschdenken von Impfstoffherstellern.

Insofern müssen Säuglinge unbedingt und in jedem Fall von hustenden Kindern ferngehalten werden. Fünf Meter Schutzabstand wäre sicherheitshalber anzuraten, Maßnahmen wie das Abdecken des Kopfes mit Stoffwindeln sind ungleich weniger sicher.

Naturheilkundliche Begleitmaßnahmen wären z.B. Quarkwickel. Ansonsten ist Ruhe, wo möglich, zwischen den Hustensalven, entscheidend. Günstig wirken sich auch Luftveränderungen aus, die von den Kindern oft auch gern angenommen werden, wie etwa Ferien am Meer oder in den Bergen, der Besuch von eindrucksvollen (Tropfstein-)Höhlen oder auch nur Kuh- oder Pferdeställen. Ob es wirklich die hier herrschende besondere Luft ist oder die seelische Umstimmung, ist letztlich zweitrangig. Auch abrupte Luftdruckänderungen können eine bessernde Wirkung haben, wie z.B. schnelle Auf- und Abstiege in Flugzeugen.

Psychologisch ist es hilfreich, dem Kind in Streitfragen ausnahmsweise weit entgegenzukommen bzw. Differenzen und Machtkämpfe wo irgend möglich erst gar nicht entstehen zu lassen, da Konflikte die Husten- bzw. »Anfalls«bereitschaft weiter erhöhen, was den Bezug zum Aggressions- oder Mars-Thema verdeutlicht.

Immer sind danach längere Rekonvaleszenzzeiten möglichst mit Klimawechsel einzuplanen.

Unterstützende Maßnahmen:

- ▷ *Ruhe und Gelassenheit:* Die Anfälle verlaufen meist milder, wenn die Eltern im Umfeld für Ruhe und Entspannung sorgen. Sie sollten keine Ängste auf das Kind übertragen, da diese die Hustenanfälle massiv verschlimmern können.
- ▷ *Positive und vertrauensvolle Haltung:* Die Eltern sollten eine positive und vertrauensvolle Haltung annehmen, um das Kind in seinem Reifungsprozess zu unterstützen.
- ▷ *Ernährung:* häufig kleine und leichte Mahlzeiten anbieten: Obst, Gemüse, Reis.

4.7 Windpocken

Bei Windpocken handelt es sich um eine harmlose Kinderkrankheit, die nur aufs Erwachsenenalter verschoben einen schwierigen Verlauf nehmen kann, wie so viele Kinderkrankheiten. Deshalb sollten die Eltern auf jeden Fall der Verlockung der neuen und völlig überflüssigen Impfung widerstehen. Sie gefährdet – wie beschrieben – lediglich Erwachsene.

Nomen est omen, so werden die Erreger sogar vom Wind weitergetragen und breiten sich unkontrollierbar und rasch aus. Der Wind als himmlisches Kind kann sie im wahrsten Sinne des Wortes überall hintragen und lässt sich nicht aufhalten. Wenn auch harmlos im Kindesalter, sind Windpocken aber doch lästig und die betroffenen Kinder unruhig, aufgedreht und manchmal richtiggehend hysterisch. Denn neben den geringen Allgemeinerscheinungen macht sich ein juckender Ausschlag schubweise über dem ganzen Körper breit, der zu heftigen Kratzreaktionen verlockt, die zwar kurzzeitig Erleichterung verschaffen, aber langfristig alles noch schlimmer machen und durch bakterielle Superinfektionen sogar noch der Narbenbildung Vorschub leisten. Insofern ist es die schwierige Aufgabe der Eltern, das Kratzen zu unterbinden, was andererseits die hysterischen Reaktionen des Kindes fördert.

Symbolisch ist das Aufkratzen der Bläschen verständlich, denn das Kind will ja seine Grenze öffnen, und dazu reißt es sich sogar die Haut mit den Resten seiner Krallen auf. Die Lösung liegt aber nur auf der übertragenen Ebene, wo es darum geht, die Grenzen zu öffnen, um Altes (Giftiges) heraus- und Neues, Entwicklungsförderliches hereinzulassen.

Die Papeln gehen allmählich in Bläschen über, die sich schließlich in Krusten verwandeln, welche meist ohne Narbenbildung abheilen. Vorhergehende Unterdrückungsmaßnahmen der Abwehr wie etwa Kortisonbehandlungen fördern die Sekundärinfektion der Bläschen.

In der symbolischen Übersetzung nähert sich das Kind schubweise dem Neuen, das es erheblich juckt, also reizt. Mit der Haut sind die Themen »Grenzfindung«, »Kontaktbereitschaft« und vor allem auch »Zärtlichkeit« angesprochen, in deren Bereich die anstehenden Wachstumsschritte gefordert werden.

Die Eltern sind aufgerufen, dem Kind zu helfen, sich den neuen Impulsen positiv zu stellen, die es bereits so jucken und reizen, und es darin zu unterstützen, sich mutig und offen(siv) über die eigenen Grenzen hinauszuwagen.

Unterstützende Maßnahmen:

▷ *Bettruhe* nur dann, wenn das Kind fiebert.

▷ *Fingernägel* kurz halten.

▷ *Nicht kratzen:* das Kind auffordern, auf die Pusteln zu drücken, statt zu kratzen.

▷ *Äußerliche Anwendungen:* Wecesin-Puder und *Combudoron flüssig* von Weleda.
Calendula-Essenz (10 Tropfen in einem Glas Wasser zum Betupfen).
Pfefferminztee aus frischen Blättern mit einer Sprühflasche auf die betroffenen Hautpartien sprühen.
Keine Anwendungen mit Zink, Cortison und Antibiotika.

▷ *Innerliche Anwendung:* potenziertes Eigenblut (siehe das Kapitel »11.2 Neurodermitis und Milchschorf«).

▷ *Homöopathische Behandlung:* Rhus toxicodendron C30, 1-mal 2 Globuli. Rhus-toxicodendron-Symptome sind große Unruhe, auch nachts im Bett, Bläschen mit starkem Juckreiz, Brennen nach Kratzen und Bewegungsdrang.

4.8 Dreitagefieber

Dieses oft erste Krankheitsbild des Säuglings- bzw. Babyalters lässt sich als erstes Immuntraining des Lebens betrachten. Es ist nicht gefährlich. Da das meist dreitägige Fieber relativ heftig werden und die Körpertemperatur bis auf 40 Grad steigen kann, wird die schulmedizinische Impfung zum Schaden der kindlichen Entwicklung leider häufig angewandt.

Besonders junge Mütter mit dem ersten Kind erschrecken bei diesem für Kleinkinder gar nicht so dramatischen Fieber und suchen medizinische Hilfe. Dabei besteht kaum je Behandlungsbedarf. Die Symptome beschränken sich fast immer auf das Fieber, selten kommt ein milder, leicht schuppender Hautausschlag hinzu, der ebenfalls keinen Anlass zur Besorgnis geben sollte. Hier gilt all das zum Fieber schon Gesagte. Es wäre gut, dem Kind dieses Training für seine Abwehr zu lassen und ihm zuzusehen, wie es seinen ersten Kampf auf diesem Gebiet aus eigener Kraft gewinnt bzw. nur unterstützt wird von den Abwehrzellen, die es – hoffentlich – mit der mütterlichen Milch regelmäßig bekommt.

Unterstützende Maßnahmen:

▷ *Keine Fiebersenkung:* Das einzig Gefährliche am Dreitagefieber wäre die schulmedizinische Behandlung mit fiebersenkenden Mitteln.

▷ *Weitere Maßnahmen:* Siehe das Kapitel »3 Fieber«.

4.9 Scharlach

Das Krankheitsbild gehört schon nicht mehr zu den klassischen Kinderkrankheiten und tritt vielfach erst ab der Schulzeit auf. Da nur drei Arten der beta-hämolysierenden Streptokokken der Gruppe A, von denen es ansonsten über hundert gibt, jenes Toxin oder Gift bilden, das den echten Scharlach auslöst, ist es Unsinn, nach jedem Rachenabstrich, der Streptokokken dieser Gruppe aufweist, von Scharlach zu sprechen. Trotzdem geschieht genau das häufig. Die Unterscheidung ist wichtig, denn beim echten Scharlach muss das Kind mindestens drei Wochen von Schule oder Kindergarten ferngehalten werden, besser noch vier Wochen. Bei Fieber ist Bettruhe oberstes Gebot! Bei Fieberfreiheit reicht es, wenn die Kinder im Haus bleiben. So viel Zeit ist aber natürlich nicht bei jeder Mandelentzündung vonnöten.

Die angesprochenen drei Stämme bzw. ihr Gift führen zu jenem roten, feinflächigen Ganzkörperausschlag, der am Hals oder in der Leistengegend beginnt, womit die Haut als Grenz- und Kontaktorgan angesprochen ist. Die Himbeerzunge und der sprichwörtliche scharlachrote Ausschlag aus unzähligen tiefroten Punkten am ganzen Körper verraten die vitale, hochrote Aggressionsenergie, die hier nach außen durchbricht und sich über die körperliche Grenze entlädt.

Im Vordergrund steht aber der hochrote entzündete Rachen mit geschwollenen Mandeln und Halslymphknoten. Symbolisch drückt sich hier ein schwerer Konflikt an der Eintrittspforte in die körperliche Innenwelt aus. Halsschmerzen und schwere Schluckbeschwerden sind die Folge dieser Entzündung. Das Kind hat genug geschluckt, und alles weitere Schlucken tut entsetzlich weh.

Hinzu kommen regionale Lymphknotenschwellungen und die intensive Rötung des hinteren Gaumens und Rachens, das charakteristisch blasse Munddreieck mit intensiver Röte der Wangen und Halsschmerzen. Hohes Fieber verrät den generellen Bedrohungszustand im Sinne der Generalmobilmachung des Organismus angesichts des zu bewältigenden Entwicklungsschrittes. Die Haut ist insgesamt trocken und schuppt sich zum Schluss an Handflächen und Fußsohlen ab. Wenn der Schritt geschafft ist, hat das Kind sich gemausert, was auch im Körper deutlich wird.

In allen anderen Fällen eines auf Streptokokken positiven Rachenabstrichs liegt lediglich eine Mandelentzündung vor und kein Scharlach! Wird jedes Mal ein Antibiotikum eingesetzt, führt das zwar zur raschen Besserung, aber auch zu häufigen Rezidiven, wie die Schulmedizin schamhaft das Wiederaufflackern der Erkrankung in ständigen Rückfällen nennt.

Den echten Scharlach kann ein Kind theoretisch dreimal erleben, da es jene drei verschiedenen Erreger gibt, die jeweils ihre eigene Immunität hinterlassen. In der Regel entwickelt sich jedoch schon eine lebenslange Immunität, wenn das Krankheitsbild einmal richtig und ohne antibiotische Unterstützung durchlebt und überstanden worden ist.

Im Vorfeld von Scharlach ist zumeist die geistige der Gesamtentwicklung des Kindes vorausgeeilt, und der Intellekt dominiert das kindliche Leben. Während der Erkrankung erscheint das Gesicht ernst und überkonturiert im Gegensatz zu dem bei Masern, das etwas Verquollenes, wässrig Aufgelöstes und Babyhaftes hatte. Scharlachkinder sind oft überlastet von den Anforderungen der Umgebung wie etwa der Schule, was im Vorfeld der Erkrankung durch eine besserwisserische, altkluge Intellektualität oder eine bedrückte Stimmung des Gemüts auffallen kann. Besonders häufig tritt das Krankheitsbild auf, wenn Kinder in der dritten und vierten Klasse der Grundschule auf die weiterführenden Schulen verteilt und ihren Leistungen gemäß beurteilt werden.

Insofern ist der Hals als Verbindungsstelle zwischen der verstandesorientierten Nerven- und Sinneszentrale des Kopfes mit der für seelisches Empfinden zuständigen Brustregion mit dem Herzen als Zentralorgan der prädestinierte Austragungsort dieses Dramas. An dieser Schnittstelle zwischen Intellekt und Gefühl hängt das Kind fest und erlebt hier seinen Hauptkonflikt.

Nach überstandener Krankheit ist oft die herzliche Seite des Kindes gestärkt und kann zum Verstand aufschließen. Wo dieser Ausgleich gelungen ist, zeigt es sich häufig bis in die veränderte Art kindlicher Malereien. Wir können davon ausgehen, dass diese äußeren Bilder ein guter Spiegel der inneren Seelenbilder sind, wie Elisabeth Kübler-Ross so anschaulich belegte. Die Veränderung kann so weit gehen, dass rüpelhafte und zu Tierquälerei neigende Jungen nach überstandener Scharlacherkrankung mitfühlend und tierlieb werden.

Die Gefahr des Übergreifens der entzündlichen Auseinandersetzungen auf andere Regionen besteht unter homöopathischer Behandlung praktisch nicht. Im Falle schulmedizinischer Unterdrückung kann es aber zu einem Ausweichen der Problematik auf Nebenschauplätze kommen. Gelenkentzündungen künden dann von Artikulationsproblemen, Nierenbeteiligungen verweisen auf Beziehungs- und Harmonieprobleme. Rheumatisches Fieber verdeutlicht die generelle Abwehrschlacht, die alle Gelenke in Mitleidenschaft ziehen kann, Herzklappenentzündungen mit den daraus resultierenden entsprechenden Herzfehlern zeigen, wie sehr die Gefühlswelt mitbetroffen ist, während Beteiligungen der Gehirnhäute auf zentrale Regelungsprobleme hinweisen und das schon angesprochene besondere Spannungsfeld dieses Krankheitsbildes zwischen Hirn und Herz deutlich machen. Nicht umsonst kennt die Schulmedizin den Ausdruck »Scharlach leckt die Gelenke und beißt das Herz«.

In der Förderung und Hilfe bei der Bewältigung dieses Ausgleichs zwischen Haupt und Herz liegt auch die wesentliche Aufgabe der Eltern. Es ist oft nicht leicht, zuzuschauen, wie ihre Kleinen sich auf die eigenen Beine kämpfen. Die beste Therapie ist, es selbst zu schaffen, sicher auf eigenen »Erwachsenenbeinen« zu stehen und durchs Leben zu gehen. Natürlich können sie ihm dann am leichtesten die Hand reichen und jene Zuwendung geben, die das Schlucken auch harter Brocken ermöglicht und erlaubt, alte Muster und die überlebte Lebensart loszuwerden.

Wenn die entsprechenden Themen seelisch bearbeitet und überhaupt beachtet werden, wird auch die Gefahr des Ausweichens auf die äußerst problematischen Nebenschauplätze weiter verringert. Diesbezüglich gilt es, Mut zu machen, den Kampf, der äußerlich sichtbar auf der Haut und inwendig in der Seele tobt, bis zur gelungenen Häutung auszufechten und die kindliche Artikulationsfähigkeit zu fördern, seine Liebes- und Harmoniebedürfnisse zu befriedigen, wie auch ein Auge auf zentrale Fragen seiner Lebensregelung zu haben. Besonders herausfordernd für das bürgerliche Leben, aber unbedingt notwendig ist auch die Förderung der Entwicklung gesunder Aggression durch die Anregung zu mutigem Leben, offensivem Denken und ungewohnten oder sogar kritischen Gefühlen.

Unterstützende Maßnahmen:

▷ *Bettruhe* unbedingt einhalten!

▷ *Keine Fiebersenkung:* Siehe das Kapitel »3 Fieber«.

▷ *Salzwasserabreibungen der Haut:* täglich 2 gehäufte Esslöffel auf 1 Liter Wasser.

▷ *Weitere Maßnahmen:* Siehe das Kapitel »8.5 Halsschmerzen«.

▷ *Homöopathische Behandlung:* Belladonna C30 (3-mal täglich 2 Globuli) ist das erste Mittel bei plötzlich auftretenden heftigen Halsschmerzen. Weitere Symptome: intensive Rötung und Schwellung der Mandeln, heftige Schluckbeschwerden, häufig rechtsseitige Symptome, Schwellung der Halslymphknoten, hohes Fieber mit glasigen Augen, kalten Armen und Beinen, eventuell durstlos, Überempfindlichkeit aller Sinne (Licht, Geräusche, Berührung).

5 Impfungen

Fragen Sie zu diesem Thema bloß nicht unkritisch Arzt oder Apotheker, denn beide könnten Ihnen Ratschläge geben, die ihr Geschäft fördern und Ihrem Kind schaden. Denken Sie lieber selbst mit!

Aus diesem provokativen Satz und dem bisher Gesagten ergibt sich bereits unsere aus Erfahrung gewachsene Abneigung gegen Impfungen, die allerdings nicht generell gilt. Wenn z.B. ein Mädchen vor Erreichen der Pubertät keinen Kontakt mit Röteln hatte, würden auch wir – im Hinblick auf die Gefährdung einer etwaigen Schwangerschaft – rechtzeitig impfen, sofern nicht schon ein unbemerkter Rötelnkontakt stattgefunden hat, was mittels Titerbestimmung sicherzustellen ist.

Eine grundsätzliche Impfgegnerschaft halten wir nicht für angemessen, aber kritische Wachheit umso mehr. Das Anliegen ist, Eltern Informationen über das Thema und die Folgen an die Hand zu geben, damit sie wirklich eigenverantwortlich entscheiden können und nicht durch einseitige Meinungsmache verängstigt und in eine Richtung gedrängt werden, die sie später bereuen. Die unglaublichen Möglichkeiten der Meinungsmanipulation, die Pharmakonzerne bis zur routinemäßigen Bestechung angeblicher Fachmagazine nutzen, entlarvte zum Beispiel ein Bericht des Zweiten Deutschen Fernsehens am 9. Dezember 2008 (»Frontal 21«).

Also sind wir aufgerufen, uns Gedanken zu machen, wie sinnvoll das Impfen ist. Keinesfalls sollte man nach Entdeckung des Schicksalsbezugs in der spirituellen Philosophie darauf verzichten, vor dem Überqueren der Straße nach links und rechts zu sehen nach dem Motto »Es geschieht sowieso, was geschehen muss«. Und ein arabisches Sprichwort lautet: »Vertraue auf Allah, aber binde dein Kamel an.« Wir können also impfen, sollten allerdings jede einzelne Impfung abwägen. Nach unseren Erfahrungen mit den heute gängigen Impfstoffen müssen wir aber weitgehend davon abraten – von Mehrfachimpfungen ohnehin.

Das mag sich ändern mit der Zeit. Immerhin hat die Industrie unter einigem Kostenaufwand begonnen, das angeblich harmlose Thiomersal, den quecksilberhaltigen Konservierungsstoff vieler Impflösungen, zu ersetzen, der von Homöopathen seit Langem beanstandet wurde. Immerhin gehören auch Fieberthermometer mit Quecksilber in den Sondermüll. Was hat dieser Stoff also im kindlichen Körper zu suchen?

Man fragt sich auch, warum er jetzt aufwendig ersetzt wird, wenn er doch jahrzehntelang so harmlos gewesen sein soll. Viele Fragen sind ungeklärt zu dieser Thematik. Wie kann es etwa sein, dass der seinerzeit wegen zu vieler Todesfälle vom Markt genommene Salkimpfstoff zur Polioimpfung, der durch die Schluckimpfung ersetzt wurde, heute zurückkommt und nun angeblich nicht mehr gefährlich ist? Hat es einfach damit zu tun, dass inzwischen an den Folgen der Schluckimpfung noch mehr Menschen gestorben sind, sodass die WHO sie verbieten musste und man hofft, dass sich die Bevölkerung nicht mehr an die Argumente gegen die Salkimpfung erinnert? Oder warum hat die Industrie es nötig, eine Panik wie die um die sogenannte Vogelgrippe zu inszenieren? Warum widersprechen nicht alle Ärzte solch einem Theater? Hat es damit zu tun, dass es die ideale Gelegenheit war, die sogenannte Impfmüdigkeit der Bevölkerung zu überwinden? *

Grundsätzlich zeigt die Geschichte der westlichen Medizin leider immer wieder, dass die wissenschaftliche Meinung von heute der Irrtum von morgen ist. Jene Eltern, die mit ihren Kindern den mutigen Weg (fast) ohne Impfungen gehen wollen, müssen sich allerdings klarmachen, dass sie einen unheimlichen Gegenwind von

* Bei näherem Interesse für das Thema »Impfen« sei auf das ausführliche Kapitel im Buch *Aggression als Chance* verwiesen, bezüglich der Vogelgrippen-Panik auf den Rundbrief Dahlke-Info 1/06 (www.dahlke.at). In den älteren Ausgaben wurde die Vogelgrippe schon zu deren »Beginn« als Schmierenkomödie entlarvt.

der Schulmedizin bekommen und auch nicht selten Opfer von Beschuldigungen bis hin zu regelrechten Drohungen werden. In Italien werden Impfungen sogar mit Polizeigewalt erzwungen. Die italienische Kindermedizin gehört allerdings auch insgesamt zum Erbärmlichsten, was wir diesbezüglich kennen. In Frankreich ist es aber schon ähnlich. Kinder sollen dort ohne Impfungen vom Kindergarten ausgeschlossen werden, und Eltern, die Impfungen zu Schulbeginn verweigern, soll sogar bereits das Sorgerecht entzogen worden sein.

Wer in den liberaleren deutschsprachigen Ländern einen impfkritischen Weg gehen will, muss seinem Kind ein Nest schaffen, das so viel Geborgenheit und Gesundheit vermittelt, dass es auf dieser Grundlage seine eigenen Kräfte in aller Ruhe entwickeln kann. Das moderne Leben, das das Kind am besten schon mit acht Monaten in der Kinderkrippe sieht, um die mütterliche Karriere nicht zu behindern, ist diesbezüglich wenig geeignet. Wo dagegen ein idealer Nestschutz besteht, der langes Stillen und wenige Bezugspersonen in einem häuslichen Umfeld umfasst und die ersten drei Jahre andauert mit verlässlichen Rhythmen und vollwertiger Ernährung, können Kinder ohne Impfungen sich ungleich besser entwickeln und zu einer unvergleichlichen Vitalität finden. Auch die zum modernen Leben gehörende Reizüberflutung muss dem Nest fernbleiben, wobei die Eltern mit entsprechender Fernsehkarenz auch sich selbst den besten Dienst erweisen.

Fernreisen wären im Hinblick auf kleine Kinder ebenfalls eher zu unterlassen, da in anderen Erdteilen ganz andere Keimsituationen herrschen, die ein kindliches Immunsystem überfordern können. In Afrika ist Polio z.B. als Durchfallerkrankung endemisch, d.h., sie kommt fast überall vor, muss deswegen aber nicht automatisch zum Vollbild der Erkrankung mit Lähmungen führen.

Außerdem ist es Dreijährigen egal, ob die Sandkiste im eigenen Garten steht oder im Hotelpark eines fernen Kontinents. Andererseits ist es aber psychologisch problematisch, auf zu viel zu verzichten, denn auch das wird ein kleines Kind in Gestalt unausgesprochener Vorwürfe mitbekommen.

Von herausragender Wichtigkeit für einen Weg ohne Impfungen ist die gesicherte Unterstützung durch erfahrene Homöopathen, da schulmedizinisch orientierte Kinderärzte zum Teil sogar die Behandlung ungeimpfter Kinder ablehnen und in der Regel viel zu schnell zu schweren Geschützen wie Cortison und Antibiotika greifen.

Sind die Kinder bereits geimpft, ist noch nicht alles verloren, auch wenn es einigen Einsatzes seitens der Homöopathie bedarf, um entstandene Impfschäden, die ein ganzes Leben bestimmen können, wieder wettzumachen. Aber es ist möglich und immer lohnend.

Ganz verkehrt wäre es, nachdem schon die Impforgie absolviert ist, das Kind nun in diesem Sinne weiter mit Antibiotika und fiebersenkenden Mitteln durch die Krisen von Kindheit und Jugend zu hieven. Das wird zwar in diesen frühen Zeiten noch funktionieren, und hier liegen ja die eigentlichen »Erfolge« einer auf Chemie basierenden Medizin, aber so wird auch schon früh die Basis gelegt für all die chronischen Krankheitsbilder, gegen die die Schulmedizin dann im späteren Leben relativ vergeblich kämpft, was Lösungen angeht, und umso ergiebiger, was die Kosten anbelangt. Die Unterdrückung akuten Krankheitsgeschehens führt – in vielen Fällen nachweislich – zu chronischen Krankheitsbildern in späterer Zeit. Ausnahmsweise belegen das sogar schulmedizinische Studien. Gibt man z.B. einem Kind in den ersten beiden Lebensjahren eine Antibiotikakur, erhöht sich allein dadurch dessen Risiko, später Allergiker zu werden, um mehr als 50 Prozent. Die enorme Zunahme an Allergien ist also durchaus erklärbar und ausgesprochen hausgemacht durch den unkritischen Einsatz von Antibiotika. Diese sollten unbedingt lebensbedrohlichen Krankheitssituationen vorbehalten bleiben, ansonsten bedrohen sie selbst das Leben eben durch Allergien und andere chronische Bilder.

5.1 Impfen oder Waschen? Denkfehler am Beispiel der Gebärmutterhalskrebs-Impfung

Nachdem jahrzehntelang die sogenannte Krebs»vorsorge« hochgehalten worden ist, kommt diese nun zunehmend ins Gerede. Die Evidence Based Medicine, eine von dem britischen Arzt und Epidemiologen Archibald Cochrane eingeführte Richtung, die die Schulmedizin und ihre Auswirkungen einer streng wissenschaftlichen Prüfung unterzieht, wirft viele kritische Fragen auf. Wer den Unterschied zwischen Vorbeugung und Früherkennung kaum noch kennt, kommt zunehmend in Erklärungsnotstand. Frau Prof. Dr. Ingrid Mühlhauser, an der Universität Hamburg für Gesundheitswissenschaften zuständig, formuliert es noch sehr offen.* Sie sagt, bei den meisten Früherkennungsuntersuchungen wisse man heute nicht genau, ob sie nützlich seien. Dazu richteten insbesondere Krebsuntersuchungen bei gesunden Menschen oft mehr Schaden an, als sie nützten.

Man weiß, dass Vorbeugen besser ist als Heilen, und Patienten erwarten daher mit Recht von der Medizin Hilfe bei der Prophylaxe. Wer sich aber so konsequent und allopathisch gegen alle Symptome wendet und sie mit einem Arsenal von Anti-Mitteln von Antibiotika über Antacida bis zu Antidepressiva niederkämpft, ohne sie überhaupt zu verstehen, kann natürlich nicht wirklich vorbeugen, er weiß ja gar nicht, wie und wovor. Dazu müsste man im Sinne der deutenden Medizin von *Krankheit als Symbol* das Wesen der Krankheitsbilder verstehen und ihnen durch entsprechendes Verhalten zuvorkommen. Natürlich ist Früherkennung immer noch besser als Späterkennung, aber man muss auch auf die Verhältnismäßigkeit der Mittel achten, was in der Schulmedizin zu oft vergessen wird. Frau Prof. Dr. Mühlhauser zufolge muss man bei der Brustkrebsuntersuchung davon ausgehen, dass mindes-

* Vgl. »Nutzen von Vorsorgeuntersuchungen zunehmend fraglich!«, in: *Deutsches Ärzteblatt* 2007, 104(25): A 1804–7.

tens dreißig von hundert Diagnosen »Überdiagnosen« sind; d.h., hier wird ein Krebs diagnostiziert, der noch gar keiner ist oder jedenfalls nicht annähernd so brisant, wie er von den Untersuchern dargestellt wird. Wird aber ein Krebs diagnostiziert, der nie zu einem Problem geworden wäre, wenn man ihn nicht gefunden hätte, kommt es zu Fehlbehandlungen von Operationen über Bestrahlungen bis zu Chemotherapien.

Der Strahlenmediziner Prof. Dr. Edmund Lengfelder hält jedes zweite Röntgenbild in Deutschland für überflüssig, insbesondere viele Mammographien. Er schätzt die Todesrate aufgrund dessen auf 20 000 bis 30 000 pro Jahr – im Wesentlichen Frauen. Angeblich gibt es in Berlin mehr Radiologen als in ganz Italien, und alle wollen fotografieren.

Ein besonders dramatisches Beispiel sind die früheren Reihenuntersuchungen von Schulkindern auf der Suche nach Tbc. Damals wurden Millionen Kinder mit Röntgenstrahlen durchleuchtet, eine heute gar nicht mehr vorstellbare Verstrahlung, die erst viel zu spät durch eine schwedische Studie aufflog. Noch früher hatte man uns als Kinder bei jeder Schuhanprobe völlig überflüssigerweise die Füße geröntgt – und am Flughafen die Reisenden.

Die Schulmedizin glaubt oft zu Beginn ihrer Entdeckungen an deren völlige Harmlosigkeit und verkauft sie dann entsprechend – ein fataler Fehler, wie sich oft später herausstellt. Das bedeutet wie gesagt nichts anderes, als dass die heute angewandten Verfahren und Medikamente diejenigen sind, die morgen verboten werden. Mir persönlich fehlt daher das Vertrauen, bedenkenlos allopathisch zu verordnen, dazu ist die Halbwertzeit des schulmedizinischen Wissens zu kurz. Würde ich heute noch die Mittel verschreiben, die ich im Pharmakologie-Examen vor dreißig Jahren heruntergebetet habe, um Letzteres zu bestehen, würde ich mich strafbar machen. Ein Großteil ist bereits verboten oder zumindest überholt. Ähnliches gilt für die Verfahren.

Heute wird zum Glück darauf verzichtet, routinemäßig »Blinddärme« und Mandeln bei Kindern zu operieren, auch die unsägliche Mode, Gebärmütter zu entfernen, hat ihr wohlverdientes Ende gefunden. Dagegen musste in über 200 Jahren noch nicht ein einziges Mittel aus dem großen Arzneischatz der Homöopathie verboten werden.

Im Bereich der Cervixkarzinom-(Gebärmutterhalskrebs-)»Vorsorge« bietet sich seit vielen Jahren ein entsprechend problematisches Bild, das nun Auswirkungen auf die Kinder bekommt. 6500 Frauen erkranken pro Jahr allein in Deutschland daran. Seit Jahrzehnten wurden Frauen mit Pap-Abstrichen verunsichert. Die Situation stellt sich aus der Sicht der Evidence Based Medicine folgendermaßen dar. Um 40 Frauen mit Gebärmutterhalskarzinom zu finden, müssen 600 000 Frauen regelmäßig dem sogenannten Screening unterzogen werden. Fünfzehn kann man leider mit dieser Methode gar nicht finden. Während man aber die verbleibenden 25 entdeckt, werden fast 100 000 falsche positive Krebsdiagnosen gestellt. Die betroffenen Frauen, durch die Krebsdiagnose mürbe und gefügig gemacht, lassen sich operieren und konisieren (Abtragen des Gebärmuttermundes in einer kleineren Operation) – mit all den daraus folgenden Begleiterscheinungen. Viele sind ihren Medizinern auch noch dankbar für die bescherte Elendsmischung aus Angst, Operation, Bestrahlung und Chemo-Tortur, weil sie das ganze Spiel nicht durchblicken. Wer einen Krebs heilt, der keiner war, kommt zwar zu beeindruckenden Statistiken, verfehlt aber den Arztberuf und verkommt zum Medizyniker.

Noch einmal Frau Prof. Dr. Mühlhauser mit einem ernüchternden Fazit: Rechnerisch gebe es in der Gruppe der regelmäßig mammographierten Frauen keine Lebensverlängerung durch das Brustkrebs-Screening, und die Daten, die den Nutzen der Prävention belegen sollen, seien meist irreführend. Typisch für ihren Berufsstand, benutzt sie das Wort »Prävention«, sie meint aber eindeutig die schulmedizinische Früherkennung.

In dieser schrecklichen Situation, in der immer mehr Frauen diese Art von »Vorsorge« verweigern, die in Wirklichkeit wieder nur eine – obendrein schreckliche – Früherkennung ist, hat man nun die Impfung gegen Gebärmutterhalskrebs aus dem Hut gezaubert. Junge Mädchen zwischen zwölf und achtzehn Jahren sollen sich demnach einer Impfung unterziehen, mit der es keinerlei Langzeiterfahrungen gibt, von der niemand sagen kann, was ihre Schattenseiten sind, wie ein Wiener Hygiene-Professor mit Recht sofort beklagte. Allein er ist längst überstimmt, man ist schulmedizinischerseits froh, ein Elend durch ein anderes, vermeintlich harmloseres ersetzen zu können. Allerdings gibt es in Oberösterreich inzwischen einen Todesfall einer jungen Frau nach dieser Impfung zu beklagen, sodass hier wenigstens eine gewisse Vorsicht und Zurückhaltung bei den Kollegen entstanden ist und verhindert werden konnte, dass diese Impfung ins österreichische Impfprogramm aufgenommen wurde.

Dabei wäre – im Fall der Cervixkarzinome – alles so verblüffend einfach. In Gegenden, in denen die Männer beschnitten sind, gibt es dieses Krankheitsbild gar nicht, auch Nonnen bleiben davon verschont. Entscheidend für die Entstehung des Karzinoms ist, dass der Gebärmutterhalsmund mit Smegma, der übelriechenden Schmiere unter der ungewaschenen männlichen Vorhaut, in Berührung kommt. Erst dieses Smegma stellt den Nährboden für das Papillomavirus dar, das den Krebs in Gang bringt und gegen das sich die Impfung richtet. Daraus ergäbe sich die einfachste Lösung. Die Männer müssten sich beschneiden lassen oder sich »vorher« waschen – und zwar mit Seife und unter der Gürtellinie. Da die Beschneidung Nachteile hat wie die abnehmende Sensibilität der Eichel, die nun ständig den textilen Reizen ausgesetzt ist, bliebe die Waschung als beste, risikofreie und hochwirksame Maßnahme übrig. Sie hat nur Vorteile und keinen Nachteil, außer dem, dass sie der Industrie und den Medizinern nichts einbringt, im Gegenteil. Von solch einer Waschkampagne ist wohl aus letzterem Grund auch nirgendwo die Rede. Wie auch, wer sollte daran verdienen?

Frau Prof. Dr. Mühlhauser sagt über die Kampagnen ihrer Kollegen für »Vorsorge«-Untersuchungen: »Die überschätzen das völlig, aber sie wissen es nicht besser oder haben Interessenskonflikte. Wenn die Ärzte kritischer wären, gäbe es diesen Mythos Prävention nicht in diesem Maße.« Nun sind Schulmediziner – auch nach meiner Erfahrung – niemals böswillig bei ihren Aktionen, sondern sie meinen es in der Regel sogar gut. Doch hier gilt Bert Brechts Satz, dass das Gegenteil von gut nicht böse, sondern gut gemeint ist. Leider kann eben auch gut Gemeintes bösartige Auswirkungen haben. Insofern muss, wer sich und seine Kinder liebt, sehr kritisch bleiben.

Ellis Huber, Arzt und früherer Präsident der Berliner Ärztekammer, fühlt sich von den massenhaften Vorsorgeuntersuchungen an eine Art modernen Exorzismus erinnert. Frau Prof. Dr. Mühlhauser sagt lapidar: »Ganz viel in unserer modernen Medizin ist Voodoo.« Dabei sollten wir nur immer bedenken, dass die modernen Medizinmänner viel gefährlichere Werkzeuge bei ihren Zaubereien verwenden als die Voodoo-Priester archaischer Kulturen. Die hatten Federn, Kristalle und Kräuter, die modernen haben Röntgenstrahlen, Chemotherapeutika und Skalpelle, um ihrem Zauber Nachdruck zu verschaffen.

Und wir müssen uns auch klarmachen, dass die allopathische Medizin trotz der anspruchsvollen und vielgebrauchten Wörter »Prophylaxe« und »Prävention« grundsätzlich zu gar keiner Vorbeugung in der Lage ist. Sie hat lediglich Früherkennung zu bieten, die natürlich besser ist als Späterkennung, aber auch nur, wenn sie keine gefährlichen Methoden verwendet wie etwa die Mammographie.

5.2 Echte Vorbeugung statt Früherkennung

Bei allem Elend dieser übertriebenen Art von Früherkennung mit ihren entsprechenden Überdiagnosen bleibt die Frage nach echter Vorbeugung. Was ist wirkliche Vorbeugung, die diesen Namen auch verdient? Das wäre eine Medizin, die das Wesen der Krebserkrankung durchschaut und den Menschen Anleitungen an die Hand gibt, sich so zu verhalten, dass die Energien, die sich in Form von Krebs ausdrücken können, andere Kanäle und Ventile finden. Krebs deutet auf ein Wachstumsproblem hin. Wer sein Wachstumspotenzial auf sinnvolleren Ebenen als der körperlichen auslebt, betreibt demnach echte Krebsprophylaxe. Einem Buch wie *Krankheit als Symbol* lassen sich die Themen der einzelnen unterschiedlichen Krebsarten und Hinweise für eine nachhaltige Vorbeugung entnehmen.

Natürlich ist es bei einer Krankheit wie Krebs nicht mit einem Buch und CDs getan, da müssen alle Register gezogen werden, sicher unter Einschluss der Schulmedizin, der Komplementärmedizin und Homöopathie zur Abwehrsteigerung und der Psychotherapie im Sinne der Schattentherapie. Vorbeugung aber könnte ganz sinnvoll mit solch einem Buch und/oder geführten Meditationen beginnen. Wer seinen individuellen Weg geht, sich verwirklicht und sich wachsend zu dem entwickelt, was ihm inneres Bedürfnis ist, wer in seine Möglichkeiten bewusst hineinwächst, treibt die nachhaltigste Krebsvorbeugung, weil bei ihm kein Wachstum in den Körper sinken muss. Es bekommt in geistig-seelischer Hinsicht genug Raum. Die raumfordernden Prozesse, die den Krebsverdacht auslösen, finden besser im Geistig-Seelischen statt. Wachstum wäre etwas Wunderbares, Politiker aller Richtungen träumen davon, wir müssen »nur« für die richtige Ebene sorgen. Insofern wäre es so enorm wichtig, dass schon Kinder in diesem Sinne erzogen würden.

Auf einer nächsten Stufe käme zur Vorbeugung von Gebärmutterhalskrebs die Hygiene hinzu. Denn es würde ja genügen, wenn Jungen lernten, sich täglich einmal mit Seife zu waschen, nachdem sie die Vorhaut zurückgezogen haben. Nun sind Jungen aber heutzutage in einer schwierigen Situation und aufgrund ihrer tiefen Verunsicherung auf dem Weg in die entgegengesetzte Richtung. Sie trauen sich Anfang des 21. Jahrhunderts nicht einmal, »warm zu duschen«, weil sie dann als »Warmduscher« in ihrer Peergroup verschrien werden, Frauen und deren Anliegen dürfen sie gar nicht verstehen, weil sie als »Frauenversteher« oder gar »Sitzpinkler« völlig untendurch wären. In dem Buch *Aggression als Chance*, das sich auch ausführlich der Impfproblematik widmet, enthüllt ein Kapitel über die Sozialisation zum Mann die Probleme moderner Jungen in dieser Hinsicht. Von ihnen ist in dem Punkt im Augenblick wohl nicht viel Kooperation zu erwarten.

So bleibt nur, auf die Mädchen zu setzen. Jedes Mädchen sollte frühzeitig – von seinen Eltern – lernen, das Risiko von Gebärmutterhalskrebs ohne Impfung zu minimieren, indem es von seinem Partner verlangt, sich vor dem Geschlechtsverkehr gründlich zu waschen. Am besten, sie zeigt ihm ganz konkret, wie das geht. Schon dabei mag viel Lust aufkommen. Außerdem sollte man natürlich in der heutigen Zeit von Aids etc. ein Kondom verwenden.

Insgesamt wird hier deutlich, wie wichtig ein sich früh entwickelndes Selbstbewusstsein ist, denn nur mit dessen Hilfe können sich Frauen und erst recht Mädchen trauen, die entscheidenden Fragen zu stellen: »Wollen wir Liebe oder Krebs machen?« – »Hast du dich heute schon gewaschen?« Natürlich könnten Eltern auch versuchen, ihren kleinen Prinzen das Waschen des noch kleineren Prinzen frühzeitig und richtig beizubringen.

6 Kopfschmerzen und Migräne

6.1 Kopfschmerzen

»Haupt-Sache, es tut weh.«

Kinder unter sechs Jahren geben bei Kopf- meist auch Bauchschmerzen an, was die Diagnostik nicht eben erleichtert. Erst über sechs werden Kopfschmerzen genau beklagt. Oder anders ausgedrückt, was an Überforderung bis sechs Bauchschmerzen macht, verursacht bei älteren Kindern Kopfschmerzen. Bis sechs schlägt alles auf den Bauch, wenn die Kleinen ihr Leben nicht verdauen können. Danach *steigen* die Dinge schneller *zu Kopf* oder *schießen* sogar *in den Kopf*, und dann *raucht* er einem und macht Probleme. Schulkinder haben eher Schwierigkeiten, das Leben intellektuell zu verdauen. In diesem Zusammenhang fällt die Ähnlichkeit der Gehirnwindungen mit denen des Dünndarms auf: Erstere verdauen die immaterielle, Letztere die materielle Welt.

Fast alles kann Ursache von Kopfschmerzen sein. Das Leben beginnt ab der Einschulung immer mehr über den Kopf zu laufen. Waren bisher Fühlen und Empfinden im Vordergrund, werden sie nun vom Denken verdrängt. Sich endlos den Kopf zu zerbrechen, ohne zu Lösungen zu kommen, ist eine typische Beschäftigung vor und in der Pubertät. Was immer einen beeinträchtigt, kann sich im und am Kopf zeigen, der jetzt entschieden zur Haupt-Sache wird, so wie es bisher der Bauch war. Kinder sind primär »Bauchwesen«, und der zum Mond-Prinzip gehörende Bauch steht in jeder Hinsicht im Mittelpunkt, während der Kopf eher Prinzipien wie Merkur oder Mars folgt und ab der Schulzeit die Führungsrolle übernimmt, um sie in der Regel zeitlebens nicht mehr herzugeben. Er wird nun zur Hauptstadt des Körperlandes und verteidigt diese Position hartnäckig gegen Herz und Bauch, der mit seinem Bauch- und Mondgefühl in der Regel keine weitere Chance mehr bekommt, mit Ausnahme etwaiger späterer Schwangerschaftszeiten. Mit dem Herzen, das dem Sonne-Prinzip untersteht, hat der Kopf noch Probleme in Zeiten von Verliebtheit und vor allem der Liebe, aber in der Regel behält der kühle (intellektuelle) Kopf in modernen Zeiten auch die Oberhand über ein heißes Herz oder gewinnt sie doch rasch zurück.

Ausdrücke wie »sich behaupten«, »mit dem Kopf durch die Wand gehen«, »sich den Kopf zerbrechen«, das schweizerische »hirnen« oder Redewendungen wie »Mir zerspringt der Kopf« oder »Es zerreißt mir den Schädel« verdeutlichen, wie sehr mancher »Dickkopf« im Zentrum von aggressiven Anstrengungen steht, die ihn immer wieder überfordern. Ausdrücke wie »jemanden vor den Kopf stoßen«, ihm »den Kopf zurechtsetzen« oder auch »sich selbst etwas in den Kopf setzen« und dann wieder »aus dem Kopf schlagen«, »den Kopf in den Sand stecken«, »Kopf und Kragen riskieren« oder gar »jemandem den Kopf abreißen« zeigen, wie gefährlich der Kopf in kopflastigen Zeiten lebt.

Wenn alles über den Kopf läuft, *kind* ihn ständig »hinhalten« muss und bei jeder Gelegenheit »gewaschen bekommt«, kann das natürlich dazu führen, dass er auf alle erdenklichen Arten schmerzt. Das ist zum »Hände-über-dem-Kopf-Zusammenschlagen«.

Bei alldem darf man ihn aber keinesfalls »hängen lassen«, sondern immer gilt: »Kopf hoch!« Zur Not ist Schönfärberei mit im Spiel, etwa wenn es heißt: »Kopf hoch, auch wenn der Hals dreckig ist« – also selbst wenn die Basis nicht stimmt, muss der Kopf immer oben bleiben. Das mag hart sein, »trifft aber den Nagel auf den Kopf«.

Zum Glück kann man den Kopf aber auch durch Liebe »verlieren« oder sich bedauerlicherweise vor Gericht »um Kopf und Kragen reden«. Jedenfalls lebt der Kopf seinem Urprinzip entsprechend gefährlich *martialisch*, insofern wundert es nicht, wenn er zu Schmerzen neigt, die ebenfalls zum Aggressionsprinzip gehören.

Jedes Kind will und muss heute *ein heller Kopf* sein, sollte also kein Stroh im Kopf haben und nicht einmal Rosinen, darf aber auch kein Stur-, Holz- oder gar Hohl- und Dummkopf sein, sondern muss sich be*haupt*en und möglichst *seinen Kopf durchsetzen.*

Wenn ihnen die neue Lebensphase und die damit verbundenen neuen Freiheiten zu Kopf steigen, können Kinder ziemlich altklug, arrogant, anmaßend, überheblich und heutzutage sogar leicht größenwahnsinnig werden, besonders wenn sie unter Druck geraten. Sie scheinen dann »nicht ganz richtig zu ticken« oder auch »im Kopf nicht ganz richtig zu sein«.

In den Teenie-Jahren beginnen die frustrierenden Versuche, durch Zermartern des Kopfes emotionale und Gefühlsthemen zu bewältigen. Alles geht nun »Hals über Kopf«, sie »stellen alles auf den Kopf«, haben »immer nur Eines im Kopf« und wollen ständig »irgendwem den Kopf verdrehen«. Es scheint rasch »um Kopf (und Kragen)« zu gehen und kann ihn sogar »kosten«. Dabei schwirrt ihnen der Kopf vor Ideen und Gedanken, die den Weg in die Wirklichkeit nicht finden, aber die »Gedanken gehen ihnen trotzdem nicht mehr aus dem Kopf«. Die resultierende Kopflastigkeit kann bis zu jenem »Betonkopf« gehen, der das Herz als zweites Zentrum vernachlässigt, es überspielt und an die Wand spielt, dafür sorgt, dass der materielle Pol des Lebens, der Körper, zunehmend unter den Tisch fällt, damit der Kopf oben bleiben kann, was sich auch in der veränderten sozialen Situation niederschlägt.

War das kindliche Leben von Spielen dominiert, bahnt sich mit dem Schuleintritt die Umpolung zum Kopf an. Mit zehn ist sie meist vollzogen. Die Lehrpläne unserer Schulen spiegeln diese Verschiebung zum Kopf und seine Überlastung in dramatischer Weise. Gut 80 Prozent der Schulstunden richten sich an den Kopf und Intellekt, zwei Turnstunden wirken wie zum Plan gewordene Körperfeindlichkeit.

In dieser kopffreundlichen und zugleich -lastigen Zeit ist es trotzdem schwierig, einen »kühlen« und dabei auch »klaren Kopf zu behalten«, denn er wird gnadenlos überfordert. Bei alldem läuft das Ego oft schon früh zu Hochform auf und beginnt mit der Absicherung seiner Position. »Ein kluger Kopf ist heute mehr denn je gefragt«, aber »der Erfolg kann einem auch zu Kopfe steigen«.

Wo die Durchsetzung der ersten Gedankenimpulse blockiert wird und Kopfzerbrechen macht, wo Menschen »mit dem Kopf durch die Wand wollen«, nach dem Motto »Wo ein Wille ist, ist auch ein Weg«, und der Kopf zum Rammbock für gnadenlose Ego-Durchsetzung wird, damit alles »nach dem eigenen Kopf« geht, drohen Spannungskopfschmerzen schon in frühen Jahren. Wenn (Gedanken-)Impulse im Kopf stecken bleiben, wird notgedrungen im Kopf gelebt, was anderswohin gehört. Starke Willenskraft, gepaart mit überzogenem Machtanspruch, führt bei entsprechenden »Dickköpfen«, welche sich in Selbstüberschätzung »Dinge in den Kopf setzen«, die sie überfordern, zu Kopfschmerz im Sinne einer Warnung, dass sie nämlich mit falschem Denken auf dem falschen Weg sind. Es ist dann gar nicht so leicht, »den Kopf noch aus der (selbst fabrizierten) Schlinge zu ziehen« und »ihn zu retten«. Wenn schon Kinder sich ständig »den Kopf zerbrechen«, tut der natürlich weh. Ein »in einem fort zermartertes Hirn« schmerzt ebenso natürlich und führt zum entsprechenden »Brummschädel«.

6.1.1 Das Kopf-an-Kopf-Rennen

Überforderung durch starken Leistungsdruck, immer früher einsetzender und von Eltern und Umfeld forcierter Ehrgeiz, der in das dazugehörige Karrieredenken mündet, können als Ursache reichen. Wenn noch eigener Perfektionsanspruch hinzukommt und die Aufstiegs- und Karrieremöglichkeiten schlecht sind, wird es jedenfalls kritisch. Immer extremere Anstrengung und unerfüllbare Forderungen an sich selbst münden oft direkt in massive Kopfschmerzprobleme auch schon in frühen Kinderjahren.

Beim herrschenden »Kopf-an-Kopf-Rennen«, das *kind* mindestens »um Haupteslänge gewinnen« muss oder schlimmerenfalls sogar will, riskieren viele »Kopf und Kragen«. Und »was *kind* nicht im Kopf hat, muss es in den Beinen haben«. So wird Leistungssport manchmal schon im Kindesalter zu einem Eldorado für ehrgeizige

Eltern und Kopfschmerzen aufseiten überforderter Kinder. Da ist es dann oft gar nicht die frühzeitige Einnahme von Drogen, sondern der drogenähnliche Druck von allen Seiten, der zu Schmerzen führt. Die kleine, süße Turnerin oder Eisprinzessin will entweder aus eigenem Antrieb oder sie muss für Mama und Papa siegen. Schafft sie es nicht, erhöht das den Druck, schafft sie es, kann es ihr *zu Kopf steigen.*

Bei schlechteren gesellschaftlichen Bedingungen wird der Leistungsdruck vonseiten der Eltern, von Schule, Kirche oder staatlichen Einrichtungen oft noch erhöht. Nach dem Motto »Immer mehr vom selben« werden zusätzliche Leistungskurse angeboten, um individuelle Chancen zu erhöhen und die allgemeine Misere zu umgehen. Gerade in solchen Situationen können sich dann auch noch leichter Spannungsverhältnisse zu Lehrern und Mitschülern entwickeln, die bis zum Mobbing gehen. Weiteres Kopfzerbrechen wird dann zwar keine Lösungen bringen, aber die Zentrale unter zusätzlichen Druck setzen.

Hoch- bzw. Überdrucksituationen resultieren aus einer Überbetonung des oberen, männlichen Pols selbst schon bei den kleinen »Geistesarbeitern«, die viel zu früh »kein Kindskopf mehr sein dürfen«. Die Aufgabe bei all diesen aus Überdruck resultierenden Kopfschmerzen läge darin, den ersten Impulsen vertrauen zu lernen und das, was nicht in den Kopf gehört, auf Herz-, Bauch- oder Muskelebene auszuleben. Körperfreundlichere Stimmung und ein entsprechendes Feld wären dabei sehr hilfreich. Des Weiteren ginge es darum, Lösungen zu finden, statt ewig mit rotem Kopf zu suchen. Besonders wichtig ist es, dem Kind das Bewusstsein zu vermitteln, dass wir uns mit ihm freuen, wenn es etwas erreicht, aber lieben werden wir es immer, vollkommen unabhängig davon, wie es sich verhält und ob es im Augenblick erfolgreich ist oder nicht.

Wo Kinder bereits in der Lage dazu sind, wäre es gut, sich der eigenen Selbstüberschätzung bewusst zu werden und den Druck zu spüren, unter dem *kind* steht und denkt. »Eine Krone ist eben kein Mittel gegen Kopfweh.« Wo bereits Jugendliche lernen, das Ego in seinen engen Grenzen und Wünschen zu durchschauen, und erkennen, dass das »Immer-mehr-vom-selben«-Denken keine guten Lösungen bringt, können sie sich viele Besuche von Sackgassen ersparen. Kopfschmerzen könnten hier helfen und erste frühe Hinweise geben.

Wenn schon Kinder das Selbst schätzen lernen, statt Selbstüberschätzung im Sinne der Ego-Betonung zu kultivieren, könnten sie der Einseitigkeit des modernen Lebens vorbeugen durch frühzeitigen Einbezug des weiblichen Pols. Wer von der Engstirnigkeit des »Ich will«, von Ehrgeiz, Dickköpfigkeit und Verbohrtheit freiwillig loslässt, erspart sich Enge(gefühle) in Stirn und Kopf. Enge macht zuerst Angst und auf die Dauer auch (Kopf-)Schmerzen. Besser wäre es, sich rechtzeitig auf seine Wurzeln in Gestalt der Füße, aber auch des gesamten Körpers zu besinnen, um die Haupt-Sache zu entlasten. Wer Phantasien und spielerisch leichtes Denken entwickelt und mutige erste Schritte in neue Bereiche unternimmt, Entscheidungen fällt, indem er im übertragenen Sinn das Schwert (seiner Zunge) aus der Scheide zieht und sich sprechend und argumentierend durchsetzt, kann den Kopf entlasten und von Verspannungen erlösen.

Wo die eigene Aggression im Denken und Sprechen beherrscht wird und Durchsetzungsstrategien zur Verfügung stehen, kann auch der Gegenpol zu Hilfe kommen in Gestalt einer locker-entspannten Haltung, aus der die Dinge bewusst mit links gemacht werden und einem intuitive Lösungen gleichsam zufliegen. Dann kann sich auch ein junger Mensch, der viel Willensballast abgeworfen hat, schon erhobenen Hauptes auf die (eigenen) Hinterbeine stellen.

So könnte sich bereits früh im Leben eine ansprechende Harmonie zwischen den Ansprüchen von Kopf, Herz und Bauch ergeben, die es ermöglichen würde, sich auch auf nichtintellektuellen Bühnen zu behaupten, um mit freiem Kopf im Leben voranzukommen.

6.1.2 Der Ort des (Schmerz-)Geschehens

Hier seien noch einige Unterscheidungen von der Lokalisation der Kopfschmerzen her erwähnt, aus denen sich spezielle Aufgabenbereiche ergeben: Der typische Stirnkopfschmerz, der von den Frontallappen des Großhirns ausgeht, in denen unser rationales Denken beheimatet ist, will anregen, das wirkliche Leben zu konfrontieren, den Problemen die Stirn zu bieten und sich zu stellen, nicht nur zu »hirnen« und im Kopf zu leben. Das zeigt sich besonders dann, wenn der Schmerz beim Denken und Lernen schlimmer wird. Die gerunzelte Stirn eines trotzigen Menschen verrät die Anspannung und Anstrengung einer Einstellung, die auf lange Sicht geradezu schmerzen muss. Wird der Schmerz beim Denken besser, dann deutet das eher darauf hin, man solle mal wieder nachdenken und den Dingen so auf den Grund gehen. Die Stirn wird auf diese Weise geradezu zum Bildschirm für die Art des Denkens.

Beim beiderseitigen Schläfenkopfschmerz fühlt sich der Kopf wie in einem Schraubstock. Die Betroffenen stecken im wahrsten Sinne des Wortes in der Klemme, wissen oft tatsächlich nicht mehr ein noch aus, weil sie weder vorwärts noch rückwärts weiterkommen und hoffnungslos festsitzen. Hier ginge es darum, bewusst stillzuhalten und zu verweilen, statt dagegen anzukämpfen.

Pochende Kopfschmerzen deuten an, dass das wirkliche Leben anklopft und eine Auseinandersetzung, einen anstehenden Kampf anmahnt, der dem Rhythmus des eigenen Herzens zu entsprechen hätte.

Hinterhauptschmerzen gehen von jenem Gehirnareal aus, das als sogenanntes Kleinhirn für Gleichgewicht im Leben zu sorgen hat. Wer noch »etwas im Hinterkopf hat«, pflegt Hintergedanken, muss sich noch etwas merken im Sinne von nachtragen. Unbewältigte Probleme und offene Rechnungen, die beglichen werden wollen, können sich in solchen Kopfschmerzen Beachtung verschaffen. Es ginge also darum, offenen Rechnungen Raum und Anerkennung zu bieten und die Dinge von hinten nach vorn ins Bewusstsein zu holen.

Mittelscheitelkopfschmerz deutet an, dass Druck von oben

kommt. Betroffene werden sich niedergedrückt fühlen und ständig darauf gefasst sein, »eins draufzukriegen«. In solch einer Situation sind auch keine Eingebungen mehr von oben zu erwarten, im Gegenteil haben die Betroffenen sich meist nach oben blockiert und wollen nichts mehr hereinlassen. Aufgabe wäre, sich bewusst von oben beeinflussen zu lassen und höhere Eingebungen offen aufzunehmen und ihnen sogar Nachdruck im eigenen Leben zu verschaffen.

Im Gegensatz zu den bisherigen von hohem Druck ausgelösten Situationen können auch mangelnde Durchblutung und Niederdrucksituationen zu Kopfschmerzen disponieren. Das Gefühl des »Bretts vorm Kopf« gehört hierher und führt zu entsprechend verschwommenem Denken und mangelndem Durchblick. Junge Betroffene neigen oft dazu, sich etwas vorzumachen, wie der zugehörige Schwindel andeutet. Sie sind noch nicht Herr(in) der Lage, was durch Wachstumsschübe und die damit einhergehende leiblich-seelische Verunsicherung verursacht sein mag.

Auch seelischer Druck kann Kopfschmerzen auslösen, etwa wenn quälender Kummer auf den Kindern lastet oder Angst um die eigene Familie. Die Lösung läge offensichtlich in der Verarbeitung des Kummers und darin, »den Kopf an jemandes Schulter legen« zu können. »Sich die Augen aus dem Kopf zu heulen« und selbst Kopfschmerzen sind immer noch viel besser, als »sich eine Kugel in den Kopf zu jagen«.

Kopfschmerzen können aber auch Ausdruck von Blutmangel (Anämie) sein. Hier erreicht zu wenig Sauerstoff das Gehirn, ähnlich wie beim zu schnellen Aufstehen. Allerdings ist jetzt der Grund in »zu dünnem« Blut zu sehen. Der Lebenssaft enthält nicht genug Energieträger. Hilfreich wäre hier, sanfter mit sich umzugehen, bei vielen Gelegenheiten die Füße hochzulegen. Besonders nachts bringt das eine Art Bluttransfusion, die den Schlaf spürbar verbessert und die Energieversorgung der Zentrale anhebt. Auch Schlafmangel und allgemein zu wenig Regeneration und Anerkennung des weiblichen Pols der Wirklichkeit können in Kopfschmerzen münden.

Zu geringe Trinkmengen führen über den Mangel am Seelenelement Wasser zur Unfähigkeit des Körpers, die anfallenden Schlacken und Giftstoffe wieder loszuwerden. Auch falsche Getränke wie hochdosiertes Zuckerwasser in Gestalt der unsäglichen Softdrinks können das Problem verschärfen. Diese Kopfschmerzen gehen in dieselbe Richtung wie diejenigen in den ersten Fastentagen. Für eine funktionierende Entgiftung braucht der Organismus viel Wasser als Lösungsmittel.

In diesem Sinne trägt auch ungeeignete Ernährung etwa mit denaturierten Nahrungs- statt mit Lebensmitteln zu Kopfschmerzen bei. So fallen zum einen mehr Schadstoffe und Gifte an, zum anderen bekommt der Organismus zu wenig Vitamine und wichtige Mineralien, um sich eine gesunde Lebensgrundlage zu schaffen.

Um eine andere Art von Entgiftungskopfschmerz handelt es sich bei einer Überflutung von Wellen in Wireless-LAN-verseuchten Lebensräumen, auf die schon viele sensiblere Erwachsene – also besonders Frauen – mit Schlafstörungen und Kopfschmerzen reagieren. Kinder und Jugendliche sind in der Regel noch ebenso empfindsam. So trägt auch die Reizüberflutung durch Lärm, Licht, Medien, PC, Fernsehen, Kino, Handy und »Kinder-Agenda« zum Problem zunehmender Kopfschmerzen bei. Einerseits wird die Lebensgrundlage schwächer, andererseits wirken diese Reize auch direkt überfordernd.

Bei Jugendlichen sind auch Kopfschmerzen aufgrund nichtkorrigierter Sehstörungen oft ein erster Hinweis auf die Notwendigkeit einer Brille. Wer die Welt nicht mehr klar erkennen kann und versucht, das Dilemma des unscharfen Blicks durch noch verbissenere Konzentration zu lösen, wird sich unter Druck setzen und das nicht selten an einer Revolte in seiner Zentrale spüren. Auch Rückenprobleme und Haltungsschäden können Kopfschmerzen verursachen und sollten immer abgeklärt werden.

Eine chronisch verstopfte und folglich volle Nase mit seelischem Verschnupftsein im Hintergrund kann körperlich gepaart mit einer chronischen Nebenhöhlenentzündung einen »schweren Kopf« machen. Die Höhlen des Gesichtsschädels sollten immer leer sein, damit der Kopf sich einerseits frei und andererseits leicht fühlen kann. Sind sie voll Flüssigkeit gelaufen, liegen Kopfschmerzen nahe.

Bei Allergikern werden Kopfschmerzen häufig durch die entsprechenden bekämpften Nahrungsmittel ausgelöst. Empfindlichkeit gegenüber Histamin, jenem Stoff, der neben vielem anderem den Juckreiz bei Allergien vermittelt, ist ebenfalls in der Lage, den Kopf mit Schmerzen zu belagern. Die meisten allopathischen Tipps werden darauf zielen, Spannungskopfschmerz rasch zu beseitigen. Wichtig ist aber auch, homöopathisch daran zu denken, dass diese angespannten Energien sich entladen und kämpfen wollen und müssen, um das zugrundeliegende Problem zu lösen.

Fragen für Eltern:

▷ Wie kann unser Kind seine intellektuellen Eindrücke besser und entspannter verarbeiten?
▷ Was bereitet ihm Kopfzerbrechen?
▷ Wofür hat es keine Lösung? Wie kann es seine Probleme konstruktiver angehen?
▷ Wo steht es unter Druck?
▷ Wo will unser Kind mit dem Kopf durch die Wand, und wie kann ich ihm helfen zu beurteilen, wann es sich durchsetzen oder lieber nachgeben soll?
▷ Wie steht es mit unserer eigenen Selbstbehauptung?

Unterstützende Maßnahmen:

▷ *Entspannte Haltung:* Oft entwickeln Kinder ganz intuitiv eine zum Entspannen geeignete Haltung im Sitzen oder Liegen und legen dann mit sanftem Druck die Hände an der entsprechenden schmerzenden Kopfstelle auf. Ansonsten können sie dazu animiert werden.
▷ *Kaltes Wasser:* Bewährt hat sich das Umgreifen einer Kaltwasserleitung bei laufendem Wasser. Der Schmerz wird dann in der Vorstellung an das fließende Wasser abgegeben.
▷ *Entspannungsübungen:* Spannungskopfschmerz verschwindet am schnellsten durch Ent-Spannung. Insofern kommen hier alle

entsprechenden Entspannungstechniken infrage, die halbwegs kindgerecht sind.

▷ *Pflanzenheilkunde:* Das Helmkraut (Scutellaria lateriflora) wirkt entspannend, krampflösend und stärkt das Zentralnervensystem. Es ist gut mit Zitronenmelisse zu mischen. Ziest (Stachys officinalis) wirkt beruhigend bei Angst und Sorgen und stimuliert die Durchblutung des Gehirns. Mischungen mit beruhigenden Nervenmitteln wie Lavendel, Johanniskraut und Eisenkraut sind möglich.

6.2 Migräne

»Ich muss perfekt sein.«

Die Migräne war immer ein Krankheitsbild Erwachsener, aber sie bricht wie zahlreiche andere zunehmend früher ins Leben ein. Der homöopathische Arzt Friedrich Graf findet wie viele Kollegen einen hausgemachten Grund dafür und sagt: »Immer wieder zeigen die Anamnesen jugendlicher Kopfschmerzpatienten den Beginn echter Migräne nach den vorgenommenen Auffrischimpfungen in der beginnenden Pubertät.« Das Problem der Impfungen liegt zum guten Teil in der Unterdrückung lebenswichtiger Impulse.

Kinder mit Migräne unterliegen oft einem ausgesprochen hohen Anspruch an sich selbst und haben geradezu perfektionistische Selbstbilder. Häufig sind auch die Anforderungen der Eltern hoch bis sehr hoch. Bei fehlender Umsetzung der eigenen oder fremder Ansprüche kann sich erhebliche Versagensangst aufbauen, die die Kinder dazu bringt, sich enorm zu quälen, um den (eigenen) Ansprüchen gerecht zu werden.

Migräne scheint auch deutlich häufiger bei Kindern aufzutreten, die sich ungeliebt fühlen oder dem Motto gehorchen: »Ich werde (nur) geliebt, wenn ich gute Noten nach Hause bringe.« – »Liebe (nur) gegen Leistung« scheint ein wirklich krankmachendes Konzept zu sein.

Bei den Betroffenen fällt weiter große Empfindlichkeit gegenüber äußeren Reizen auf. Licht, Lärm, Berührung und jede Form von Reiz(überflutung) werden schlecht vertragen. Das Kind macht alle Schotten dicht und verfährt nach der Devise »Rühr mich nicht an«. Der ganze Kopf, der ja alle Sinne beherbergt, macht sinnlich dicht – *kind* will nichts sehen, hören, riechen und schmecken. Der Appetit verschwindet, Gerüche verursachen Übelkeit, auch Fühlen und Berührtwerden sind tabu. Die Schotten werden in Gestalt der Körperöffnungen dichtgemacht. Übelkeit und Erbrechen zeigen, wenn den Betroffenen »zum Kotzen« ist. Sie können nicht verdauen, nichts mehr hereinlassen, alles drängt im Gegenteil hinaus.

Die häufig mit der Migräne einhergehende Sehstörung des Flimmerskotoms (blinden Flecks), mit dem sich die orgiastischen Migräneanfälle bzw. Visionen der Hildegard von Bingen ankündigten, deutet an, dass die Betroffenen nicht mehr durchblicken und ihr normales Leben im Augenblick nicht »auf die Reihe« bekommen. Die äußere Sicht wird ihnen genommen und die Aufmerksamkeit auf ein imaginäres inneres Licht gelenkt. Es geht ihnen tatsächlich ein Licht auf, aber auf der falschen Ebene. Das Licht der Erkenntnis wäre die Aufgabe im Sinne eines inneren Lichtes, das das Leben erhellt und ganz andere, nämlich ekstatische Empfindungen auslösen könnte, nach dem Motto »Wenn man schon nicht sehen kann, ist Fühlen auch keine Schande«. Die Migräne, die bei Erwachsenen oft einen Orgasmus imitiert, allerdings auf der ungeschickten Ebene des Kopfes, will die Aufmerksamkeit nach innen lenken, weshalb alle äußeren Reize gemieden werden müssen und der Körper auf Ruhigstellung dringt. So nimmt er sich die Entlastung und Regeneration, die er braucht. Migräne in der Kindheit oder jedenfalls vor der Pubertät wäre ein dramatischer Hinweis, ekstatische genussvolle Aspekte ins Leben zu integrieren und das Leistungsthema niedriger zu hängen.

Fragen für Eltern:

- ▷ Wie kann unser Kind lernen, gedankliche oder visionäre Höhenflüge zuzulassen?
- ▷ Wie wären ekstatische Gefühle und Erfahrungen ins Leben zu integrieren?

Unterstützende Maßnahmen:

- ▷ *Reizüberflutung, Leistungsdruck, falsche Ernährung* vermeiden oder jedenfalls reduzieren.
- ▷ *Eisenstoffwechselfördernde Tees:* Hagebutte, Brennnessel.
- ▷ *Genug trinken.*
- ▷ *Wärme- oder Kälteanwendungen* von außen, je nach den Bedürfnissen des Kindes.
- ▷ Für *ausreichend Schlaf* sorgen.
- ▷ Für *ausreichend Bewegung* an frischer Luft sorgen.
- ▷ *Pflanzenheilkunde:* Beim ersten Anzeichen mit Lavendel-Massageöl (10 Tropfen Lavendelöl mit 25 Milliliter neutralem Öl) die Schläfen einmassieren.

7 Augenerkrankungen und Sehstörungen

7.1 Bindehautentzündung

»Ich mach die Augen gar nicht mehr auf!«

Die Bindehautentzündung oder Konjunktivitis ist häufig bei Kindern, was uns nicht zu wundern braucht, denn das Leben begann bis 1986 immer mit einer gesetzlich verordneten Bindehautentzündung, die als sogenannte Credé'sche Prophylaxe das Geburtsrecht jedes neuen deutschen Erdenbürgers war. Um bei einer unentdeckten Tripperérkrankung der Mutter eine Infektion der kindlichen Augen beim Durchtritt durch die Scheide zu verhindern, wurden per Gesetz die Augen mit einer 1- bis 2-prozentigen Silbernitratlösung verätzt. Silbernitrat oder Argentum nitricum ist Höllenstein. Im Auge brennt dieses Ätzmittel wirklich wie die Hölle. Da im Anfang – nach Auffassung der hermetischen Philosophie – bereits alles liegt, war mit dieser ersten programmierten Bindehautentzündung schon ein Feld für dieses Krankheitsbild geschaffen. Immerhin haben alle, die bei Drucklegung dieses Buches über 23 Jahre alt waren, ihr Leben mit einem Konflikt um die Sicht der Welt, eben einer Bindehautentzündung, begonnen.

Die höllische Begrüßung in dieser Welt mittels Höllensteintaufe ist geradezu (mytho)logisch, immerhin bezeichnet Christus den Teufel als Herrn dieser Welt. Mit »seinem Stoff« werden die Kleinen unter Schmerzen in Empfang genommen. Was ursprünglich sinnvoll erschien, war medizinisch schon lange irrelevant. Man hätte mit Antibiotikatropfen dasselbe längst schmerzlos erreichen können. Ein Trippertest vorher bei der Mutter, und das ganze Theater wäre aus der Welt gewesen.

Aber Schulmediziner gingen lieber weiter davon aus, dass Neugeborene gar nicht viel spüren. Könnte das daran liegen, dass sie selbst gar nicht so viel spüren? Heute gehen sie immer noch davon aus, dass das Ungeborene im Mutterleib nichts empfindet, auch wenn englische Gynäkologen schon vor zwei Jahrzehnten eine Narkose für Embryonen vor der Abtreibung gefordert haben. Aber ginge man derartigen Erkenntnissen nach, könnte man nicht kritiklos einfach weitermachen wie bisher, und so werden solche Stimmen bis heute, und solange es irgend geht, unterdrückt. Das ist wohl einer der wesentlichen Gründe für die von den Schulmedizinern so sehr beklagte scharenweise Abwanderung von Patienten zu unstudierten sogenannten Scharlatanen, die aber in der Regel über mehr Gefühl, Einfühlung und Zeit verfügen.

Die allermeisten Kinder reagierten mit spontanem erschreckten Zukneifen der Augenlider auf den »teuflischen« Willkommensgruß und einer späteren Entzündung der Augen nebst Lidern. Zuerst verging ihnen unter höllischem Schmerz die Lust, diese Welt zu sehen, dann entspann sich ein Konflikt um das neuerliche Öffnen der Augen.

Die Symptomatik ist bei der ersten wie allen folgenden Bindehautentzündungen von brennenden, tränenden Augen geprägt, wobei das Weiße des Auges sichtbar gerötet ist. Oft sind auch die Lider geschwollen und durch Eiterbildung verklebt, sodass Kleinkinder sie manchmal gar nicht mehr aufbekommen.

Zugeklebte und obendrein lichtempfindliche Augen sind von der Symbolik überdeutlich. Als Spiegel und Fenster der Seele eigentlich für Einsicht und Durchblick zuständig, entziehen sie sich hier ihrer Aufgabe komplett. Die Betroffenen wollen nichts mehr sehen und gar nicht mehr hinschauen. Sie verschließen die Augen vor der Welt und ziehen sich hinter ihre Jalousien zurück. Die Empfindlichkeit auf Licht spricht dafür, dass sie die Helligkeit weder sehen noch hereinlassen wollen. So beschränken sie sich auf die Dunkelheit in ihrem Innern, hinter den Vorhängen vor den Seelenfenstern. Weder strahlen die Augen noch etwas aus, noch wollen sie sich in die Seele schauen lassen, sie machen einfach zu und stellen die Kommunikation in beide Richtungen ein. Wegen Konflikts geschlossen!

Darin ließe sich auch gleich die Aufgabe erkennen, nämlich nach außen dichtzumachen und sich dem eigenen Inneren zu widmen, jenem Bereich, den wir bei Erwachsenen »Schatten« nennen. Bei Kindern handelt es sich da wohl eher um versteckte Ängste und Sorgen.

Nachdem ich erlebt hatte, wie in einem Seminar, in dem es um anspruchsvolle Selbsterkenntnis ging, neun von achtzig Teilnehmern zur selben Zeit eine Bindehautentzündung entwickelten, ging mir ein Licht bezüglich dieses Krankheitsbildes auf. Grund war nicht die Ansteckung durch Erreger. Die Betroffenen verweigerten sich unbewusst den anstehenden zu bearbeitenden Themen und boten dem Krankheitsbild (sowie seinen Erregern) so einen entsprechenden Nährboden.

Es ist ein hochinfektiöser Konflikt um die Sicht und die Art, mit der Welt umzugehen, ein Konflikt auch zwischen Hin- und Wegschauen. Wer regelmäßig vor Auseinandersetzungen die Augen verschließt und so dem Konflikt nicht ins Auge sieht, sondern sein (Un-)Heil in der Vogel-Strauß-Politik des Kopf-in-den-Sand-Steckens sucht, muss damit rechnen, dass der auf Ehrlichkeit geeichte Organismus zur Darstellung des Problems eine Konjunktivitis wählt.

Bei Erwachsenen und manchmal auch schon Kindern verkörpert die Bindehautentzündung oft eine ebenso uneingestandene wie unerträgliche Spannung zwischen eigenen Ansichten und fremder Weltsicht, die sich an den Augen entzündet und den Betroffenen somit unübersehbar ins Gesicht geschrieben steht. Dahinter steckt bei Kindern häufig noch zu wenig Zutrauen zur eigenen Sicht der Dinge.

Konflikte um die Weltanschauung greifen rasch um sich bzw. werden leicht übertragen. Die Kleinen dürfen nicht in den Kindergarten wegen Ansteckungsgefahr. Die Schulmedizin setzt Antibiotika ein, um den Organismus in seinen Kriegsanstrengungen zu unterstützen.

Die ins Auge springende Aufgabe liegt darin, den äußeren Augen Ruhe zu gönnen, sie sich schonen zu lassen und einfach nicht mehr alles anzuschauen, was es auf der Welt zu sehen gibt, während die inneren mutiger und offener, ja, konfliktfähiger werden sollten. Dabei könnten sich in dieser Zeit auch die anderen Sinne schärfen, während die äußeren Fenster der Seele geschlossen bleiben.

Im übertragenen Sinn gilt es, mutig kindliche bis kindische Vermeidungsstrategien nach dem Motto »Seh ich dich nicht, siehst du mich nicht« oder eben »Kopf in den Sand« aufzudecken, sie anzuschauen und anschließend mutiges Hinschauen und offensives Konfrontieren zu üben. Da wir als Eltern wenige Möglichkeiten haben, kleinen Kindern diese Einstellung und Konfrontationsbereitschaft pädagogisch nahezubringen, bleibt vor allem die Option, selbst mutig hinzuschauen, was ja nie schadet und es so über Resonanz den Kindern zu vermitteln. Wer dem inneren Seelenleben mit seinen brennenden Konflikten ins Auge blickt, dabei auch Einsicht in die eigenen Muster nimmt, beugt Bindehautentzündungen vor. Allerdings wird er dabei seinen eigenen lichten, aber ebenso den düsteren Seiten begegnen müssen, was auch schon Kindern schwerfällt. Besonderen Mut erfordert es, die Gewohnheit des Weg- und Übersehens, ja, des bewussten Wegschauens zu bekämpfen und sich stattdessen den Bildern und Konflikten offensiv zu stellen.

Fragen für Eltern:

- ▷ Was will unser Kind nicht mehr sehen? Wo ist es uneinsichtig?
- ▷ Wie können wir ihm helfen, Konflikte selbstbewusst anzugehen?
- ▷ Um welche Probleme geht es im Augenblick bei uns?
- ▷ Was will unser Kind vor uns und der Welt verbergen? Sollen wir dieses Geheimnis respektieren, oder müssen wir hinschauen, um zu helfen?
- ▷ Vor welcher (nicht gelebten) Auseinandersetzung verschließt es die Augen?

Unterstützende Maßnahmen:

- ▷ *Schutz vor äußeren Reizen* wie Licht, Sonne, Kälte, staubiger Luft, Zugluft, PC und Fernsehen.
- ▷ *Räume abdunkeln.*

- ▷ *Sonnenbrille aufsetzen.*
- ▷ *Lieber vorlesen oder Geschichten erzählen* als fernsehen lassen.
- ▷ *Homöopathische Behandlung (äußerlich):* Euphrasia Augentropfen von Wala: 1- bis 2-mal pro Tag je 1 Tropfen in den oberen und unteren Bindehautsack träufeln, die Häufigkeit der Anwendung bei Bedarf auf 3- bis 5-mal pro Tag steigern.
- ▷ *Pflanzenheilkunde (äußerlich):* 2 Beutel schwarzen Tee nach dem Aufguss abkühlen lassen und auf die geschlossenen Augen legen, ungefähr 15 Minuten wirken lassen.
  Für Stillkinder: die keimtötende Wirkung der Muttermilch nutzen, Muttermilch abpumpen und mit einer Pipette aus der Apotheke ins kranke Auge tröpfeln.
- ▷ *Innerliche Anwendungen:* Augentrosttee (Herba Euphrasia): 1/2 Teelöffel des Tees mit einer Tasse heißen Wassers überbrühen, 10 Minuten ziehen lassen, abseihen, über den Tag verteilt 3 Tassen trinken lassen.

7.2 Gerstenkorn

»Ich blick nicht durch.«

Zuerst ist es nur ein Gefühl wie Sand im Auge, ein Sandkorn, das stört und unangenehm ist – fast wie das Sandkorn in der Muschel, um das diese unter Schmerzen eine Perle wachsen lässt. Etwas, was da nicht hingehört, setzt die Betroffenen unter Druck, reizt sie, verstellt ihnen tendenziell die Sicht und entfacht einen entzündlichen Konflikt, der nach draußen zu explodieren drängt. Was will sich da ausdrücken? Schließlich schmerzt jede Augenbewegung und verdeutlicht einen Konflikt ums Hin- und Wegschauen. Ganz zweifellos hat sich Seelisches am Augenrand verhärtet. Mit den Augen sind zugleich die Spiegel der Seele, aber ebenso ihre Fenster angesprochen, und natürlich klingen auch Durchblick, Einsicht und Innenschau an. Die Entzündung am Lidrand führt zu einer punktuellen Verhärtung, die sich erst zum Gerstenkorn auswächst und als Verhärtung in der insgesamt weichen Augenregion als Fremdkörper empfunden werden muss. Hinter dem Korn steckt der Kern eines Konflikts an der Eintritts- und Ausgangspforte der Seele. Obendrein ist das Auge aber auch ein Teil des Gehirns, der einzige, den wir sehen können. Insofern verstellt das Gerstenkorn den Blick in die Seele und ins Gehirn als Zentrale unseres Schaltens und Waltens. Es zeigt somit einen Vermittlungskonflikt zwischen Seele und Zentrale einerseits und Außenwelt andererseits. Die Betroffenen wollen sich weder in die Seele noch in ihre Zentrale blicken lassen. Wenn sich das Gerstenkorn entwickelt, ist bald das gesamte Auge gereizt. Der Konflikt aber hat ganz entschieden seinen Mittel- und Ausgangspunkt in der Verhärtung, dem sogenannten Korn.

Allein das Stillhalten und Nichtbewegen des Auges bessert, *kind* sollte also am besten die Augen schließen. Die Aufgabe liegt folglich in der Innenschau. Besonders frühmorgens wird das deutlich, wenn das Augenöffnen schwerfällt, weil die Lider richtiggehend zugeklebt sind. Etwas in den Betroffenen will also die Augen gar nicht erst aufmachen, sondern weiterschlafen und -träumen.

Sie verkleben sich ein Auge, um etwas nicht mehr sehen, um nicht mehr zuschauen zu müssen bei Angelegenheiten, die sie in Konflikte stürzen. Andererseits geht es manchmal auch darum, wegzuschauen und die Augen vor Dingen zu verschließen, die einen nichts angehen, also ruhig mal »ein Auge zuzudrücken«. Das betrifft oft Kinder, die zu neugierig sind und ihre Nase überall hineinstecken, auch in fremde Angelegenheiten, die ihnen (noch) nicht guttun.

Andererseits deutet die Entzündung darauf hin, dass es letztlich auch darum geht, sich aufzuregen und den Konflikt zu wagen, um »flammenden Auges« für die eigenen Belange einzutreten. Die kleinen Konflikte am Lidrand, am Rande des Wahrnehmungsbereichs, bilden das seelische Geschehen sehr genau ab und verraten eine gewisse Aggression im Blick, die manchmal fast wie ein böser Blick wirken mag.

Der sehr abgegrenzte Bereich der Entzündung deutet auf einen ganz bestimmten »blinden Fleck« hin, der bisher übersehen wurde, eine Hürde, die *kind* nicht überblickt. Das Gerstenkorn könnte aber auch einen eingemauerten Konflikt darstellen, der zu explodieren droht. Die Anschwellung der Entzündungen wäre demnach ein Schutzwall, der etwas den Blicken entzieht. Dazu würde passen, dass die sehr oft hilfreiche homöopathische Medizin Staphisagria eine Art »Rüstungsmittel« ist, das bei hinter Mauern zurückgehaltenen Aggressionen hilft.

Auf körperlicher Ebene findet der Konflikt Entlastung, wenn das Korn, der Knoten oder Kern des Konflikts, aufbricht und der Eiter bzw. Kriegsschrott sich nach draußen entladen kann. Solche Entladungen in übertragener Hinsicht wären natürlich auch im Sinne der seelischen Lösung.

Das Oberlid steht symbolisch für den Verschluss des Auges, das Unterlid macht den Konflikt besonders sichtbar. Das linke Auge verdeutlicht den weiblichen Pol und die weibliche Weltsicht, das rechte entsprechend den männlichen. So werden sich etwa Themen, die mit der Seelen-Bilder-Welt zu tun haben, eher am linken und solche, die mit der Ratio verbunden sind, mehr am rechten Auge niederschlagen.

Staphisagria, das wichtigste homöopathische Mittel für dieses Symptom, kann zum Verständnis der zugrundeliegenden Situation Weiteres beisteuern. Es betrifft Kinder, die frühreif die Augen zu weit aufreißen und Themen mitbekommen, die für sie altersmäßig noch nicht bestimmt sind. Oft handelt es sich um gekränkte und gedemütigte Kinder, die sich Furchtbares haben gefallen lassen müssen bis hin zum Missbrauch der verschiedensten Form, um die Harmonie in der Familie zu bewahren oder Konflikte zu schlichten. Sie neigen dazu, zu verstummen und ihre Aggressionen innen einzusperren. Diese kommen dann punktuell über das Gerstenkorn an die Oberfläche, das an den Kern des Konflikts erinnert, der die kindliche Seele belastet. Das Gerstenkorn zeigt häufig an, dass jetzt der »springende Punkt« erreicht ist und das Kind ein »erwachsenes« Gespräch braucht, um seine Weltsicht zu erweitern. Wer die eigenen Bedürfnisse weit zurückstellt zum Wohl des Ganzen, unterdrückt natürlich leicht Konflikte, die dann als umschriebene begrenzte Kleinkriege in jenem Bereich aufflackern, wo es um die kindliche Weltsicht geht. Nur punktuell kann das Kind wagen, die bedrückenden Dinge zu äußern, das Ganze würde es niemals infrage stellen.

Fragen für Eltern:

- ▷ Was kann oder will unser Kind nicht mehr sehen?
- ▷ Was kann es ab jetzt anders sehen? Und braucht es dazu unsere Hilfe, oder braucht es nur Zeit für sich selbst?
- ▷ Wovor verschließt es die Augen?
- ▷ Wie können wir ihm die harte Realität kindgerecht und einfühlsam näherbringen?
- ▷ Gibt es unausgesprochene Konflikte, die es beschäftigen?
- ▷ Welchen Kummer kann es nicht ausdrücken?
- ▷ Wie können wir es unterstützen, seelische Konflikte oder Kummer anders zu äußern?

Unterstützende Maßnahmen:

- ▷ *Rotlichtbestrahlung:* Manche Kinder mögen die Wärme des Rotlichts, was das Gerstenkorn zur Reifung bringt und so möglicherweise zu einer Entleerung und damit Entlastung führt. Setzen oder legen Sie Ihr Kind im Abstand von 50 Zentimetern 3-mal täglich mit geschlossenen Augen 15 Minuten vor eine Rotlichtlampe. Am besten wäre es, wenn Sie Ihr Kind dabei auf dem Schoß halten und mit ihm reden oder ihm etwas vorlesen, dann kommt zur äußeren noch die elterliche Wärme hinzu, was den Heilungsprozess unterstützt.
- ▷ *Augenkompresse mit Augentrost:* Übergießen Sie einen Beutel oder 1/2 Teelöffel Augentrosttee (aus Apotheke oder Reformhaus) mit kochendem Wasser, und lassen Sie diesen 5 bis 7 Minuten ziehen. Tränken Sie dann ein weiches Stofftaschentuch oder Mullläppchen damit, und wringen Sie es aus. Legen Sie es möglichst warm auf das betroffene Auge, und fixieren Sie es mit einem Stirnband, Kopftuch oder einer Augenklappe. Wenn Ihr Kind diese Maßnahme als unangenehm empfindet, weil es auf einem Auge nichts sehen kann, empfehle ich, diese Behandlung in

ein »Piratenspiel« einzubinden, was dann meistens dazu führt, dass die Klappe für die notwendige Zeit toleriert wird. Nach Erkalten der Kompresse sollte sie gegen eine warme ausgewechselt oder entfernt werden. Wenn das Kind dadurch Linderung erfährt, können Sie die Behandlung 3-mal täglich wiederholen.

▷ *Goldring:* Ein vielfach bewährtes Mittel aus dem Volksglauben ist das Bestreichen des Gerstenkorns mit einem hochkarätigen oder Goldring. Das Kind soll ihn vorher anlecken und anschließend selbst mit dem Ring über das Gerstenkorn streichen. Das hilft allerdings nur zu Beginn. Hat sich das Gerstenkorn schon gut ausgebildet, ist es »für diesen Zauber« zu spät. Kinder mögen das Ritual auch, weil sie ausnahmsweise Mamas wertvollen Ring oder Papas Ehering benutzen dürfen.
Solche Methoden klingen nicht nur danach, sie sind auch Aberglaube, allerdings ein oft gut funktionierender. Immerhin fällt dem Urprinzipien-Kundigen auf, dass das Wertvolle, Edle mit dem Unsauberen, Dunklen, Kranken zusammengebracht wird. Sowohl der Reichtum aus der Erde wie die edlen Steine und Metalle als auch die Warzen aus dem Hexenreich und die dunklen Geheimnisse hinter Gerstenkörnern gehören zum plutonischen Archetyp.

▷ *Homöopathische Behandlung:* Staphisagria C30 ist das bewährteste Mittel. Das Kind hat Schmerzen, als sei etwas Hartes unter dem Augenlid (meist links oben). Berührung ist unerträglich, das Gerstenkorn eitert nicht und bricht nicht richtig auf. Auslöser ist ein Streit oder unterdrückter Kummer. Das Kind ist schweigsam und ärgert sich innerlich. Es ist sehr empfindlich für Kritik und Ansprache.
Hepar sulfuris C30: Die Entzündung ist bereits fortgeschritten, und das Gerstenkorn beginnt zu eitern. Die Kinder sind sehr licht- und zugempfindlich.
Wichtig! Bei wiederkehrenden Gerstenkörnern ist eine konstitutionelle homöopathische Behandlung durch einen erfahrenen Homöopathen ratsam.

7.3 Tränenkanalstenose

»Ich bin eine einzige Träne.« – »Mir ist immer zum Heulen.«

Eine Verengung (griechisch *sténosis*) des Tränenkanals führt dazu, dass die Tränenflüssigkeit nicht mehr abfließen kann, die Kinder sehen immer verheult aus. Die ständig voller Tränen stehenden Augen laufen gleichsam über. In solchen Augen bzw. Gesichtern feiert das Mond-Prinzip unerlöste Triumphe. Das Krankheitsbild kommt nur bei Neugeborenen und Kleinkindern vor, wächst sich meistens aus und führt nur selten dazu, dass die Tränenkanäle durchstochen werden müssen.

Eine ohnehin schon tränenreiche Zeit wird durch diese Symptomatik noch tränenreicher. Die Fenster der Seele werden ständig geputzt, die Kinder schauen wie durch einen Schleier und wirken immer weinerlich. Jedenfalls mobilisieren sie so das Mitgefühl ihrer Eltern und der übrigen Welt. Sie haben keinen klaren Blick auf diese, sondern sehen alles verschleiert und tatsächlich wie unter Wasser.

Darin wird ein gewisses Regressionsbedürfnis deutlich. Die Weltsicht aus der Perspektive des Mutterleibs wird noch eine Zeitlang beibehalten. Die Kleinen flüchten sich – sozusagen optisch – zurück in die vertraute innere Welt der letzten zehn Monde. Mythologisch ließe sich vermuten, die äußere Welt sei für sie noch hinter dem Schleier der Isis verborgen.

Wollten sie sich der äußeren Welt noch gar nicht so richtig öffnen? Sollte ihr Blick noch verschleiert und verzaubert bleiben, bis sie reif genug sind, auf den Weichzeichnereffekt zu verzichten und der harten, konturscharfen Realität ins Auge zu blicken? Muss der solchermaßen noch verstärkte Kindchenschema-Effekt dafür sorgen, dass sie das Mitgefühl bekommen, welches sie jetzt zu Beginn des Lebens brauchen?

In der Enge des Tränenkanals wird – wie in jeder Enge – auch eine gewisse Angst deutlich, der tränenträchtigen Wahrheit der

Welt ins (harte) Antlitz zu sehen. Der verklärt weiche und gefühlvolle Blick, wie unter Wasser gesetzt, will wohl noch gar nicht alles und auch nicht so klar und realistisch sehen und letzten Durchblick gewinnen.

Die Aufgabe dürfte für die Eltern darin liegen, dass sie Ruhe bewahren und sich und ihren Säuglingen erlauben, ihre Gefühle überlaufen zu lassen. Sie werden mit ihren wässrigen Augen in doppelter Hinsicht zum Spiegel für die Eltern. Vielleicht sollten diese mehr Gefühl zeigen, dem Kind gegenüber und untereinander und ihren Tränen freieren Lauf lassen? Jedenfalls sollten sie die Geduld aufbringen, den Kleinen den Akt frühzeitiger Durchstechung der Tränenkanäle zu ersparen, auf Wege wie die klassische Homöopathie setzen – und ihnen einfach noch etwas Zeit in der Wasserwelt des Anfangs schenken.

Fragen für Eltern:

▷ Warum ist es unserem Kind zum Heulen?
▷ Wie können wir unserem Kind intensiveren Kontakt zu seinen Gefühlen vermitteln?
▷ Wo und wie können wir ihm helfen, mit der Realität in vertrauteren Kontakt zu treten?
▷ Welcher Situation will es nicht ins Auge blicken?
▷ Können wir selbst unsere Gefühle zeigen und ihnen freien Lauf lassen?

Unterstützende Maßnahme:

▷ *Homöopathische Behandlung:* Ein bewährtes Mittel ist Silicea C30, 1-mal 2 Globuli.

7.4 Schielen

»Ich will den Tatsachen nicht ins Auge sehen!«

Beim Schielen sind mit den Augen die Themen »Einsicht« und »Durchblick« angesprochen. Weil unsere Augen auch Spiegel und Fenster der Seele sind, betrifft uns dieses Symptom viel tiefer, als auf den ersten Blick zu vermuten ist. Schielende können eigentlich niemanden direkt anblicken. Ausdrücke wie »keinen Durchblick haben« oder »zweimal hinsehen müssen« zeugen davon, wie entscheidend die klare Sicht aus zwei Augen ist. Schielende können nichts »auf den ersten Blick sehen«. Sie müssen sich, noch stärker als andere, mithilfe ihres Gehirns erst alles zurechtrechnen, um so doch noch einen gewissen Überblick zu gewinnen.

Der Zeitpunkt, wo sich die beiden Augen »richten«, d.h. in einer Richtung ausrichten bzw. auf diese Einsicht gestimmt werden, liegt in der frühen Kindheit. Seelische Traumata in dieser Zeit können das »Ausrichten« auf ein Ziel und damit die Orientierung in Richtung einer eindeutigen dreidimensionalen Sichtweise ver- oder mindestens behindern. Solche Augen bleiben »ungerichtet« und ungestimmt, die Sicht unstimmig. Wo dieses Thema später bearbeitet werden soll, muss *kind* sich dem zugrundeliegenden Trauma stellen, es muss zielgenau hinschauen, um zu einer stimmenden Sicht zu finden.

Niemandem in die Augen schauen zu können dürfte damit zusammenhängen, dass die Betroffenen Angst haben, im Innern (ihrer Seele) erkannt und durchschaut zu werden und dann für etwas bestraft zu werden. Insofern versuchen sie mit dem Symptom, von Fehlern und schlechtem Gewissen abzulenken. Es sind auch überhäufig sogenannte Ausredenfinder darunter, die Angst haben, dass ihre Ausreden und Lügen auffliegen. Der Verdacht liegt nahe, dass in der Erziehung Double-bind-Muster wirksam waren, jene Doppelbindungen, die den Kindern keine Chance ließen, sich richtig zu entscheiden, also Situationen, wo alles nur falsch für sie herauskommen konnte. Diese ermöglichten ihnen folglich nicht, sich auf feste Standpunkte einzulassen. Der hin- und hergerissene Blick, der nichts wirklich fixieren kann, verleiht dem Ausdruck.

Schließlich tritt im Schielen eine gewisse unzufriedene Suche zutage, denn ständig wird ein Auge auf etwas Abwesendes, abseits Liegendes bzw. Fehlendes geworfen.

Schielen ist physio-logisch eine Schutzschaltung im Gehirn aufgrund der chronischen Fehlsicht bzw. Unfähigkeit, die beiden Seiten der Wirklichkeit zu koordinieren. Es führt zu funktionaler Einäugigkeit, denn die Bilder des abweichenden Auges werden unterdrückt. Wir brauchen zwei Augen, um Perspektive zu sehen, nur mit Bildern aus zwei verschiedenen Blickwinkeln ergibt sich nämlich die Vorstellung von Raum. Die beiden etwas auseinanderstehenden Augen gewährleisten diese Information, und die Sehrinde des Gehirns errechnet aus den Bildern ihrer beiden Augenkameras ein einziges plastisches Bild, das uns Raum empfinden lässt.

Beim Schielen verzichtet das Gehirn auf die Informationen eines der beiden Augen aufgrund von dessen Problematik, wodurch das Sehen die dritte Dimension verliert und zweidimensional flach wird. Damit gehen Tiefe und natürlich auch Tiefenschärfe verloren. Schielende sehen also eine flache, platte Welt und können keine Entfernungen mehr schätzen. Sie rutschen sozusagen in eine Regression, denn die Welt erscheint ihnen als Scheibe statt als Kugel, auch jeder Ball wird für sie platt. Nimmt man einer Kugel die Tiefe, entsteht ein Kreis. Das kann Kinder schon bei frühen Ballspielen behindern und als ungeschickte Tollpatsche erscheinen lassen.

Mit der Zeit kann das Gehirn allerdings einiges kompensieren, sodass die Betroffenen allmählich lernen, Entfernungen richtig einzuschätzen. Das Gehirn ist so geschickt, dass es z.B. aus der Zahl der Wegmarkierungen, dem Abstand von Alleebäumen oder der Zahl der Mittelstreifen allmählich immer bessere Entfernungsmessungen zustande bringt. In der Wüste, wo all das fehlt, fliegen solche Kompensationen allerdings wieder auf, was ich einmal mit einem schielenden Reisegefährten erleben konnte. Selbst hier kann aber das Gehirn nach einiger Zeit aus der Größe von Staubfahnen usw. auf Abstände schließen. Schielende können also durchaus lernen, sicher Auto zu fahren.

Zwar waren schon den Römern Verfahren bekannt, räumliche Situationen abzubilden, doch wurde dieses Wissen nicht weiterentwickelt. Erst in der Renaissance wurde die Zentralperspektive (wieder)entdeckt. Vielleicht sehen Menschen tatsächlich auch erst seit dieser Zeit bewusst dreidimensional. Mit beiden Augen hatten unsere Vorfahren zwar schon alles, um räumlich zu sehen, aber eventuell nutzten sie diese Möglichkeiten viel weniger. Da sie noch sehr langsam in einer sehr viel einfacheren Welt unterwegs waren, mag es auch ohne die große Perspektive gegangen sein, selbst wenn sie natürlich auf der Jagd oder Flucht schon Ansätze von Entfernungsmessung haben mussten.

Das bedeutet, möglicherweise regredieren Schielende in dieser Hinsicht auf den Stand jener Zeit, als die Menschen noch wenig Perspektive hatten und sie jedenfalls nicht malen konnten. Auch schielende Säuglinge sind noch vor dieser Entwicklungsstufe. Man könnte auch vermuten, dass Säuglinge, »wenn sie das Licht der Welt erblicken«, noch so himmlische Wesen sind, dass sie sich gar nicht mit der Polarität herumschlagen »und den Tatsachen noch nicht ins Auge blicken müssen«, ja, noch »keinen Blick auf etwas Bestimmtes oder Konkretes werfen wollen«. Sobald sie müde sind, fallen sie wieder zurück auf die frühe, entspanntere Ebene, wo sie die Augen noch nicht koordinieren mussten. Bis zum vierten Monat nach der Geburt ist das normal, weil erst die einsetzende Entwicklung auf Gehirnebene die Koordination der Augen möglich macht. Danach gibt es nur noch bei Müdigkeit Rückfälle. Später kann es selten, in Schwächeperioden immer noch einmal zum Schielen kommen, vor allem in Situationen, wo »nur ein flüchtiger Blick bleibt« und Energie und Kraft nicht reichen, die Augen in der Spur zu halten, sie zu synchronisieren. Bei entsprechender Grundthematik kann solch ein Schielen bleiben.

In der Analogie kann uns der Zustand Betrunkener beim Verständnis helfen. Auch sie sehen oft doppelt, weil aufgrund ihrer alkoholischen Großhirnvergiftung die beiden Seiten der Wirklichkeit nicht mehr zusammenkommen. Sie verlieren ja auch auf anderen Ebenen die Fähigkeit der Koordination, etwa beim Gehen oder Sprechen. Würde dieser Zustand lange anhalten, müsste das Gehirn jeweils ein Auge abschalten, da mit Doppelbildern kein Weiterkommen ist.

7.4.1 Mangelnde Koordinationsfähigkeit

Auf der Bedeutungsebene ließe die mangelnde Koordinationsfähigkeit darauf schließen, dass Schielende die beiden Seiten ihrer Persönlichkeit nicht aufeinander abstimmen, das emotional Gefühlvolle und das verstandesmäßig Vernünftige, Herz und Verstand, nicht mehr zusammenbringen können. Entsprechende Analogien verraten, wie auch Mutter- und Vaterseite oder eben Yin und Yang auseinanderfallen. Daraus kann sich, wenn weitere Probleme hinzukommen, die Gefahr einer asymmetrischen Persönlichkeitsentwicklung ergeben.

Schielen führt häufig zu einem ungerichteten Blick und der Schwierigkeit, dem Leben eine eindeutige Richtung zu geben. Das Kind ist verhindert, einen kritischen Blick zu entwickeln. Wer andererseits ständig einen Pol ausschließt und die Wirklichkeit einäugig sieht, wird leicht einseitig statt einsichtig. Kinder, die erlebte Bilder und Wahrnehmungen nicht mehr zur Deckung bringen können, ziehen sich so auf einen Pol zurück. Wenn etwa die Diskrepanz zwischen Mutter- und Vaterbild zu groß wird und sie ständig hin- und hergerissen und entscheidungsunfähig sind, machen es die Augen auf der Körperebene deutlich, und jedes geht seinen eigenen Weg. Das Gehirn entscheidet dann – auf Seelenbasis –, welches Auge lebensbestimmend wird und welches unter den Tisch fällt.

Wo das rechte Auge schielt, wird der Vater und seine An- und Weltsicht ausgeschlossen, und das linke, dem archetypisch Weiblichen zugewandte Auge wird zum Führungsauge im Leben. Beim schielenden linken Auge fällt entsprechend die mütterliche Sicht unter den Tisch, und das dem archetypisch Männlichen verpflichtete rechte wird zum Führungs- und lebensbestimmenden Auge.

Das Ergebnis ist eine einseitige Wahrnehmung ohne Perspektive. Beide Seiten der Wirklichkeit können nicht mehr zugleich ausgehalten werden, die Widersprüche sind unerträglich. Sie wollen unbewusst einen Elternteil übersehen, haben es also auf den anderen abgesehen. Dabei lassen sie den übersehenen »ganz schön dumm aussehen«. Besser, als »mit Blicken zu töten«, einen »stechenden oder vernichtenden Blick auf ihn zu werfen« oder gar generell »einen bösen Blick« zu entwickeln, ist das immer noch. Sie »tauschen einfach keine Blicke mehr aus«. Das »lässt tief blicken«, was das Verhältnis zu dem jeweiligen Elternteil angeht, und geschieht bestimmt nicht »aus Ver*sehen*«. Ganz weniges im Leben passiert »ver-sehen-tlich«. Hier macht es die Sprache im Zusammenspiel mit der Körpersprache so unübertroffen deutlich.

Wenn erst mal nur der eine Elternteil angeschaut wird, verweist dies auf ein Thema, das besondere Aufmerksamkeit und Bewusstheit verlangt. Die Blickrichtung des Kindes verrät, auf welchen Teil der Polarität es seinen »gezielten« Blick richten und sich damit auseinandersetzen soll, ohne sich durch den anderen Pol von seiner Aufgabe abbringen zu lassen.

Da schielende Kinder einen nicht wirklich ansehen können, fühlt man sich von ihnen nicht gemeint und durch den fehlenden Augenkontakt nicht konfrontiert. So entsteht auch weniger das Gefühl persönlicher Verbundenheit. Dass sie sich ihrerseits auch nicht in die Augen schauen lassen, weil sie bzw. eines ihrer Augen immer ausweichen, wird von anderen als unangenehm empfunden: »Sie gewähren keinen Einblick.«

Warum ist es uns so wichtig, dass uns jemand beim Anstoßen oder im Gespräch mit beiden Augen ansieht? Wahrscheinlich weil wir uns sonst nicht wirklich gemeint fühlen, wenn das Gegenüber immer auch noch woandershin sieht und vielleicht andere »Blicke erhaschen« will. Wir wollen im Mittelpunkt seines Interesses stehen, und der Schielende bekommt keinen solchen Mittelpunkt mehr hin.

Wer immer auch noch woandershin schielt bzw. sieht, ist nicht bei der Sache, »nicht im Augenblick«, wie er blicktechnisch auch kaum wirklich bei einem Menschen sein kann. Durch die divergierenden, nach außen gerichteten Blickrichtungen ergibt sich eine Art körperliches Multitasking, das aber noch weniger bringt als das gesellschaftliche, denn das Gehirn schaltet die Bilder des abweichenden Auges einfach ab, um Schwindel und Übelkeit zu vermeiden.

Wessen Welt flach und eine Scheibe ist, wer weder erkennen kann, was wann auf ihn zukommt, noch Entfernungen zu schätzen vermag, wird wahrscheinlich auch nichts »vorhersehen« können. Sein Verhältnis zur Welt bleibt unklar und einseitig – wie die Sicht. Er wird Schwierigkeiten haben, beide Seiten eines Problems und überhaupt jeder Sache zu sehen, und so auch schwer »etwas einsehen«.

Unsere Sicht der Welt entspricht den eigenen Ansichten. Im Idealfall kann man sich die Welt ansehen und die Wirklichkeit mit den eigenen Ansichten vergleichen, um beides zur Deckung zu bringen. So wird das Betrachten der Welt die eigenen Ansichten immer wieder korrigieren. Das dürfte der Punkt sein, an dem Alexander von Humboldt sagte, die schlimmste Weltanschauung sei die von Menschen, die sich die Welt nicht angeschaut hätten.

Nun bleiben aber Schielenden schon (physio)logischerweise nur eine einseitige Weltsicht und entsprechend einseitige Ansichten. Die Wahrscheinlichkeit, dass sich daraus auch im übertragenen Sinn einseitige Ansichten mit der Folge eines einseitigen Weltbildes entwickeln, ist jedenfalls erhöht. Generell bleibt uns ja nur die Hoffnung: »Jeder sieht ein Stückchen Welt, gemeinsam sehen wir die ganze.« Schielende müssten sich klarmachen, dass das für sie verstärkt gilt und ihr Stückchen Weltsicht unbedingt der Ergänzung durch andere Sichtweisen bedarf. Man könnte bei ihnen sogar von »ab-wegigen« An-, Ein- und Aus*sicht*en sprechen. So haben Schielende leicht das Nach*sehen*.

Schielen ist so etwas wie die Karikatur von Einsicht oder eine Ein-Sicht der unerlösten Art. Schielenden fällt es naturgemäß schwer, die Tiefe der Dinge und dann wohl auch der Gefühle zu erkennen, z.B. die Tiefe einer Liebe. Da sie die Welt also nicht in ihrer Tiefe sehen können, müssen sie sich auf andere Wahrnehmungsebenen verlassen wie etwa ihr Gefühl. Bei der Liebe könnte das sogar der bessere Weg sein.

Insgesamt finden sie aber wohl schwerer stimmige und ehrliche Perspektiven für ihr Leben. In einer flachen Welt ohne Tiefgang unterliegt bei ihnen das schielend Gesehene häufig Zweifeln, weil ihnen die andere Hälfte fehlt. Wer aber an einseitigen Ansichten keinen Zweifel hat, entwickelt sich leicht zum Problem für sich und seine Umwelt. Heute wird das Schielen bei fast allen Kindern rechtzeitig erkannt und korrigiert, was an der grundsätzlichen Lernaufgabe aber nichts ändert.

Tatsächlich gibt es aber auch eine erlöste Interpretation, und so ließe sich auch »etwas Gutes daran sehen«. Einseitige Ein- und Ausblicke könnten ebenso auf die Einheit zielen. Kinder sehen ja häufig noch zu den Engeln und in deren Reiche, etwa wenn sich ihre Augen auf den Punkt des sechsten Chakras (Ajna) richten, des Dritten Auges, jenes feinstofflichen Energiezentrums, das nach hinduistischer Auffassung an der Nasenwurzel liegt. In Bayern sagen die Sensibleren: »Sie schauten zu den Engeln«, die Gröberen sprechen vom »Narrenkastel«. So wäre das jedenfalls ein »willkommener Ausblick« in eine andere Dimension.

Schielen könnte Kindern andeuten, dass sie genau das wieder lernen sollten: in diese Sphären zu schauen und die entsprechende innere Schau zu genießen. Insofern passt es gut, dass sie in den ersten Monaten (physio)logischerweise schielen – sie sind noch einfältig und auf ihre Art einsichtig.

Wer sein Glück an diese Welt hängt, läuft immer Gefahr, einseitig zu bleiben. Wer aber die Welt von Anfang an als Maya, als flachen Abglanz der wahren Wirklichkeit, durchschauen kann, hinter der Welt der polaren Zweiheit immer wieder die Einheit sieht, aus der einseitigen Sicht echte Einsicht wachsen lässt, könnte über eine gewisse Einfalt die Erfahrung der Einheit entwickeln. Hier läge die große Aufgabe hinter dem Schielen.

7.4.2 Arten des Schielens

Zwei Arten von Schielen lassen sich von der Augenstellung her unterscheiden. Beim sogenannten Einwärtsschielen ist das abweichende Auge nach innen gerichtet. Daraus ergibt sich eine Tendenz, zu Hause bei den Eltern und lieber Kind zu bleiben bei einem deutlich erhöhten Sicherheitsbedürfnis. Die seelische Grundsituation ist eher introvertiert.

Die spezielle Aufgabe dieser Schielart liegt darin, sich über die Beschäftigung mit sich selbst genau kennenzulernen und schließlich alles in sich zu finden, denn das Innen ist ein perfekter Spiegel des Außen. Wenn also innen alles klar ist, wird auch das Außen geklärt und Einsicht möglich.

Beim Auswärtsschielen ist das abweichende Auge entsprechend nach draußen gerichtet. Hier verrät sich eine Tendenz, der Familie und dem Heim wie auch der Heimat zu entkommen, aus schwierigen Situationen auszubrechen und nicht so leicht zur eigenen Mitte zu finden. Auch verrät sich so die Neigung, lieber Probleme zu umschiffen als sie zu lösen, zu lavieren, auszuweichen und nicht zum Punkt zu kommen. Das griechische Wort für »sündigen«, *hamartanein*, bedeutet auch »den Punkt verfehlen«, sich absondern. Die seelische Grundsituation ist extravertiert.

Die Aufgabe geht dahin, über die Erfahrung der äußeren Welt sich schließlich auch selbst zu finden. Wer sich die Welt anschaut, wird eine entsprechend anschauliche Weltanschauung entwickeln. Aus dieser kann sich Selbsterkenntnis ergeben.

Eine leichte Form des Schielens ist der Silberblick. Bei Frauen galt er früher als attraktiv und damit »wertvoll« wie eben Silber, schien er doch eine gewisse Schwäche in der Weltwahrnehmung und damit Hilfsbedürftigkeit zu verraten, die Männer bei Frauen oft als anziehend empfinden. Allerdings wollen moderne Frauen kaum mehr für Schwächen gemocht werden.

Die generelle Aufgabe beim Schielen geht dahin, sich die divergierenden ambivalenten Tendenzen des eigenen Wesens bewusst zu machen und die Probleme der Richtungsfindung einzusehen. Wer zur eigenen Hilfsbedürftigkeit stehen lernt und offen zeigt, was und wie viel ihm zur Vollkommenheit fehlt, wirkt eher sympathisch. Auch wer sich bewusst beschränken lernt auf die eine Hälfte der Wirklichkeit, diese aber ganz erfasst, wird irgendwann reif für den anderen, noch fehlenden Pol. Wem es – auf das eine ausgerichtet statt auf die ganze Welt – gelingt, in jedem Einzelaspekt das Leben in seiner Ganzheit zu erkennen, der ist auf dem Weg zu Einsicht und Einheit.

Fragen für Eltern:

- ▷ Wie helfen wir unserem Kind beim nötigen Durchblick?
- ▷ Wie können wir ihm helfen, Einsicht schätzen zu lernen?
- ▷ Wo fehlen ihm Überblick und Einsicht?
- ▷ Wie könnten wir mit unserem Kind den Druck zur Perspektive abschütteln und einfach mal *da sein*?
- ▷ Wie bekommt es Zugang zur Tiefe des Lebens?
- ▷ Wie gut kann es zur Polarität stehen, und wie können wir ihm helfen, so viel wie möglich daraus zu lernen?
- ▷ Welchen Tatsachen kann/will es nicht ins Auge blicken?
- ▷ Wo liegt ein (vielleicht familiäres) Trauma, das die Kinderseele (noch) nicht anzusehen wagt und ihm stattdessen mit dem Blick ausweicht? Unter seelischem Stress weicht das schielende Auge häufiger ab.
- ▷ Welche Themen stressen unser Kind besonders?
- ▷ Warum gewährt es uns keinen Einblick in sein Inneres?

Unterstützende Maßnahme:

- ▷ *Auge abkleben:* Dadurch, dass dem Kind zeitweise ein Auge abgeklebt wird, muss es seinen Fokus auf die vernachlässigte Seite richten. Das erzwingt eine intensive, bewusste Auseinandersetzung »mit der anderen Sicht« und ermöglicht somit eine wirksame Behandlung.

8 Hals-, Nasen-, Ohrenerkrankungen

8.1 Infektanfälligkeit – Abwehrschwäche

»Ich kann mich nicht wehren.«

Auf der Körperebene dient das Abwehrsystem der Verteidigung gegen alle möglichen Erreger und Keime, die den Organismus gern als Siedlungsraum nehmen und folglich ständig bedrohen. Mit seinen oberflächlichen 36 und 37 Grad in der Tiefe der Gewebe eignet er sich diesbezüglich ideal für eine Unzahl von Lebewesen. Hinzu kommt, dass die (Um-)Welt voller unterschiedlichster Lebensformen ist. Allein bei einem normalen Händedruck wechseln 35 Millionen Keime den Besitzer, bei einem Begrüßungskuss beidseits sogar fast fünfzig Millionen. Daraus sollte nun nicht Angst vor einer belebten Umwelt, sondern vielmehr Lust auf Stärke und die Fähigkeit zum Bestehen in dieser Welt entstehen.

Eine intakte körperliche Abwehr ist (über)lebenswichtig und setzt geistig-seelische Offenheit und die gesunde Bereitschaft voraus, sich zu wehren. Die Seuchenärzte der alten Zeit konnten es sich leisten, den Todkranken offen zu begegnen und sie zu behandeln, ohne selbst zu erkranken, wenn sie es aus innerer Überzeugung und Berufung taten. Je offener und stärker das Bewusstsein, desto effizienter und leistungsfähiger ist auch die Abwehr. Ähnlich erleben das viele Mütter, wenn alles um sie herum krank ist und nur sie auf den Beinen bleiben, damit sie auch alle versorgen und pflegen können. Oft werden sie erst krank, wenn die anderen wieder gesund sind.

Wer sich im Bewusstsein durch übertriebenes Zumachen nicht mehr erregen lässt, muss damit rechnen, dass sein Nein zum Leben und die Unfähigkeit, sich innerlich zu öffnen, einer Öffnung gegenüber allen möglichen Erregern Vorschub leistet.

Die Aufgabe wäre – wie immer –, dem Körper das Thema abzunehmen. Anstatt ihn also allen möglichen Keimen zu öffnen, ginge es darum, im Bewusstsein allen möglichen Themen, Ideen und Impulsen gegenüber aufgeschlossen zu werden und sie in sich keimen, wachsen und leben zu lassen. Oder anders ausgedrückt: Wer inneres lebendiges (Seelen-)Leben zulässt, braucht nicht so viel lebendige Keime in sich einzulassen. Wo schon viel Leben ist und keimt, haben von außen kommende Erreger wenig Chancen. Innere Leere dagegen in einem Sinn von Langeweile und Unlebendigkeit, aber auch Überlastung und Schlafmangel sowie erlebte Ausweglosigkeit laden Erreger geradezu ein, einzufallen und sich auszubreiten.

Übertriebene Öffnung gegenüber (verschiedenen) Erregern auf der Ebene der Immunabwehr ist folglich als Aufforderung zu verstehen, sich auf Bewusstseinsebene mehr dem Leben zu öffnen. Es ginge also darum, das Seelenleben solcher Kinder zu bereichern, ihnen zu helfen, aufgeschlossener und empfangsbereiter zu werden, ihre Lust auf Leben und die entsprechenden Erfahrungen zu steigern und ihren Mut anzuspornen, sich dem Leben mit seinen Herausforderungen und erregenden Themen zu öffnen. Wenn das innere Leben angefacht wird und blüht, lädt der Organismus deutlich weniger Erreger ein. Ein anregendes, mutiges und offensives Leben voller Überraschungen und Anpassungsbereitschaft ist also ein guter Schutz gegen äußere Bedrohungen aus dem Reich der Mikroorganismen.

Noch wirksamer aber ist die Liebe. Wie Erich Fromm aufzeigt, ist die wirkliche Liebe ein »kreativer Akt der Seele«, was auf einen gesunden Ich-Bezug hinweist. Aus dem heraus ist die Liebe immer auch ein Akt des Sich-Öffnens und Hereinlassens von Fremdem. Wer gewohnt ist, aus einer liebevollen Grundeinstellung seine Grenzen dem Du zu öffnen, und bereit ist, eins zu werden mit anderen, braucht wenig Angst vor den Angriffen feindlicher Erreger zu haben. Insofern wäre allumfassende Liebe, die ja seelische Offenheit voraussetzt, die ideale Basis für ein starkes, allen Bedrohungen gewachsenes Immunsystem. So viel Offenheit wie möglich auf der Bewusstseinsebene erzeugt so viel Abwehr wie notwendig im Körper.

Aber natürlich geht es auch wieder um das für das individuelle Kind richtige Mitte-l-Maß. Überforderung schwächt die Abwehr ebenso wie Unterforderung. Ähnlich wie Erwachsene an Burn-out und an Bore-out Schaden nehmen können, ist es auch bei Kindern. Ständig mit Impulsen und Anregungen überschüttet zu werden kann durch dieses Zuviel zu Infektanfälligkeit führen. Aber auch Kinder, die sich im Sinne des Bore-out (vom englischen *bore* für »langweilen«) zu Tode langweilen, sind anfällig. Insofern kann es keine allgemeingültigen Richtlinien geben. Und was für ein Kind zu viel ist, kann für ein anderes nicht genug sein.

Auf körperlicher Ebene haben abhärtende Maßnahmen wie etwa Kneipp-Übungen oder Schlafen bei offenem Fenster ebenfalls abwehrsteigernde Wirkungen. Kinder Wind und Wetter auszusetzen kann so ein sehr bewusster und verantwortlicher Akt sein. Um sich gegen Lebensfeindliches zur Wehr zu setzen, muss der Körper die Chance bekommen zu lernen, mit Widrigkeiten umzugehen. Laut Friedrich Graf gilt es, Mut und Zuversicht statt Angst, Aktivität statt Passivität, Selbstständigkeit statt Abhängigkeit zu vermitteln.

Fragen für Eltern:

- ▷ Wie können wir unserem Kind helfen, sich auf gesunde Weise zu verteidigen und mit dem gewonnenen Mut die Umwelt neu zu erobern?
- ▷ Wo fehlt unserem Kind die Offenheit gegenüber seiner Umwelt?
- ▷ Wie können wir seine Neugier wecken?
- ▷ Wodurch kann die Lebenslust gefördert werden?
- ▷ Wie können wir unserem Kind mehr Vertrauen geben, damit es mutiger leben kann?
- ▷ Wo geben wir zu viel Schutz, wo wird das Kind »überbeschützt«? Was kann es allein bewältigen, was können wir ihm zumuten?

Unterstützende (vorbeugende) Maßnahmen:

- ▷ *Stillen:* Mit der Muttermilch bekommt das Kind in den ersten sechs Monaten alle wichtigen Nährstoffe, die es zum Leben benötigt, Wärme und Geborgenheit sowie Abwehrstoffe, die es vor Krankheit schützen. Deshalb sollte es gestillt werden.
- ▷ *Den Wärmehaushalt des Kindes in der kalten Jahreszeit unterstützen:* Wollunterwäsche, Mütze, dicke Socken bzw. Hausschuhe. Abends wärmende Massagen der Arme und Beine mit Malvenöl. Das Öl und die Massage wärmen den Körper, die Berührungen und die Nähe die Seele.
- ▷ *Ansteigende Fußbäder:* beim Thema »Bettnässen« beschrieben (Kapitel 15.2).
- ▷ *Sauna:* je nach Alter mäßige Saunabesuche. Kein Zwang, dem Kind muss selbst überlassen werden, wie lange es in der Sauna verweilen möchte.
- ▷ *Wassertreten:* Dies ist ein schönes Spiel für kleinere Kinder. Im »Storchengang« in 10 bis 18 Grad kaltem, wadentiefem Wasser bewegen. Am besten im Freien.
- ▷ *Wechseldusche:* Arme und Beine abwechselnd mehrmals warm und kalt abduschen. Kalt aufhören. Diese »Abhärtung« können ältere Kinder morgens selbstständig unter der Dusche durchführen.
- ▷ *Tautreten:* auf der Wiese, im Winter auch im Schnee, und andere Übungen nach Kneipp.
- ▷ *Mittagsschlaf oder Mittagsruhe:* Selbst bei Erwachsenen haben wir inzwischen detaillierte wissenschaftliche Belege für die Wirksamkeit dieser uralten »Übung«. Mit dem Mittagsschlaf gewinnt man gleichsam die zweite Tageshälfte dazu, da das Energieniveau sich so noch einmal anheben lässt. Noch besser wirkt für viele eine Tiefenentspannung, da sich damit nach einigen Wochen tiefere Entspannungs- bis zu Trancezuständen erreichen lassen. Ideal wäre, wenn die Mittagsruhe gar nicht erst verlernt würde und höchstens später durch Tiefenentspannung ersetzt wird.

  Typgerechte Ernährung: mehr darüber im Kapitel »2.3.1 Ernährung«.

▷ *Viel Wasser trinken:* Wasser ist unser wertvollstes Lebensmittel. Wir können lange Zeit ohne Nahrung auskommen, ohne Wasser wird es jedoch schon ab dem dritten Tag schwer. Alles Leben begann im Wasser, und unser Körper besteht zu über 70 Prozent daraus, es sorgt für einen optimalen Stoffwechsel, regelt die Körpertemperatur und die Verdauung, regt den Kreislauf an und hilft bei der Entgiftung. Kinder sollten schon früh lernen, ausreichende Wassermengen zu trinken, andere Getränke wie Limonaden, Cola, unverdünnte Säfte sind besonderen Situationen (Geburtstagen, Festen usw.) als Ausnahme vorbehalten. Das hört sich strenger an, als es ist, wenn Eltern mit entsprechendem Beispiel vorangehen.
Die richtige Trinkmenge variiert je nach Körpergewicht, körperlicher Aktivität und Jahreszeit. Folgende Richtwerte gelten für die tägliche mittlere Wasseraufnahme:
Kinder ab dem zweiten Lebensjahr zirka 400 bis 600 Milliliter.
Kinder von drei bis sechs Jahren zirka 500 bis 800 Milliliter.
Kinder von sieben bis zehn Jahren zirka 600 bis 1000 Milliliter.
Kinder von elf bis vierzehn Jahren zirka 600 bis 1300 Milliliter.
Bunte Gläser oder Becher mit Motiven, Schnapsgläser, Strohhalme, Papierschirmchen oder Ähnliches können Trinken interessanter machen.
Zur Geschmacksverbesserung kann man den Saft von 2 Zitronen, etwas Honig, Birnendicksaft oder Stevia ins Wasser geben.
Nicht während der Mahlzeiten trinken, das stört die Verdauung und führt häufig zu verfrühtem Sättigungsgefühl.
Eiskalte Getränke werden meist schlecht vertragen. Der Körper muss viel Energie aufwenden, um sie aufzuwärmen, das schwächt den Organismus. Bieten Sie zimmerwarme oder heiße Getränke an.
Getränke nicht süßen, keinesfalls mit Süßstoff, höchstens mit Stevia. Fruchtsaftgetränke bestehen fast ausschließlich aus Zuckerwasser, Fruchtnektare enthalten nur zur Hälfte Fruchtsaft. Bevorzugen Sie 100-prozentigen Fruchtsaft aus Konzentrat oder Direktsaft, und verdünnen Sie diesen zum Trinken gut.

Nur qualitativ gute Säfte im Verhältnis 1:3 mit Wasser verdünnen. Frisch gepresste Säfte ebenfalls verdünnen, da *kind* nie die gleiche Menge an Obst oder Gemüse essen könnte, die nur ein Glas Saft ergibt.

▷ *Körperliche Bewegung:* an frischer Luft, egal, bei welchem Wetter. (»Es gibt kein schlechtes Wetter, nur falsche Kleidung.«)
▷ *Sanddornursaft von Weleda:* 1 bis 2 Teelöffel täglich in einem Glas Saft in der kalten Jahreszeit unterstützen und stärken die Abwehrkräfte.
▷ *Eleutherococcus sentinosus (Taigawurzel):* Kindergarten- und Schulkinder, die sich ständig anstecken, können mit Eleu-Kokk M Saft (1 bis 2 Teelöffel täglich) vorbeugen.
▷ *Potenziertes Eigenblut nach Imhäuser:* Herstellung und Anwendung siehe das Kapitel »11.2 Neurodermitis und Milchschorf«.
▷ *Individuelle Darmsanierung* bzw. Symbioselenkung nach vorheriger Stuhluntersuchung.

Homöopathische bzw. pflanzliche Unterstützung während eines Infekts:

▷ *Echinacea (Sonnenhut):* alle 1 bis 2 Stunden 3 Globuli (D3/D6).
▷ *Umckaloabo (Pelargonium reniforme), in Österreich »Kaloba« (Pelargonium sidoides):* gutes Medikament bei Infekten, besonders mit bronchialer Beteiligung, nicht zur Vorbeugung, da bei inflationärer Anwendung Leberschäden beobachtet wurden!
▷ *Angocin Anti-Infekt:* Kapuzinerkressekraut, Meerrettichwurz, Anwendung nach Alter (siehe Packungsbeilage).
▷ *Sambucus nigra von Ceres (Holunder-Urtinktur):* 3-mal täglich 2 bis 4 Tropfen, wirkt schweißtreibend, vermehrt die Bronchialsekretion und regt das Immunsystem an.
▷ *Lindenblütentee:* fördert die Schweißbildung und wirkt so entgiftend und entlastend.

8.2 Eskalationsstufen der Aggression

Am Beispiel des Urprinzips der Aggression wird bei der Infektanfälligkeit eine inhaltliche Verkettung von Symptomen deutlich, die sich ergibt, wenn man sein Denken den Archetypen oder Urprinzipien öffnet, die sich aber naturwissenschaftlichem Denken verschließt. Verbindet man beide Betrachtungsweisen, werden therapeutische Möglichkeiten offenbar, die die Chancen Betroffener erheblich verbessern.

Das *Nägelbeißen* ist eine – für das Kindesalter typische – direkte Demonstration eines Aggressionsproblems, *kind* zeigt die Zähne und beißt sich mit diesen Waffen des Mundes die Nägel, seine (aus entwicklungsgeschichtlicher Sicht) Krallenreste, nieder. Das ist so deutlich, dass es den Eltern sofort auf die Nerven geht und unter Sanktionen gesetzt wird, anstatt die Grundbedingungen des Familienfeldes im Sinne eines aggressions- bzw. vitalitätsfreundlicheren Lebens zu verändern. Wer Nägelkauen mit drakonischen Strafen unterbindet, treibt die im Symptom enthaltene Energie nur eine Ebene tiefer in den Körper.

Häufige Entzündungen der oberen Luftwege wie Husten, Schnupfen, Heiserkeit führen eine Eskalationsstufe weiter. Das Kind kämpft nun an mehreren Eingangspforten, die seine Kommunikation mit der Welt regeln, einen Krieg, der die Aggressionsenergie weiter am Köcheln hält. Wenn hier mit fiebersenkenden Mitteln und schlimmsten- und überflüssigenfalls mit Antibiotika »unterstützend« eingegriffen wird, besteht die Chance, das ganze Geschehen noch eine Ebene tiefer zu treiben.

Bei der *Bronchitis* zum Beispiel wird der Weg in die Tiefe noch ein Stück deutlicher. Wie bei jeder »-itis« wird auch hier der entzündliche Charakter eines Kampfgeschehens deutlich. Das körpereigene Immunsystem kämpft gegen von außen eingedrungene, potenziell gefährliche Erreger. Wird dem Kind wiederholt verwehrt, diesen Krieg aus eigener Kraft zu gewinnen, indem neuerlich auf Allopathie und ihr Arsenal der »Anti-Waffen« gesetzt wird, droht die nächste Eskalationsstufe etwa in Richtung einer sogenannten *asthmoiden Bronchitis*. Fällt man mit Antiphlogistika gegen die Entzündung und Antipyretika gegen das Fieber der kindlichen Abwehr in den Rücken, sind zwar jedes Mal kurze Pyrrhussiege zu erringen, langfristig aber wird das Immunsystem geschwächt, und es geht weiter im wahrsten Sinne des Wortes bergab, das Geschehen rutscht Stück für Stück bzw. Ebene für Ebene tiefer und wird schließlich als *Infektasthma* oder auch schon *allergisches Asthma* eingestuft.

Es können sich natürlich auch andere Eskalationswege ergeben, und aus dem unterdrückten Nägelbeißen entsteht über eine allgemeine Infektanfälligkeit ein anderes allergisches Geschehen wie eine *Hautproblematik* etwa im Sinne einer Neurodermitis. Auch diese kann später – wie so häufig – durch weitere Unterdrückung noch in *Asthma* übergehen. Die Eskalationsstufen hängen von der jeweiligen Resonanz des betreffenden Kindes ab. Schulmediziner sprechen vom »Locus minoris resistentiae«, dem Ort des verminderten Widerstands. Der Volksmund sagt, die Kette sei so stark wie ihr schwächstes Glied, und der gesunde Menschenverstand weiß, dass wir an unseren persönlichen Schwachpunkten am anfälligsten sind.

Wie wir über die Unterdrückung von Entzündungen Allergien geradezu züchten, machte schon die zitierte Studie deutlich, die ergab, dass jede Antibiotikakur in den ersten beiden Lebensjahren die Allergietendenz um mehr als 50 Prozent steigert.

Handelte es sich bei der Infektion noch um potenziell gefährliche Keime, die dem Immunsystem zum Gegner wurden, müssen bei der Allergie schon objektiv meist völlig harmlose Stoffe wie Blütenpollen, Hausstaub und das ganze Arsenal der Allergene herhalten, die – wegen ihrer Symbolik – gleichsam stellvertretend bekämpft werden. Wird nun die Allergie wiederum mit »Anti-Waffen« niedergemacht, wie vor allem Antihistaminika und Kortison, neigt das ganze Geschehen zu weiterer Eskalation in Richtung von Autoaggressionskrankheiten wie Rheuma oder Hashimoto-Thyreoiditis (die zur Schilddrüsenzerstörung führt). Vor allem letzteres

Krankheitsbild hat in den zurückliegenden Jahren dramatisch zugenommen.

In dieser urprinzipiellen Sichtweise macht es noch weniger Sinn, Symptome zu unterdrücken, denn in der Tiefe finden die entsprechenden Energien andere Wege, das gleiche Thema auszudrücken. Nur geht einem das Geschehen dabei Schritt für Schritt immer näher oder rutscht tiefer, wie Homöopathen sagen.

Konsequenterweise müssen bei ihrer Behandlung die Eskalationswege in umgekehrter Reihenfolge neuerlich durchlaufen werden. Kindliches Asthma bronchiale mag so in der Behandlungsphase wieder auf die Haut schlagen, wenn es hier früher eine Unterdrückung gab. Umgekehrt, wie das Geschehen durch die Schulmedizin von außen nach innen und oben nach unten verschoben wird, muss es sich bei einer wirklich auf Heilung zielenden Therapie von innen nach außen oder in umgekehrter Reihenfolge des Auftretens zurückentwickeln. Darauf weisen Homöopathen und Psychotherapeuten Eltern am besten im Vorfeld hin.

8.3 Mittelohrentzündung

»Ich will nicht (ge)horchen!«

Die Mittelohrentzündung ist eine der häufigsten akuten Erkrankungen im Kleinkindalter, und ihre Verbreitung nimmt noch immer zu. Letzteres muss mit Problemen zusammenhängen, die unserer Zeit entsprechen und nicht gelöst werden.

Meist geht das Krankheitsgeschehen mit extremen Ohrenschmerzen und hohem Fieber einher, was einerseits den inneren Konflikt bezüglich des Themas »Hören«, »Horchen« und »Gehorchen« und andererseits die Generalmobilmachung des Organismus andeutet.

Hauptzeit der Mittelohrentzündungen ist tatsächlich jene Phase der Kindheit, in der es um ebenjene Themen »Horchen« und »Gehorchen« geht. Das Ohr gehört zum saturnischen Prinzip der Reduzierung auf Wesentliches, den Regeln und Verboten wie auch den Grenzen und dem Grenzensetzen. So ist es naheliegend, dass Ohrenschmerzen Erziehungsprobleme spiegeln und den Aufstand gegen (zu?) viel »Du musst! Du darfst nicht!« abbilden. Schmerzen sind in der Sprache von *Krankheit als Symbol* Hilfeschreie, Entzündungen Konflikte.

Oft fallen Mittelohrentzündungen auch zusammen mit Zahnungszeiten, die sowieso schon von aufbrechender Aggressionsproblematik geprägt sind. Das Kind *haut* sozusagen ordentlich *auf die Pauke*, indem sein innerer Arzt in einer Art Verzweiflungsaktion einen Krieg in der Paukenhöhle inszeniert, weil das Thema im übertragenen Sinn überhört wurde. Ein Kind, dessen Bedürfnisse oft ignoriert wurden, schreit sie nun, angestachelt durch den Schmerz, hinaus, vielleicht im Sinne von »Ich kann das nicht mehr hören« – etwa den dauernden Streit. Es ist die heikle Zeit, wo *kind* nach außen hören und nach innen hören lernen soll. Es muss anderen, jedoch ebenso der eigenen inneren Stimme gehorchen lernen. Also sowohl Respekt gegenüber den Bedürfnissen der Außenwelt als auch sich selbst gegenüber ist angesagt. Zu Letzterem gehört, sich sinnvoll abgrenzen zu lernen (z.B. gegenüber Eltern und Erziehern).

Wenn Konflikte der Eltern eine Mittelohrentzündung oder andere Krankheitsbilder beim Kind auslösen, bringt der Versuch, derartige Streitgespräche in Abwesenheit des Kindes zu führen, weniger, als Eltern im Allgemeinen vermuten, denn mit seinem Feingefühl und seiner Resonanzfähigkeit wird *kind* die Disharmonie trotzdem spüren und sich dann noch mehr ausgeschlossen fühlen. Wichtiger ist, ihm konstruktive Konfliktbewältigung vorzuleben. Probleme sind Teil dieser Welt und gehören zu unserem Leben. Aber dass wir ihnen hilflos ausgeliefert sind und *kind* mit seinen Ängsten allein bleibt, können wir verhindern. Altersgerechte Gespräche sind hier wichtig, damit das Kind spürt, dass es immer noch mit den Eltern verbunden ist, und sich nicht die Schuld geben muss. Wenn es dann noch erlebt, wie die Eltern sich nach einem Streit wieder vertragen, verliert es hoffentlich die Angst vor Auseinandersetzungen und wird selbst konfliktbereiter. Zu konstruktiver Konfliktbewältigung gehört aber natürlich nicht, Kinder mit Erwachsenenthemen zu überfordern und sie überall mit hineinzuziehen.

Bei einer Mittelohrentzündung ist *kind* jedenfalls nicht mehr zu übergehen und schon gar nicht zu überhören. In solchen Zeiten, wenn Zähne durchbrechen oder Trommelfelle damit drohen, ist die Abwehr ohnehin geschwächt, und Stauungen der Lymphe wie auch Anschwellungen und Entzündungen im Mundraum begünstigen die Ausdehnung der Entzündung und des Konflikts auf das Mittelohr und damit den Hörbereich.

8.3.1 Was geschieht bei einer Mittelohrentzündung?

Der eigentlich dem Luftelement vorbehaltene Verbindungsraum zwischen dem Trommelfell, wo die äußeren Schallwellen ankommen, und dem Innenohr, wo das Hören stattfindet, läuft voller Flüssigkeit, was der Entzündung die körperliche Basis liefert. Eigentlich sollte dieser Raum – mit Luft gefüllt – dem Thema der Vermittlung von Schwingungen und damit der Informationsleitung dienen. Die hier beheimateten drei Gehörknöchelchen können am besten in der luftig-leichten Atmosphäre der Leere ihrer Aufgabe nachkommen, nämlich die Schallwellen und Schwingungen mechanisch weiterzuvermitteln. Eingedrungene Flüssigkeit bremst diese Aktivität, und schlechtere Schallvermittlung und entsprechend nachlassende Hörfähigkeit sind die Folgen. Daraus ließe sich die Aufforderung lesen, mehr Seelisches (entsprechend dem Seelenelement Wasser) in den Bereich des Hörens, Horchens und Gehorchens einfließen zu lassen.

Konkret könnte das für mitbetroffene Eltern bedeuten, mit mehr Einfühlungsvermögen darauf zu achten, was ihr Kind zu hören bekommt. Vielleicht hat es längst genug gehört und ab- und mitbekommen. Wenn sie sich ins kindliche Gemüt einfühlen, können sie am besten nachempfinden, was ihrem Sprössling zuträglich ist und was überfordert. Auch Fragen, was das Kind schon hören darf, was es überhaupt schon verarbeiten kann, werden helfen, mehr Seele in diesen sensiblen Bereich einfließen zu lassen – statt Entzündungswasser ins Mittelohr.

Aus der Beschäftigung mit der Frage, was wann verstanden werden kann, ergibt sich fast automatisch auch ein besseres Einfühlen in den Bereich des Gehorchens. Wenn klar ist, was das Kind in dieser frühen Zeit bereits verstehen kann und vor allem was nicht, hören zu frühe Erziehungsversuche, die ohnehin nur auf Dressur hinauslaufen, wie von selbst auf. Dafür können wir uns die Zeit nehmen, zu fragen und liebevoll und altersgerecht zu erklären, wodurch die Dinge ihre bedrohliche Dimension verlieren.

Für das Kind verweist die abnehmende Hörleistung darauf, dass es mehr für sich sein will, mehr innere Ruhe braucht, um den eigenen inneren Impulsen gehorchen zu können und die Entwicklung der eigenen inneren Stimme zu fördern. Die laute äußere spricht im akuten Krankheitsgeschehen für die (noch) zu schwache innere Stimme. Hier ginge es darum, mehr Übereinstimmung zu finden. Dabei wären Eltern gefordert, ihren Kleinen unterstützend zur Seite zu stehen. Nicht das ständige Bedudeln – etwa beim Spielen oder Einschlafen – mit Musik bzw. Geschichten via CDs oder Videos und DVDs ist gefragt, not-wendig wäre vielmehr die elterliche Stimme, die auf das Kind ganz individuell eingeht und seine eigenen Phantasien und Gedanken anregt. Moderne Kinder hören oft kaum noch original gesungene bzw. echte Töne, weder von Bezugspersonen noch von Musikinstrumenten, die seelisches Mitschwingen und Integrieren beim Hören fördern. Konserven-Töne verhalten sich dazu wie Konserven-Futter zu Vollwertnahrung und bieten wirklich nur einen schwachen Ersatz.

Allerdings ist es mit Verboten im Hinblick auf Medien nicht getan. Tatsächlich stellen sie manchmal auch Fluchtmöglichkeiten für Kinder dar, die damit häuslichem Unfrieden usw. zu entkommen suchen. Ein Verbot, das keine besseren Alternativen bietet, führt so manchmal erst recht zur Eskalation.

Bei der akuten Mittelohrentzündung ist das Kind insgesamt stark beeinträchtigt, was schnelle Hilfe erforderlich macht. Und es beeinträchtigt auch seine ganze Umgebung, wenn es schreiend um Aufmerksamkeit kämpft und um jeden Preis gehört und in seiner inneren Not erhört werden will. Es will nun nicht mehr zuhören und »ganz Ohr« sein, sondern seine Meinung kundtun, etwa nach dem Motto »Hört mich! Und hört endlich auf (mit eurem Streit?), erklärt es mir!«. Auch wenn dieses Geschehen sich dramatisch nach außen wendet und deutlich appellativen Charakter hat, wird dahinter oft der Wunsch stehen, endlich Stille zu erfahren und einfach *da sein* zu dürfen, nichts mehr hören zu müssen.

Die beiden Tendenzen, Appell an die Außenwelt einerseits und Ruhebedürfnis andererseits, sind nur scheinbar widersprüchlich und können gut zusammenpassen. Ein Kind macht schreiend klar, dass es genug hat, dass es kurz vor dem Platzen ist – von all dem, was es schon zu hören bekommen hat. Als Reaktion entzündet sich und entflammt sein Konflikt am Ohr als dem Organ, das die Welt der Schwingungen vermittelt.

Wie das Kind, so sind die Ohren der äußeren Schwingungswelt gnadenlos ausgeliefert, sie können nicht wie Augen verschlossen werden. Insofern ist die Aufforderung »Sperr deine Ohren auf!« ziemlich überflüssig, denn sie sind immer auf, der Hinweis bezieht sich natürlich auch auf das innere Hören. Verfügung und Kontrolle über die Ohren ist folglich schwierig. Es muss erst und oft schmerzhaft gelernt werden, jemandem »sein Ohr« bewusst zu »leihen« oder es anderen zu verschließen.

Wenn ein Kind zu viel gehört hat, vor allem zu viel, was ihm nicht guttat, von Reizen überflutet wurde, die es überforderten, wie sie die moderne Welt zuhauf bietet, wenn es schon viel zu früh viel zu viel »um die Ohren hatte«, mag es eben nichts mehr hören und nicht mehr zuhören und schon gar nicht mehr gehorchen. Manchmal halten sich betroffene Kinder sogar – fast demonstrativ – die Ohren (zu). Sie stellen sich taub und verschließen sich damit offensichtlich einer Außenwelt, mit der sie nicht (mehr) zurechtkommen und folglich auch nicht mehr kommunizieren wollen. »Misstönend« heißt auf Latein *absurdus*, und tatsächlich bekommt die Situation etwas Absurdes. Das Kind wird laut, weil es Ruhe braucht. Natürlich kann das Ganze auch milder verlaufen, wenn es sich z.B. nur auf einem Ohr taub stellt. Dann wäre zu fragen, auf welchem und für welches Thema. Die Gründe für die Blockade können vielfältig sein, in der eindeutigen Geste des Ohrenzuhaltens wird lediglich die Grundsituation deutlich: Das Kind verschließt sich aggressiv der Außenwelt. In erlöster Form würde es mutig und entschieden nach innen horchen und sich auf sich besinnen – was aber natürlich wohl nur Jugendliche und Erwachsene aktiv und bewusst fertigbringen.

Im Babyalter sind Kinder noch besonders deutlich(e) Spiegel ihrer Eltern. Sie können schon horchen, aber noch nicht gehorchen, und die Eltern können ihr Schreien oft nicht mehr hören. Sie horchen selbst – aufgrund zunehmenden gesellschaftlichen Drucks – kaum mehr auf ihre eigene innere Stimme im Hinblick auf anstehende Themen und überfordern nicht selten ihre Kinder wie sich selbst, indem sie sie etwa schon sehr früh in den Kindergarten stecken, wo dann bereits mit drei Jahren Gehorchen-Lernen und damit Anpassungsprogramme anstehen, was für manche Kinder viel zu früh ist, für andere dagegen eine gute Art, mit kleinen Schritten aus der gewohnten häuslichen Umgebung zu treten, damit ein Stück Freiheit zu erfahren und Selbstständigkeit zu lernen. Möglicherweise sind die Eltern selbst ebenfalls Opfer einer gnadenlosen Reizüberflutung, die sie kaum noch zur Kenntnis nehmen, weil sie in der modernen Welt so selbstverständlich ist mit all dem ständigen oberflächlichen Musikgedudel und dem ebenso eklatanten Mangel an Tiefe.

Die buddhistische Forderung, Wächter an den Sinnestoren zu postieren, um nicht alles hereinzulassen, ist heute – für Kinder wie Erwachsene – wichtiger denn je. Und die »Hörpforten« der Ohren stellen hier eine besondere Herausforderung dar. Was den Kindern ihre Mittelohrentzündung, ist den Eltern ihr Tinnitus, der auch davon kündet, dass sie einfach viel zu viel »um die Ohren« hatten und nun über das Symptom gezwungen werden, nach innen (auf die innere Stimme) zu horchen, um ihr irgendwann zu gehorchen. Leider haben wir schon zwei Kinder mit Tinnitus behandeln müssen. Auch hier ist wohl in Zukunft eine Verschiebung zu immer jüngeren Jahren zu befürchten.

In der schmerzhaften Isolation der akuten Mittelohrentzündung und des Paukenergusses wird die Außenwelt abgeblockt. Was bleibt, ist, die Aufmerksamkeit nach innen zu lenken, sich eben der eigenen inneren Stimme zuzuwenden, nachdem die äußeren verstummen. Dafür bräuchte das Kind Gelegenheit und den entsprechenden Raum. Eltern, die diese Botschaft erfassen, könnten die Weichen stellen, damit *kind* sich nicht dauernd in die innere Ruhe und Stille des Paukenergusses flüchten muss. Das ist der Fall, wenn Mediziner von »rezidivierenden Otitiden« sprechen – ein anspruchsvoller Ausdruck für therapeutisches Versagen.

Nun hören die Kinder nichts mehr und »gehören nicht mehr dazu«, sondern landen stattdessen in vom Körper erzwungener Abgeschiedenheit. Könnte es sein, dass sie dichtmachen und auch gar nicht mehr hören und dazuge*hören* wollen zu einem Umfeld, welches sie so krank macht, dass sie fast platzen? Ist möglicherweise viel zu viel in sie eingedrungen und zu wenig herausgekommen an Lebensäußerung, die sich nun schreiend entlädt?

8.3.2 Druck von innen und außen

Das Thema »Gehorchen« wird unter größtem Schmerz erlebt und bearbeitet. Es soll oft schon in Zeiten gelernt werden, in denen ein Kleinkind noch gar nicht in unserem Erwachsenensinn verstehen kann. Die Folge ist die schon übliche Dressur. Nach dem Motto »Wer nicht hören will, muss fühlen« lernen viele Kinder aus Not und eben notgedrungen zu gehorchen. Die Sprache macht das Dilemma überdeutlich. Der Not gehorchend, wird in der größten Not des Schmerzes gelernt, im Sinn des bedingten Reflexes und nicht aus Verständnis.

Die Vitalsten könnten den Konflikt in gelebtem Widerstand ausdrücken, die weniger Lebenstüchtigen in seiner Verkörperung als Mittelohrentzündung. Sie signalisieren damit, dass die Vermittlung zwischen äußeren Anforderungen und innerem Verständnis nicht klappt. Die Schwächsten lassen sich einfach dressieren und geben mit dem Widerstand auch viel Vertrauen und Hoffnung auf.

Auf dem Höhepunkt der Beschwerden, wenn der Druck auf das sensible Trommelfell zu groß wird, kann es zum spontanen Platzen im Sinne einer sogenannten Trommelfellperforation kommen. Das ist längst nicht so schlimm wie von Schulmedizinern oft dargestellt, im Gegenteil bringt es eine augenblickliche Schmerzlinderung, die die Akutsymptomatik sofort entschärft.

Wer sich zum Platzen fühlt, sollte das Problem – wie immer – besser auf übertragener Ebene lösen. Wem solches Herausplatzen mit seinen Bedürfnissen nicht möglich ist, der platzt körperlich noch am besten am Trommelfell und erfährt so erst einmal akute Entlastung. Anderes »Platzen« wird im Körper schnell lebensbedrohlich.

Ein Kind, das sich unter Druck gesetzt fühlte und vielleicht objektiv unter Druck stand, weil es von seinem Umfeld unter Druck gesetzt wurde, etwa von Eltern, die (zu) früh größten Nachdruck auf Gehorchen legten, entledigt sich dieses Drucks, wenn auch vorerst nur auf der körperlichen Ebene des Ohrs. Letztlich ginge es natürlich darum, diese Entlastung und Reduzierung des Drucks in übertragener Hinsicht zu erreichen. Idealerweise helfen Eltern ihrem Kind dabei durch Einfühlen in seine Situation und Verständnis für seine Anliegen und Bedürfnisse.

Der anschließend meist einsetzende Ohrfluss sollte keinesfalls behindert oder unterdrückt werden. Er entlastet den Organismus und ist auch im homöopathischen Sinn eine wünschenswerte Ausscheidung. Der Kriegsschrott, der bei der Auseinandersetzung im Mittelohr angefallen ist, muss abgeleitet werden. Auch in übertragener Hinsicht ist Altes, Überlebtes und Verbrauchtes hinter sich zu lassen. Symbolisch zeigt der Ohrfluss sehr deutlich, wie sehr jemandem etwas »zu den Ohren heraushängt«. Wenn das geschieht, will *kind* etwas definitiv loswerden.

Das Trommelfell verschließt sich in der Regel nach einigen Wochen von ganz allein problemlos. Wie wenig schlimm das Ganze ist, müsste den Schulmedizinern eigentlich durch ihre eigene Vorgehensweise klar sein. Bei chronisch wiederkehrenden Mittelohrentzündungen sorgen sie nämlich für ein technisches Platzen des

Trommelfells mit einem gezielten Schnitt ins Trommelfell und dem anschließenden Einbau eines sogenannten Paukenröhrchens. Meist sind aber die natürlichen Wege die besseren, jedenfalls wählt die Natur oder der innere Arzt den günstigeren Zeitpunkt.

Im Anschluss an die Mittelohrentzündung kann es – durch den Paukenerguss – zu erheblicher Schwerhörigkeit kommen. Diese verrät, dass das Problem (noch) nicht gelöst ist und *kind* sich weiter auf der körperlichen Ebene abschotten muss, weil es ihm auf übertragener Ebene noch nicht ausreichend gelingt, seinen eigenen inneren Raum gegenüber den äußeren Anforderungen zu bewahren.

Neben der seelischen Bearbeitung im Sinne von Verständnis für die Innenwendung des Kindes bei gleichzeitiger Verschlossenheit (der Ohren) nach draußen und für seine Durchbruchsversuche in neue Bewusstseinsräume, für seine Bemühung, auf innere und äußere Stimmen zu hören und ihnen gehorchen zu lernen, sollten in solchen Situationen gezielt und individuell gewählte homöopathische Mittel zum Einsatz kommen. Damit lässt sich am einfachsten gewährleisten, durch das schlechtere Hören weder Sprachentwicklung noch soziale Kontaktaufnahme nachhaltig zu beeinträchtigen.

Viele Entzündungen beginnen einseitig, wobei das linke Ohr auf emotionalere, das rechte Ohr auf rationalere Überforderung hinweist. Sie können aber auch von einer Seite auf die andere überspringen oder gleichzeitig beide Ohren betreffen, was das Kind in all seinen Belangen nicht mehr zuhören und dazugehören lässt. Natürlich gehorcht es jetzt auch nicht mehr.

In der Kinder-Praxis erzählen Mütter fast immer von einem für ihr Kind typischen Verlauf, was die homöopathische Mittelwahl sehr vereinfacht. Viele Mütter lernen so, in eigener Regie wiederholt auftauchenden Otitiden schon gleich zu Beginn mit dem richtigen Mittel zu begegnen. So gut das ist, wäre ein einfühlsames Verständnis der zugrundeliegenden Situation noch besser.

Antibiotika zu geben muss nach neuesten schulmedizinischen Erkenntnissen als Kunstfehler gelten, zumal es in der Regel völlig überflüssig ist, aber mit fast sicheren Nebenwirkungen im Verdauungstrakt einhergeht, ganz abgesehen von der horrenden Steigerung der Allergieanfälligkeit. Selbst allopathisch orientierte Kinderärzte erreichen mit schmerzstillenden und abschwellenden Mitteln genauso viel, aber insgesamt und verglichen mit der klassischen Homöopathie doch zu wenig.

Als äußere Auslöser der Eskalation des Konflikts um das Hören, Horchen und Gehorchen kommen Schwimmbadbesuche, Durchnässung, kalter Wind, Überanstrengung, Ärger und Erziehungskonflikte infrage. Auch frühe Impfungen begünstigen das Anschwellen der Abwehrorgane wie der Rachenmandeln und der Schleimhäute insgesamt, was wiederum Verstopfung der Nase sowie Stauungen und letztlich ein Übergreifen auf das Hörorgan begünstigt. Hinzu kommt oft noch eine latente oder auch offensichtliche Milcheiweißunverträglichkeit oder Allergie. Der in Industriestaaten übliche, viel zu hohe Konsum an Milchprodukten trägt ebenfalls zur Eskalation bei.

Als mögliche Komplikation ist die Mastoiditis oder Entzündung des Felsenbeins zu bedenken, bei der es die Kinder dann wirklich »faustdick hinter den Ohren haben«. Bei entsprechender homöopathischer Behandlung ist sie praktisch immer zu verhindern, was auch unbedingt not-wendig ist wegen der Gefahr des Übergreifens auf andere empfindliche Strukturen der Region wie das Gehirn. All das lässt sich mit einer einfühlsamen Deutung und entsprechender homöopathischer Betreuung so gut wie immer verhindern. Am besten wäre natürlich auch hier, vorbeugend dafür zu sorgen, dass die Kinder andere Ventile finden als platzende Trommelfelle und ihren Widerstand auf andere als körperliche Art und Weise ausdrücken können.

Fragen für Eltern:

- ▷ Was kann oder will unser Kind nicht mehr hören (Streit, Diskussionen, ständige Reizüberflutung durch Radio oder Fernsehen)?
- ▷ Wie kann es sich wehren oder auch deutlich machen, was es möchte?
- ▷ Wie können wir es besser hören?

- ▷ Wo haben wir ihm Situationen zugemutet, für die es noch nicht reif war und die es überfordert haben, und wie ändern wir das?
- ▷ Wie können wir ihm notwendige Rückzugsmöglichkeiten schaffen?
- ▷ Sind unsere Anforderungen im Hinblick auf Gehorsam angemessen oder überlastend und einengend?
- ▷ Wie können wir ihm neue, ihm angemessene Freiheiten ermöglichen?
- ▷ Braucht es mehr Ruhe? Was kann es nicht mehr an sich heran- oder in sich hineinlassen?
- ▷ Wo steht es unter Druck?
- ▷ Wie können wir ihm helfen, konstruktiv mit Problemen umzugehen (ab zwei Jahren)?
- ▷ Bekommt unser Kind noch echte Töne zu hören, z.B. durch Musikinstrumente oder Gesang?
- ▷ Wo hören wir nicht auf das Leben?

Unterstützende Maßnahmen:

- ▷ *Das »Zwiebelsäckchen«:* Eine frische Küchenzwiebel klein schneiden und in ein Stofftaschentuch legen, sodass sich das Tuch mit dem Saft vollsaugt. Das Tuch mit Tesafilm zukleben, damit die Zwiebelstückchen bei Bewegungen nicht herausfallen. Sie können auch ein kleines Baumwollsöckchen mit Zwiebelwürfeln füllen, was dann noch mehr einem Säckchen entspricht. Dann legen Sie die feuchte, durchtränkte Seite auf das betroffene Ohr und fixieren es mit einem Stirnband, sodass sich das Kind frei bewegen kann oder das Säckchen im Schlaf nicht verrutscht. Manche Kinder mögen zusätzlich eine nicht zu heiße Wärmflasche aufs Ohr, was das Austreten der ätherischen Öle noch unterstützt. Manche Kinder lehnen die Wärmebehandlung jedoch strikt ab.

  Die Wirkstoffe der Zwiebel wirken entzündungshemmend und schmerzlindernd. Lassen Sie das Zwiebelsäckchen über Nacht auf dem Ohr, oder wechseln Sie es tagsüber nach 1 bis 2 Stunden gegen ein neues aus. Dies kann über den ganzen Tag erfolgen, bis sich die Beschwerden deutlich bessern. Ich habe in der täglichen Praxis wahre Wunder erlebt, wenn direkt zu Beginn der Beschwerden diese Behandlung erfolgte. Bei manchen Kindern entspannt sich die Situation bereits nach wenigen Stunden. In meiner gesamten Praxiszeit war hier noch nie ein Antibiotikum nötig!

▷ *Rotlichtbestrahlung:* Im sicheren Abstand von zirka 50 Zentimetern können Sie Ihr Kind bis zu 20 Minuten vor eine Rotlichtlampe setzen. Dies kann zur Schmerzlinderung beitragen, muss aber vom Kind gemocht werden. Bei kleinen Kindern können hier Geschichten hilfreich sein, die das rote Licht einbinden. Eine entsprechende Ablenkung durch Vorlesen ist ratsam.

▷ *Ohrentropfen* sind nur sinnvoll, wenn sichergestellt ist, dass sich das Trommelfell noch nicht geöffnet hat, da sonst Flüssigkeit in das Mittelohr gelangen kann. Dazu muss eine Untersuchung mit dem Othoskop erfolgen. Selbstgemachte Ohrentropfen aus Olivenöl und Zwiebelsaft, aber auch Levisticum- oder Aconitum-Ohrentropfen (beide von Wala) können hilfreich sein. Bitte geben Sie nur 1 bis 2 (in der Hand oder Hosentasche) angewärmte Tropfen ins Ohr, und lassen Sie das Kind einige Minuten ruhig liegen, damit die Tropfen nicht sofort wieder herauslaufen.

▷ *Nasentropfen:* Die Nase sollte unbedingt frei gehalten werden, damit das Mittelohr besser belüftet wird. Hierzu haben sich Fertigpräparate aus physiologischer Kochsalzlösung, aber auch Euphorbium-Nasentropfen von Heel bewährt. Halten Sie die Füße mit einer Wärmflasche warm.

▷ *Trommelfellperforation:* Nicht selten platzt das Trommelfell, und es kommt zu wässrigen, eitrigen oder blutigen Absonderungen. Dies ist kein Grund zur Besorgnis. Der Ohrfluss sollte ungehindert abfließen und nicht gestoppt werden. Er kann über einige Wochen in unterschiedlicher Intensität erfolgen und ist ein wichtiger Hinweis für die Wahl eines unterstützenden homöopathischen Mittels, die dem Homöopathen zu überlassen ist.

▷ *Fieber:* Siehe das Kapitel »3 Fieber«.

▷ *Schwerhörigkeit im Anschluss an eine Mittelohrentzündung:* Hier empfiehlt sich eine konstitutionelle homöopathische Behandlung. Unterstützend wirkt die Anwendung der Hopi-Ohrkerzen dreimal wöchentlich, die immer beidseitig erfolgen sollte. Die Ohrkerzen werden beim liegenden Kind (am besten abends vor dem Einschlafen im Bett) abgebrannt. Dadurch wird das Trommelfell sanft massiert und angewärmt, was den Sekretstau lindern kann und »Bewegung« in die chronische Stausituation bringt. Die Ohrkerzenbehandlung sollte mindestens über 4 bis 6 Wochen erfolgen und stellt kein Problem dar, wenn dem Kind der Umgang vor allem mit der kleinen Flamme liebevoll erklärt wird. Meistens sind die Kinder so entspannt, dass sie dabei einschlafen, was die Behandlung noch zusätzlich unterstützt. Keinesfalls mit Wattestäbchen Reste von der Ohrkerze entfernen! Während der gesamten Behandlungszeit empfehlen sich begleitend ansteigende Fußbäder (beim Thema »Bettnässen« beschrieben [Kapitel 15.2]), um das Immunsystem anzuregen.

▷ *Potenziertes Eigenblut:* Siehe das Kapitel »11.2 Neurodermitis und Milchschorf«.

8.4 Homöopathische Mittel bei Ohrenschmerzen

	Aconitum C30	**Belladonna C30**
Schmerzart	Plötzlich, nachts, durch kalten trockenen Wind, heftig	Plötzlich, heftig, wehenartig, klopfend, pulsierend, meistens rechts
Aussehen	Rotes Gesicht, eventuell nur eine Wange rot, rote Ohrmuschel	Roter Kopf, weite Pupillen, feuchtheiße Haut, Hände und Füße eher kalt
Besser durch	Ruhe	Kopfhochlage, Ruhe
Schlechter durch	Liegen auf der schmerzhaften Seite	Kopftieflage, Kälte, abends, nachts, alle Reize wie Geräusche, Berührung, Zugluft

Gemüt	Ängstlich, unruhig, Herzklopfen, geräuschempfindlich, schreckhaft	Empfindlich, gereizt
Begleitsymptome	Hohes Fieber, großer Durst, kein Schweiß	Überstrecken vor Schmerz, oft Halsschmerzen, eher durstlos

	Ferrum phosphoricum C30	**Chamomilla C30**
Schmerzart	Langsamer Beginn, geringe Symptomatik, rechts	Heftig, unerträglich
Aussehen	Eher blass	Eine Wange rot, die andere blass, Haut heiß und feucht
Besser durch	Kühle Anwendungen, frische Luft, kühle Ohrentropfen, tagsüber	Auf dem Arm herumgetragen werden
Schlechter durch	Nachts	Berührung, nachts, Wärme
Gemüt	Kaum beeinträchtigt	Hysterische Übertreibung, durch nichts zufriedenzustellen, lehnt alles ab, wütend, zornig, launisch
Begleitsymptome	In Phasen hektisch gerötete Wangen, nur mäßiges Fieber	Kind wehrt sich heftig gegen die Untersuchung, während der Zahnung

	Apis C30	**Pulsatilla C30**
Schmerzart	Stechend, brennend, gellendes Aufschreien	Stechend, wellenartig, nicht so heftig, links
Aussehen	Ödematöse Schwellungen im Gesicht an den Lidern oder im Hals am Zäpfchen	Nicht auffällig
Besser durch	Kalte Umschläge, kühle Luft, kalte Getränke	Trost, frische Luft
Schlechter durch	Wärme, nachts	Warmes Zimmer, Bettwärme

Gemüt	Das Kind ist sichtbar krank	Weinerlich, braucht die Zuwendung der Mutter
Begleitsymptome	Völlig durstlos, Urin spärlich, Trommelfell ist hochgradig angespannt	Durstlos, Verstopfungsgefühl im Ohr, veränderliche Beschwerden und Gemütszustände

	Lachesis C30	
Schmerzart	Heftig zuerst links, dann auch rechts	
Aussehen	Nicht auffällig	
Besser durch	Frische Luft, Liegen auf dem betroffenen Ohr, kalte Getränke	
Schlechter durch	Nachts, nach dem Schlaf, Wärme, Berührung am Bauch	
Gemüt	Folgen von Eifersucht, Geschwisterrivalität, intensive Emotionen, redet viel	
Begleitsymptome	Kann enge Kleidung an Bauch und Hals nicht ertragen, bohrt mit Finger im Ohr	

8.5 Halsschmerzen

»Ich habe genug geschluckt.«

Beim Hals geht es um Einverleibung von Luft und Nahrung wie auch um Verbindung und Kommunikation mit der Außenwelt über Sprache. Die enge Passage ist bei Halsschmerzen umkämpft. Der Akutfall einer Tonsillitis kann erhebliche Schmerzen bereiten und das Schlucken weitgehend blockieren. Im chronischen Fall mit erheblichen Gaumenmandelwucherungen ist die Lebensqualität ständig beeinträchtigt. Das Leben wird eng im Halsbereich. Durch die

Schwellung und das Zu- und Dichtmachen entsteht natürlich auch Angst machende Enge.

In den Forts zur Sicherung der Furt, den Mandeln, ist Aufruhr, was diese anschwellen lässt und das Schlucken schmerzhafter macht. Das kann so weit gehen, dass *kind* es schließlich ganz verweigert. Im übertragenen Sinn will es nicht mehr alles akzeptieren bzw. schlucken wie bisher. Der kleine arme Schlucker, dem bis jetzt nichts anderes übrig blieb, beginnt, aggressiv zu kämpfen. Es liegt in der Natur dieser frühen Zeit, dass auf vielen Ebenen geschluckt werden muss und die Vorstellungen der Eltern bestimmend sind. Aber die Zeiten ändern sich für die Kleinen schneller als für ihre großen Beschützer, die das manchmal erst zu spät bemerken.

Für Eltern gilt es herauszufinden, was ihr Kind kämpfend verweigert und was ihm »zum Hals heraushängt«. Es wäre darin zu bestätigen, seine noch wenigen Möglichkeiten der Meinungs- bzw. Unwillensäußerung zu nutzen. Mit der Zeit muss es lernen, seine Aggressionen nicht nur körperlich über Fieber auszudrücken, sondern sich auch sonst seiner Haut zu wehren und sich von Neuem herausfordern und erregen zu lassen, aber natürlich auch, sich offen(siv) abzugrenzen, zu- und dichtzumachen, wenn es ihm reicht. Das langfristige Ziel muss sein, frühzeitig, offensiv und mutig »Nein« oder »Ja, ich möchte« sagen zu lernen. (Weitere Deutungen finden sich im Kapitel »4.9 Scharlach«.)

Fragen für Eltern:

▷ Was kann unser Kind nicht mehr schlucken bzw. akzeptieren?
▷ Warum verschließt es sich?
▷ Wie können wir ihm helfen, selbst zu entscheiden, was es »schlucken« möchte und wogegen es sich wehren soll?
▷ Was hängt unserem Kind zum Hals heraus?
▷ Warum kann es sich nicht anders wehren?
▷ Wovon muss es sich abgrenzen?

Unterstützende Maßnahmen:

- ▷ Auf *Milch* und *Joghurt* verzichten.
- ▷ *Selbstgemachtes Wassereis* aus verdünnten Obstsäften lutschen lassen.
- ▷ Mit *Salbeitee* (hemmt das Wachstum von Bakterien, Viren und Pilzen) gurgeln. 3 Tropfen Symbioflor 1 dazugeben. Zuckerfreie Salbeibonbons lutschen lassen.
- ▷ *Propolis-Tinktur:* 10 Tropfen in ein Wasserglas zum Gurgeln.
- ▷ *Tormentilla-Urtinktur:* 10 Tropfen in ein Glas Wasser zum Gurgeln.
- ▷ *Lindenblütentee:* zur Schweißförderung.
- ▷ *Umckaloabo:* Dosierung je nach Alter (siehe Packungsbeilage).
- ▷ *Wickel:* Quark-, Zwiebel- oder Salzwickel, Umschläge mit Retterspitz (fertige Lösung aus der Apotheke). Kartoffelwickel: Heiße bzw. recht warme Kartoffeln zerdrücken und einen Halsumschlag damit machen (fördert den Lymphabfluss und wirkt besonders gut bei Halsschmerzen, die auf Wärme reagieren).

8.6 Schnupfen

»Ich hab die Nase so voll.«

Wer die Nase voll hat, den lässt seine Lebenssituation kalt, er kann sich für nichts mehr erwärmen, sondern ist »verschnupft«. Der fällige Rückzug aus der krisenträchtigen Situation geschieht durch »Dichtmachen« aller Eingänge und »Nichts mehr hören und sehen wollen«. Bei Säuglingen kommt erschwerend hinzu, dass sie mit Schnupfen und folglich verstopfter Nase nur schlecht an der Mutterbrust trinken können. An der Flasche geht es noch leichter. Früher nahmen die Kinder dabei spürbar ab, heute verhindern das in der Regel Nasentropfen.

Beim Säugling ist die Konfliktsuche nicht so einfach. Manchmal liegt eine Symbiosestörung mit der Mutter vor. Das Kind wird am wahrscheinlichsten von der Mutter die Nase voll haben, denn sonst ist noch nichts so wichtig. Möglicherweise kann es die Mutter(milch) nicht mehr riechen und schmecken. Im Gegensatz zum Erwachsenen kann es solchen Widerwillen oder gar Abscheu nur über den Körper ausdrücken. Das aber erhöht noch die Dramatik der vielleicht überhaupt ersten Erkrankung im Leben. Wenn das Baby nicht gedeiht, ist meist die Beziehung zur Mutter nicht gedeihlich, und es kann sich nicht anders äußern als durch Zumachen, da es sich sonst ja kaum zu artikulieren vermag.

Die Einschränkung der Kommunikation ist offensichtlich. Die Nase ist zu, die Bronchien tendenziell auch, der Hals ist voll. Auch hier wird Verweigerung deutlich. Wenn ein Säugling, dessen hauptsächliche Lebensbeschäftigung Schlafen und Trinken sind, »nichts mehr schlucken will«, macht dies die Tiefe der Störung klar.

Wo Husten dazukommt, wird die aggressive Abwehrhaltung noch offenbarer. Das Baby »hustet« seiner Umgebung – sprich Mutter – »etwas«. Schnupfen verhindert das Riechen, die Mandelentzündung das Schlucken, ein Tubenkatarrh mit Verschluss der Ohrtrompete blockiert das Hören. Wenn *kind* noch dazu in die Hitze des Fiebers geht, kommt alles wieder schneller ins Fließen, und die Verstopfung der Nase kann in Fließschnupfen übergehen. Damit kann auch das Leben des Kindes wieder in Fluss kommen.

Säuglinge stehen in hoher Resonanz zur Mutter und leben über diese Nähe oft Dinge aus, die sich überanstrengte Mütter nicht leisten können – nämlich wegen Überforderung und Schlafmangel auf Rückzug umzuschalten. Diese »freiwillige Isolierung« erfüllt gleich zwei Kriterien: Sie spiegelt die Problematik der Mutter und sichert sich auch gleich ihre vermehrte Sorge und Aufmerksamkeit, die in diesem Alter so überlebenswichtig sind. Wichtig ist dabei, nicht zeitliche Quantität mit emotionaler Qualität zu verwechseln und sich als Mutter einerseits wirklich aufs Kind einzulassen, es andererseits aber auch mal ohne schlechtes Gewissen abzugeben und sich Zeit für sich selbst zu nehmen.

Die Aufgabe für Eltern besteht darin, das kindliche und eigene Leben wieder in Fluss zu bringen und die Konflikte zu erspüren, die *kind* nur über seine Symptomsprache zum Ausdruck bringen kann. Fließschnupfen und Aushusten sind als Form der Reinigung zu begreifen und zu fördern, anstatt zu behindern. Säuglinge niesen ja auch von sich aus schon immer sehr viel, um die Nase freizubekommen, was als physiologischer Reflex zu verstehen ist, da sie noch nicht schnauben können. Die Tröpfchen kommen dabei mit der Geschwindigkeit von Gewehrkugeln aus der Nase, was die befreiende Wirkung des Niesens unterstreichen mag. Ein ebenso banaler wie wichtiger Hinweis zielt darauf, die Füße des Kindes zu wärmen.

Ein noch wichtigerer praktischer Tipp ist, Muttermilch (oder Symbioflor) in die Nase zu tropfen, um dort die Situation im Hinblick auf die immer beteiligten Viren wieder zu normalisieren bzw. die Symbiose auf mikrobiologischer Ebene wiederherzustellen. Entscheidend ist natürlich, dass sie seelisch wiedergefunden wird.

Fragen an Eltern und *Unterstützende Maßnahmen:*
▷ Siehe das Kapitel »8.7 Sinusitis«.

8.7 Sinusitis

»Ich hab immerzu die Nase voll!«

Die Nasennebenhöhlen sind Luftkammern, die den Schädel mitformen und ihn auf ihre luftige Art leichter machen und belüften. Wenn sie nicht existierten und ihr Platz von festem Knochen eingenommen würde, wäre der Kopf unerträglich schwer. Mit freien, luftigen Nasennebenhöhlen ist das Lebensgefühl entsprechend. Die gute Durchlüftung bringt Zug und Leichtigkeit ins Leben. Sind sie dagegen voller Sekret und im Dauerstau, macht das schwer und »zieht runter«.

Friedrich Graf bezeichnet die Nasennebenhöhlen als die Rumpelkammern der Seele für zurückgehaltene Tränen. Beim Weinen hat *kind* die Nase natürlich immer voll. Wenn es ständig die Nase voll hat im Sinne der chronischen Sinusitis, ließe sich damit auch auf einen Tränenstau schließen, besonders in der Phase, in der noch nichts fließt. Das Gefühl ist wie das des »Bretts vorm Kopf«. Wenn die Nase wieder in Gang kommt bzw. die Sekrete fließen, lässt auch der Druck in den Nasennebenhöhlen nach. Der seelische Stau sollte jetzt ebenfalls abfließen. Beim Kleinkind ist es natürlich viel schwieriger, herauszufinden, wovon es die Nase immer wieder voll bekommt. Hier sei auf das Kapitel über die Infektanfälligkeit verwiesen. Ausführlicher gehe ich auf dieses Thema im Buch *Aggression als Chance* ein.

Wichtig ist, sich klarzumachen, dass Schnupfen bei Säuglingen noch gar keine Sinusitis sein kann, denn die Nasennebenhöhlen sind bei ihnen in der Regel noch nicht belüftet. Da sie sich erst im Lauf der Kindheit entwickeln, ist z.B. eine Kieferhöhlenentzündung erst ab dem vierten Lebensjahr möglich. Die Siebbeinzellen sind schon bei der Geburt vorhanden und können bereits ab dem zweiten Lebensjahr von Erregern befallen werden. Eine Stirnhöhlenentzündung ist aber erst ab dem sechsten Lebensjahr möglich, eine Infektion der Keilbeinhöhle sogar erst ab dem achten bis zehnten Lebensjahr. Ein Kind unter zwei Jahren kann demnach noch gar keine echte Sinusitis haben. Die verstopften Nasen im Säuglings- und Babyalter sprechen also für »banalen« Schnupfen.

Fragen an Eltern, besonders die Mutter (von Kindern über einem Jahr):

▷ Wovon hat mein Kind oder habe ich die Nase voll?
▷ Was veranlasst es, auf so vielen Ebenen dichtzumachen?
▷ Wieso zeigt es solche Aggressionen (gegen mich?)?
▷ Wo unterdrücke ich meine Aggressionen?
▷ Wovor will es sich oder will ich mich verschließen?
▷ Was stört unsere Verbindung?

Unterstützende Maßnahmen:

▷ Wirksam sind dieselben Maßnahmen wie bei den Themen »Infektanfälligkeit« (8.1), »Husten und Bronchitis« (9.1), »Mittelohrentzündung« (8.3) und »Halsschmerzen« (8.5).

8.8 Waldeyer'scher Rachenring, Polypen

»Lasst mich in Ruhe!« – »Schau nicht so blöd!«

Die Natur hat die obere Eingangspforte des Organismus gut geschützt mit dem sogenannten Waldeyer'schen Rachenring, der dafür sorgen soll, dass nichts Unbefugtes und der Gesundheit Abträgliches eindringen kann. Zu dieser ringförmigen Festung zum Schutz des Innenraumes, die bezeichnenderweise auch wesentlich aus lymphatischem und damit zum Abwehrsystem gehörendem Gewebe besteht, sind Rachen- wie auch Gaumenmandeln zu rechnen, die für die klassische Mandelentzündung verantwortlich sind. Oft kommen beide Probleme zusammen, so wie Chirurgen mit den einen meist auch gleich die anderen Mandeln herausnehmen. Die Rachenmandeln liegen als gesunde Organe gänzlich unauffällig am Rachendach, können aber, wenn sie anschwellen und wuchern, in Form der Polypen für einigen Ärger sorgen. Polypen, in denen der Berliner Ausdruck für »Polizisten« anklingt, können an vielen Stellen vorkommen, hier sind sie nichts anderes als chronisch vergrößerte Rachenmandeln.

Diese können in der Konsequenz, weil sie einigen Raum an einer sensiblen Stelle einnehmen, die Mittelohrentzündung (Otitis media) begünstigen. Sie verlegen nämlich gern die sogenannte Eustachische Röhre, die für die Belüftung des Mittelohrs zum Rachen sorgt. Auch chronische Entzündungen der Nebenhöhlen gehen oft auf ihr Konto, da sie möglicherweise auch deren obere Öffnungen verlegen können. In der Praxis kommen zu Polypen häufig chronisch vergrößerte Gaumenmandeln, was die Blockade der oberen Körperzugänge ziemlich komplett und das vorliegende Abwehrproblem sehr deutlich macht.

Hinter der Zunahme dieser Probleme könnte zum guten Teil die überzogene Impfpolitik stecken. Impfungen sollen Kinder schützen, führen aber tatsächlich zu überschießenden Reaktionen des Abwehrgewebes dieser Region, was bis zu regelrechtem Wuchern gehen kann. Andererseits soll Impfen der Körperabwehr die Arbeit abnehmen und sorgt so auf der Schattenseite dafür, dass diese zu wenig trainieren kann. Hier könnte auch eine der Mitursachen für die steigenden Allergien liegen, die ja ebenfalls auf überschießenden Immunreaktionen beruhen. Die körpereigene Abwehr, der die Schulmedizin so wenig zutraut, zeigt sozusagen, was sie doch alles draufhat, und baut sich optisch gewaltig, aber funktional ineffektiv an Stellen auf, die – symbolisch wichtig – körperlich rasch problematisch werden.

Anthroposophische Kinderärzte gehen davon aus, dass es bei den Betroffenen zu einer Diskrepanz zwischen seelischem und körperlichem Wachstum kommt. Die Kinder bleiben danach seelisch zurück. Im Sinne der Krankheitsbilderdeutung sehen wir, dass der Körper ein Wachstum zeigt, das die ausbleibende seelische Entwicklung vertreten soll, so wie er immer wieder zur Bühne für jene Themen wird, die im Bewusstsein zu kurz kommen. Die Aufgabe wäre also, sich seelisch seiner Haut wehren bzw. seine Zugänge schützen zu lernen. *Kind* muss zunehmend dahin kommen, selbst darauf zu achten, was es an Gedankenenergie herein- und hinauslässt, auch wenn das oft für viele Erwachsene noch schwierig ist. Gedankliche Welten sind durch das Luftelement symbolisiert, und so sind hier die Polypen angesprochen, die die Belüftungswege verlegen, sowohl der Nase als auch des Mittelohrs. Weiter unten, im Bereich der Gaumenmandeln, die bei Vergrößerung das Schlucken erschweren, geht es mehr um das Hereinlassen von materiellen Dingen, eben Nahrung und anderer harter Brocken.

Andere Ausdrücke für das Symptom der Polypen sind »adenoide Wucherungen«, »Rachenmandelhyperplasie« oder einfach »vergrößerte Rachenmandeln«. Es handelt sich um ein für das Alter typisches chronisches Geschehen. Alles entwickelt sich langsam wie diese Kinder selbst auch. Sich Zeit zu nehmen ist hier eine der großen Lernaufgaben, die in unserer modernen Gesellschaft den Eltern besonders schwerfällt.

Die Nasenschleimhaut ist dabei meist chronisch geschwollen, d.h., die Kinder haben schon auf dieser Basis permanent die Nase voll. Polypen können tropfenförmige, aber auch flache oder sogar gestielte Gebilde aus Schleimhaut, Binde- und Lymphgewebe sein und sorgen für den Hauptverschluss von Nase und Nebenhöhlen.

Das Thema war bisher vor allem zwischen dem vierten und sechsten Lebensjahr aktuell, tritt inzwischen aber immer häufiger schon ab dem zweiten Lebensjahr auf; d.h., die Abwehrsituation unserer Kinder wird immer früher problematisch, und die Gedankenwelten werden schon zu Beginn des Lebens blockiert.

Da Betroffene durch den offenen Mund atmen müssen, kommt es zur Austrocknung der Atemwege, besonders nachts, wodurch sich die Infektanfälligkeit erhöht. Nichts trocknet so aus wie Wind, natürlich auch der eigene »Atemwind«. Tagsüber kann eingeatmete kalte, trockene Luft, die nicht in der Nase vorgewärmt und angefeuchtet wird, die Thematik weiter verschärfen. Insgesamt wird so einerseits der Schlaf weniger erholsam und andererseits mit der Atmung die wichtigste Energiequelle tendenziell geschwächt. So kommen jene Teufelskreise in Gang, unter denen so viele Kinder und Eltern unserer Zeit leiden.

Eines der subjektiven Hauptprobleme für mitbetroffene Eltern ist der wenig intellektuelle, eher auf geistige Verzögerung hinweisende Gesichtsausdruck, der durch den chronisch offenen Mund zustande kommt. Dieser etwas dumpf und tumb wirkende Ausdruck beleidigt viele Eltern persönlich. So wäre es besonders wichtig zu verstehen, dass es sich bei diesen Kindern um Spätentwickler handelt, die durchaus sehr intelligent sein und noch enorm aufholen können, wenn sie richtig behandelt werden.

Sie wirken nicht nur so, sie sind in gewisser Weise zurückgeblieben und schwer von Begriff, aber nicht dumm. Das hat vor allem damit zu tun, dass sie noch überwiegend aus dem Bauch(gefühl) statt aus dem Intellekt leben. Die sich daraus ergebende vorrangige Aufgabe lautet, ihnen Zeit zu lassen und auf die andere seelische Ebene des Wachstums zu warten, diese vielleicht anzuregen, aber nichts zu erzwingen. Hilfreich ist, den Kindern Wiederholungen zuzugestehen und ihre naive, ausgesprochen kindliche Art schätzen zu lernen. Wenn Eltern bewusst Langsamkeit zulassen, können

Spätentwickler in einem liebevollen Nest die ausstehenden seelischen Entwicklungsschritte meist viel besser nachholen als mit professioneller Hilfe. Die kleinen Prinzen und Prinzessinnen brauchen ihre Zeit, so wie es Antoine de Saint-Exupéry so unnachahmlich beschrieben hat, wir müssen sie ihnen nur lassen.

Vom Aussehen her handelt es sich oft um typische »Mondkinder«, rundlich und träge, die am Rockzipfel der Mutter hängen und dort auch gern hängen bleiben. Über die Maßen anhänglich, bleiben sie überhaupt oft hängen (auf früheren Stufen). Wenn das Problem bis in die Schulzeit bestehen bleibt, neigen sie natürlich auch dort dazu, hängen oder sitzen zu bleiben; d.h., sie werden nicht (in die nächste Klasse und auf die nächste Stufe) versetzt und befördert. Stattdessen hängen sie herum, wie es bildlich ihr hypotoner (schlaffer, spannungsloser) Unterkiefer ausdrückt. Wem die Kinnlade herunterfällt und »wer den Mund nicht mehr zukriegt«, der wirkt erstaunt und überfordert, und beides trifft für diese Kinder zu.

Sie brauchen vor allem Zeit wie der kleine Prinz, der ja ebenfalls vor allem staunend und fassungslos, aber auch wenig aktiv der sonderbar hyperaktiven Erwachsenenwelt gegenübersteht. Mit ihrer offensichtlichen Hilflosigkeit und Tendenz zum Anklammern fordern sie Hilfe und Unterstützung geradezu ein und verlocken Eltern, diesbezüglich zu viel zu tun. Schwach und anlehnungsbedürftig, was sich bis ins hypotone Gewebe niederschlägt, wäre ihre Aufgabe – mithilfe der Eltern – zuerst einmal das Kind in sich leben und wachsen zu lassen, um Körper und Seele wieder zusammenzubringen.

Ihre vergrößerten (hypertrophen) Abwehrorgane deuten darüber hinaus als weitere Aufgabe an, sich seelisch mehr wehren zu lernen und in die Eigenständigkeit hineinzuwachsen. Wenn das Kind zu sich gekommen ist, muss es auch in der Lage sein, sich abzugrenzen gegen Fremdes und zu erkennen, »was Gut und Böse ist«.

Bei der Nase und ihrer symbolischen Bedeutung lässt sich das Thema ebenfalls gut durchschauen und noch der eine oder andere zusätzliche Aspekt finden. Während die Nase bei Erwachsenen Macht, Stolz und Sexualität verkörpert, steht die niedliche Stupsnase für das allgemein als süß, aber kaum individuell empfundene Kindchenschema. Die Nase ist beim Kind noch wenig typisch, also noch gar nichts wirklich Eigenes, sondern spiegelt eher die Aufgabe, aus dem Kollektiv herauszuwachsen und sich von der Mutter zu lösen, um Eigenständigkeit zu entwickeln. Höchstens könnte eine ein wenig keck ins Leben gereckte Stupsnase für ein besonders aufgewecktes Kind stehen. Aber gerade das ist bei Problemen mit Polypen nicht der Fall.

Diese Kinder entwickeln nicht einmal eigenen Geschmack, denn wer die Nase voll hat, nimmt Aromen gar nicht wahr. Die Mutter schmeckt weiter für das Kind ab, dem das Leben nicht schmeckt; d.h., sie bestimmt weiterhin, und *kind* bekommt (zu) wenig Wachstumsimpulse. Es ist noch gar nicht auf den (eigenen) Geschmack gekommen und verwechselt das Hängen an Mutters Rockzipfel mit dem Leben.

Die Nase voll, nichts riechen und schmecken und wenig hören ist eine (kindliche) Verweigerungsstrategie. Der Grund könnte in zu vielen verschiedenen und überfordernden Reizen liegen, die modernes Leben so überaus zahlreich bietet. Diese Kinder brauchen aber nicht modernes Multitasking, sondern müssen eins nach dem anderen lernen. Das wäre, wie nicht nur neue Forschungen offenbaren, übrigens auch für Erwachsene die erfolgreichere Strategie.

Wer das Leben nicht mehr riechen kann und die Nase (bereits so früh) voll hat, verrät damit aber auch Abneigung gegen bestimmte Menschen, aktuelle Lebensumstände oder ein ganzes Umfeld. Hier zeigt sich, dass die Betroffenen schon früh genug haben und überfordert sind. Die Gefahr liegt im unbewussten Boykott des eigenen Lebens, was sich in Entwicklungsstillstand oder -verzögerung ausdrückt und bei Nichtbeachtung bis in erhebliche Verstocktheit führen kann. Die Kinder bestreiken sozusagen eine Welt, die sie in ihrer Hektik und mit ihrem Druck überfordert und überreizt.

An dieser Stelle ist interessant, dass, obwohl die Symptomatik so zunimmt, die Kinder der anthroposophischen Waldorf-Kindergärten davon weitgehend verschont bleiben. Diese bieten statt Überforderung und Hektik sanfte Rhythmusübungen, einfühlsame

Zuwendung und Achtsamkeit für die individuelle Entwicklungsgeschwindigkeit – entsprechend der Lehre Rudolf Steiners, der davon ausging, dass alles Leben Rhythmus ist.

Das chronische Element des Krankheitsgeschehens verweist auf einen Dauerkonflikt mit entsprechendem Energiemangel, der aus Festgefahrensein in falschen Bahnen folgt und konkret aus der Atembehinderung. Die blockierte Kommunikation deutet auf die Notwendigkeit, sich auf das Wesentliche zu beschränken.

Die Betroffenen lassen sich die Nase gleichsam zuwachsen. Sie schnuppern nicht mehr herum wie ein neugieriges und naseweises Kaninchen, sondern sind blockiert. Sie bekommen nicht genug frische Luft und damit Austausch und Kommunikation. Wer nicht durch die Nase atmet, kann auch nicht riechen, schnuppern, wittern. Er entwickelt kein »Näschen« und keine »gute Nase« für die wichtigen Dinge des Lebens. Folglich schmeckt ihm dasselbe nicht. Ihm entgehen mit dem »guten Riecher« auch Intuition und Gespür. Da das Aromaempfinden fehlt, schmeckt alles Essen gleich fad. Wer aber schlecht riecht und schmeckt, weil er – dauerverschnupft – die Nase chronisch voll hat, neigt zu eintönigem Leben, dem das »Salz in der Suppe« fehlt.

Die Ohren können über die schlecht belüftete und damit tendenziell blockierte Paukenhöhle mitbetroffen sein. Mit einem beeinträchtigten Mittelohr kommt die Thematik des Hörens, Horchens und Gehorchens hinein, und der Kontakt zur Umwelt wird dumpf und problematisch. Der eher träge, unkonzentrierte Ausdruck, eben »schwer von Begriff«, geht nicht selten auf eine gewisse, der Situation geschuldete Schwerhörigkeit zurück. Wenn das der Fall ist, bleibt das Kind abgeschnitten vom Mitschwingen und letztlich von allen ursprünglichen Sinneswahrnehmungen und lebt ein ausgesprochen unsinnliches und damit auch schnell unsinniges Leben.

Fragen für Eltern:

▷ Siehe das Kapitel »8.9 Homöopathische Abrundung aus der Muschel«.

Unterstützende Maßnahmen:

- ▷ *Innerliche Nachreifung ermöglichen* und die notwendige Zeit dazu einräumen als vorrangige Aufgabe der Eltern.
- ▷ Dem Kind *Überforderungen und Frustrationen* oder gelegentlich zu große Enge und Bevormundung, die auch zu dem fassungslos offenstehenden Kindermund beitragen könnten, in dieser Phase ersparen; im Gegenteil ein ideales Nest zur Verfügung stellen.
- ▷ *Chronische Konflikte* in der Kommunikation mit der Umwelt aufdecken und – wo möglich – ausschalten. Stattdessen eine weise Beschränkung der Reize und der Kommunikation.
- ▷ Im Kindergarten könnte – bei entsprechender Bewusstheit – *das seelische Wachstum gefördert* werden, damit die Kinder in den Stand kommen, sich ihrer Haut zu wehren. Außerdem erleben sie hier, vielleicht erstmals, dass sie sich nicht überall auf die Mutter verlassen können und dass ihr Leben gewinnt und schöner wird, wenn sie selbst neugierig – eben gierig auf Neues – werden, wie es aufgeschlossenen nase-weisen Kindern entspricht. Dazu muss aber erst im wahrsten Sinne des Wortes die Seelenwelt aufgeschlossen, d.h. erschlossen werden, damit das Kind die Welt mit allen Sinnen wahrnehmen und erobern kann. Oft haben diese Kinder keine Lust auf den Kindergarten, wollen gar nicht für sich allein und ohne Mama sein, sind gern abhängig, trödeln bei allem und bleiben scheinbar absichtlich zurück. Das gilt, solange die erste Phase der Behütung und des Nestschutzes für die kleinen Prinz(essinn)en noch anhalten sollte. Hier wäre in idealer Weise mit der Homöopathie Entwicklungshilfe zu leisten, um seelisches und körperliches Wachstum in Harmonie zu bringen.
- ▷ *Eine operative Entfernung der Polypen ist so lange wie möglich hinauszuzögern*, da sie oft innerhalb eines Jahres nachwachsen und ab dem siebten Lebensjahr sowieso von allein zurückgehen. Allerdings muss dann eine unterstützende Behandlung im Sinne von Deutung und Homöopathie erfolgen. Ein Kind jahrelang mit tumbem, dümmlichem Gesichtsausdruck herumlaufen zu lassen ist sicher keine Lösung und schadet langfristig der Entwicklung erst recht.

Stattdessen wäre es wichtig, die Fähigkeit zum Staunen anzuregen, Verstocktheit zuzulassen, für Ruhe und Stille inmitten des familiären Lebensstroms zu sorgen, das übertriebene Wachsen auf der Körperebene durch Anreize auf der Seelenebene auszugleichen und dem Kind zu helfen, die Welt mit allen Sinnen zu erfahren und zu genießen. Dann kann es sich aus eigener Kraft auch im übertragenen Sinn öffnen – der chronisch offenstehende Mund verrät ja bereits, dass es das will –, neue Eindrücke hereinlassen und eigene Erfahrungen machen, einen guten »Riecher« entwickeln und Geschmack am Leben finden. Wenn es wieder gut hören kann, wird es auch freiwillig horchen und Witterung aufnehmen.

8.9 Homöopathische Abrundung aus der Muschel

Getreu der Vorstellung von Paracelsus, der schon lange vor Hahnemann den Grundsatz der Homöopathie »Similia similibus curentur« (»Ähnliches möge Ähnliches heilen«) formulierte, ist für alles und jeden ein Kraut in seiner Nähe gewachsen bzw. ein Mittel für das entsprechende Krankheitsbild zu finden. Von ihm stammt auch die Erkenntnis, dass die beste Apotheke des Arztes die Wiesen und Fluren der Umgebung seien. Insofern ist das homöopathische Mittel Calcium carbonicum, das sich als gemeiner Kalk überall in unserer Umgebung findet, ein ideales Heilmittel. In seinem Bild werden die oben beschriebenen Kinder noch plastischer deutlich. Hahnemann gewann den Kalk aus der Muschel, und Calcium-Kinder brauchen ihre Muschel, die harte Schale, damit ihr weicher Kern langsam reifen kann. Sie wollen gern zu Hause bleiben und genießen ihren vertrauten Rhythmus, lieben immer dieselben Rituale. Dieselbe Gute-Nacht-Geschichte und auch das gleiche Essen schaffen jenes Vertrauen, das sie zum Wachsen brauchen. Ihre Schutzbedürftigkeit ist sprichwörtlich, und die nährende Mama sollte stets für sie da sein, und zwar immer zur richtigen Zeit. Mit ihrer Symptomatik bremsen sie ihre Eltern, die ihre eigene Schnelligkeit überprüfen sollten, und vor allem den Ehrgeiz in Bezug auf ihr Kind.

Auch wenn die Kinder so ausschauen mögen, sind sie in der Regel nicht dumm, sondern oft sogar hochintelligente Spätzünder. Sie stellen Anspruchsdenken der Eltern und gesellschaftlichen Druck allein schon durch ihre Art infrage. Heutzutage wollen alle viel zu viel, und das viel zu schnell. Calcium-Kinder machen da nicht mit. Mark Twain brachte es mit seinem Satz aus den *Abenteuern des Huckleberry Finn* auf den Punkt: »Kaum hatten wir das Ziel aus den Augen verloren, verdoppelten wir die Geschwindigkeit.« Calcium-Kinder brauchen genau das Gegenteil, ein Ziel und Zeit, es zu erreichen.

So ist die Anfangszeit des Lebens für alle Kinder in vieler Hinsicht eine Calcium-Zeit. Wenn in dieser Nest- oder Muschelphase zu wenig Rhythmus und Ritual war, muss es später nachgeholt und durch kindliche Verzögerung ertrotzt werden. Dazu passt, dass Calcium-Kinder sehr dickköpfig sein können. Sie brauchen ihre Zeit und ihren Raum und ganz allmählich auch sanfte Wachstumsanreize. Zum richtigen Zeitpunkt ist behutsames Abnabeln not-wendig, damit sie langsam im übertragenen Sinn allein laufen lernen und ihren Weg (ins Leben) machen.

Die Schritte müssen weg von der Mutter führen, die an diesem Punkt loslassen lernen muss. Am Rockzipfel hängen bleibend, wird das Kind dumm fürs Leben, weil es sich immer auf die Mutter verlässt. Wenn es nicht allein gehen lernt, wird es sich der großen weiten Welt noch mehr verschließen und sich einsperren, während es die Welt aussperrt.

Wie die formlose Auster braucht das Kind zu Anfang die Schale als Halt, Zuhause, Heimat und Gehäuse. Hier finden sich die Kinder mit dem größten Heimweh, die noch ganz aus dem (formlosen) Bauch leben und nicht aus differenzierten Gehirnwindungen, die sich später entwickeln und dann sowieso die Oberhand gewinnen können. Die Aufgabe wird in der Schale deutlich und liegt in der Abgrenzung von der Mutter, um eigene Form und Festigkeit zu gewinnen.

Weitere Symptome passen zwanglos in dieses Muster. Die Kinder sind phlegmatisch, ja schwerfällig, haben eine ausgeprägte Abneigung gegen jede Veränderung und sind schon von daher konfliktscheu. Sie leiden unter größter Erkältungsneigung, aber leiden sie wirklich? Die Nase voll zu haben entspricht ihnen gar nicht schlecht, ähnlich wie ihnen auch die häufig hinzukommende Verstopfung keine Beschwerden macht. Festhalten wird ja als angenehm empfunden, Mutterklammern macht Spaß. Interessanterweise haben sie eine besondere Neigung zu weichgekochten Eiern, wo sich wieder der weiche Kern in der harten Schale findet. So lieben sie natürlich auch (Mutter-)Milch, die eigentlich mit der Kindheit überwunden werden sollte, und wollen folglich auch nicht von der Brust lassen. Als Spätentwickler halten sie die Fontanellen, die Verbindung nach oben, oft (viel zu) lange offen. Auf der übertragenen Ebene beschäftigen sie sich früh mit Engeln und anderen Wesenheiten sowie mit dem Tod. Alles andere muss warten, wie die Zähne, aber auch das Laufen- und Sprechenlernen. Sie haben und behalten manchmal eine enge Verbindung zum Mond, und der Vollmond verschlechtert meist ihre Situation, so wie das Mütterliche alles verschlechtert, wenn seine Zeit überschritten ist.

Wenn sie die not-wendigen Zeiträume, den benötigten Zuspruch, stimmige Behutsamkeit und einfühlsame Behütung bekommen, kann sich in ihnen eine Perle entwickeln, und ihr Fleiß und ihr Können zeigen sich später im Leben, wenn der Verstand die Oberhand über den Bauch gewinnt. Vielleicht bleiben sie langsam, werden aber intelligent und ausdauernd und können auf ihre besondere Art glänzen. So wie man eine Perle ins rechte Licht rücken muss, um ihren Glanz und Schein zu genießen, wollen auch die Calcium-Kinder nur ins rechte Licht gerückt werden. Das aber teilen sie mit allen Kindern dieser Welt.

Fragen für Eltern:

▷ Warum hat unser Kind den Mund immer offen und die Nase ständig voll? Wie können wir unser Kind Staunen lehren?

▷ Wogegen wehrt es sich?

- ▷ Erkennen wir seinen Entwicklungsstand realistisch? Wie normenhörig sind wir?
- ▷ Wie können wir ihm helfen, die Vorteile seiner individuellen Geschwindigkeit zu nutzen? Wieso ist es langsamer, als wir erwarten?
- ▷ Wie kann es sich anders wehren lernen?
- ▷ Was will es uns mit alldem sagen? Wie steht es mit den Themen »Geduld« und »Ungeduld« in unserer Familie?

Unterstützende Maßnahmen:

- ▷ *Nasenspülungen mit Salz:* 1 gehäufter TL Salz in 1/2 Liter körperwarmes Wasser geben und in ein Nasenkännchen aus der Apotheke füllen. Den Kopf zur Seite legen und das Nasenkännchen in eines der Nasenlöcher einführen und dann so weit anheben, dass die Lösung durch die Nase läuft, das hintere Ende der Nasenscheidewand umspült und aus dem Nasenloch der Gegenseite wieder herausläuft. Geatmet wird in dieser Zeit durch den Mund. Falls Wasser dabei in den Rachen läuft, wird es ausgespuckt. Anschließend ausschnäuzen und dann die Prozedur auf der Gegenseite wiederholen. Das ist sehr wirksam, auch wenn es von allen Betroffenen anfangs als unangenehm empfunden wird.
- ▷ *Kneipp-Anwendungen:* Siehe das Kapitel »8.1 Infektanfälligkeit – Abwehrschwäche«.
- ▷ *Mit Strohhalm trinken und Seifenblasen machen lassen:* damit der Mund geschlossen wird.
- ▷ *Immunsystem stärken:* Siehe das Kapitel »8.1 Infektanfälligkeit – Abwehrschwäche«.
- ▷ *Ansteigende Fußbäder:* beim Thema »Bettnässen« beschrieben (Kapitel 15.2).
- ▷ *Milch und Milchprodukte* meiden.
- ▷ *Intensives Kauen:* mit entsprechender Rohkost, Vollkornprodukten und Kaugummi, um der Muskelhypotonie entgegenzuwirken.
- ▷ *Individuelle Darmsanierung:* um die Abwehr zu stärken.

- ▷ *Salbeneinreibung:* mit Berberis (Fructus) von Weleda in der Region über der Harnblase.
- ▷ *Dem Alter angepasste Spiele:* mit verbundenen Augen Geräusche hören, Gegenstände bzw. Nahrungsmittel erriechen und erschmecken, um die Wahrnehmung zu schärfen.

Des Weiteren gelten hier auch alle Tipps, die in den Kapiteln über Infektanfälligkeit, Mittelohrentzündung und Schnupfen beschrieben sind.

8.10 Nasenbluten

»Mir tropft die (Lebenskraft aus der) Nase.« – »Ich laufe über.« – »Ich stehe unter Druck! Wohin nur mit meiner Energie?«

Die im Blut, diesem besonderen Saft, symbolisierte Lebensenergie läuft den Kindern buchstäblich aus der Nase. Das ist ebenso harmlos, was die Gefährdung des Lebens angeht, wie eindrucksvoll für Eltern und Kind. Schon eine kleine Menge kann ein wahres Blutbad vortäuschen, wenn es sich über das weiße Kopfkissen des geliebten Kindes verteilt.

Mit der Nase ist ein sehr symbolträchtiger Ort angesprochen, der für Macht und Stolz, aber auch Sexualität steht. Das Kind signalisiert unbewusst, doch sehr dramatisch seine Bedrohung und Gefährdung. Das demonstrative Opfer des eigenen Lebenssaftes zeigt, wie schlecht es ihm zu gehen scheint. Es selbst ist in der Regel auch sehr betroffen vom eigenen Blutbad. Das lässt aber sofort nach, wenn die Eltern als Erstes seine Zeichen abwaschen oder wegräumen.

Dahinter kann physiologisch eine akute Druckerhöhung im Gefäßnetz im Innern der Nase stecken. Im übertragenen Sinn geschieht es, wenn einem das Blut zu Kopfe steigt und der entstandene (Über-)Druck abgelassen werden muss.

Die Erklärung mit einer physischen Schwäche im Rahmen der

Längenwachstumsschübe könnte immerhin verdeutlichen, warum Nasenbluten mit der Adoleszenz meist völlig aufhört. Wenn es im fortgeschritteneren Alter weiterbesteht, hat es meist mit ausgelassenen Wachstumschancen zu tun. In der Regel haben Erwachsene andere Möglichkeiten, das Interesse auf sich und ihre Anliegen zu lenken. Wo das überhaupt nicht klappt, bleibt wie bei den Kleinen die Möglichkeit, sich das Blut aus der Nase rinnen zu lassen, was fast immer Mitleid auslöst und die Betreffenden so auch wieder in den Mittelpunkt rückt. Es ist allerdings so leicht durchschaubar, dass sie meist mit der Zeit auf differenziertere Strategien ausweichen.

Jedenfalls tritt das Symptom bei Anstrengung, Stress und Fieber vermehrt auf – und natürlich wenn *kind* »eins auf die Nase bekommt« oder wenn es einfach nicht »nach seiner Nase geht«, wodurch das Aggressionsthema deutlich wird. Hier zeigt sich auf harmlose Weise, dass *kind* ein Vitalitätsproblem hat.

Allopathisch gedacht, zwingt Nasenbluten zur Ruhe mit einem kühlen, feuchten Tuch im Nacken. Meist hilft auch, die Nase zu tamponieren bzw. einfach zuzustopfen, wodurch eine Art Druckverband für verletzte Gefäße entsteht.

Homöopathisch gedacht, sollen die Kinder ihre Lebenskraft und -freude fließen lassen und sich verausgaben. Tropft etwa in der Pubertät die Lebensenergie immer noch aus der Nase, einem Symbol phallischer Kraft, ist der Aufforderungscharakter des Symptoms unübersehbar. Wenn es aus dem phallischen Organ mitten im Gesicht und für alle sichtbar blutet, erkennen auch mit Symbolik wenig Vertraute darin eine Bedeutung. Hier steht jemand mit einem brisanten Thema an symbolträchtigem Ort unter Druck und entlastet sich – und zeigt dabei appellativ an, wie gefährlich alles ist und wie schlecht es um ihn steht. Die Aufforderung, »Dampf« abzulassen, wird unübersehbar.

Wo Nasenbluten nachts im Schlaf auftritt, ist davon auszugehen, dass Träume das Kind unter Druck gesetzt haben bei dem Versuch, zu verarbeiten, was tagsüber unverarbeitet geblieben war. Solch ein Aderlass ist neben der Druckentlastung, bei der der Körper Überflüssiges loswird, auch eine Verschwendung von Lebenssaft und

-energie. Die aus homöopathischer Sicht daraus folgende Aufgabe hieße, großzügiger mit seiner Energie umzugehen. Interessanterweise bedeutet bluten im Volksmund auch »bezahlen« und »Geld ausgeben«.

Eltern werden aber spontan eher allopathisch reagieren und darauf achten, dass dem Kind das Blut nicht zu oft zu Kopfe steigt, anstatt es im übertragenen Sinn zu animieren, die Lebenskraft aus allen Ventilen herauszulassen. Es wäre aber naheliegend, körperliche Aktivitäten anzuregen und über Sport und Spiel eine gewisse Abhärtung zu fördern, statt ausschließlich auf geistige Aktivitäten zu setzen. Vor allem im Fall einer bei den Betroffenen häufig vorzufindenden zarten Konstitution wäre das günstig. Auffällig viele sensible kleine Wesen vom Phosphor-Typ neigen zu Nasenbluten und dazu, sich (geistig) zu überfordern, wobei der Körper leicht vergessen wird. Jede noch so kleine Verletzung führt dazu, dass sie enorm bluten. Sie bekommen auch schnell blaue Flecken (Blutungen unter der Haut), was deutlich macht, wie »beeindruckbar« sie sind. Für Eltern wäre ein so harmloses Symptom wie Nasenbluten, wo es Angst auslöst, eine gute Gelegenheit, sich mit der grundsätzlichen Bedrohtheit des (ihnen anvertrauten) Lebens auszusöhnen.

Fragen für Eltern:

▷ Wo steht unser Kind unter Druck? Wie kann es am besten mit Druck umgehen lernen?
▷ Wieso holt es sich auf diese Art Aufmerksamkeit und versucht sich so in den Mittelpunkt zu stellen?
▷ Wie kann sich unser Kind sinnvoller verausgaben?
▷ Warum geht es so verschwenderisch mit seiner Energie und Kraft um?

Unterstützende Maßnahmen:

▷ Dem Kind *im Sitzen bis zu 5 Minuten lang die Nase zuhalten* (Nasenflügel gegen die Nasenscheidewand drücken) und kalte Umschläge in Form von Kühlpacks, Eisbeutel oder kalten, nassen Handtüchern in den Nacken legen. Danach sollte nicht direkt geschnäuzt werden und die Atmung eine kurze Weile durch den Mund erfolgen, damit sich der gebildete Blutpfropf nicht gleich wieder löst.

- ▷ *Papier unter Zunge legen:* ein Stück zusammengerollte Küchenrolle oder Papiertaschentuch unter die Zunge legen, bis die Blutung zum Stillstand kommt.
- ▷ Eine *Silberkette* soll der Volksmedizin zufolge helfen, wenn sie permanent getragen wird.
- ▷ *Homöopathische Behandlung:* Bei häufig auftretendem Nasenbluten sollte eine konstitutionelle Behandlung stattfinden.
  Arnica C30: wenn Nasenbluten nach intensiver körperlicher Anstrengung oder einem Schlag auf die Nase auftritt.
  Ferrum phosphoricum C30: blasse Kinder mit rötlichen Wangen, eventuell zu Beginn eines Infekts oder bei Fieber.
  Phosphorus C30: schlanke, hellhaarige und -häutige Kinder, die für ihr Alter recht groß sind. Sie sind strahlend, offen und mitfühlend und haben zahlreiche Ängste (vor Dunkelheit, Gewitter, dem Alleinsein).

9 Beschwerden der Atmungsorgane

9.1 Husten und Bronchitis

»Ich huste euch was!« – »Ich schleime euch zu!«

Bei Husten und Bronchitis handelt es sich um einen typischen Konflikt im Kommunikationsbereich der Luftwege. Mit den Bronchien sind die Verbindungskanäle zwischen Innen- und Außenwelt betroffen. Der Unterschied zur Lungenentzündung liegt darin, dass bei der Bronchitis die Transportwege der Luft befallen sind, bei Ersterer die Alveolen, also die Lungenbläschen als Orte des wirklichen Luftaustauschs. Hier führt gar kein Weg mehr am Problem vorbei, und die Gefahr der Erstickung ist bei Pneumonie viel größer. Allerdings gibt es Übergänge wie die Bronchopneumonien, die es natürlich besonders in sich haben und andeuten, dass die Kommunikation auf vielen Wegen blockiert ist. An Kommunikationslosigkeit kann *kind* im wahrsten Sinne des Wortes ersticken.

Bei Bronchitis setzen sich also unterdrückte Konflikte am symbolisch dafür passenden Ort fest, *kind* hustet, statt anderen etwas zu husten. Bei der sogenannten obstruktiven Bronchitis der Kleinkinder kommt es aufgrund überschießender Stoffwechselvorgänge zur Bildung von viel zu viel Schleim, der die Luftwege zusätzlich belegt und entsprechende Husten- und Erstickungsanfälle als Reaktionen heraufbeschwört. Die Kommunikationsbahnen sind also mit seelischen Themen in Gestalt von Schleim verstopft. Bei spastischer Bronchitis handelt es sich um verkrampfte, weil lange gestaute Aggressionen. Sie schnüren dem Kind vor Anstrengung die Luftwege zu, und es schnappt mitleiderregend nach Luft. Bei Kleinkindern finden sich dahinter nicht selten chronische Konflikte der Eltern, die diese nicht lösen konnten und den Kindern überlassen haben. Besonders bei Rauchereltern wird das deutlich, die ausnahmslos selbst unter Bronchitis leiden und ihre Kinder schon im Mutterleib belasteten.

Wir haben schon gesehen, wie Mütter sich über Hustenattacken binden lassen. Das passiert besonders, wenn *kind* bei bestehender Mutterproblematik merkt, wie es hustend und Schleim spuckend mehr von der Mutter bekommt als sonst aufgrund von Arbeitsbelastung oder Geschwisterkonkurrenz. Insofern ist die Bronchitis als sichere Husten- und Schleimquelle tatsächlich lernbar, leider auch alle Übergänge von der asthmoiden Bronchitis bis zum Asthma bronchiale.

Für Eltern liegt die Herausforderung darin, ihre eigenen Kommunikationsstrukturen einer Revision zu unterziehen und zu prüfen, ob sie nicht offensiver die Auseinandersetzung suchen, ihre Konflikte auf verbaler Ebene ausfechten und sich trauen sollten, einander etwas zu husten. Weiterhin könnten sie dafür Sorge tragen, die innere seelische Verbindung zu ihrem Kind zu verbessern, damit der Austausch zwischen ihnen wie geschmiert und die Kommunikation flüssiger laufen kann. Mit Konfliktbereitschaft und mutigem Annehmen der Herausforderungen wäre einem Kleinkind noch am ehesten geholfen, das – was die Kommunikation angeht – noch völlig ausgeliefert ist. (Weitere Deutungen finden sich in den Kapiteln »9.3 Lungenentzündung« und »4.6 Keuchhusten«.)

Fragen für Eltern:

▷ Siehe das Kapitel »9.3 Lungenentzündung«.

Unterstützende Maßnahmen:

▷ *Brustwickel* individuell nach den Bedürfnissen des Kindes: Wickel mit Quark: Magerquark messerrückendick auf ein Küchenhandtuch streichen und direkt auf die Rippenbögen legen. Mit einem Handtuch den gesamten Oberkörper bedecken und eventuell mit einer Wärmflasche handwarm halten, da das Kind auf keinen Fall frieren sollte. Die Wickel können 3- bis 4-mal je Stunde oder als Dauerumschlag über Nacht angewendet werden.

Zitronenwickel mit verdünntem Zitronensaft: Den Saft von 1/2 unbehandelten Zitrone in 3/4 Liter heißem Wasser erwärmen, ein Tuch darin tränken, auswringen und dem Kind rund um den Oberkörper anlegen. Mit einem weiteren Tuch abdecken und eventuell mit einer Wärmflasche oder einem Kirschkernkissen die Wärme verstärken.
Thymianwickel: Thymiantee kochen und wie unter Zitronenwickel beschrieben anwenden.
Kohlblätterwickel: Einige große Kohlblätter 1 bis 2 Minuten in kochendes Wasser geben, bis sie weich sind. Dann möglichst warm auf den Oberkörper des Kindes legen, mit einem Tuch abdecken und wie oben beschrieben noch Wärme von außen zuführen.
Lavendelölwickel: Lavendelöl (10 Prozent) auf ein Tuch tropfen lassen und den Oberkörper damit abdecken. Wie oben beschrieben, Wärme von außen zuführen. Das ölgetränkte Tuch ist etwa 1 Woche lang wiederverwendbar, es muss nur ab und zu mit einigen Tropfen Öl aufgefrischt werden.
Bienenwachswickel aus der Apotheke.
Butterwickel: Warme zerlassene Butter auf die Brust reiben, trockenen warmen Waschlappen oder kleines Handtuch drauf, Schlafanzug an – und ab ins Bett!

▷ Viel zu *trinken* anbieten.

▷ *Hustentees:* Je 2 Teelöffel Kräuter mit 1/4 Liter Wasser übergießen, 10 Minuten ziehen lassen, abseihen. Kinder über ein Jahr 3-mal täglich 1 Tasse. Kinder unter einem Jahr vertragen viele Hustentees noch nicht. Besser auf Fencheltee zurückgreifen.
Krampflösend: Thymian, Anis, Ackerschachtelhalm.
Schleimlösend bei trockenem Husten: Spitzwegerich, Schlüsselblumenwurzel.
Wärmend: Holunderblüten, Ingwerwurzel.
Schleimhautberuhigend: Malve.
Durchwärmend und lösend: Lindenblüten.

▷ *Inhalation:* eignet sich für größere Kinder ab dem Schulalter und bei jüngeren Kindern, wenn sich die Mutter mit unter das Handtuch begibt. Mögliche Zusätze sind Thymian (2 Teelöffel),

Kochsalz (4 Esslöffel) oder Angelikawurzelöl (3 Tropfen). Anwendung: Den ausgewählten Zusatz mit 2 Litern heißem, nicht kochendem Wasser in eine Schüssel geben. Den Kopf mit einem Handtuch bedecken und über die Schüssel beugen lassen. 10 Minuten abwechselnd durch Nase und Mund den heilsamen Dampf einatmen lassen. Vorsicht: Kinder dürfen bei Inhalationen wegen der Verbrühungsgefahr nicht allein gelassen werden.

▷ *Pflanzenheilkunde:* Hedera helix von Ceres (Efeu-Urtinktur) wirkt krampflösend.
Thymus vulgaris von Ceres (Thymian-Urtinktur) wirkt schleim- und krampflösend.
Bronchicum-Hustensirup (Schlüsselblumenwurzel, Thymian) wirkt schleim- und krampflösend.
Plantago-Hustensaft von Wala (Spitzwegerich) hemmt das Bakterienwachstum, stillt den Hustenreiz.
Fenchelhonig: wärmend und schleimlösend.
Ingwerwurzeltee: heizt ein, stärkend.

▷ *Ansteigende Fußbäder:* beim Thema »Bettnässen« beschrieben (Kapitel 15.2).

9.2 Homöopathische Mittel bei Husten und Bronchitis

	Bryonia C30	**Phosphorus C30**
Auslöser	Kummer, Ärger	Erkältung, Überanstrengung, Erregung, langes Reden
Art	Stechend, trocken, sehr schmerzhaft, hält sich Hand vor Brustkorb während des Hustens	Trocken, quälend, brennend, beklemmend, Kitzelhusten
Besser durch	Ruhe, Druck bzw. Liegen auf schmerzhafter Seite	Kalte Speisen und Getränke, Zuwendung, kurzer Schlaf
Schlechter durch	Bewegung, Berührung, jeder Atemzug	Kalte Luft, Liegen auf der linken Seite, warme Speisen und Getränke

	Bryonia C30	Phosphorus C30
Besonderheiten	Großer Durst, trockene Schleimhäute	Heiserkeit, rote Wangen, Zittern am ganzen Körper
Gemüt	Reizbar	Ängstlich

	Rumex C30	Drosera C30
Auslöser	Kalte Luft, Kitzelreiz am Kehlkopf	Nichts Spezifisches
Art	Kitzelhusten, trockener unaufhörlicher Reizhusten	Schnell aufeinanderfolgende Hustenanfälle mit Erstickungsgefühl, trocken, quälend
Besser durch	Schließen oder Bedecken des Mundes, Wärme	Tagsüber, im Freien
Schlechter durch	Einatmen kalter Luft, Winter, Linksseitenlage, 23.00 Uhr	Nach Mitternacht, singen, sprechen, hinlegen, warm werden
Besonderheiten	Rohheitsgefühl und Brennen unter dem Brustbein	Hauptmittel bei Keuchhusten, Anfälle steigern sich ins Würgen und Erbrechen
Gemüt	Niedergeschlagen, ernst, gleichgültig	Leicht erzürnt, gerät über Kleinigkeiten außer sich

	Pulsatilla C30	Cuprum metallicum C30
Auslöser	Wechselhaftes Wetter, fehlende Zuneigung von Bezugspersonen	Kälte, Liebesenttäuschungen
Art	Quälender, trockener oder lockerer Husten mit Kurzatmigkeit	Krampfhaft, erstickend, plötzlich, Auswurf mit metallischem Geschmack
Besser durch	Frische, kühle Luft, Aufsetzen im Bett, sanfte Bewegung	Kalte Getränke, Schwitzen, Handauflegen auf die Brust
Schlechter durch	Warme, stickige Räume, abends oder nachts im Bett	Tiefatmen, 3.00 Uhr, Berührung
Besonderheiten	Kann nicht ohne die Nähe der Mutter sein, Durstlosigkeit	Blaufärbung der Lippen und Finger, Fäuste mit eingeschlagenen Daumen, Krämpfe, krampfhaftes Erbrechen
Gemüt	Herzlich, weinerlich, launenhaft	Nervös, unruhig, verschlossen, plötzliche Wutanfälle

	Spongia C30	Causticum C30
Auslöser	Häufiges Auftreten im Frühjahr und Herbst	Kummer, Unterkühlung
Art	Hohl, rau, schmerzhaft, trocken, kruppartig, Erstickungsgefühl	Wund, schmerzhaft, quälend, erschöpfend
Besser durch	Liegen, warme Speisen und Getränke	Feuchte Wärme, Schluck kaltes Wasser
Schlechter durch	Trockene Kälte	Abends, frühmorgens, kalter Wind, Liegen, Bettwärme
Besonderheiten	Wichtiges Pseudokrupp-Mittel, permanenter Räusperzwang, eiserkeit	Erschöpfung, Harninkontinenz bei Husten
Gemüt	Angst und Furcht, jede Erregung vermehrt den Husten	Weltschmerz

9.3 Lungenentzündung

»Meine Flügel tun so weh.«

Die Lunge des Ungeborenen liegt in den zehn Monden der Schwangerschaft unentfaltet brach. Sie braucht noch nicht am Stoffwechselgeschehen teilzunehmen, da die Mutter die Atmung übernimmt und dem Kind den Sauerstoff über den Blutaustausch im Mutterkuchen vermittelt. Mit der Geburt und dem ersten eigenen Atemzug werden die Lungen aufgeblasen, und das Luftelement hält Einzug ins junge Leben. So wird der Schritt vom Wasser- zum Luftwesen, den das Leben in der Entwicklungsgeschichte längst bewältigt hat, von jedem Kind zum Ende der Schwangerschaft noch einmal gefordert. Die »kleinen Engel« müssen ihre Flügel in Eigenregie entfalten. Wobei die Hilfe »von oben« nicht zu unterschätzen ist. Auch dem ersten Menschen, Adam, hat Gott seinen göttlichen Odem eingehaucht. Ab jetzt wird das Kind noch mehr Seelenwesen. Sinnigerweise heißt das griechische Wort *psyché* für »Seele« auch »(Wind-)Hauch«.

Bei der Lungenentzündung kommt es zu einer Umkehrung der Entwicklungsrichtung. Die seit dem ersten eigenen Atemzug dem Luftelement verpflichteten inneren Flügel füllen sich partiell wieder mit Wasser und Materie und erleiden einen Rückfall, eine Regression in die vorgeburtliche Zeit, wo die ganze Verantwortung noch bei der Mutter lag und das Ungeborene in einer schlaraffenlandähnlichen Situation des Einsseins verweilen durfte. Was immer es brauchte, floss ihm reichlich zu – ganz ohne eigenes Dazutun. Eins mit der Mutter, konnte es Urvertrauen tanken und sich seiner selbst und der Welt sicher werden.

Die Aufgabe der Pneumonie wäre also, dem Kind eine Zeit des Rückzugs zu gewähren, um nochmals aus der Urkraft zu schöpfen, sich wieder nach innen zu wenden und (in der Einheit) Urvertrauen zu erfahren. Das Krankheitsgeschehen setzt das durch seine Schwere ganz selbstverständlich durch.

Im Sinne von *Krankheit als Symbol* geht es darum, dem körperlichen Krankheitsgeschehen auf der seelischen Ebene die Aufgabe abzunehmen, sodass der Körper von dieser Darstellungsarbeit wieder entlastet wird. Bei der Lungenentzündung – wo in den Luftbereich der Alveolen Flüssigkeit und Zellen eindringen – würde das bedeuten, sich im übertragenen Sinn mehr im Kommunikationsbereich zu verwurzeln und in der Materie Wurzeln zu schlagen bzw. substanziellere Kommunikation zu erleben. Ganz konkret könnte das etwa heißen, statt auf Fernsehen und DVDs mehr auf echten Austausch zu setzen. Die modernen Kommunikationsmedien sind ja weitgehend Einbahnstraßen, echte Kommunikation braucht aber immer auch Gegenverkehr bzw. Austausch mit anderen.

Was steckt hinter dem körperlichen Rückfall der Lungenentzündung? Da die Lunge der Ort des Austauschs ist zwischen Außen- und Innenwelt und folglich neben der Haut unser zweites Kontaktorgan, muss ein Konflikt auf der Kommunikationsebene unlösbar geblieben und in den Körper gerutscht sein. Der Austausch ist bei der Pneumonie nicht nur auf der Ebene der Gase Sauerstoff und Kohlenstoff gestört. Die Alveolen oder Lungenbläschen, vorstellbar wie kleine Luftballons, laufen durch den hier stattfindenden Kampf von Erregern mit Abwehrzellen voll Entzündungswasser und können im schlimmeren Fall sogar mit dem dabei anfallenden Kriegsschrott so angefüllt sein, dass der Gasaustausch für längere Zeit blockiert bleibt.

Die Generalmobilmachung des Fiebers zeigt obendrein an, dass der Krieg in den Alveolen für den ganzen Organismus bedrohlich wird und alles andere, solange er nicht entschieden ist, zurückgestellt werden muss. Das gilt natürlich auch im übertragenen Sinn. Alles im Umfeld des Kindes sollte jetzt in den Dienst der Problemlösung gestellt werden.

Egal, welcher Erreger zugrunde liegt, der erbarmungslose Kampf mit der Körperabwehr verrät, wie sehr es für beide Seiten ums Ganze geht. Wenn die Abwehr und damit das Kind aus eigener Kraft gewinnt, ist ein großer Sieg errungen und ein deutlicher Schritt in der Entwicklung gelungen, während die Erreger niedergerungen und zugrunde gerichtet sind. Wird der Kampf mithilfe von Antibiotikagaben gewonnen – wie heute meist üblich –, ist der Sieg entsprechend geschmälert und der Entwicklungsschritt weniger eindrucksvoll. Oft muss er dann wiederholt werden. In der Kinderpraxis zeigt sich das an den sogenannten Rezidiven. So nennen Mediziner das Wiederauftauchen überwunden geglaubter Symptome und damit ihre Misserfolge. Es ist besonders schade, dass Eltern meist gar nicht ermessen können, was sie sich und ihren Kindern durch echte und ehrliche Gefechte langfristig ersparen, die lediglich homöopathisch oder bestenfalls noch naturheilkundlich unterstützt werden.

Auf die Dauer des Lebens bezogen, ergibt sich hier eine entscheidende Weichenstellung. Kinder, die gelernt haben, ihrer eigenen (Abwehr-)Kraft zu vertrauen, werden ganz anders im Leben stehen und über verlässliche Reserven verfügen. Wenn hingegen ständig mit Antibiotika nachgeholfen wurde, stellt sich die Abwehr darauf ein und bleibt auf fremde Hilfe angewiesen – die »Besitzer« solcher Abwehrsysteme leider ebenso. Inzwischen überwiegen schon die Menschen, die bei Problemen und bei Hilfsbedarf nach Formularen fragen. Aber auch moderne Gesellschaften leben von denjenigen, die sich selbst zu helfen wissen und in der entsprechenden Situation am Ende ihrer Arme Hände finden, mit deren Hilfe sie das Leben anpacken und selbstständig in den Griff bekommen.

Schmerzen in der Brust zeigen an, dass etwas in der (energetischen) Mitte – dort, wo der Mensch hinzeigt, wenn er »Ich« sagt – um Hilfe schreit. Hierher, ins Zentrum des Menschseins, gehört die Aufmerksamkeit, und die Schmerzen lenken sie dorthin.

Manchmal sagen Kinder nach überstandener Lungenentzündung erstmals »Ich«, was natürlich auch davon abhängt, in welchem Alter sie betroffen sind. Allgemein bringt eine gut überstandene Lungenentzündung jedenfalls eine Ich-Stärkung mit sich, wie natürlich jedes gut und aus eigener Kraft überstandene Krankheitsbild.

Die Mitte der Brust könnte man auch als »Zentrum der Kommunikation« bezeichnen. Statt der Umwelt etwas zu husten, lebt das Kind mit Lungenentzündung seine Aggression in offensiven Hustenattacken und entsprechenden -anfällen. Auf der körperlichen Ebene soll damit das die Lungenbläschen verstopfende Material hinausbefördert werden, auf der übertragenen geht es um vitalen Lebensausdruck. Die Kinder müssen lernen, sich freizukämpfen, und einiges dafür tun, um ihre (Lungen-)Flügel wieder frei ausbreiten zu können.

Wie bedrohlich diese Blockadesituation im Kommunikationsbereich für den ganzen Organismus und das Leben ist, verrät die Kurzatmigkeit des Kindes. Die »geblähten Nüstern« der Nasenflügelatmung zeigen, dass hier an die Grenzen der eigenen Möglichkeiten gegangen werden muss. Spätestens wenn eine Zyanose hinzukommt, d.h., wenn das Kind blau anläuft, wird allen klar, dass es ein Kampf ums Leben ist.

Der zugrundeliegende Kommunikationskonflikt kann viele Gründe haben. Möglicherweise ist es auch ein Kommunikationsproblem zwischen den Eltern, das das Kind in seiner Bedrohlichkeit und bei seiner noch vorhandenen Offenheit wie ein eigenes Problem wahrnimmt und körperlich spiegelt. Es kann sich aber auch um das Empfinden handeln, isoliert und nicht mehr mit den Eltern, Freunden oder sich selbst oder dem Leben in Kontakt zu sein.

Die Sprache ist ein Ventil, das kleinen Kindern noch nicht zur Verfügung steht, das aber auch älteren Kindern, Jugendlichen und sogar Erwachsenen oft nicht reicht, weil der zugrundeliegende Konflikt unbewusst ist. Die Symptome als Sprache der Kinderseele könnten hier ausdrücken: »Ich ersticke fast daran, dass ich mich nicht mitteilen kann!«, »… dass ich nicht sagen kann, was mit mir los ist und mich quält!« Anthroposophen gehen davon aus, dass der Lungenentzündung immer ein Kälteereignis vorausgeht. Es muss aber nicht so konkret genommen und *kind* physisch kalt oder nass geworden sein. Genauso könnte es sich »im Regen stehen gelassen« gefühlt bzw. Gefühlskälte oder jedenfalls einen Mangel an seelischer Wärme erlebt haben. Im Fieber mobilisiert es – gleichsam als Antwort auf körperlicher Ersatzebene – eigene innere Hitze gegen die erlebte Kälte.

Bei Kindern wie Erwachsenen kann auch »innere« Kälte das Problem sein. Wenn ein Mensch aufgrund von Belastungen, Frust, Einsamkeit oder Trauer innere Distanz zu sich und der Umwelt aufgebaut hat und deswegen zu wenig innere Lebensenergie, sprich körperliche und emotionale Wärme, mobilisiert, sollte ihm therapeutisch die Gelegenheit geboten werden, sich auf sich zurückzubesinnen und aus dem eigenen Inneren wieder Kraft, Energie und Wärme zu schöpfen. Diesen Sinn erfüllt auch das Fieber, das über die Erhöhung der Abwehrkraft dafür sorgt, dass im Rahmen der Generalmobilmachung im neuerlichen Kampf ums Leben eine Neu- bzw. Wiedergeburt stattfinden kann. Geburten brauchen immer auch die Hitze der Feuerenergie, damit der Durchbruch in Neuland gelingt. Wie das Wasser des Anfangs, das in der modernen Geburtsklinik abgesaugt wird, muss nun das Exsudat wieder aus der Lunge hinausgeschafft werden. Dazu braucht es Husten und die Hitze des Fiebers.

Es ist natürlich kein Zufall, dass das häufigste homöopathische Mittel für die kindliche Lungenentzündung, Phosphor, viele dieser Symptombilder abdeckt. Der Phosphor-Typ kann oft mit der Welt nicht mehr kommunizieren, weil er nicht genug Wärme, Zuwendung und Liebkosung erfahren hat. Er muss zum Rückzug in sich selbst gezwungen werden, wie es die Lungenentzündung tut. Denn tatsächlich ist er zu sehr nach außen orientiert und viel zu extrovertiert, um den Bedürfnissen der eigenen Seele gerecht zu werden. Seelisch zu sehr bei den anderen, zu mitfühlend, kontaktfreudig, begeistert und immer nur für außen Stattfindendes, ist er doch auf der Suche nach Liebe. Wenn diese enttäuscht wird, flüchten die Phosphor-Typen nicht selten in Regressionen, wie sie sich auch am Rückfall der Lunge in ein vorgeburtliches Stadium ausdrücken können. Bei der Lungenentzündung holt sich der Phosphor-Typ das Seelenelement Wasser auf der Körperebene herein statt im übertragenen Sinn. Die Einnahme des Mittels kann ihm helfen, es auch wieder im seelischen Sinn zu schaffen.

Das körperliche Bild der Lungenentzündung macht die Phosphor-Situation ebenso ehrlich wie deutlich. Die Betroffenen verausgaben sich im Vorfeld zu sehr im Außen, sie sind zu wenig inspiriert, nehmen zu wenig herein. Durch die Rasselgeräusche beim Einatmen wird das sogar hörbar.

Die Lungen machen uns als innere Flügel eigentlich zu engelähnlichen *inspirierenden* Wesen. Von Pneumonie betroffene Kinder verlieren diesen (feder)leichten Aspekt mit der Möglichkeit der leichten, freien *Inspiration*.

Auch ein weiteres typisches homöopathisches Mittel bei Lungenentzündungen, Bryonia, die Zaunrübe, kann zum Verständnis der seelischen Situation beitragen. Zu seinem Bild gehört die Verursachung durch Kälte (auch Isolations- oder Gefühlskälte) oder Ärger. Beides kann unsicher und krank machen. Hier ist das Kommunikationsproblem derart eklatant, dass die Bryonia-Typen noch nicht einmal geringsten Druck auf ihrer Haut ertragen, unserem ersten Kommunikationsorgan. Andererseits hat Bryonia großen Durst und holt sich so das fehlende Seelenelement Wasser in großen Zügen herein. Nach der Einnahme des Mittels – vorausgesetzt natürlich, es hat wirklich gepasst – erlebt man nicht selten, wie die Kinder wieder zu kommunizieren beginnen, sich bewegen und sogar wieder von sich aus Kontakt zur Umwelt aufnehmen.

Bei der Lungenentzündung geht es letztlich darum – wie die Indianer sagen –, Flügel und Wurzeln zu entwickeln, und das auf mutige, ja kämpferische Art und Weise anlässlich einer herausfordernden Krise. Der Phosphor-Typ ist eben noch nicht gut genug im eigenen (Seelen-)Land verwurzelt und bekommt über die Lungenentzündung diese Chance, neuerlich an den Wurzeln zu arbeiten. Wenn das nicht auf Anhieb gelingt, kann dieses Krankheitsbild bekanntlich auch immer wieder auftauchen. Wo das Kind die Aufgabe aber einmal bewältigt hat, braucht sie vom Schicksal, dem geschickten Heil (lateinisch *salus* für »Heil«), nicht ständig wiederholt zu werden. Ein Kind, das von Anfang an verlässliche Wurzeln bilden durfte, kann es später wagen, seine Flügel auszubreiten und mutig ins Leben hinauszufliegen. Es wird immer wieder sicher landen und einen festen Stand finden. Oder eben – um ein weiteres Mal die Indianer zu zitieren –: »Nur wer tief in Mutter Erde verwurzelt ist, kann es wagen, den Kopf zum Vater im Himmel zu erheben.« Kinder aber, die hoch erhobenen Hauptes durchs Leben gehen, werden gerade nicht arrogant und hochnäsig. Das sind eher Kompensationsversuche moderner Kinder, denen es oft an Urvertrauen fehlt. Wer sich als von diesem Leben gemeint empfindet und sicher in ihm angekommen ist, wird sich von der Schöpfung geehrt fühlen und sie selbstverständlich auch ehren – erhobenen Hauptes wird solch ein Kind voller Liebe in Kommunikation mit dem Leben gehen. Dazu können Lungenentzündungen den Weg bereiten, wenn sie verstanden und in ihren Ansprüchen be- und geachtet werden.

Fragen für Eltern:

▷ Wie können wir unserem Kind mehr von jenem Urvertrauen vermitteln, das in der frühen Schwangerschaft offenbar zu kurz gekommen ist?

▷ Wie können wir ihm helfen, zu sich selbst zu finden und Selbstvertrauen zu entwickeln?

▷ Wo fehlt es an Kommunikation? Was bleibt (bei uns) unausgesprochen? Wie lässt sich unserem Kind das Blatt vor dem Mund wegnehmen, damit es sagen kann, was es quält? Hören wir genug zu?

- ▷ Auf welcher Ebene können wir uns nicht richtig austauschen und verstehen?
- ▷ Wofür kämpft unser Kind?
- ▷ Wo haben wir ein ähnliches Thema, und wie können wir es begleiten?
- ▷ Wo kämpft es vielleicht stellvertretend unseren ungelebten Kampf? Wie können wir es ermuntern, freier mit seinen Anliegen herauszukommen?

Unterstützende Maßnahmen:

- ▷ Siehe das Kapitel »4.6 Keuchhusten«.

9.4 Pseudokrupp

»Mir bleiben die Luft und die Stimme weg.«

Der Schauplatz dieses beängstigenden Krankheitsgeschehens ist der Kehlkopf als Ausdrucksorgan von Stimme und (Lebens-)Stimmung im Halsbereich, wo es um Verbindung, Kommunikation und Einverleibung geht. Die hohe Stimme im Kindesalter spricht von der mangelnden Erdung und den hochfliegenden Träumen und Vorstellungen dieser Zeit, aber auch von einer Lebensstimmung, die alles andere als gefestigt ist, *kind* kommt noch ganz piepsig daher. Erst in der Pubertät entwickelt sich mit dem Kehlkopf Realitätssinn und Erdung, und die Stimme kommt nach einigen Eskapaden herunter und findet ihre Tiefe – bei Jungen wird das im Stimmbruch besonders deutlich.

Versagt die Stimme ganz wie in der oft extremen Heiserkeit beim (Pseudo-)Krupp, wo kein Ton, nicht mal ein gepiepster, mehr herauskommt, spricht das für ein Versiegen auch der Lebensstimmung; *kind* meldet sich nicht mehr zu Wort, hat sozusagen keine Stimme in seinem Umfeld und findet kein Gehör, sondern droht damit, sich ganz abzumelden.

Aber mehr noch als die Stimmlosigkeit der Heiserkeit steht die

Erstickungsangst im Vordergrund, die sich aus der Atemnot entwickelt. Sie tritt praktisch nur nachts auf, in der Hoch-Zeit des Unbewussten, des Schattens. Während des Schlafs, den der antike Gott Hypnos bewacht, kommt auch dessen Bruder Thanatos, der Tod, ins Spiel, denn tatsächlich können Kinder am Krankheitsbild Krupp ersticken. Allerdings ist der echte Krupp genauso selten geworden wie das zugehörige Krankheitsbild der Diphtherie. Heute handelt es sich fast immer um den sogenannten Pseudokrupp, der den echten zwar imitiert, aber in der Regel nicht so brisant und bedrohlich verläuft.

Am häufigsten sind Kinder zwischen dem zweiten und sechsten Lebensjahr betroffen, wo auch oft Geschwister kommen, eine Zeit, in der verbaler Ausdruck noch schwierig ist, wo seelische Nöte erlebt, aber noch nicht formuliert werden können. Ein heiserer, trockener und schmerzhafter Husten verrät die Aggressionen, die ansonsten kaum zum Ausdruck kommen und nichts Lösendes haben. Tagsüber kommen die Kinder kaum zu Wort und finden kein Gehör, nachts aber wird offenkundig, dass sie etwas ausdrücken wollen, in Not sind und an ihrer Situation zu ersticken drohen.

Die nächtliche krampfartige Atmung wird durch eine Schleimhautschwellung unterhalb der Stimmbänder ausgelöst. Diese konfliktgeladene Anschwellung der Kehlkopfschleimhaut, bei der Diphtherie »Krupp«, bei anderen Entzündungen »Pseudokrupp« genannt, spricht dafür, dass die Betroffenen einen Krieg am bzw. im Hals haben, bei dem es »um Kopf und Kragen« geht.

Jede aggressive Auseinandersetzung im Stimm- und Schluckbereich kann durch die Lokalisation lebensbedrohlich werden und die Gefahr des Erstickens heraufbeschwören. Im Sinne eines inneren Sich-Erdrosselns schwillt der Hals so zu, dass die Kinder nicht mal mehr schreien können vor Schwellung und Heiserkeit. Sich »lauthals zu beschweren« fällt aus, aber auch (Herunter-)Schlucken fällt schwer wegen der Schmerzen im Schwellungsbereich. Als Einziges kommen noch aggressive Entladungen im typisch heiseren Krupphusten heraus. Es wird dem Kind zu eng im Hals, zu eng zum Durchatmen, was – sprachlich – gleich die zugehörige seelische Problematik mit anklingen lässt. Die Verbindung von Kopf und Körper droht unterbrochen zu werden – eine echte Todesdrohung. Die Kleinen »stecken« wirklich »bis zum Hals drin«.

Die Schwellung, die sich beim Einschlafen verstärkt und die Kinder erst mit dem Erstickungsanfall aus dem Schlaf reißt, kommt so abrupt und oft so akut und gefährlich, dass die Kleinen nicht mal mehr um Hilfe rufen können. Vorherige Warnungen liegen ausnahmslos im seelischen und sozialen Bereich und werden nur zu oft überhört.

Besonders heimtückisch ist, wie der hochakute bedrohliche Anfall meist ganz ohne Vorwarnung auftritt und die Eltern aus heiterem Himmel mit Todesangst konfrontiert. Die Frage »Was wäre, wenn unser Kind nicht mehr lebte?« beschwört die größte Angst von Eltern überhaupt herauf, nämlich ihr Kind zu verlieren.

Hier werden mit aller Dramatik kindliche Fluchttendenzen offensichtlich. Die Kleinen könnten sich nachts klammheimlich davonmachen. So ist der Kruppanfall als Warnschuss zu verstehen, der die Eltern nachts in einer sensiblen Phase unvorbereitet und brutal erwischt. Nachts haben auch moderne Eltern Zeit mitzuerleben, wie ihr kleiner Liebling an Lufthunger zu ersticken droht – und es zum Glück nicht tut. Jetzt haben sie selbst nicht so viel am Hals und können sich kümmern.

Bei den Ursachen ist neben der Schwierigkeit, Aggressionen auszudrücken und den Eltern einmal die Meinung zu sagen bzw. ihnen etwas zu husten, auch an so konkrete Dinge wie die großstädtische Umweltverschmutzung zu denken. Ein Umzug aufs Land löst Pseudokrupp-Probleme in der Regel sofort. Auf diese Weise vermitteln betroffene Kinder ihren Eltern mit dem Symptom auch noch Schuldgefühle, denn in einer kinder- und im Übrigen auch erwachsenengerechten Luft und Atmosphäre löste sich das Problem rasch in Wohlgefallen auf. Aber die wenigsten Eltern können es sich leisten, aufs Land zu ziehen, falls sie es überhaupt wollen.

Die Kinder fühlen sich jedenfalls in verschiedener Hinsicht am falschen Ort, wo sie nicht durchatmen können und zu wenig gute

Energie bekommen. Sie drohen in stickiger, beengender, seelisch trockener Atmosphäre und Stimmung zu ersticken. In der Heiserkeit klingt ein Zustand an, als hätten sie stundenlang gebrüllt. Dabei haben sie in Wirklichkeit meist gar nichts herausgebracht. Das zeigt, wie dringend die Notmaßnahme in den Körper sinken musste. Die seelischen Belange sind meist viel zu lange übersehen worden. Möglicherweise haben die Kinder auch zu früh zu viel Verantwortung aufgehalst bekommen und machen nun – so eindrucksvoll – dicht.

Dreckige Luft und, im übertragenen Sinn, schmutzige Gedanken verschlechtern, frische Luft und reine Gedanken bessern. Auch feuchte Luft erleichtert rasch. Im übertragenen Sinn entsprächen dem mit Seelenenergie verbundene Gedanken, die »das Herz des Kindes bis zum Hals schlagen lassen«.

Eine anthroposophische Erklärung des Krankheitsbildes geht davon aus, dass nachts die Nierenaktivität ab- und die der Leber zunimmt. Erstere schwemmt aus, Letztere fördert Flüssigkeitsstaus. Tagsüber kann das Seelenabwasser immer wieder gut abfließen, nachts dagegen nicht. Da kommen wir tatsächlich lange ohne Ausscheidung aus. Im solcherart verursachten Stau wird das Problem deutlich. Erstickungsgefühle, Angst, Enge und der entsprechende Schrecken greifen um sich.

Für diese Theorie spricht, dass eine Stärkung der Nierenfunktion tatsächlich das Krankheitsbild bessert. Im Sinne der »archetypischen Medizin« deutet das auf ein zugrundeliegendes Venus-Problem hin und damit auf eine Beziehungs- oder Partnerschaftsthematik – höchstwahrscheinlich mit der Mutter.

Wer kann hier »den Hals nicht voll genug bekommen«? Will das Kind der Mutter mitteilen, sie soll ihm »vom Hals bleiben« und es nicht ersticken (Overprotection-Mütter)? Das nächtliche Erwachen wäre demnach eine Notwehrmaßnahme des Kindes, weil dadurch die Nierenfunktion wieder besser in Gang kommt und auf der seelischen Ebene die Beziehung zwischen Mutter und Kind sich verbessert: Die Mutter könnte von den Problemen ihres Kindes erfahren und ihr eigenes problematisches Verhalten durchschauen.

Die einfachste und nicht ausreichende Mindestmaßnahme wäre, für gute Luft im nächtlichen Kinder(schlaf)zimmer zu sorgen mittels Frischluftzufuhr, Luftbefeuchter und Ionengerät. Das kann aber nur eine erste Notmaßnahme sein, die auf die kindliche Not vordergründig und oberflächlich reagiert. Substanziellere Hilfen, deren Auswirkungen bis auf die seelische Ebene reichen, sind notwendig und überfällig.

Häufig finden sich Situationen, wo kleine Kinder nachts Angst haben und sich verlassen und dunklen Mächten ausgeliefert fühlen, das aber nicht ausdrücken können. Dann hilft manchmal schon, sie in einer Umgebung schlafen zu lassen, in der sie »dabei sein« können, selbst das Wohnzimmer mit seiner weniger ruhigen Atmosphäre kann dann das bessere »Schlafzimmer« für sie sein, weil sie sich als Teil der Familie und nicht in die Dunkelheit abgeschoben fühlen.

Entscheidend kommt es darauf an, dass die Betroffenen (langfristig) lernen, sich offen(siv) auseinanderzusetzen, sich bewusst zu wehren und Krieg um ihr Überleben zu führen. Die anstehenden Kämpfe wären besser mittels Sprache im Stimm- und Schluckbereich auszutragen, indem die Kinder anfangen, ihre eigene Meinung auszudrücken und durchzusetzen. Aggressionen schafft *kind* sich am besten vom Hals, indem es sie herauslässt, was aber auch ein »waghalsiges« Unterfangen sein kann. Doch es würde langfristig *Kopf und Kragen* riskieren, wenn es Kopf und Körper in ihren Bedürfnissen nicht wieder zusammenbrächte und nur weiter mit ihrer dauerhaften Unterbrechung drohte. Da sowohl die Atemorgane als auch die Nieren beteiligt sind, beides Organe, die wesentlich mit dem Thema »Ich – du« zu tun haben, geht es letztendlich um die Balance zwischen »Was will ich, und wie sage ich es?« und »Was will der andere, und wie gehe ich damit um?«.

Fragen für Eltern:

▷ Was will unser Kind zum Ausdruck bringen und kann es vielleicht noch nicht? Lassen wir es zu wenig zu Wort kommen? Achten wir zu wenig auf seine Signale?

- ▷ Wo engen wir es zu sehr ein, weil wir vielleicht zu überbesorgt sind?
- ▷ Wie können wir fragen, damit unser Kind lernt, über sich nachzudenken und sich auszudrücken (ab fünf Jahren)?
- ▷ Wovor hat es Angst?
- ▷ Wovor will es flüchten?
- ▷ Wie helfen wir unserem Kind, sich durchzusetzen und auf andere zuzugehen?

Unterstützende Maßnahmen:
- ▷ Das Kind *beruhigen.*
- ▷ Gemeinsam mit dem Kind *ruhig und langsam atmen.*
- ▷ Für *feuchte* (Aufdrehen der Dusche im Badezimmer) oder *frische Luft* sorgen.
- ▷ *Bachblüten:* einige Rescue-Remedy-Tropfen von Dr. Bach Kind und Eltern direkt auf die Zunge geben.
- ▷ *Homöopathische Behandlung:* Im akuten Anfall hat sich folgende Mischung bewährt: Aconitum D6, Hepar sulfuris D6, Spongia D6. Die Ampullen aufknacken und in einer Spritze aufziehen und in 2 bis 3 Schüben direkt in den Mund des Kindes spritzen.
  Aconitum C30, 2 Globuli: Plötzliche Beschwerden, aus dem Schlaf heraus, ohne vorherige Anzeichen. Das Kind ist ängstlich und unruhig. Der Husten heiser, trocken, bellend und hart.

9.5 Asthma bronchiale

»Ich spucke dir vor die Füße.«

Beim Asthma handelt es sich überwiegend um ein allergisches Geschehen. Husten, Spucken und reichlicher Auswurf weisen auf das Thema »Aggression«. Der Asthmatiker »spuckt« den anderen im wahrsten Sinne des Wortes »vor die Füße«.

Die Kinder sind übersensibel, eigentlich ein rein seelischer Begriff, der sich hier in den Atemwegen aber verkörpert. Sie reagieren auf Substanzen, die mit dem Atemstrom hereinkommen. Bildlich ist das Luftelement auch für die Gedankenwelt zuständig, und so wundert es wenig, dass Asthmakinder bereits auf Symbole allergisch reagieren können. Diese Dünnhäutigkeit kann in emotionale wie leibliche Dickhäutigkeit umschlagen, wenn das Kind sich gegen seine hohe Sensibilität durch Schutzwälle zu behüten sucht. Dickhäutigkeit und die Politik des Schotten-Dichtmachens stehen hier also nicht zwingend für mangelnde Sensibilität, sondern beschreiben im Gegenteil einen Zustand zu hoher, der Schutzlosigkeit preisgegebener Sensibilität.

Ansonsten ist das Leben von Asthmakindern offenbar im wahrsten Sinne des Wortes »atemberaubend«, sie sind ständig »atemlos« oder jedenfalls »außer Atem«. Was aber im allgemeinen Sprachgebrauch auf positive Lebensaspekte verweist, tritt hier im konkreten und negativen Sinn ein. Es hat ihnen in einem tieferen aggressiven Sinn »den Atem verschlagen«. Im Anfall fühlen sie sich sogar genötigt, den »Atem anzuhalten«, um anschließend wieder darum zu ringen. Ihr Leben wird so zu einem dauernden Kampf um die not-wendige Luft. Wenn uns der »Atem stockt«, geschieht das infolge eines Schrecks oder aus Angst – führen Asthmakinder insofern ein Leben in Angst und Schrecken? Tatsächlich können sie nur selten »erleichtert auf- und tief durchatmen« und am Austausch mit dem Leben befreit und in vollen Zügen teilhaben. Ihr Atem kommt meist schwer und keuchend und illustriert den harten Lebenskampf. Giemend, pfeifend, rasselnd, wollen sie sich Gehör verschaffen und gegen die Atem-Widerstände protestieren bzw. auf das, was sie behindert, aufmerksam machen.

Sie werden ständig an ihre Luftnot erinnert und hängen dadurch gewissermaßen immer in der Luft. Häufig bauen sie sich Luftschlösser, die sich zumeist in Luft auflösen, träumen von entrückten Welten über den Wolken oder doch in Himmelsnähe, die sie von ihrem Problem mit der Polarität und dem Nehmen und Geben erlösen. Dabei reicht im Normalfall die Luft nicht einmal für große Luftsprünge, zu beschäftigt sind sie mit mühseligem Atemholen, große Teile ihres Lebens verkommen notgedrungen zur Atempause.

Der Psychoanalytiker Arthur Jores geht bei 50 Prozent der »Asthmatiker« von extremer Geruchsempfindlichkeit aus, die zur Auslösung von Asthmaanfällen führen könne. Sein Kollege Thure von Uexküll findet ebenfalls Übersensibilität, daneben Kontaktscheu, Zwanghaftigkeit und einen hohen Anspruch an Wohlanständigkeit. Asthmatiker tun bewusst einiges, um nicht aufzufallen und unentdeckt im Mainstream zu bleiben, wobei andererseits ein erheblicher Ego-Anspruch in der *aufgeblasenen* Lungensituation deutlich wird.

Die Psychosomatik der Analyse charakterisiert Asthmapatienten als aggressiv bis streitsüchtig, andererseits Konflikte abwehrend. Bei geringem Selbstwertgefühl seien sie ehrgeizig und leistungsbetont, wohl um Ersteres zu kompensieren.

Mit der Lunge sind die Themen »Kontakt«, »Kommunikation« und »Freiheit« angesprochen. Das Asthmakind übernimmt sich atmend bei dem Versuch, viel mehr (Luft) zu nehmen, als es zu geben bereit ist. Insofern handelt es sich um eine typische, geradezu im Zeitgeist liegende Störung der Polarität von Nehmen und Geben. An der zu viel eingeatmeten Luft, die die Lungenflügel überbläht, *drohen* die Betroffenen im doppelten Sinne zu ersticken. Tatsächlich drohen sie auf der seelischen Ebene damit, und auch objektiv kann der Status asthmaticus zum Tod führen.

Dabei erlebt der Asthmatiker im Gegenteil eine gefühlte Einatmungsluftnot, hat aber objektiv eine physiologische Ausatmungseinschränkung. Bestrebungen, etwas von sich zu geben, sich mit der Welt willentlich zu verbinden, sind behindert und gestört, ohne dass er es bewusst merkt. Tatsächlich hat er sich viel zu viel genommen und sich damit übernommen bzw. überbläht, das aber entgeht seiner Wahrnehmung, die sich im Gegenteil darauf fixiert hat, viel zu wenig zu bekommen. Damit sind Asthmakinder weitgehend im Einklang mit der modernen Gesellschaft, die voller Menschen ist, die immer mehr beanspruchen und dabei doch noch das Gefühl haben, zu kurz zu kommen.

Was das Luftelement angeht, dem die geistigen und gedanklichen Welten entsprechen, müssten Asthmakinder lernen, viel mehr zu geben, um anschließend wieder nehmen zu können. Sie sind – ohne es wahrzunehmen – übervoll vom Luftelement und erleben doch einen Mangel daran. So bekommen und haben sie tatsächlich keine Luft zum Atmen und keine Chance, das zu ändern, solange sie die Wirklichkeit völlig verkennen und ein klassisches Opfer der Polarität werden.

9.5.1 Polaritäten

Aus östlicher Sicht geht es bei Problemen der Lunge um das Gefühl des Getrenntseins vom Sinn oder vom Göttlichen. Das würde sich in der Genesis widerspiegeln, der zufolge Gott dem ersten Menschen seinen Odem einhaucht und ihn damit erst zum Leben erweckt. Betroffene leiden dann oft unter einer inneren Entwurzelung und Verlassenheit, was als Trennungsthema deutlich wird und sich auch als Gefühl tiefer Sehnsucht äußern kann. Tatsächlich ist die Rückkehr zur Einheit über die Todesnähe im Anfall ein ständiges, enorme Angst auslösendes Thema durch das Gefühl, es könnte jederzeit der letzte Atemzug sein.

Wir alle leben in der Polarität, tragen aber die tiefe Sehnsucht nach der Einheit und ihrem entsprechenden Glücksempfinden in uns. Bei Asthmakindern zielt diese Sehnsucht vermutlich zurück in die Einheit des Mutterleibs, wo noch völlige Geborgenheit herrschte mit vollkommener Rundumversorgung und Bedingungslosigkeit seitens der Mutter, die in der Polarität nie zu haben ist.

Asthmatiker atmen im Anfall fast gar nicht mehr aus und können so ihre Emotionen nicht ausdrücken, denn Sprache wird erst hörbar, wenn wir den Ausatemstrom entsprechend modulieren. Wollen wir jemanden aggressiv zum Schweigen bringen, sagen wir: »Halt mal die Luft an!« Asthmatiker tun das von sich aus, sie machen sich somit auch noch sprachlos.

Ganz offensichtlich kommen sie mit der Polarität (des Atems) nicht zurecht, übertreiben den einen Pol (des Nehmens und damit das Yin) dramatisch, ohne es zu fühlen, und vernachlässigen den anderen (des Gebens und damit das Yang) entsprechend.

Hier wird eine Mischung aus unbewusster Machtausübung und Selbstopfer deutlich in oft zugleich »erpresserisch« und lebensbedrohlich wirkenden Anfällen. Die Spannung zwischen Machtanspruch und realer Ohnmacht bei der Konfrontation mit Dominanzabsichten anderer kann bis in dramatische Bereiche eskalieren. Zur Not »bleibt die Luft dann ganz weg«.

Die Aversion gegen alles Unsaubere, Dunkle und gegen Dominanzansprüche andererseits wird häufig in der Sehnsucht der Asthmatiker nach reiner Luft am Meer oder auf Gebirgshöhen deutlich. Hier könnten sie über den Dingen und den anderen Menschen stehen und Besserung zulassen.

Bei den meist kopflastigen Kindern offenbart die Symbolik der Asthmasymptomatik oft auch noch ein Weinen nach innen, was für nichtgelebte *Trauer* spricht, die von der chinesischen Medizin sogar in den Vordergrund gestellt wird: »Ich ganz allein und nach mir die Sintflut.« Tränen nach innen zu weinen verrät auch einen Mangel an Vertrauen, sie nach außen hin zu zeigen.

So ergibt sich eine Art Heulszene der Lunge mit Tränen und Schleimsekretion. Das Kind schreit und weint innerlich aus Angst, die Geborgenheit zu verlieren, und schleimt sich andererseits zu. Dabei kann es nicht loslassen. Auch die bewussten und unbewussten Trauerprozesse konfrontieren mit der Bewältigung von Verlust und Abschied. Loslassen und den Fluss des Lebens zu respektieren, ohne an Vergangenem festzuhalten, fällt unendlich schwer.

Ein Asthmakind, das alles für sich behalten will, schneidet sich genau damit von der Fülle ab. Einerseits kann es nicht genug und »den Hals nicht voll bekommen«, es sehnt sich um Luft ringend nach Liebe, kann jedoch andererseits weder Luft noch Liebe geben. Daraus entsteht das starke Bedürfnis, versorgt und bemuttert zu werden – ganz ohne Austausch. Im christlichen Sinne ist Geben sogar seliger als Nehmen, das Asthmakind bräuchte wenigstens eine Annäherung beider Pole. Clemens Brentano hat die Einlösung des Themas so formuliert: »Die Liebe allein versteht das Geheimnis, andere zu beschenken und dabei selbst reich zu werden.«

9.5.2 Angst als zentrales Thema

Da Selbstständigkeit zugleich als Verlust der Versorgung und somit Bedrohung empfunden wird, besteht bei Asthmatikern häufig geradezu Angst vor Schritten in die Freiheit und Autonomie, woraus sich ein Widerwille gegenüber jeglichen Kontakten entwickeln kann: »Es verschlägt ihnen die Sprache.« Innerlich herrscht das Gefühl von Angst und Enge vor. Wer aber nicht frei atmen kann, wird ebenso wenig seine eigene Art leben können. Manchmal geben auch die Mütter nicht genug Raum zur Entfaltung. Dann wird der Anspruch an Autonomie besonders früh geopfert, und Freiheit und (Lebens-)Raum werden zu Problemen.

Die Auslösung von Asthmaanfällen erfolgt durch Schwellensituationen und -erlebnisse wie eben zumeist Trennungstraumata von Mutter, Eltern und Bezugspersonen sowie Wohnungs- und Ortswechsel etc. Jede Trennungssituation ist ein Moment von Trauer und Abschied, der bewältigt werden muss. Aber auch der Schuleintritt, Prüfungen oder der Beginn des Berufslebens sind einschneidende Schwellenerlebnisse, die Asthma induzieren oder einen neuen Schub hervorbringen können. Diese Ereignisse sind zum einen angstbeladen, zum anderen implizieren sie eine Veränderung sowie die Trennung von der gewohnten Umgebung und von vertrauten Bezugspersonen. Hier wird deutlich, dass Asthma nach der Pubertät schwerer zu behandeln und erst recht zu heilen ist, wenn in dieser Zeit das Loslassen von der Mutter bzw. den Eltern nicht gelernt wurde. Auch die aktive Auseinandersetzung mit den Eltern, das grundsätzliche »Dagegen-Sein«, wäre eine Chance, den unterdrückten Aggressionen Luft zu machen.

Angst ist also ein zentrales Thema bei Asthma. Dabei kann einerseits eine ängstliche Grundstruktur der Persönlichkeit bestehen und andererseits eine spezifische Asthmaangst hinzukommen. Die Patienten werden als misstrauisch und gehemmt erlebt. Ihre häufige Atemsituation mit oft hochgezogenen Schultern durch die Überlastung der Atemhilfsmuskulatur bildet die Angstsituation eindrucksvoll ab. Die kleinen Patienten erinnern dabei an Schildkröten, die ihren Kopf einziehen, bzw. an Schnecken, die sich in ihrem eigenen Haus verkriechen, weil es draußen zu beängstigend oder wenigstens ungemütlich ist.

Unter den Müttern von Asthmakindern finden sich häufig dominante Persönlichkeiten, denen gegenüber das Kind seine Aggression unterdrückt und sich übertrieben anpasst. Oft können sie auch nur wenig Geborgenheit geben. Das Kind reagiert dann mit einem Zwiespalt zwischen Anziehung und Ablehnung. Es sucht größtmögliche Nähe und Bedürfnisbefriedigung bei der Mutter, meidet sie aber gleichermaßen und wehrt sie aus Angst vor Frustration und Enttäuschung ab. Es leidet dann gleichzeitig unter Verschmelzungswünschen – Asthmakinder sind auch sehr harmoniebedürftig – und aggressiven Zerstörungsimpulsen. Daraus ergeben sich Schuldgefühle, aber ebenso die verständliche Angst, abgelehnt zu werden.

Lebendiges und Dunkles wird im Rahmen der Allergie meist abgewehrt. Aus diesem Sich-Verschließen und -Abkapseln vom Leben(digen) resultiert nicht selten die Flucht in ideelle und formalistische Bereiche, was als frühreif und altklug unangenehm auffallen kann.

Schließlich wird in den überblähten Lungen ein ziemlich aufgeblasener Dominanz- und Machtanspruch deutlich, der sich im Erwachsenenalter bis zu einem äußerlich eindrucksvollen Fassthorax auf dem Boden eines Lungenemphysems weiterentwickeln kann.

In diesem Sich-*Brüsten* und »Sich-Luft-machen«-Wollen wird Aggressionsenergie sichtbar, die jedoch in der Lunge stecken bleibt. Das Kind »hustet« der Welt »etwas« und »schnappt vor Wut nach Luft«, ansonsten würde es ganz auf seinen Aggressionen sitzen bleiben.

Die Abwehr der dunklen Lebensbereiche wird meist schon früh deutlich. In der zum Teil enormen Schleimproduktion der Lunge sehen Psychoanalytiker auch eine Verlagerung der Sexualität von unten nach oben bzw. vom Genitalbereich in die Brust und damit auf eine problematische Ebene.

9.5.3 Lernen von Vorbildern und eine natürliche Umgebung

Zusammenfassend geht es vor allem um die Problemkreise »Aggression«, »Nehmen und Geben«, »Sich von der Welt abschließen«, »Dominanzanspruch versus Kleinheit«, »Schmutz bzw. Sexualität« und »Freiheit und Lebensraum«. Die Kinder sind also anzuleiten – am besten durch Vorbild und Beispiel –, in gesunder Weise ihre Aggressionen und Ansprüche auszudrücken und zu leben. Sie müssen lernen, Ant*worte*n zu finden, sich mit Worten und Taten »Luft zu machen« und dem Leben insgesamt offensiver zu begegnen. Wobei das natürlich auch die Eltern einschließt, die in den Ausheilungsphasen aller Allergien, aber besonders des Asthma bronchiale, einiges aushalten müssen.

Die Atemtherapie des verbundenen Atems kann älteren Kindern helfen, den Ausgleich der Spannungen zwischen Geben und Nehmen zu erleben und nicht nur anzunehmen, sondern sogar in vollen (Atem-)Zügen zu genießen. So wie die asthmatische Atmung tatsächlich gelernt werden kann, ist es auch möglich, gesunden Austausch durch achtsame Übung zu lernen.

Sich mit großer Offenheit der Welt zu nähern und in Beziehungen Ehrlichkeit an die erste Stelle zu stellen lernen Kinder am ehesten am Beispiel ihrer Eltern, wobei Auseinandersetzungen, die mutig und ehrlich ausgetragen werden und zu wirklichen Fortschritten führen, hier den idealen Anschauungsunterricht liefern.

Wo Kinder lernen, bisher Gemiedenes und Abgelehntes wie den eigenen »Dreck und Schmutz« zu konfrontieren, sind sie auf dem richtigen Weg. Im konkreten Sinn liegt hier wohl der häufige Erfolg von Eigenurintherapien, die allerdings für Kinder raffiniert »verpackt« werden müssen. Pur geht natürlich gar nichts, aber in Saft viel eher, und die Urinspende kann diagnostisch eingekleidet und getarnt werden.

Das Leben auf einem Bauernhof mit all seinen ebenso natürlichen wie ursprünglichen Erscheinungen vom Fressen bis zum Gegenpol, wie sie sich in der Tierwelt noch so unverstellt zeigen, kann ausgesprochen heilsam wirken. Immer wieder hatten Menschen diesen Verdacht, etwa wenn sie im schweizerischen Kurort Heiden die Luft aus Kuhställen in Sanatorien lenkten oder heute versucht wird, aus Kuhstallstaub Allergikermedikamente zu entwickeln. Wahrscheinlich ist das aber alles viel zu materialistisch gedacht, und es geht um die heilsame Nähe zum natürlichen Leben. Dafür spricht auch, dass der Heuschnupfen und alle Pollenallergien, die nicht selten in Asthma ausufern, in städtischer Umgebung viel häufiger vorkommen als in ländlicher.

Eltern, die sich selbst den Raum und die Freiheit zur Selbstverwirklichung geben und nehmen, ein weitgehend ungekünsteltes, natürliches Leben führen und beides auch ihren Kindern zugestehen und vermitteln, wären die ideale Antwort auf kindliches Asthma bronchiale. Hier läge auch die beste Chance, das oft belastete Verhältnis zwischen Müttern und ihren Asthmakindern zu bessern.

Ziel müsste die Ausdehnung des Bewusstseins auf bisher abgelehnte und bis aufs Blut bekämpfte Bereiche sein. Wo neuer Raum auch in übertragener Hinsicht erschlossen wird, entsteht Weite und Offenheit. Ähnliches geschieht, wo hochfliegende Träume bewusst artikuliert und verwirklicht werden. So wäre es gut, statt auf die Höhen der Berge zu flüchten, die eigenen hochfliegenden Gedanken auf den Boden zu bringen bzw. sie zuerst einmal zu artikulieren.

Fragen für Eltern:

▷ Welche Aggressionen unterdrückt unser Kind?
▷ Warum ist es so angepasst?
▷ Sind wir zu dominant?
▷ Geben und nehmen wir selbst in ausgewogenem Maß?
▷ Wie gehen wir mit den Themen »Sexualität«, »Wut« und »Angst« um?

Unterstützende Maßnahmen:

▷ Siehe die Kapitel über Husten (9.1), Infektanfälligkeit (8.1) und Allergien (11).

10 Beschwerden des Verdauungstraktes, Magen-Darm-Erkrankungen

10.1 Bauchschmerzen

»Ich bin aus der Mitte.«

Bauchschmerzen sind *das* Symptom schlechthin im Kindesalter, denn in dieser frühen Zeit ist es immer der Bauch, der Probleme anzeigt. Er ist die körperliche Mitte, und das Kind ist noch ganz Körper- und damit Bauchwesen. Bei Bauchschmerzen ist es nicht in seiner Mitte, und diese ist empfindlich gestört. Kleinkinder zeigen tatsächlich auch bei Ohrenschmerzen auf den Bauch. Sie empfinden noch alles Unwohlsein als Störung ihrer Mitte. Beim Erwachsenen spricht man im Zen-Buddhismus vom »Hara«, der körperlichen Mitte, die knapp unter dem Bauchnabel lokalisiert wird, aber meist als »geistige Mitte« gemeint ist. Beim Kind dominiert sie völlig das Leben. Es denkt noch überhaupt nicht im Kopf, lebt weniger aus den Emotionen des Herzens, sondern ist ganz im Bauch(gefühl), im Reich der Instinkte, zu Hause und damit in der urprinzipiell dem Mond zugeordneten Region.

Hier liegt in dieser frühen Zeit wirklich der Nabel der Welt, und das Kind fühlt sich auch selbst als solcher. Alles dreht sich darum. Der Nabel wiederum ist die Verbindung zur Mutter, der Ort, wo bis vor kurzem die Nabelschnur angedockt war und für alles Lebensnotwendige gesorgt hat. In dieser Zeit hängen so auch fast alle Probleme mit der Mutter zusammen. Wenn der Vater etwa seinen Job verliert, spürt das Kind dies nur, wenn die Mutter darauf reagiert und in »Mitleidenschaft« gezogen ist. Das Kind ist bei alldem auch völlig »egoistisch« und nur auf sich und über sich auf die Mutter bezogen. Der eigene Bauch und im weiteren Sinn die

Mutter stellen seine kleine Welt dar; d.h., hinter Bauchschmerzen kann so ziemlich alles stecken, nicht nur so direkt mit dem Bauch verbundene Themenkomplexe wie Blinddarmreizungen, Darmverschlingungen oder gar -verschlüsse, Parasiten oder Brüche wie ein Leisten- oder Nabelbruch. Es könnte sich um Nahrungsmittelunverträglichkeiten wie Laktoseintoleranz, aber auch um Mittelohr- oder Mandelentzündungen handeln. Schon aus diesem Grund müssen Kinder immer vollständig untersucht werden. Kaum etwas ist von daher so wenig für die schulmedizinische 5-Minuten-Medizin geeignet. Jeder Kinderarzt weiß das aber und wird im Regelfall nicht nur den Bauch anschauen.

Auch wenn sich die Krankheitsbilder hinter den Bauchschmerzen verändern, bleiben sie nach außen doch immer das sichtbare und bestimmende Element. Friedrich Graf etwa geht davon aus, dass seit Abschaffung der Pockenimpfung die Blinddarm-(»Bauchtonsillen«-)Entzündung zurückgeht zugunsten adenoider, lymphatischer Entgleisungen wie Polypenbildung und verstärkter Mandelentzündungen. Letzteres Beispiel zeigt nebenbei, wie sinnvoll es war, die Pockenimpfung wieder einzustellen, denn es hat die lymphatischen Probleme des Lebensanfangs näher an die Körperoberfläche und damit leichter behandelbar gemacht. Es ist besser, die relativ leicht zugänglichen Mandeln bilden die unbewältigten kindlichen Konflikte im Körper ab als der Wurmfortsatz, der in der Tiefe nur operativ zugänglich ist. Das war einer der Gründe, der die Schulmedizin über Jahrzehnte dazu animierte, hier für einen fast flächendeckenden Kahlschlag zu sorgen. In der Generation der heute Fünfzigjährigen dürften noch erhaltene Wurmfortsätze die Ausnahme sein. Inzwischen ist man diesbezüglich viel vorsichtiger geworden und nimmt – dankenswerterweise – Blinddarmanhängsel nicht mehr reflexhaft zum Anlass für Operationen. Wie überflüssig sie schon immer waren, zeigt dieses neue Vorgehen, das übrigens in der russischen Medizin längst üblich war.

10.1.1 Dreimonatskolik

»Ich tu mich so schwer, die neue Welt zu verdauen!«

Ein Neugeborenes hat noch unglaublich wenige Bedürfnisse, diese aber sind wichtig. Es möchte wohl am ehesten, dass alles so weitergeht wie in der Schwangerschaft, wo es im Mutterbauch ruhig, dunkel und warm war. Die Nähe zur Mutter war maximal und damit auch die Geborgenheit. Körperkontakt war über das Fruchtwasser und den gehörten und besonders auch gefühlten Herzschlag ständig und überall gegeben, weshalb es sich so bewährt hat, im warmen Wasser zu gebären und das eben Geborene sogleich auf den nackten Bauch der Mutter zu geben. Hier liegt auch das Erfolgsgeheimnis der bereits erwähnten »Känguru-Methode«, bei der die Mutter dem auf den nackten Bauch gebundenen Kind weiterhin optimalen Hautkontakt vermittelt. Es braucht die ganze Zeit über Wärme, Liebe und Zuneigung, weshalb es gar nicht genug gestreichelt und berührt werden kann, wie neben dem Gefühl jeder Mutter nun auch neuere Studien zeigen. Kinder, die nachts bei der Mutter oder zwischen den Eltern schlafen, haben ebenfalls deutlich weniger Koliken.

Die Symptome der Kolik sind Krämpfe, die zeigen, dass das Kind ein starkes *krampfhaftes* Bedürfnis hat festzuhalten – egal, ob halbverdaute Milch, Liebe oder Gefühle. Das Bedürfnis ist so groß, dass *kind* das Aufgenommene nicht einfach durchfließen lassen kann. Behaltenwollen steht hier gegen Fließenlassen und verursacht den Konflikt bzw. K(r)ampf. Das ergibt einen Hinweis auf ein meist nicht zu erfüllendes Bedürfnis nach Nähe, Wärme und Liebe dieser Kinder. Bei ihnen kann die »Känguru-Methode« die Schwangerschaft ein bisschen ausdehnen, aber letztlich geht es darum, diesen Geburtssprung in die Selbstständigkeit zu wagen. Die Mutter hat die Möglichkeit, dem Kind diesen Übergang zu erleichtern, und so ist es kein Wunder, dass Zuwendung und Wärme von ihrer Seite alles sofort bessern und das Einzige sind, was sicher hilft.

Wenn eine Mutter – z.B. aus Überanstrengung – ihr Kind nicht mehr so annehmen und lieben kann, wird das Bedürfnis des Kindes danach nur noch größer und so drängend, dass es zu Symptomen führt. *Kind* schreit sozusagen aus dem Bauch um Hilfe, der, von krampfartigen Schmerzen geplagt, seinen inneren Kampf abbildet.

Moderne Neugeborene, die wie ihre Vorgänger durch Millionen Jahre Evolution in den ersten drei Monaten fast nur trinken, verdauen und schlafen wollen, erleben heute eine oft gnadenlose Reizüberflutung. Gegen dieses Zuviel von allem – von Nahrung bis Musik – wehren sich Kinder auf verschiedene Art und mit vielfältigen Symptomen, die meisten aber kämpfen dagegen an und schreien hinaus, dass sie dieses Leben so nicht verdauen können.

Wo die Reizüberflutung nicht zu vermindern ist, kann die Mutter durch zuverlässiges Da-Sein und emotionale Kraft die Frustrationstoleranz ihres Kindes erhöhen und so einiges abpuffern. Das spielende Chaos älterer Geschwister und die normale Unterhaltung der Eltern wird dabei nie als störend empfunden, vermittelt es doch im Gegenteil das wichtige Gefühl von familiärer Gemeinsamkeit und Geborgenheit.

Die Dreimonatskolik verrät von den Symptomen am deutlichsten, dass das Kind die ihm gebotene Welt *noch* nicht annehmen kann, sondern für unverdaulich hält. Das ist erst mal kein Grund zu besonderer Besorgnis, denn einige Kinder tun sich schwerer, laufen, andere, sprechen zu lernen, und wieder andere, zu verdauen. Dabei wäre von Natur aus bestens – schon auf der biochemischen Ebene – vorgesorgt: Zu Beginn einer Schwangerschaft braucht die Mutter viel Eisen, damit sich die Seele des Kindes im Körper besser verankern kann. Der Ethnobotaniker Wolf-Dieter Storl geht davon aus, dass die Eisenmoleküle als winzige Magnetnadeln zusätzlich wichtig sind, damit sich der Organismus in Nord-Süd-Richtung orientieren kann.

Zum Ende der Schwangerschaft hin steigt dann der Kupferspiegel im Blut der Mutter physiologisch, während der Eisenspiegel natürlicherweise sinkt. Die Verankerung im Mutterleib soll nun allmählich gelöst werden, das Eisen tritt zurück. Dafür steigt mit

Kupfer das Metall der Aphrodite-Venus an. Symbolisch heißt das, Mutter und Kind sollen mehr in den Bereich der Liebe und des Loslassens kommen, was auch für die Geburt, wo es primär ums Loslassen geht, äußerst wichtig ist. Kupfer symbolisiert das Urprinzip der Venus und damit der Liebe sowie des Friedens und bringt so zu dem des Mondes ein weiteres archetypisch weibliches Prinzip ins Spiel (des Lebens). Eisen steht dagegen für das männliche Aggressions- oder Mars-Prinzip, das mit Kampf und Krieg, mit Aggression und Durchsetzung zu tun hat. Die Mutter soll also den Bereich des Kampfs und der Selbstbehauptung weitgehend verlassen und sich dem weichen Venusischen zuwenden. Nicht umsonst stehen Venus und Mars für das Weibliche und Männliche, etwa wenn es darum geht, die Frauen- und heute auch die Männerbewegung symbolisch darzustellen.

Dummerweise hält die Schulmedizin gegen diese sinnvolle natürliche Umstellung voll dagegen und gibt Müttern Eisenpräparate während der ganzen Schwangerschaft, was diese kämpferischer und festhaltender als notwendig statt gegen Ende weich und einfühlsam, wie von der Natur geplant, macht. Auf diese Weise provozieren wir Kaiserschnitte wie auch Zangen- und Saugglockeneinsätze. Intelligenter wäre es, die Normwerte für die Schwangerschaft zu verändern und an die natürlichen und individuellen Umstände anzupassen. Es ist immer verrückt, jede Frau wie einen Mann von 180 Zentimetern Länge und 80 Kilogramm Gewicht zu behandeln – vor der Geburt aber wird diese Normierung ohne Rücksicht auf Natur und Individualität ganz unangemessen. Leider macht die moderne Medizin beides – wie immer aber nicht aus Böswilligkeit, sondern aus Unkenntnis.

Zu Beginn einer Schwangerschaft ist die Lage allerdings anders, da muss die Mutter den Muttermund zuhalten und braucht Kraft und Festigkeit, weswegen der Eisenspiegel auch erst mit wachsender Schwangerschaft fällt, wenn sich die werdende Mutter immer mehr in diese Sphäre des Urweiblichen hineinfindet und auf das große Loslassen der Geburt vorbereiten soll.

Das Kind erbt wie alles auch diese Situation und hat in den ersten drei Monaten nach der Geburt ebenfalls einen physiologisch sehr hohen Kupferspiegel, der sein Bedürfnis nach Körperwärme, Gewiegt-Werden, Nähe und umfassender Liebe konkret und auch symbolisch deutlich macht. Wenn es nun – für seine individuelle Konstitution – zu abrupt in eine ganz andere Welt geworfen wird, mag das seinen Protest hervorrufen und Widerstand, diese (Um-) Welt zu verdauen. Die dann häufig aufkommenden Blähungen zeigen an, wie sehr »es durch den Wind ist« und wie es »ihm stinkt«. Wenn es mit richtiggehendem Ärger und Zorn reagiert, denken Homöopathen an das in solchen Situationen sehr bewährte Mittel Chamomilla (Kamille).

Die Kontraktionen der Koliken sind wie sich ständig erneuernde Angriffswellen, mit denen das Kind gegen diese ihm fremde und feindlich erscheinende Welt, die in seinen Bauch eingedrungen ist, zu Felde zieht. Es empfindet sein Umfeld als störend, ja insgesamt als Hindernis, das es sich mit rhythmischen Anstrengungen, die wehenähnlichen Austreibungsversuchen entsprechen, vom Leib zu halten und aus der Welt zu schaffen sucht. Wehenartige Geburtsschmerzen drücken aus, wie sehr es sich hier um einen Kampf ums Leben handelt. Dabei wird diese Art extremer Peristaltik fast zur Karikatur des in dieser Zeit normalerweise eigentlich erst allmählich in Gang kommenden Verdauungsakts.

Das Gehirn, das immaterielle Eindrücke in seinen Windungen verarbeiten soll, hat noch relative Ruhe, während die von der Signatur her ganz ähnlichen Windungen des Dünndarms nun langsam für ihre differenzierende Arbeit zum Leben erwachen sollten. Wo sie das in der überzogenen Art von Koliken tun, wird die Überforderung deutlich. »Viel zu viel, viel zu früh« wäre eine Umschreibung dieser Situation.

Alles im Leben hat seine Zeit, und auch jedes Kind braucht seine. Es kann und will sich die Welt zuerst noch gar nicht über Augen, Ohren oder Gehirn erobern, sondern möchte und sollte sie durch Mund und Darm erleben. Deshalb stecken Kinder noch lange alles Neue zur Erprobung in den Mund, was Mütter zur Verzweiflung bringen kann. Aber da *kind* noch nicht über Abstraktionserfahrungen verfügt, ist es in dieser frühen Phase seine einzige Annäherungsmöglichkeit. So wie sie für alles ihre Zeit brauchen, müssen Kinder auch erst ihren Rhythmus im Leben finden.

In Bezug auf die Dreimonatskoliken ist es wichtig, Kinder nicht zu füttern bzw. zu stillen, wenn sie nur unleidlich, weil übermüdet sind und nicht in den Schlaf finden. Zu Beginn des Lebens schlafen Kinder noch zwei Drittel der Zeit, was sich erst langsam und allmählich bis auf ein Drittel reduziert. Der Schlaf-Wach-Rhythmus muss sich in den ersten Monaten einpendeln. Das kann Probleme machen, vor allem wenn Kinder schlafen sollen, weil Eltern ihre Ruhe brauchen, und nicht, weil sie müde sind. Schwieriger wird das Ganze noch, weil dies nur Durchschnittswerte sind und das Schlafbedürfnis individuell sehr verschieden ist. Der Reflex, einem schreienden Kind immer sofort die Brust zu geben, ist ebenso verständlich wie unpassend. Auch Schmerzen oder das Bedürfnis nach Zuwendung und Nähe sind mit dem ständigen reflexhaften Nahrungsangebot falsch beantwortet.

Diese Art des sogenannten Bedarfsstillens bringt die Verdauung des Babys durcheinander und führt dazu, dass sich Milch jeden Verdauungsstadiums im Darm sammelt und dort eine wahre Hexenküche heraufbeschwört. Stillen fördert zwar ungemein die Nähe und darüber die Beziehung zwischen Mutter und Kind, weil dabei Oxytocin, das Bindungshormon, ausgeschüttet wird, aber wenn die Mutter dauernd stillt, überwiegt der negative Effekt verschiedener Milchstadien.

Der österreichisch-amerikanische Psychoanalytiker René Spitz beobachtete, dass Kinder von Müttern im Gefängnis deutlich weniger Kolikprobleme hatten. Er führte es darauf zurück, dass diese ihre Kinder nur alle vier Stunden zum Stillen bekamen und das Kind so einen vernünftigen Verdauungsrhythmus hatte. Zu diesem Effekt mag beigetragen haben, dass die Gefangenen in der knappen Zeit möglicherweise vor Liebe zu ihren Kindern überflossen, nachdem sie in der Gefängniszeit sonst wenig Schönes hatten, dem sie ihre Aufmerksamkeit schenken konnten.

So zeigt sich, wie wichtig es ist, dem Kind Strukturen zu geben und nicht jedem Maunzen mit Füttern zu begegnen. Andere kindliche Bedürfnisse müssen anders *gestillt* werden. Alles mit Füttern zu beantworten kann darüber hinaus einem Reflex den Weg bahnen, der später zu Übergewicht führt. Denn tatsächlich beantworten nicht wenige der immer zahlreicher werdenden Dicken noch im Erwachsenenalter jeden Reiz mit Essen, was ihr Übergewichtsproblem in jedem Fall verstärkt, wenn es nicht überhaupt dadurch hervorgerufen wurde.

Außerdem kann dieser Fütterreflex dazu beitragen, dass Kinder ständig etwas haben wollen, sie erlernen auf diese Weise wenig Frustrationstoleranz und werden »anstrengend«.

Die Aufgabe der kleinen Quälgeister, die in Wirklichkeit selbst am meisten gequält sind, wäre, sich Beachtung zu verschaffen, den Kontakt zu erkämpfen, der auf anderen Ebenen verweigert wird, z.B. dadurch, dass sie sich den lieben langen Tag herumschleppen lassen. Das wäre mit der »Känguru-Methode« einfach und leicht von Beginn an zu haben. Interessanterweise gibt es, wie gesagt, in Bali, wo Kinder das ganze erste Jahr ständig herumgeschleppt werden, weder das Dreimonatskolik-Problem noch überhaupt schreiende Kleinkinder.

Die unbewusst kämpferischen Aktionen, die im Darmbereich spürbar und am harten Bauch sogar sichtbar werden, zeigen aber auch, dass sich das Kind seine Welt erobern, ja erkämpfen will und soll. Das wiederum kann es besser, wenn ihm zwischendurch auch mehr Bewegungsfreiheit als im Tragetuch eingeräumt wird. Es will im Verdauungsbereich Verklemmtes herausbringen, das sich da quer gelegt haben mag, und sei es mit Nachdruck und unter Schmerzen. Aber es lässt in seinen Anstrengungen nicht nach und kann auch kein bisschen locker lassen. Der angespannte kleine Bauch macht es in seinen gequälten Bemühungen deutlich. Hier soll und muss einiges in Bewegung kommen. Der Dauereinsatz rhythmisch an- und abschwellender Aktionen zeigt, wie die Blockaden mit immer wiederkehrenden Anstrengungen und Loslass-Übungen angegangen werden. Letztlich geht es darum, auf mehr oder weniger schmerzhafte Art und Weise loszulassen, was einen am Leben hindert. Hindernisse, die im Weg stehen, wollen überwunden werden. *Kind* tut sein Bestes dafür auf der einzigen ihm so früh zur Verfügung stehenden Ebene: dem Körper. Es will mithilfe der Eltern erst noch andere Ebenen dazugewinnen.

Eltern und Kinder müssen gemeinsam lernen, mit der neuen Situation umzugehen. Die Kinder sollen und müssen ihre Unruhe darüber ausdrücken und ihre Aggressionen und ihre Hilflosigkeit zeigen. Sie müssen lernen, mit dieser so ganz anderen neuen Umwelt fertig zu werden, so wie Eltern lernen müssen, dieser auch für sie neuen Situation gerecht zu werden. Noch nie war die Diskrepanz zwischen Intra- und Extrauterinzeit so gewaltig wie in unserer Zeit, wo die Wichtigkeit des Seelen- und Innenlebens von einer überzogenen Beachtung des Außen fast gänzlich verdrängt worden ist.

Eine wunderbare, wenn auch technische Hilfe in dieser den häuslichen Frieden bedrohenden Situation bietet das schon eingangs im Rhythmus-Kapitel erwähnte Wiegesystem »Sleepy« (siehe »19.4.2 Bezugsquellen«), das nicht nur unter dem Kinderbettchen, sondern auch unter entsprechenden Tagesbetten wundervolle rhythmische Dienste leistet. Wenn sich die Kinder damit ständig in ihrem Eigenrhythmus wiegen, ist ihnen meist rasch und wirksam geholfen. Auf alle Fälle ist das eine unterstützende Maßnahme, die nicht schaden, aber sehr helfen kann.

Der schwierigen Situation begegnen Homöopathen mit einem breiten Angebot von Mitteln, aus dem fünf besonders herausragen. Das schon erwähnte Chamomilla passt, wenn Ärger und Zorn beim Kind vorherrschen und verzweifelte Eltern es ihm gar nicht mehr recht machen können. Nicht selten spiegeln diese Chamomilla-Kinder in ihrer Wut auch ihr Umfeld, das voller Unruhe, Hektik und Aggression ist. An den Kindern könnten die Eltern ihr eigenes Problem besser durchschauen.

Cuprum (Kupfer) ließe sich als »Mittel für die Verkrampfung der Liebe« bezeichnen. Die Mutter versucht krampfhaft, alles richtig und perfekt zu machen, sie befürchtet Angriffe und Vorwürfe aus der Umgebung und hat Angst zu versagen. Das Kind zeigt sich bedürftig, braucht Wärme und will geliebt werden. Es schläft schlecht und muss sich vergewissern, ob die Mutter noch da ist, am liebsten hat es ständigen Körperkontakt.

Magnesium carbonicum ist das Mittel der Wahl, wenn Kinder sich von der Mutter verlassen fühlen, weil sie zu früh arbeitet oder jedenfalls wegmuss, aber auch für Kinder, die ohne Mutter auf Intensivstationen landen, wie das in wenig kindgerechten Kliniken bis heute passiert. Ihnen fehlen die Mütter, die *natür*lich für sie das Zentrum des Lebens darstellen wie die Sonne für das Sonnensystem. Solche Kinder reagieren sauer, vom seelischen bis in den körperlichen Bereich, was sich wiederum vom sauren Schweiß über säuerliches Erbrochenes bis zum ebenso beschaffenen Stuhl zeigt.

Colocynthis ist das klassische Kolikmittel. Die stillende Mutter ist durch ein Ereignis gekränkt worden und reagiert darauf zornig, entrüstet und verärgert. Jener Gemütszustand überträgt sich auf das Kind, das mit heftigen Koliken antwortet. Diese bessern sich, wenn es über dem Unterarm oder der Schulter gekrümmt liegt und dabei festen Druck auf den Bauch erfährt.

Lycopodium-Babys kommen oft zart und schwächlich auf die Welt. Vom Aussehen her wirken sie eher alt und runzeln nicht selten die Stirn. Typisch ist eine verlängerte Neugeborenengelbsucht. Die Eltern fühlen sich oft, als würde sie ihr Kind mit wütenden Schreiattacken zwischen 16.00 und 20.00 Uhr kontrollieren wollen.

Fragen für Eltern:
▷ Was könnte die Verbindung zu unserem Kind stören?
▷ Wie können wir ihm noch besser oder anders Nähe, Geborgenheit und Körperkontakt vermitteln?
▷ Wie helfen wir ihm, Anstehendes zu verdauen?
▷ Was kann es nicht annehmen und verdauen (etwa an Nahrungsmitteln, die die Mutter zu sich nimmt)?
▷ Wo bin ich als Mutter überfordert, und wie kann auch ich mal loslassen, und sei es nur für 5 Minuten?
▷ Welcher Rhythmus passt zu unserem Kind und zu uns?

Unterstützende Maßnahmen:

- ▷ *Wärmeanwendungen:* Bewährt haben sich feuchtwarme Bauchkompressen: Kochen Sie einen starken Kümmel-, Schafgarben- und/oder Melissentee, und tränken Sie ein dünnes Baumwolltuch damit. Wringen Sie es aus, und legen Sie es möglichst warm auf den nackten Bauch des Kindes. Mit einem weiteren Tuch abgedeckt und einem Wolltuch umhüllt und befestigt, halten Sie Ihr Kind etwa eine halbe Stunde im Arm oder legen es zum Schlafen ins Bettchen. Je nach seinen Bedürfnissen können Sie auch noch eine nicht zu prall gefüllte Wärmflasche auf den Bauch legen. Damit bleibt die Kompresse länger warm und kann bis zu einer Stunde liegen bleiben.

  Warnung: Bitte benutzen Sie keine Heizdecken oder -kissen. Hierbei kann es leicht zum Hitzestau kommen, außerdem hat Strom in einem Kinderbett nichts zu suchen, nicht nur aus Sicherheitsgründen, sondern auch wegen der Belastung durch elektromagnetische Strahlung!
- ▷ *Massagen* sollten immer im Uhrzeigersinn kreisförmig um den Nabel herum durchgeführt werden. Hierzu bietet sich handwarmes Kümmel-, Hypericum- oder Melissenöl an. Falls Sie dieses nicht griffbereit haben, können Sie auch ein mildes Baby- oder Olivenöl benutzen. Sorgen Sie bitte für eine warme Umgebung, und achten Sie darauf, dass die Füße Ihres Kindes während der Massage warm sind.
- ▷ *Tee:* Hier empfiehlt sich eine Mischung aus Kümmel, Fenchel, Anis und Koriander. Bitte geben Sie den Tee immer ungesüßt mit einem Löffel oder einem Fläschchen mit kleinem Loch im Sauger, damit das Kind sich anstrengt und nicht faul wird. Ansonsten könnte das Stillen dadurch gefährdet werden.
- ▷ Ein *Einlauf*, wie im Kapitel »3 Fieber« beschrieben, kann auch hier für Entspannung und Entlastung sorgen, wenn quälende Blähungen oder Stuhl dabei abgehen.
- ▷ *Entspanntes Stillen:* Sorgen Sie dafür, dass Sie während des Stillens ungestört und in Ruhe sind. Das Telefon und andere Geräuschquellen wie Radio und Fernsehen sollten während dieser

Zeit abgeschaltet bleiben. Gönnen Sie sich vorher eine Pause, in der Sie sich nicht hetzen, stressen oder ablenken lassen. Trinken Sie eine Tasse warmen Tee, und machen Sie es sich zum Stillen gemütlich. Diese wichtige Zeit, in der Sie Ihr Kind nicht nur nähren, sondern ihm auch die nötige Wärme, Zuwendung und Liebe geben, die es braucht, sollte Ihnen und ihm gehören. Genießen Sie diese innigen Stunden. Versuchen Sie, gelassener zu reagieren, und besprechen Sie mit Ihrem Partner die Prioritäten. Zu schnell werden die Kinder groß und wollen dann vielleicht nicht mehr so intensiv »geherzt und geknuddelt« werden. Häufig sagen Mütter: »Hätte ich diese frühe Zeit doch noch viel mehr genossen. Sie vergeht so schnell, und jetzt ist mein Kind schon so groß.«
Schreiphasen zwischen den Stillzeiten sollten ohne Füttern überbrückt werden, indem Sie Ihr Kind anders trösten oder ablenken.

▷ *»Radfahren«:* Bei jedem Wickeln oder in Schmerzphasen empfiehlt es sich, mit den Beinen des Kindes sanfte Bewegungen durchzuführen, als würde das Kind Rad fahren. Dabei lösen sich oft Blähungen, die natürlich eine Entlastung bringen.

10.1.2 Homöopathische Mittel bei Bauchschmerzen

	Chamomilla C30	**Cuprum C30**
Gemüt	Gereizt, launisch, wütend, überempfindlich, lautes Schreien, hemmungslos, unzufrieden, wirft Lieblingsspielzeug weg	Unruhe, das Kind leidet unter zu wenig Nähe der Mutter, es ist extrem bedürftig
Schmerz	Krampfartig, unregelmäßig	Plötzlich, heftig, wie von Messern, Krämpfe, Bauch hart, gespannt
Besser durch	Herumtragen beruhigt nur für kurze Zeit, warme Anwendungen	Druck, kalt trinken, Wärme

Schlechter durch	Liegen, zudecken, äußere Reize	Kälte, Arme anheben, Schreck
Zeit	Abends, bis 24.00 Uhr	0.00 bis 1.00 Uhr, 3.00 Uhr
Besonderheiten	Kind zieht die Beine an, Beschwerden sofort nach Nahrungsaufnahme, während Zahnung, Stuhl riecht wie faule Eier	Macht Fäuste und schlägt die Daumen dabei ein, laute Darmgeräusche, Übelkeit
Auslöser	Wut, Zorn, Zahnung, Stillmutter überempfindlich	Liebesenttäuschung, Ärger, Schlafdefizit
Aussehen	Kopf heiß, rot, feucht, eine Wange rot, eine blass	Blass, bläuliche Arme und Beine, kalt, spitzes Gesicht

	Magnesium carbonicum C30	**Colocynthis C30**
Gemüt	Sauer und verärgert, will die Mutter ungestört genießen, Mutter und Kind sind unausgeschlafen	Zornig, reizbar, ungeduldig
Schmerz	Blitzartig	Wellenartig, Kolik, stoßweise, heftig
Besser durch	Bewegung, im Freien, Sonnenlicht	Harter Druck, muss sich zusammenkrümmen, Knie anziehen, über der Schulter liegen, aufstoßen, Blähungsabgang
Schlechter durch	Kälte, Ruhe, im Bett, Dunkelheit	Nach dem Stillen, Rückenlage, Überhitzung
Zeit	Ab 3.00 Uhr	Abends
Besonderheiten	Stuhl wie Froschlaich, zäh, gallertartig, linsen- bis erbsgroß, schaumig gekammert, saure Ausscheidungen	Kälte, Ärger und Zorn der Mutter
Auslöser	Mutter hat zu wenig Zeit, ist überfordert	Zorn, Empörung, Entrüstung, Kränkung
Aussehen	Blass	Schmerzverzerrt, ängstlich

	Lycopodium C30
Gemüt	Wütend, zornig, weinerlich
Schmerz	Krampfartig, mit Aufstoßen
Besser durch	Kurzzeitige Besserung durch Abgang von Blähungen oder Aufstoßen, Kleidung lockern
Schlechter durch	Enge Kleidung am Bauch, nach dem Stillen
Zeit	16.00 bis 20.00 Uhr
Besonderheiten	Heißhunger mit schneller Sättigung, Neugeborenengelbsucht
Auslöser	Enttäuschter Ehrgeiz, Demütigung
Aussehen	Schwach, alt aussehend, gerunzelte Stirn, trockene Haut, zartes Kind mit großem Kopf

10.2 Blähungen

»Mir stinkt's!«

Der kleine Stinker lässt auf Um- bzw. Abwegen seine Aggressionen heraus. Er »stinkt gegen jemanden an«, »lässt (hintenherum) Dampf ab« und will sich solcherart »stänkernd« unangenehme Menschen vom Leib halten, was die Mutter nicht selten persönlich beleidigt. Wer andere mit hausgemachten Stinkbomben vertreibt, setzt auf hinterhältige und ziemlich widerwärtige und im wahrsten Sinne des Wortes rücksichtslose Dampfplauderei. Als vordergründig körperliche Ursache findet sich oft ein gut entwickelter Trommelbauch, der gespannt und unter Druck diesen weitergibt. Dahinter stecken ein überforderter Dickdarm und ein entsprechendes Unbewusstes, steht der Dickdarm doch für die Unterwelt, den

Hades oder das Totenreich im Körper. Oft ist eine zerstörte Darmflora die tiefere körperliche Basis des Elends, dessen Ursache in modernen Zeiten nicht selten wiederum Anti-Biotika-Kuren sind. Schon das Wort verrät, dass sie gegen *(anti)* das Leben *(bios)* gerichtet sind – aus schulmedizinischer Sicht natürlich gegen das Leben von Bakterien, in der Praxis aber oft gegen das eigene, das mit der Schwächung der Abwehr Schaden nimmt.

Das Kind drückt sich über seine Blähungen hintenherum aus, weil es vornherum (noch) nicht klappt oder es überhört wird. Mit dem Dampf verschwindet Energie durch den Hinterausgang, das spricht von mangelnder seelischer Integrationskraft und davon, sich Dinge einverleibt zu haben, die ihm nicht bekommen, sondern vielmehr *stinken*. Nahrung wird hier nicht verdaut, sondern vergast, was sie wenig ergiebig und höchst problematisch macht.

Die Aufgabe läge darin, konstruktivere Wege des Selbstausdrucks zu finden. *Kind* muss und soll zeigen, wenn es ihm stinkt, das bessert die ganze Situation. Konkret ist der Abgang der Blähungen für die Menschen in seinem näheren Umfeld zwar unangenehm, für das Kind aber erleichternd. Es lässt auf solche Weise den Überdruck aus seiner Weltmitte ab, wodurch es dieser dank der Entlastung wieder etwas besser geht. Wer dagegen auf seinen Blähungen sitzen bleibt, gerät immer mehr unter Druck und droht zu explodieren wie ein Dampfdruckkochtopf mit verstopftem Ventil.

Die über die Blähungen empfundenen Schmerzen sind als Hilfeschreie des aus seiner Mitte gefallenen Kindes zu deuten. Seine im Zusammenhang mit Blähungen auftretende Unruhe ist ein Zeichen dafür, dass es lebendiger werden will und soll und letztlich das Leben kennenlernen möchte. Auch die häufig hinzukommenden Schlafstörungen sprechen für den Wunsch, wach zu werden für diese Welt, auch wenn sich das noch sehr unerlöst ausdrückt.

Generell steht bei Blähungen in jedem Alter die Lernaufgabe an, entstehenden Druck rechtzeitig abzulassen und sich auch aggressiv und gerade und vornheraus zu äußern, um gar nicht erst stänkern und hintenherum agieren zu müssen. Wer Mut zur direkten Konfrontation entwickelt, kann sich die Um- und Abwege sparen und auch dunkelste Inhalte seiner Unterwelt noch direkt mitteilen. Letztlich geht es darum, wie Buddhisten sagen, Bhoga zu üben, »Welt essen« zu lernen, was nichts anderes bedeutet, als das Leben zu verdauen bzw. zu verarbeiten, was auf einen zukommt – alles zu seiner Zeit und an seinem Ort. Es geht also für die überblähten und mit Aggressionen vollgestopften Kinder um die Erfahrung des Lebens und der Welt. So wäre zu raten, ihnen altersgemäße Anregungen zu bieten, sie neugierig zu machen und ihnen immer wieder auch Raum zu schaffen, damit sie strampeln und um sich treten können, hoffentlich ohne gleich eine Aggressionslawine bei den Eltern loszutreten.

Für die meisten Eltern sind die Winde und Pupse ihrer Kleinen keinerlei Problem – im Stillalter werden sie oft sogar im Gegenteil als ganz angenehm empfunden. Das ist eine Frage der Empathie und wie sehr einem die Kleinen ans Herz gewachsen sind oder eben auch »stinken«. Dem Charakter dieses Buches entsprechend müssen wir uns hier mehr mit »Problemen« beschäftigen, wollen aber die Chancen auch immer wieder durchscheinen lassen. So können sogar geruchsintensive Kinderblähungen, vor allem wenn sie sich länger halten, zu einem Weg zur höchsten Form der Liebe werden.

Für manche Eltern kann die Situation jedoch auch eine ziemliche Herausforderung bedeuten und ihre Liebe auf eine harte Probe stellen, denn sie geraten in solch überblähten Situationen oft mit unter Druck. So sind sie aufgerufen, aufzuwachen für ihr Kind und die Elternrolle, gerade auch in einer Situation, in der es ihnen und – womöglich peinlicherweise – allen stinkt. Mutter- bzw. Elternliebe ist (frei von Erwartungen und Ansprüchen) die entwickeltste Form der Liebe auf Erden und das ideale Übungsfeld für die himmlische Liebe (zu Gott), die ebenfalls bedingungslos ist. So werden eigene Kinder zur großen Probe und Herausforderung und auch Chance, denn gerade in den zum Himmel stinkenden Schwierigkeiten mit ihnen könnte sich die besondere bedingungslose Form der Liebe entwickeln. Dann würde ein Kind die Liebe der Eltern und somit die Partnerschaft, deren Frucht es ja ist, sogar befruchten, anstatt sie auf die Probe zu stellen.

Viel öfter aber belastet und schadet eine Schwangerschaft der Beziehung, und chronisch geblähte Kleinkinder insbesondere, weil diese Chance, in selbstlose Liebe hineinzuwachsen, vertan wird und die Nerven der Eltern, besonders der Mutter, mit unter Druck kommen und wahren Zerreißproben ausgesetzt sind. Wenn sie aber alle Nerven mit ihrem geblähten, sich aufblasenden und dann hintenherum stänkernden Kind verbraucht, fehlen sie ihr im Umgang mit dem Partner. Er geht ihr dann sogar auf die Nerven, und ihm kann sie es auch zeigen, was sie sich beim Kind in der Regel verkneift, ähnlich wie sich Erwachsene ihre Blähungen gern insgesamt zum eigenen Schaden und aus Rücksicht auf die Umwelt verkneifen.

Dem Partner aber wird nicht selten die ganze Situation auf die Nerven gehen, mit einem Kind, das stinkt statt lächelt und das die Mutter völlig absorbiert, die nur noch nebenbei die Rolle »seiner Frau« erfüllt, von der der Geliebten ganz zu schweigen. So wird er oft in ein anderes Zimmer, zum Sport oder in die Arbeit flüchten, statt als Vater präsent zu sein. Letzteres würde von ihm verlangen, emotional zum Vater zu reifen, statt in diesem Bereich von der Mutter abhängig zu bleiben, sich über Vernachlässigung zu beschweren und auf Rückzug zu setzen.

Oft wächst auch nur die Mutter trotz oder gerade wegen all der Herausforderungen in diese höhere Form der Liebe hinein, wenn sie sich nämlich nicht nur fordern, sondern auch seelisch fördern lässt. Dann kann es passieren, dass seine profaneren Liebeswünsche ihr besonders auf die Nerven gehen, weil sie, müde und erschöpft, für derlei keine Energie mehr übrig hat. Ihre ihm nun besonders provozierend anmutende und geradezu demonstrativ wirkende Mutterliebe kann ihm, der scheinbar leer ausgeht, weil er leer und nicht bereit ist, diese Leere als Lehre zu nehmen, buchstäblich den Rest geben. Dann stinkt ihm nicht nur das Kind, sondern die ganze Situation so sehr, dass er sie nicht selten insgesamt infrage stellt.

Die Aufgabe wäre hier für beide Eltern, die kindliche Bedürftigkeit und Erwartungshaltung dem Kind zu überlassen und nicht gegenseitig voneinander zu fordern, sondern möglichst gemeinsam liebevolle Eigenständigkeit zu entwickeln, was sicher in modernen

Zeiten Väter, die anders, aber ebenfalls überlastet sind, oft überfordert.

Fragen für Eltern:

▷ Wie stehen wir zum Geruch der Winde unseres Kindes?

▷ Wie können wir unserem Kind altersgerechte Erfahrungen ermöglichen?

▷ Auf welchen anderen Wegen könnte es noch Dampf ablassen?

▷ Was setzt es so unter Druck? Wie kann es sich die Welt erobern?

▷ Wogegen stänkert es an? Was erhöht seine Lebensfreude?

▷ Was kann es im konkreten und übertragenen Sinn nicht verdauen?

▷ Wie können wir es unterstützen, damit es mutiger konfrontieren lernt?

▷ Was stinkt bei uns insgesamt zum Himmel? Was zeigt uns unser Kind hintenherum, weil es das vornherum noch nicht kann?

▷ Empfinden wir seine Duftnoten als Signale oder als Störung?

▷ Verändern sie damit liebevoll die Atmosphäre, oder empfinden wir diese Winde als »hinterhältige Stinkbomben«?

▷ Von welchen frischen Winden träumen wir stattdessen? Was erwarten wir von den Kleinen als Beitrag zum Familien-»Klima«?

Unterstützende Maßnahmen:

▷ *Stuhluntersuchung:* Bei immer wiederkehrenden oder andauernden Blähungen ist eine Stuhluntersuchung ratsam, um ein Bild von der Darmflora und den Verdauungsrückständen zu bekommen. Bei auffälligem Befund ist eine individuelle Darmsanierung durchzuführen.

▷ *Alle Maßnahmen* wie in den Kapiteln über Bauchschmerzen (10.1) und Dreimonatskoliken (10.1.1) kommen auch hier infrage.

10.3 Erbrechen

»Mir ist zum Kotzen.«

Zu unterscheiden wäre hier zwischen einmaligem und häufigerem Erbrechen sowie Muttermilcherbrechen, das auf eine Störung der Symbiose zwischen Mutter und Kind hinausläuft. An sich ist Erbrechen eine gesunde Reaktion und als einmaliger Akt nicht behandlungsbedürftig. Der Organismus wird damit los, was ihm nicht zuträglich ist und was er aufgrund eines Versagens von Seh- und Geruchssinn fälschlicherweise hereingelassen hat. Es war sogar eine Methode der alten Medizin, mit der nicht selten Erleichterung erzielt wurde. Tatsächlich geht es uns nach dem Erbrechen in der Regel deutlich besser als vorher. Insofern handelt es sich hier gar nicht um ein Krankheitsbild und nicht einmal um ein Symptom, sondern um eine natürliche, sinnvolle Reaktion des Selbstschutzes. Noch besser wäre, etwas Unzuträgliches gar nicht erst zu sich zu nehmen, weil z.B. schon ein rechtzeitiges Ekelgefühl Warnung genug ist. Frühzeitiges Erbrechen ist insofern die zweitbeste Reaktion und der noch späteren Möglichkeit des Durchfalls vorzuziehen.

Sich zu übergeben bedeutet auch noch, »sich hinzugeben«, »geschehen zu lassen« und »sich einem mächtigeren Geschehen anzuvertrauen«. Auf einem Schiff kann man sich z.B. der Situation des Meeres mit seinen Wellen und seinem Auf und Ab übergeben, oder man kann inneren Widerstand leisten und muss sich dann konkret über die Reling übergeben. Wenn sich einem der Magen umdreht, übergibt man sich im unerlösten Sinn. Der Magen dreht sich um, weil er einen unangemessenen Inhalt noch rechtzeitig wieder loswerden will, bevor er größeren Schaden anrichtet. Es kann auch sein, dass auf diesem Weg etwas zurückgegeben werden soll, was man sich genommen hat, ohne dazu stehen zu können, wie etwa bei der Bulimie, die man früher »Fress-Kotz-Sucht« nannte.

Sich zu übergeben bedeutet, Materie von sich zu stoßen, leer zu werden, vielleicht, um sich so dem Leben besser (üb)ergeben zu können. Die Erfahrung zeigt, dass Fastende – also mit dieser Leere Vertraute – sich ungleich besser mit neuen Situationen anfreunden und viel leichter ihren Rhythmus finden und ins Mitschwingen geraten.

Oft liegt kindlichem Erbrechen auch Übererregung zugrunde. Wenn ein Kind, das gar nicht auf Verdauung eingestellt ist, trotzdem gefüttert wird, gerät es von seinen nervlichen Reaktionsmöglichkeiten her in eine Doppelbindung. Es ist in einer vom Sympathikus, dem Gaspedal des Organismus, dominierten Situation statt der für Verdauung notwendigen parasympathischen (der Bremse). Oder anders ausgedrückt, die Atmosphäre stimmt nicht fürs Kind, weil die Mutter z.B. zu aufgedreht und ohne Ruhe und Hingabe ist. Alles wird dann zu hektisch um die Esssituation herum, was natürlich besonders beim Stillen problematisch ist. Es handelt sich dann um ein Erbrechen vor Aufregung, die auf den Magen schlägt.

Dass der Vorgang des Erbrechens an sich gesund ist, verrät auch die Übelkeit. Wem übel ist, der trägt Übles in sich, und wenn das herauskommt, ist das zu begrüßen und meist besser, als es für sich und damit drinnen zu behalten. Natürlich wäre es geschickter, das Übel im übertragenen Sinn herauszulassen und z.B. lieber »große Töne« oder auch »jemandem in die Suppe« als so konkret auf die Welt zu spucken. Selbst wenn es unter Schwierigkeiten herausgewürgt wird, kommt es immerhin doch noch ans Licht der Welt.

Wer Unpassendes, Unverdauliches oder auch einfach zu viel in sich hineingestopft hat, muss damit rechnen, dass es wieder hervorbricht. Aber auch wenn man zu viele falsche Eindrücke und unverdauliche Erfahrungen aufgenommen hat, kann man sich *zum Kotzen* fühlen. Dann kommt alles wieder hoch und verdeutlicht das akute Aufbegehren: »Die Situation ist zum Kotzen.« Wo ein Problem wie ein Stein im Magen liegt und jeglichen weiteren Appetit verdirbt, ist es für die Gesundheit besser, wenn alles herauskommt – zur Not auch auf der körperlichen Ebene. Ansonsten droht es, auf anderen Ebenen hervorzubrechen. Wer vor Wut tobt und Gift und Galle spuckt, verschafft sich ebenfalls Erleichterung, indem er Bedrückendes loslässt. Eine andere, auch nicht bessere

Möglichkeit ist, sich den Kopf zu zerbrechen – bis hin zu Kopfschmerzen.

Besser wäre natürlich, das Unvermögen, Anstehendes aufzunehmen, rechtzeitig zu spüren und sich so das Brechen zu ersparen. Die Aufgabe bestünde gerade darin, sich den Widerstand und Widerwillen gegen das als unverdaulich Empfundene bewusst einzugestehen. Lieber also den Aufstand im sozialen Bereich lernen und sich nicht alles bieten lassen, besser also jemanden rechtzeitig unterbrechen, bevor man selbst erbricht und den Körper spuckend einspringen lässt. Wer sich die eigene Wut und Giftigkeit eingesteht, tut sich leichter mit dem Loslassen gestauter und »verdruckster« Aggressionen. Es ist wichtig, schon als Kind zu lernen, dass es nicht sinnvoll ist, alles unter allen Bedingungen zu schlucken und zu verdauen, was einem vorgesetzt wird. Wo man sich getäuscht hat und Themen und Dinge tiefer hereingelassen hat, als einem guttut, ist Ausspucken im konkreten wie übertragenen Sinn die bessere Alternative.

10.3.1 Erbrechen von Muttermilch

»Du schmeckst mir nicht.«

Das Kleinkind ist über weite Strecken ein fast perfekter Spiegel seiner Mutter. Was aber meistens als größtes Glück auf Erden empfunden wird, kann auch ins Gegenteil umschlagen, wenn das eigene Kind einem ständig die M(utterm)ilch ins Gesicht spuckt. Und oft trifft es nach dem Spiegel- oder Resonanzgesetz natürlich eine Mutter, der vielleicht selbst *zum Kotzen* ist, die mit der (neuen) Situation nicht fertig wird und nicht selten auf verzweifeltem Posten kämpft. Wenn das Kind seine einzige Nahrung erbricht, muss sie es noch öfter anlegen und sich so noch mehr unübersehbare Ablehnung einhandeln. Dieser Teufelskreis hat allerdings auch eine gute Seite, denn durch das vermehrte Stillen wird das Kind immer häufiger und bei entsprechendem Hunger auch intensiver saugen, was den mütterlichen Organismus anregt, mehr Oxytocin auszuschütten. Dieses Bindungshormon, das vom Säuglingsalter bis in die erwachsene Partnerschaft eine entscheidende Rolle für die Stabilität jeder menschlichen Bindung spielt, kann also in die missliche Situation eine Selbstheilungskomponente bringen.

So schön die normale Stillsituation ist, in der das Kind nach längerem, es auch ermüdenden Saugen gleichsam glückselig von der Brust »abtropft«, so deprimierend ist es, wenn die Mutter in dieser an sich so glücklichen Phase das Wertvollste, was sie zu bieten hat, im hohen Bogen gleichsam vor die Füße gespuckt bekommt. Mit ihrer Milch fühlt sie in der Regel auch ihre Liebe und sich selbst abgelehnt und zurückgestoßen. Die Mengen an Oxytocin und Endorphinen, die während des Stillaktes ausgeschüttet werden, entsprechen, auf Erwachsene umgerechnet, denjenigen bei einem Orgasmus. Insofern erleben die betroffenen Mütter ein extremes Wechselbad der Gefühle.

Medizinisch ist das schwallartige Erbrechen der Muttermilch wahrscheinlich auf einen Magenpförtnerkrampf zurückzuführen. Das Kind gibt sich an dieser wichtigen Stelle kämpferisch und macht die sowieso schon enge Pforte so dicht, dass die Milch erst gar nicht aus dem Magen in den Darm gelangt, sondern gleich wieder umkehrt und manchmal im hohen Bogen zurückgegeben wird. Man könnte also auch von einer Art unbewusstem Hungerstreik sprechen, der eine offensichtliche und dramatische Ablehnung der Mutter impliziert, was in der Praxis fast immer auf eine seelische und obendrein körperliche Überforderung der Mutter hinausläuft, die ja gleich wieder stillen muss, oft nur, um sich von Neuem alles vor die Füße spucken zu lassen. Ihr Kind äußert eine Art Doublebind-Botschaft im Sinne von »Ich hasse dich, kümmere dich um mich«.

Vonseiten des Kindes, dem die unverdaute Milch wieder hochkommt, bedeutet das Drama, dass es – selbst unter Gefahr für sein Leben – von der Mutter nichts annehmen kann oder will. Vor allem die Tatsache, dass die Flasche als Notbehelf meist nicht annähernd so abgelehnt wird wie die Muttermilch, macht das Ganze für die Mutter noch deutlicher und krasser.

Hier lassen sich auch jene seltenen Situationen einordnen, wo Kinder offensichtlich vor Wut erbrechen und darauf spucken, was die Mutter ihnen bietet. Sie finden es sozusagen demonstrativ *zum Kotzen*. Auch eine hysterische Geste kann in dem Geschehen liegen, nach dem Motto: »Das ist alles nicht gut genug für mich! Es ist mir viel zu viel vom Falschen!« Solche Kinder sind zu sehr gegen alles Äußere programmiert, wollen nichts hereinlassen, sich nicht aufs Verdauen einlassen, nichts zu sich einlassen; veräußer(liche)n alles gleich wieder. In diesem »Ich will es nicht einlassen« schwingt auch ein »Ich will mich nicht einlassen« mit.

Wenn ein Kind allerdings das Leben ablehnt (in Gestalt von Brust und Flasche), kann eine Mutter anbieten, was sie will, es wird nie genügen. Das wäre dann eine Art »Hungerstreik«, eine Verweigerung gegenüber »Frau Welt« und dem Leben auf »Mutter Erde«. Natürlich hat auch das etwas mit der leiblichen Mutter zu tun und macht sie sehr hilflos. Es sind Situationen, wo ihr zu raten ist, sich ihrerseits einer Psychotherapie zu unterziehen. Da diese in zwei oder besser drei Wochen mit täglichen Sitzungen ablaufen müsste, wäre das Kind mitzunehmen und in der Therapiezeit von einer Bezugsperson zu betreuen.

Auf der anderen Seite könnte das Problem auch darin liegen, dass *kind* zu hungrig ist und folglich zu gierig trinkt und somit zu schnell. Dabei wäre auch daran zu denken, dass es vielleicht etwas anderes – in diesem frühen Stadium im Wesentlichen Zuwendung – will. Möglicherweise schluckt es auch Luft mit, die beim ersten Aufstoßen gleich wieder mit herauskommt und eine Art Kettenreaktion auslöst.

Der Volksmund weiß andererseits Beruhigendes, wenn er behauptet, *Speikinder* seien *Gedeihkinder*. Hier ist aber wohl eher geringfügiges Spucken von wenig Milch beim Bäuerchenmachen gemeint und nicht jenes regelmäßige Erbrechen, was sogar die Elektrolytsituation gefährdet. Diese Kinder verlieren über das Erbrechen zu viele Salze. Das Salz des Lebens ist aber – wie das Salz der Erde und dasjenige in der Suppe – nicht nur symbolisch wichtig, sondern auch von ganz entscheidender konkreter Bedeutung für die Gesundheit. Im Ernstfall des chronischen Erbrechens müssen die Blutsalze kontrolliert und gegebenenfalls ersetzt werden.

10.3.2 Hinweise für Mütter

Die Mutter müsste sich fragen: »Was ist in der Milch von mir, was mein Kind nicht nehmen will und kann?«, »Was gebe ich da – auch im übertragenen Sinn – alles an mein Kind weiter, und will ich das überhaupt?«, »Wie viel Stress, Anspannung und Angst vermittle ich über meine Milch?«, »Was ist an meinen Vorlieben unbekömmlich für ein Kind oder jedenfalls meines?« und »Wo muss ich mich um- und auf die neue Situation einstellen?«.

Natürlich ist die Milch schwanger mit all dem, was die Mutter während deren Bildung erlebt hat. Aber auch ganz konkret ist natürlich all das darin vertreten, was sie gegessen und überhaupt zu sich genommen hat. Dabei wäre etwa auch an die Stress- und Angsthormone aus dem Fleisch aller verzehrten Tiere zu denken. Bei der Massenschlachtung im Großschlachthof erleben sie vor ihrem Ende in der Regel das Sterben von Dutzenden Artgenossen mit, was sie in höchste Angst und Panik versetzt. In der Folge schüttet ihr Organismus aus, was er an Stress- und Angsthormonen hat, und das sammelt sich in ihrem Fleisch und über dessen Genuss in der Muttermilch. Die heute auch im Erwachsenenalter um sich greifenden Angstsyndrome dürften neben der zunehmenden Enge der modernen Gesellschaft auch hier ihre Wurzeln haben.

Aber natürlich hinterlassen auch alle anderen verzehrten Substanzen ihre Spuren in der Milch – von den Genussgiften wie Kaffee, Alkohol und Nikotin bis hin zu medizinischen und anderen Drogen. Schon das Essen von bestimmten Gewürzen oder auch nur Zitrusfrüchten kann die Muttermilch so verändern, dass Kinder damit Probleme haben, die vom wunden Po bis zum Erbrechen reichen. All das ist durch Ausprobieren und entsprechende Enthaltsamkeitsversuche zu klären und zu regeln. Und wir wissen heute auch, dass eine Mutter über die Milch ihrem ersten Kind eine erhebliche Dosis Quecksilber weitergibt, sofern sie etwa durch entsprechende Amalgamplomben belastet ist. Die Natur stellt das mütterliche Wohl ganz offensichtlich über das des Kindes und nutzt die Milch für Entgiftungsvorgänge.

Da die Muttermilch Ergebnis des Essens und Erlebens der Mutter ist, müsste sie beim Essen und Leben immer auch an ihr Kind denken. Die Situation bleibt diesbezüglich noch wie in der Schwangerschaft. Auch während der Stillzeit muss sie noch weiter für zwei denken, essen und leben.

Als Ergebnis des kindlichen Milcherbrechens werden Mütter in erhebliche Sorgen gestürzt. Das Kind muss und will offenbar wie ein rohes Ei behandelt werden. Die Mutter muss es folglich ganz vorsichtig aufnehmen, darf keine schnellen Bewegungen machen, sonst kommt die Milch sofort im Schwall zurück; d.h., sie muss ausgesprochen achtsam, fürsorglich und liebevoll sein. Vielleicht liegt genau hier das Problem, die betroffenen Kinder wollen Liebe und Milch, und zwar Letztere nur in Verbindung mit Ersterer. Durch ihr ablehnendes Verhalten versuchen sie, sich sozusagen wieder die Verbindung von beidem zu ertrotzen.

Andererseits könnte im Phänomen der im hohen Bogen zurückgewiesenen, an sich viel gesünderen Muttermilch bei akzeptierter Flasche der ideale Vorwand zum frühzeitigen Abstillen liegen. Die Angst aufseiten der Muter um ihre Figur oder die Partnerschaft könnte für das Kind so deutlich spürbar und im Vordergrund sein, dass es freiwillig und demonstrativ verzichtet. Auch eine Überforderung der Mutter könnte solch ein Grund für »unbewusstes Abstillen« sein, denn erst nach dem Abstillen kann sie das Kind auch wieder partiell loswerden und ein eigenes, etwas unabhängigeres Leben zurückgewinnen. Wenn sie etwa überlastet ist, alles allein machen muss, findet sie im kindlichen Erbrechen einen fast idealen Ausweg aus der Situation, in der sie sich gefangen fühlt.

Erbrochenes vom eigenen Kind nimmt die Mutter in der Regel nicht mit Ekel wahr. Wenn sie aber ständig angespuckt wird und selbst weder auf solides Selbstvertrauen noch auf eine Grundsicherheit als Mutter vertrauen kann, kommt es möglicherweise doch zum Abscheu. Es ist wohl mehr ein Widerwille gegen die hilflos machende Situation als echter Ekel. Sie kann und will das Erbrochene einfach nicht mehr sehen, weil es ihr die schwierige Situation so deutlich vor Augen und Nase führt.

Jetzt fällt es betroffenen Müttern natürlich leichter, sich vom Stillen zu distanzieren. Mit dem schon angesäuerten erbrochenen Nahrungsbrei zeigt das Kind, wie sauer es ist, wie sauer ihm die Situation aufstößt. So erleben einige wenige solcherart mit Verachtung und Herabsetzung abgestrafte Mütter auch Widerwillen und die Lust, ihre Schätze an Lebensenergie für sich zu behalten. Stillen ist ja auch sehr anstrengend. Einer Hebamme zufolge ist es mit dem Energieaufwand eines Bauarbeiters für einen Achtstundentag vergleichbar. Wer aber für seine Anstrengung, sein Opfer mit so deutlicher Körpersprache abgestraft wird, der wendet sich auch leichter ab. Insofern erreichen die ständig erbrechenden Kinder manchmal genau das Gegenteil von dem, was sie eigentlich brauchen. Statt bedingungsloser Mutterliebe die angewiderte Abwendung der Mutter, die, im Herzen beleidigt, selbst *stinksauer* wird. In Wirklichkeit aber bitten Speikinder – wie alle anderen –, wenn auch auf die denkbar abwegigste Weise, um Zuwendung.

So schwer diese Situation für Mütter ist, bleibt es extrem wichtig, Ruhe zu bewahren und sich vor Schuldzuweisungen und Wertungen, eigenen und fremden, zu schützen und offen für die emotionale Hilflosigkeit zu bleiben. Wahrscheinlich ist es besser, liebevoll die Flasche zu geben, als Stillen zu erzwingen, um Schuldgefühle und Wertungen einer besser-wissenden Umwelt zu vermeiden.

Gerade in solch einer Situation lässt sich dem Kind etwas sehr Kostbares vermitteln: »Egal, wie du bist, ich liebe dich, und das Wichtigste ist, dass es dir gutgeht.« Auch wenn das Verhalten des Kindes wirklich zu schaffen macht, kann die tiefe Liebe zu ihm doch unangetastet bleiben.

10.3.3 Homöopathie: Silicea, Engelstränen im Bergkristall oder Die Glaswand zwischen Mutter und Kind

Die klassische Homöopathie hat ein wundervolles Mittel in Gestalt von Silicea, das für viele der Muttermilch erbrechenden Kinder und ihre Mütter typische Wesenszüge zusammenfasst. Einnehmen sollte das Mittel bei Problemen mit gestillten Kindern fast immer die Mutter, die es in der noch bestehenden Symbiose über ihre Milch weitergibt. Nur wenn der Säugling sehr deutlich und sie gar nicht dem Bild entspricht, wäre es dem Baby direkt zu geben.

Vom Typ her ist die Silicea-Mutter in fast jeder Hinsicht kühl, neigt zu kühlen Händen und kalten Füßen. Ihr Wesen wirkt manchmal emotional wie eingefroren und jedenfalls herb. Eine gewisse Härte kann hinzukommen wie auch nicht selten die Unverträglichkeit von Milch(eiweiß) und eine Abneigung gegen alles Körperliche. Diese Ablehnung kann sich beim Kind gegen die Mutter als Mensch richten. Der typische Silicea-Mensch kann oft nicht direkt sagen, was er denkt, sondern beschränkt sich auf indirekte Botschaften. Beim Kind ist die indirekte Botschaft in der Ablehnung der Mutter über ihre Milch noch relativ leicht verstehbar und symbolisch sogar verheerend deutlich. Die Mütter können dagegen ihre Botschaften sehr viel besser verschlüsseln und nach außen hin aufopferungsvolle, in Gestalt ihrer Milch völlig zu Unrecht abgelehnte arme Opfer darstellen, die für andere fast unmerklich dennoch ihrem Kind mit verblüffender Kühle und Distanz oder eben fast gar nicht begegnen.

Ihre Aufgabe, die durch das Mittel erleichtert wird, läge darin, aufzutauen, aus ihrer Situation herauszuwachsen und zu lernen, sich fürs Leben zu erwärmen. Silicea ist chemisch Bergkristall, und dieser wiederum wird in der Mythologie der Schweiz mit gefrorenen Engelstränen verglichen. Die Betroffenen müssten jenen Engel, der gleichsam eingefroren im Eis ihrer Seele schläft, befreien und das Eis auftauen, das ihre Emotionen und Gefühle blockiert. Im Bergkristall ist zumindest lautmalerisch Christus verborgen, in unserer Kultur Symbol des Herzens und der Liebe.

Statt sich also wie von einer Wand aus Glas umgeben vom richtigen Leben abzuschotten und die Angst vor dem Auftauen auch noch zu kultivieren, müssten die betroffenen Mütter mit irgendjemandem warm werden. Das eigene Kind wäre natürlich die ideale Chance, mit ihm und sich selbst in Gestalt des eigenen Lebensmusters einen großen Schritt weiterzukommen. Herzenswärme und mitfühlende Liebe lassen sich wohl nirgends besser lernen als in der Zuneigung zum eigenen Kind.

Allerdings steht da nicht selten ein so hoher perfektionistischer Anspruch dagegen, der in einem Vorzeigehaushalt gipfelt, in dem alles am rechten Fleck ist (außer dem eigenen Herzen) und das Leben wenig Platz hat. Alles richtig zu machen bedeutet in der Kommunikation mit dem eigenen Kind vor allem, aus dem Herzen heraus und voller Wärme und Weichheit mitzufühlen.

Das typische Silicea-Kind ist von seiner Art her zart und feingliedrig, hat aber einen aufgetriebenen Bauch, der die körperliche Mitte betont und damit die Einsicht nahebringt, das Leben beginne im Körper und es gehe auch um ihn. Die Silicea-Mutter, die vom Kopf her alles richtig machen will und auch total kopfzentriert ist, hat dann ein Kind, das als Gegenreaktion den Bauch übermäßig betont. Er wirkt geradezu übertrieben aufgetrieben.

In der homöopathischen Praxis fällt auf, dass diese Kinder meist sehr schlecht auf Impfungen reagieren. Nicht selten haben sie auch die dazu passende und ganz sinnvolle große Angst vor Nadeln und lehnen es vehement ab, sich stechen zu lassen. Die moderne Schulmedizin legt leider auf so wichtige Zeichen wenig Wert, und meist werden die Kinder zu ihrem Unglück überwältigt.

Fragen für Eltern:

▷ Was bekommt unserem Kind am besten?
▷ Was will es loswerden?
▷ Was kann es nicht schlucken und verdauen?
▷ Was möchte unser Kind zu sich nehmen, und was braucht es?
▷ Worauf kann es sich nicht einlassen?
▷ Wie bekommen wir Zugang zum »Riecher« unseres Kindes?

- ▷ Wie bereitwillig akzeptieren wir unser Kind als Individuum, als einzigartiges Wesen?
- ▷ Was macht mir als Mutter zu schaffen und landet über die Milch beim Kind?
- ▷ Welche Emotionen werden von mir als Mutter nicht geäußert und von meinem Kind stellvertretend ausgedrückt?

Unterstützende Maßnahmen:

- ▷ *Ingwertee:* 3 Zentimeter frische Ingwerwurzel schälen, klein schneiden, in 1 Liter Wasser aufkochen und dann 10 Minuten ziehen lassen. Hilft gut gegen Brechreiz, ist aber eher für die Mutter geeignet, weil für Babys und Kleinkinder oft zu scharf. Diese trinken besser Melissentee, der den Magen beruhigt.
- ▷ Vor dem Stillen *kandierten Ingwer* essen!
- ▷ Ein warmer *Kamillenwickel* beruhigt den Magen. So wird er gemacht: ein Gästehandtuch in warmen Kamillentee tauchen, auswringen und auf den Bauch des Kindes legen. Mit einem trockenen Tuch abdecken. Zur Wirkungssteigerung kann noch eine Wärmflasche aufgelegt werden. Den Wickel zirka 15 Minuten liegen lassen und gegebenenfalls erneuern.
- ▷ Eine Abkochung aus *Fenchelsamen* ist wirksam gegen Übelkeit und Erbrechen. So wird sie gemacht. 1 Teelöffel zerdrückte Fenchelfrüchte mit 250 Milliliter kochendem Wasser übergießen und 10 Minuten ziehen lassen, dann abseihen. Schluckweise trinken lassen.
- ▷ *Bolus alba von Wala:* 1 Teelöffel auf 100 Milliliter Wasser pro Tag. Alle 30 bis 60 Minuten teelöffelweise geben.
- ▷ *Gentiana Magenglobuli von Wala.*
- ▷ *Leichte Kost:* Wenn das Kind einmalig erbricht (z.B. nach Überessen oder zu vielen Süßigkeiten), handelt es sich um eine sinnvolle und gesunde Reaktion des Organismus, um sich zu entlasten und Giftiges oder Unverträgliches loszuwerden. Fühlt sich das Kind danach wieder gut, ist eine Behandlung überflüssig, es sollte nur an diesem Tag leichte Kost zu sich nehmen (Tee, Zwieback, Reis, gedünstetes Gemüse).

▷ *Weitere Maßnahmen:* Darüber hinaus gelten die gleichen Tipps wie im folgenden Kapitel über den Durchfall beschrieben.

10.4 Durchfall

»Ich hab Schiss.«

Beim Durchfall ist das Problem, dass etwas Ungeeignetes oder gar Gefährliches in den Organismus eingedrungen und noch eine Ebene tiefer in den Körper gerutscht ist als beim Erbrechen. Auch hier handelt es sich um eine sinnvolle Reaktion des Organismus, der sich sozusagen selbst einen Einlauf verordnet. Dieser dient wie beim Fasten dazu, den Darm zu reinigen. Der Körper wehrt sich gegen die Aufnahme ungeeigneter Nahrung, indem er ihre Aufnahme verweigert und sie durchfallen lässt.

Auf immunologischer Ebene – also die Abwehr betreffend – ist der Darm unser größtes Organ. 80 Prozent des Immunsystems befinden sich hier in der körperlichen Unterwelt. Bei Durchfall ist also auch eine Abwehrproblematik beteiligt. Möglicherweise braucht der Körper sein Immunsystem gerade für eine andere Aufgabe, kann sich nicht um die Verdauung (des Lebens) kümmern und lässt deshalb einfach alles durchrauschen. Dabei kann ihm viel vom Salz des Lebens in Gestalt der Elektrolyte und vom Seelenelement Wasser verloren gehen, was für Kinder gefährlich werden kann – je jünger, desto schneller.

Ein mit der Infektabwehr überlasteter Organismus kann sich dann die aufwendige Verdauungsarbeit nicht leisten, die ja auch immer zu einer sogenannten Leukozytose führt. Dieses Ansteigen der weißen, auf unspezifische Abwehrmaßnahmen spezialisierten Blutkörperchen beim Essen verrät, wie sehr der Organismus dabei immunologisch gefordert ist. Verdauen bedeutet Fremdes integrieren, was immer einer Steigerung der Abwehranstrengungen bedarf.

In Stresssituationen wie Prüfungen im gesellschaftlichen oder solchen im immunologischen Bereich durch Bakterien- oder Virenüberfälle, die die Energie des Organismus völlig in Anspruch nehmen, kann es zu Durchfall durch Nichtaufnahme von Nahrung kommen. Körperlich sitzt das Problem dann im Dünndarm, und voluminöse Stühle sind die Folge, weil gar keine Materie hereingelassen wird. Der Organismus kann es sich in solchen Situationen nicht leisten, aufzubauen und zu wachsen, er muss sich seiner Haut wehren.

Die zweite, häufigere Art des Durchfalls entsteht durch Nichtresorbieren des Wassers in der Unterwelt des Dickdarms. Wenn das Seelenelement vom Organismus nicht zurückgeholt wird, schwemmt es die Unterwelt leer und putzt den Darm durch – genauso wie ein Einlauf.

Das andere große Thema bei Durchfall ist die Angst, die oft sogar vorangeht, wenn aus Angst die Aufnahme verweigert wird. Wer »die Hosen (gestrichen) voll hat«, verrät Lebensangst. Wer »sich vor Angst in die Hosen macht«, könnte unter Existenzängsten leiden. Erwartungsängste, Ängste vor Prüfungen, Wettkämpfen oder wichtigen Reisen machen die Kleinen zu »Schissern«. Der sogenannte Schisshase ist ein »Angsthase«. Der hohe Flüssigkeitsverlust verrät obendrein einen Mangel an selbstbewusster Flexibilität, da im Zustand der Austrocknung alles – steif und verfestigt – jede Anpassungsfähigkeit verliert.

Chronischer Durchfall, auf Dauer »Schiss« und »die »Hosen voll zu haben« sind Synonyme für chronische, anhaltende Angst. Das Ergebnis ist zunehmende Schwäche, denn das Kind kann einerseits aus den Lebensmitteln nicht die not-wendige Energie herausholen und verliert andererseits auch noch das Salz des Lebens und viel Seele(nflüssigkeit) in Gestalt von Wasser. Außerdem wird die Symbiose mit Milliarden und Abermilliarden von Darmbakterien gestört. Die Frage ist, inwieweit die Lebensgemeinschaft mit der Mutter davon betroffen ist und sich dieses Problem auf der Darmebene spiegelt. Jeder Schritt weiter hinaus aus der Symbiose mit der Mutter kann Angst hervorrufen, die sich im Durchfall zeigt. Wichtig ist, die Angst einfach auch einmal zu akzeptieren und das Selbstbewusstsein des Kindes zu stärken, bis es sich mit Zuversicht dem neuen Streckenabschnitt des Lebensflusses anvertrauen kann.

Durchfall macht Sinn als Möglichkeit, Ballast abzuwerfen, damit man besser flüchten kann. In der sympathischen Innervationslage vor einer Prüfung oder Bewährungsprobe liegt eine Stuhlentleerung nahe, weil dadurch sowohl etwaiges Angriffs- als auch Fluchtverhalten erleichtert wird. Hier ist die Verbindung zur Angst offensichtlich, die sich auch in den krampfartigen sogenannten Tenesmen spiegelt, die den Darm in übertriebene, kolikartige Peristaltikbewegungen versetzen. In der dabei auftretenden Verengung des Darms wird auch ein vergebliches Festhaltenwollen deutlich.

Bei Angst machen sich fast alle Menschen eng und wollen flüchten, natürlich auch Kinder. Wer nicht flüchten kann, bekommt Durchfall. Kinder sind immer weitgehend ausgeliefert. Sie können von sich aus nicht weg und müssen andere Wege finden, sich das vom Leib zu halten, was sie nicht wollen oder was ihnen Angst macht. Durchfall ist solch ein Weg. Besser wäre es natürlich, gar nicht erst zu essen, sondern gleich von vornherein zu verweigern, was nicht bekommt. Erbrechen ist die zweitbeste Antwort, Durchfall erst die drittbeste. Die Betroffenen lassen dabei das Umstrittene zwar herein, nehmen aber nichts davon wirklich an. Die Wahrnehmung der Kinder für richtige Lebensmittel muss auch erst sensibilisiert werden. Sie müssen lernen, das Wahre wahr und wichtig zu nehmen, zu unterscheiden und sich gegebenenfalls zu verweigern, indem sie den Mund nicht aufmachen, erbrechen oder eben Durchfall entwickeln. Letzteres ist ein Ausweg, über den sie Widriges – oft stürmisch – abgehen lassen.

Ein erster Durchfall ereignet sich oft schon beim Zahnen, die Aggression (»Anschiss«) bricht durch und macht Angst bzw. Schiss. Später kann es zu einem Verlust der Kontrolle kommen – bis hin zu jener über den Schließmuskel. So bricht die eigentliche Situation vor der Dressur wieder durch, das Kind regrediert auf die natürliche ursprüngliche Ebene, wo es den Dingen ihren Lauf lassen konnte. Der »kleine Scheißer« wird wieder weit und durchlässig. So fördert die Angstsituation zusammen mit dem daraus entstehenden Schiss den Zusammenbruch der Dressur-Erziehung für die Zeit des Durchfalls.

Die anthroposophischen Kinderärzte Georg Soldner und Hermann Michael Stellmann gehen davon aus, dass einer Darmentzündung oder Colitis immer ein Verlusterlebnis vorausgeht. Beim Zahnen wäre es der Verlust der unschuldigen Kindheit. Mit dem Zahnen müssen sich die Kleinen allein durchbeißen, und eine weitere Abnabelung von der Mutter wird notwendig. Jetzt zeichnet sich das Ende des Stillens ab, denn einerseits kann das Kind nun andere Nahrung zu sich nehmen und andererseits die Mutter durch Beißen gefährden.

Durchfall zeigt eine Überforderung. Das Kind wehrt sich und »scheißt alle zusammen«. Es will und muss jetzt lernen, die Angebote des Lebens selektiv anzunehmen und Gelegenheiten und Chancen zu ergreifen. Möglicherweise will es aber auch gar nichts annehmen, weil ihm seelisch nichts recht ist. Oft findet sich bei älteren Kindern bereits ein Übermaß an (Detail-)Analyse und Kritik, die sie zu kleinen Nörglern macht, denen nichts passt. So nehmen sie nichts mehr auf, die Assimilation fällt aus – und der Darm zeigt es. Wer an allem etwas auszusetzen hat und nichts mehr aufnehmen will, lässt die Eindrücke des Lebens unverdaut durchfallen. Er gesteht sich möglicherweise die zugrundeliegende Angst nicht ein und wird erst auf dem stillen Örtchen wieder ehrlich, wo er »den Dingen ihren Lauf lassen« muss, wo er vor Angst fast in die Hosen macht. Es wäre eine Chance, die Spannweite der Möglichkeiten zu erkennen, von »Ich hab Schiss« und damit Angst bis zu »Ich scheiß drauf« und hab keine Angst mehr. Bevor sie sich zu so viel Ehrlichkeit durchringen, opfern dann viele lieber das Salz ihres Lebens und viel Seelenflüssigkeit.

Die Aufgabe bei Durchfall liegt offenbar darin, die Materie durchrauschen zu lassen, nicht oder nicht mehr viel aufzunehmen und den Dingen ihren Lauf zu lassen. Das Kind sollte lieber seelisch auf Durchzug schalten und durchlassen, was kommt, ohne sich groß einzumischen, dem Leben seinen Fluss lassend.

Der Körper führt auf nachdrückliche Art und Weise vor, dass

Geben im Augenblick seliger als Nehmen ist. Die Betroffenen geben großzügig an Salz und Wasser des Lebens. Natürlich wäre es besser, diesen Beitrag zum Leben im übertragenen Sinn zu leisten.

Eine andere Aufgabe ist, sich mit allem zu konfrontieren, ohne sich deswegen gleich allem zu öffnen. Ruhe geben, das Leben vorbeirauschen lassen und sich nicht einmischen fällt in dieser Situation gar nicht so schwer, weil der Körper eine solche Haltung fast erzwingt.

Eine gute Reaktion auf Durchfall wäre Fasten, das den Prozess der Reinigung noch vertieft und eine Art homöopathische Antwort auf das Geschehen darstellt. Wer freiwillig und bewusst im Sinne des Fastens nichts Materielles mehr aufnimmt, lernt, die Welt und ihre Phänomene unvoreingenommen zu betrachten und manches auch ungeprüft durchzulassen. Hier könnte auch eigene Nörgel- und Kritiksucht einer Überprüfung unterzogen und so relativiert werden. Bewusste Opferbereitschaft ließe sich entwickeln. Wer freiwillig geben und schenken lernt, braucht dazu nicht gezwungen zu werden. Allerdings ist längeres Fasten im Sinne einer Kur für Kinder nicht ideal, es sei denn, sie tun es krankheitsbedingt von sich aus, wie etwa bei fiebrigen Infekten.

Ein aus dem Durchfall entwickeltes freiwilliges Fasten wäre aber auch bei ihnen eine gute Möglichkeit, sich bis in ihre seelischen Tiefen der Angst zu stellen und sie so in Weite und Offenheit zu wandeln. Wer seinem inneren Kind auf der Bewusstseinsebene genügend Raum gibt, sich vor überhöhten Ansprüchen und Mutproben bewahrt, erspart sich und seinem Kind nicht nur Reisedurchfälle, wie sie Globetrotter oft plagen, sondern ermöglicht ihm, zu wachsen und sich auszudehnen, flexibel zu werden und geschehen zu lassen, was im Leben ansteht. So kann man ehrlich werden, ohne »die Hosen runterlassen« zu müssen.

Fragen für Eltern:

▷ Wovor hat unser Kind Angst? Wie können wir ihm Mut machen, sich auf Neues/Fremdes einzulassen?

- ▷ Wogegen wehrt sich unser Kind? Wie können wir ihm helfen, sich einfacher und gesünder zu wehren?
- ▷ Wie können wir ihm helfen, ein gesundes Selbstbewusstsein zu entwickeln?
- ▷ Welchen Ballast will es loswerden?
- ▷ Wie kann es gelassener werden?

Begleitende Maßnahmen:

- ▷ Bei *Säuglingen und Babys* immer einen *erfahrenen Therapeuten zurate ziehen.*
- ▷ *Milchstuhl:* Der Stuhl von gestillten Kindern ist meist dünn bis flüssig. Dies ist kein Durchfall, sondern die normale Konsistenz des Milch- oder Stillstuhls.
- ▷ *Trinken:* Wegen des großen Flüssigkeitsverlustes muss das Kind viel Wasser und/oder Tee trinken. Hierzu bieten sich Tees an, die viele Gerbstoffe enthalten, sie beruhigen die Darmschleimhaut. Heidelbeertee aus getrockneten Heidelbeeren, Brombeerblätter- oder Mäusekleetee. Auch warmer Schlehensaft ist geeignet. Täglich 1 bis 3 Tassen eventuell leicht gesüßt mit etwas Honig oder Birnendicksaft.
  Oft trinken Säuglinge zu wenig und drohen so schnell auszutrocknen. Das zeigt eine deutlich eingesunkene Fontanelle. Die sonst so pralle Haut wirkt trocken und bleibt in Falten stehen, das Kind ist fahl und sehr blass, die Augen sind eingesunken und haben dunkle Ringe. Dieser Zustand kann schnell lebensbedrohlich werden, d.h., es muss sofort Abhilfe geschaffen werden, zur Not auch im Krankenhaus über entsprechende Infusionen. Ein Einlauf – wie im Kapitel »3 Fieber« beschrieben – kann helfen, hier vorzubeugen. Das Kind nimmt dann über den Darm Flüssigkeit auf (3- bis 4-mal täglich).
- ▷ 1 *Apfel* geraspelt zirka 1 Stunde stehen lassen, damit er braun wird – diesen bei Durchfall löffelweise essen.
- ▷ *Fasten:* das Kind, wenn es selbst will, auf Nahrung verzichten lassen. Gut gemeinte Sprüche wie »Kind, du musst doch was essen…« sind hier absolut kontraproduktiv. Der Darm soll sich

beruhigen, und so schnell verhungert kein Kind. Nach überstandener Krankheit kehrt der Appetit in der Regel von allein zurück, und das Kind holt sich, was es braucht. Es sei denn, es verlangt ausdrücklich nach Essen. Dann aber auf keinen Fall Milchprodukte, Zucker, Süßigkeiten und fette Speisen geben. Erlaubt ist leichte Kost wie Kartoffeln, Reis, gedünstetes Gemüse, Karottensuppe bzw. Karottensud, geriebener Apfel (s.o.), Zwieback oder Salzstangen.

Für den Karottensud werden 4 große Karotten geschält und etwa 1 Stunde in 1/2 Liter Wasser gekocht. Auch Babys und Kleinkinder können hiervon löffelweise etwas zu sich nehmen. Alternativ dazu kann ein Glas Hipp-Frühkarotten im Verhältnis 1:1 mit Wasser verdünnt werden.

- ▷ *Nicht abstillen:* Stillkinder unbedingt nach Bedarf weiterstillen!
- ▷ *Elektrolytlösung:* Um den Flüssigkeits- und Salzverlust auszugleichen, kann man auf Fertigpräparate (z.B. Oral-Pädon) zurückgreifen oder eine Lösung selbst herstellen: Auf 1 Liter gutes Quellwasser gibt man 3/4 Teelöffel Tafelsalz, 1 Teelöffel Weinstein-Backpulver, 1 Tasse Orangensaft und 4 Esslöffel Rohrzucker.
- ▷ *Heilerde (Luvos ultra):* teelöffelweise oder in Wasser aufgelöst für ältere Kinder geeignet.
- ▷ *Gentiana-Magenglobuli* von Wala.
- ▷ *Wärme:* Eine Wärmflasche oder ein warmes Kirschkernkissen können lindernd wirken und werden von den meisten Kindern gern angenommen.

10.5 Homöopathische Mittel bei Erbrechen und Durchfall

Wenn der Durchfall eindeutig durch bestimmte Nahrungsmittel ausgelöst wurde, helfen die folgenden homöopathischen Arzneimittel.

- *Ausgelöst durch Eier:* Carbo vegetabilis.
- *Eis:* Arsenicum album.
- *Fettiges Essen:* Pulsatilla.
- *Fett, ranziges:* Arsenicum album, Carbo vegetabilis.
- *Fisch:* Carbo vegetabilis.
- *Fleisch:* Arsenicum album.
- *Käse:* Arsenicum album, Carbo vegetabilis.
- *Kartoffeln:* Nux vomica.
- *Konserven:* Arsenicum album.
- *Meeresfrüchte:* Arsenicum album, Carbo vegetabilis.
- *Milch:* Arsenicum album.
- *Obst:* Pulsatilla.
- *Pilze:* Pulsatilla.
- *Schokolade:* Arsenicum album.
- *Tabak:* Arsenicum album.
- *Wurst:* Arsenicum album.

	Argentum nitricum C30	Arsenicum album C30
Auslöser	Erwartungsspannung vor besonderen Anlässen, Beispiele: Geburtstag, Prüfungen	Genuss von wässrigem Obst, Eis und verdorbenem Fleisch
Gemüt	Aufgeregt, ängstlich, gehetzt	Unruhig, ängstlich, Angst zu sterben, erschöpft
Stuhl	Wässrig, schleimig, spritzend, mit reichlich Blähungen, grün wie gehackter Spinat mit faserigem Schleim	Wässrig wie Reiswasser, brennend, dunkel, wundmachend, aashafter Geruch
Magen	Lautes, explosives Aufstoßen, Verlangen nach Süßigkeiten, aufgetriebener Bauch	Erbrechen direkt nach Nahrungs- oder Getränkeaufnahme, brennender Schmerz
Besser durch	Aufstoßen, frische Luft, Kleidung weiten	Wärme, warme Anwendungen
Schlechter durch	Süßigkeiten, unmittelbar nach dem Essen, Wärme, Erregung	Kälte, Mitternacht bis 3 Uhr, Anblick, Geruch oder Denken an Speisen
Begleitsymptome	Angst, Unruhe	Durst auf Flüssigkeiten in kleinen Schlucken, friert fast immer, kalter Schweiß, kann nicht allein sein

	Chamomilla C30	Ipecacuanha C30
Auslöser	Zahnung, Ärger, Zorn, Erkältung	Schwerverdauliche Speisen, Ärger, Verdruss
Gemüt	Übellaunig, will immer etwas anderes, gereizt, streitsüchtig, boshaft, zornig, will getragen werden	Viele unklare Wünsche und Verlangen, weint, schreit, heult, man kann aber nichts recht machen (nicht so heftig wie Chamomilla)
Stuhl	Kolikartig, grün, wie gehacktes Ei mit Spinat, Geruch nach faulen Eiern, heiß, schleimig, wundmachend	Schmerzen um den Bauchnabel

Magen	Fauliges Aufstoßen, gallebitteres Erbrechen, Abneigung gegen warme Getränke	Ständige Übelkeit nicht besser durch Erbrechen, Ekel vor allen Speisen
Besser durch	Getragenwerden, passive Bewegung (z. B. Wiegen)	Nichts
Schlechter durch	Nachts, Zahnung, angesehen werden	Wärme, feuchte Wärme
Begleitsymptome	Überempfindlich gegenüber allen von außen kommenden Reizen, extreme Schmerzempfindlichkeit, schreit schrill	Durstlosigkeit, verstärkter Speichelfluss, Zunge ohne Belag, blaue Augenringe, kalter Schweiß im Gesicht

	Phoshoricum acidum C30	**Podophyllum C30**
Auslöser	Kummer, Heimweh, geistige Anstrengung	Sommer, Hitze, Baden, saure Speisen, Zahnung
Gemüt	Still, spricht nicht, antwortet ungern, schwach, gleichgültig gegenüber allem	Jammern, quengeln, geschwätzig, unruhig
Stuhl	Blutig, wässrig, grauweiß, geruchlos, schmerzlos	Explosionsartige, geräuschvolle, schmerzlose Entleerungen mit anschließender Schwäche, gelb, faulig stinkend
Magen	Verlangen nach saftreichen Sachen, Durst auf kalte Milch	Verlangen nach sauren Speisen, die aber nicht vertragen werden, Durst auf große Mengen kaltes Wasser, Aufstoßen, Rektumprolaps
Besser durch	Kurzen Schlaf, warme Speisen	Bauchlage
Schlechter durch	Anstrengung, Sonne, Zugluft, Kälte, Sprechen	Krümmen, Druck, lokale Wärme
Begleitsymptome	Blass, müde, will liegen und schlafen	Abwechselnd mit Verstopfung, Kopfschmerzen

	Pulsatilla C30	Sulfur C30
Auslöser	Eis, Fett, Sahne, Butter, Obst	Antibiotika, Zahnung, unterdrückte Hautausschläge, Impfungen
Gemüt	Sanft, lieb, mutterbezogen, gefühlsbetont, weinerlich, schüchtern	Chaotisch, träge, unordentlich, verträumt
Stuhl	Kein Stuhl gleicht dem anderen	Wechselhaft, Geruch nach faulen Eiern, wundmachend, frühmorgens, Juckreiz, Brennen
Magen	Abneigung gegen Trinken trotz Mundtrockenheit, Nahrung liegt wie ein Stein im Magen	Verlangen nach Süßigkeiten, durstig, Heißhungerattacken
Besser durch	Frische Luft, Trost, Kälte	Frische Luft, Schwitzen, Rechtsseitenlage
Schlechter durch	Wärme, warme Speisen, warme, stickige Räume	Baden, Waschen, Hitze, Milch, 10.00 bis 11.00 Uhr, Unterdrückung von Hautausschlägen oder auch Absonderungen
Begleitsymptome	Durstlosigkeit, übler Mundgeruch	Heiße Füße, rote Lippen

10.6 Brechdurchfall

»Ich scheiß und kotz drauf.«

Wenn Erbrechen und Durchfall zusammenkommen, hat jedenfalls die erste sinnliche Kontrollinstanz von Sehen, Schmecken und Riechen versagt. Der Organismus ist dramatisch entschlossen, den begangenen Fehler so rasch wie möglich und über alle Schleusen wieder rückgängig zu machen. Aus der kindlichen Perspektive handelt es sich um eine Verweigerung auf der ganzen Linie. Nichts darf mehr herein, *kind* spuckt und »scheißt« auf alles zugleich – oben wie unten. Und so tritt die Nahrung einerseits im Erbrechen den Rückwärtsgang an, andererseits prescht sie im Durchfall voran – beides Strategien, um sich nur ja nicht mit ihr einlassen zu müssen. Selbstverständlich sind die Auswirkungen auf den Salz- und Wasserhaushalt doppelt dramatisch.

Der Organismus signalisiert vehement, dass er die akute Lebenssituation nicht verdauen kann. Damit er nichts hereinlassen muss, werden alle Wege geöffnet, um das Unverdauliche wieder loszuwerden.

Die Aufgabe liegt denn auch darin, im umfassenden Sinn loszulassen, was man nicht verarbeiten kann und will. Ob man alles durch sich hindurchlässt oder auch aktiv von sich gibt, ist egal angesichts der wesentlichen Aufgabe, sich in keiner Weise zu verwickeln. Frei bleiben von all den Angeboten, sich nicht einwickeln lassen. Buddhisten sprechen davon, das Rad der Welt zu drehen, ohne an ihm hängen zu bleiben. Man könnte sogar auch wieder an die Kunst von Bhoga denken, jenes östliche »Weltessen«, ohne sich in der Welt zu verlieren. Natürlich ist das für Kinder erst mal weit weg, aber es könnte Eltern als Hintergrundgedanke helfen. Brechdurchfall zwingt das Kind zum Rückzug, da es wegen Schwäche und bei älteren Kindern der Notwendigkeit, sich nicht zu weit vom WC zu entfernen, in seinem Bewegungsspielraum eingeschränkt ist. Bei Essen und Trinken muss ein neues Maß gefunden werden, da die »normale« Menge unweigerlich den Aufruhr im Magen-Darm-Trakt wiederbelebt.

Fragen für Eltern und *Unterstützende Maßnahmen:*

▷ Siehe die vorangegangenen Kapitel zu den Themen »Erbrechen« (10.3) und »Durchfall« (10.4).

10.7 Verstopfung

»Ich geb nichts mehr her!«

Im Dickdarm, der für das Unbewusste und die Unterwelt steht, wird gestreikt. Die Betroffenen wollen nichts mehr geben, sondern alles fest- und für sich behalten. Kot symbolisiert Geld, wodurch schon das Hauptthema »Sparsamkeit bis zum Geiz« anklingt. Wegen des hier meist anzutreffenden Perfektionismus kann *kind* »nicht zu Potte kommen« und wird mit dem Verarbeiten und Verdauen nicht fertig. Der Ausdruck »Mach kein' Scheiß« wird zu wörtlich genommen.

Von den kindspezifischen Aspekten der Verstopfung ist anfangs vor allem an die Umstellung von Muttermilch auf normale Kost zu denken. Bei Stillkindern kann und darf der Stuhl bis zu vierzehn Tage ohne Krankheitswert ausbleiben. Also sollten Sie bei der Umstellung einfach Ruhe bewahren und erst einmal abwarten. Nach zwei Wochen kann mit den unten genannten Tipps in der Regel geholfen werden. Erst wenn auch hier – was wirklich nur äußerst selten geschieht – die Wirkung ausbleibt, wäre an eine schulmedizinische Abklärung zu denken, etwa im Hinblick auf sehr, sehr seltene Störungen wie etwa Morbus Hirschsprung, eine Erkrankung des Dickdarms.

Der größte Teil der Probleme dürfte bei zu frühen Sauberkeitsanstrengungen seine Wurzeln haben. Sowohl ein autoritärer wie auch ein überfürsorglicher Erziehungsstil im Sinne des Überbeschützens (Overprotecting-Syndrom) sind hier schädlich und geeignet, in die Sackgasse der Verstopfung zu führen. Aber auch gutgemeinte Rituale können »nach hinten losgehen« – in diesem Fall leider nicht konkret bei den Kindern, sondern in übertragener Hinsicht in Bezug auf die Eltern. Wenn *kind* zu früh aufs Sauberwerden dressiert wird, sind Irritationen im Sinne auch massiver Verstopfungen programmiert. Wo die ganze Familie um das Töpfchen herumhockt und auf den »großen Wunsch« wartet, kann sich eine kleine Prinzessin oder der entsprechende Prinz schon mal überlegen, ob die Bande überhaupt jeden Tag so reich beschenkt werden muss. Nach dem Symbolverständnis der Urprinzipien, aber auch nach psychoanalytischer Auffassung ist der Stuhl das erste Geschenk des Kindes an die Welt. Wir kennen aus den Märchen den Goldesel, den Dukatenscheißer usw.

Ein noch viel dramatischerer Grund, dieser Welt nichts mehr zu schenken, kann sexueller Missbrauch sein, der leider häufiger ist, als sich die Bürgerwelt, die ihn produziert, eingestehen kann. Selbstverständlich braucht es hier mehr als unsere Tipps am Kapitelende, um das Kind wieder halbwegs »auf die Reihe« und »in die Spur (seines Lebens)« zu bekommen.

Selbst die Ankunft eines Geschwisterkindes, aber auch die erneute Berufstätigkeit der Mutter kann *kind* als eine Zurückweisung erleben, in deren Folge es mit seinen Geschenken sparsamer wird und lieber behält, was es schon mal hat. Es »fremdelt« sozusagen wie Erwachsene auf Reisen mit ihrer »Reiseverstopfung«: Kaum ändert sich etwas am eingefahrenen Ritual, und sei es nur, dass der gewohnte Thron durch ein Loch im Boden ersetzt wird, hält man schon – gleichsam beleidigt – zurück, was man zu geben hätte. Bei Kindern ist das ganz ähnlich, nur die Gründe sind andere wie etwa Änderungen im gewohnten Tagesablauf, aber auch der üblichen Umgebung. Schon der Übergang vom Töpfchen auf die Toilette kann Auslöser sein. Hier wäre ein neues anspruchsvolles Ritual hilfreich. Wenn Eltern aus diesem – für sie sehr entlastenden – Schritt einen größeren Akt machen, der viel Aufmerksamkeit und Anerkennung bekommt, wird solch ein Übergang leichter und problemloser gelingen. Es darf dabei jedoch nie zu einem Machtkampf kommen, denn den können die Eltern nur verlieren, und dies verschärft das Problem.

Oft ist die Verstopfung auch Kompensation einer Verunsicherung nach dem Motto »Sicher ist sicher, was ich hab, das hab ich«. So können Einschulung, Umzug oder Schulwechsel zu Auslösern der Stuhl-Zurückhaltung werden. In jeder neuen Situation ist eine gewisse Zurückhaltung ganz natürlich. Die des Stuhls ist bei den entsprechenden Typen angesagt, wenn die Seele sich zurückgewiesen, beleidigt oder gar »beschissen« fühlt. Insofern wäre es ideal, wenn Eltern solche Übergänge schon im Vorfeld wahrnähmen und mit Ritualen oder jedenfalls viel Bewusstheit vorbereiteten, ohne dass die Kinder überhaupt in dieses Gefühl des Nicht-angenommen-Seins abrutschen. Auch im Nachhinein ist aber Besserung noch möglich. Manchmal wird es dann allerdings not-wendig, die Neuerung erst einmal wieder zurückzunehmen und anschließend ein weiteres Mal und achtsamer einzuführen.

Jirina Prekop beobachtete die krampfhafte, oft schmerzhafte Neigung zur Stuhl-Zurückhaltung bei Erstgeborenen, wenn sie sich zum Zeitpunkt der bereits abgeschlossenen Sauberkeitserziehung keinen Zornesausbruch mehr leisten. Sie befürchten nämlich, die vermisste Elternliebe noch mehr zu verlieren, als es mit den später dazugekommenen Geschwistern ohnehin schon geschah. Ihren Zorn drücken sie dann unbewusst durch das Stuhlgangverhalten aus. Nicht umsonst heißt die Aggression, die durch den Darmausgang abgeleitet wird, anale Aggression. In den Fällen hat sich die Festhalte-Therapie (nach Prekop) als sehr befreiend für das Kind herausgestellt, um ihm dabei die durch den Mund kanalisierte Aggression in voller Kraft zu gestatten und ihm zugleich den Nachweis bedingungsloser haltender Liebe zu liefern. Außerdem erlebt sich das Kind auf dem Schoß wieder einmal als Einzelkind – jedenfalls als der einmalige Erste. Und das tut gut.

Schließlich können wie bei Erwachsenen natürlich auch falsche, d.h. ungeeignete und ballaststoffarme Ernährung und zu wenig körperliche Bewegung die Verstopfung fördern. Die einfach zu handhabende Rohkostvariante »Take me« (siehe »19.4.2 Bezugsquellen«), die aber wie alle Rohkost erst ab dem zweiten Lebensjahr infrage kommt, kann über die Auffüllung der Serotoninspeicher nicht nur die Stimmung heben sowie Schlaf und Haut verbessern, sondern als Rohkost über ihre Ballaststoffe auch eine Verstopfung positiv beeinflussen, zumal wenn sie morgens nüchtern genommen wird. Alle Kinder müssten zu jeder Zeit vollwertig ernährt und ihrem Lebensalter entsprechend zur Bewegung ermutigt werden. »Tobende« Kinder sind ein Zeichen gesunder, vitaler Entwicklung.

Wenn sich andererseits Kinder mit langem Gesicht an einen »gesunden« Tisch setzen, ist nichts gewonnen und gar nichts mehr gesund, weder das Essen noch die Atmosphäre, vom Familienleben ganz zu schweigen. Nach dem Polaritätsgesetz schlägt von den Eltern erzwungene Gesundheit ins Gegenteil um, und besonders eigenständige wie auch rebellische Kinder stürzen sich in die Kontraposition. Wie sehr uns Verbote »anmachen«, zeigt schon die Geschichte von Adam und Eva im Paradies …

Fragen für Eltern:

- ▷ Woran hält unser Kind fest?
- ▷ Was kann es nicht verdauen?
- ▷ Wo fehlt ihm die Sicherheit? Wo und wie kann es innere Sicherheit finden?
- ▷ Warum kann unser Kind von sich nichts hergeben?
- ▷ Woran könnte es stattdessen festhalten?
- ▷ Wo äußert es sich zu wenig?
- ▷ Wovon braucht es mehr, bzw. wo hat es Verlustangst?
- ▷ Haben auch wir ein Loslassproblem mit Materie, mit unserem Kind?
- ▷ Wie kann unser Kind zu einer neuen Balance zwischen Festhalten und Loslassen finden?
- ▷ Wie sicher ist die Familiensituation?

Unterstützende Maßnahmen:

- ▷ Morgens direkt nach dem Aufstehen *ein Glas lauwarmes Wasser trinken*, um die Verdauung natürlich und sanft anzuregen.
- ▷ *Milchzucker- oder Haferschleimzusätze:* bei Flaschenkindern.
- ▷ *Zeit lassen:* dem Kind ganz bewusst Zeit für den Toilettengang einräumen.
- ▷ *Trinken:* ausreichend Flüssigkeit anbieten.
- ▷ *Brot toasten:* Brot sollte vor dem Verzehr getoastet werden, um die Verdauung zu erleichtern.

▷ *Blähungen vermeiden:* Außerdem sollte man weitestgehend auf blähende Lebensmittel wie z. B. Lauch und Zwiebeln verzichten, um den Verdauungstrakt nicht unnötig zu belasten.
▷ *Bewegung:* Je nach Krankheitsgefühl wäre möglichst viel Bewegung ratsam, um auf diesem mechanischen Weg die Verdauung zu fördern. Dabei wäre auch auf eine gute, tiefe Atmung zu achten, da das Zwerchfell als Atemmuskel auch die Därme massiert.
▷ *Massage:* im Uhrzeigersinn kreisende, sehr sanfte Ölmassage des Bauches.
▷ Eine *Wärmflasche* entspannt die Muskulatur bei Verkrampfung.
▷ *Einlauf:* wie im Kapitel »3 Fieber« beschrieben.
▷ Bei Säuglingen und Kleinkindern kann allein durch das *Einführen eines Fieberthermometers* Stuhlgang ausgelöst werden.
▷ *Kerze machen:* Größere Kinder können »eine Kerze machen«. Wenn der Verdauungstrakt für eine Weile Kopf steht, kommt oft Bewegung hinein, und Blähungen gehen ab.
▷ *Allgemeine Ernährungsmaßnahmen:* ballaststoffreiche Kost mit ausreichend Flüssigkeit; eingeweichte Backpflaumen, Leinsamen, Kleie; Kuhmilch vermeiden.

10.8 Pilze

»Wer wohnt denn da auf mir?«

Mykosen, in der häufigsten Form des Candidabefalls auch »Soor« genannt, betreffen vor allem die äußere Haut, das Grenz-, aber auch Kontaktorgan und so gleichsam »Feld« der Abwehr und der Zärtlichkeiten, oder die Schleimhäute, die unsere inneren Grenzen befestigen und so vor allem Schranken sind.

Pilze sind Saprophyten und damit Wesen, die von toter organischer Materie leben. Insofern ist alles Unlebendige vom Befall durch Pilze gefährdet. Sie finden sich bevorzugt an dunklen, feuchten Stellen, an Orten also, die wenig vom Licht durchdrungen sind. Ihr Gedeihen ist vor allem eine Milieufrage. Noch Louis Pasteur, in dessen Namen wir bis heute die Kuhmilch ruinieren, hatte auf dem Totenbett erkannt, dass nicht die Keime und Erreger entscheidend sind, sondern der Nährboden, den sie vorfinden. Bei Säuglingen und Kleinkindern sind seelisch meistens eine Symbiosestörung mit der Mutter im Hintergrund und auf körperlicher Ebene häufig vorangegangene Antibiotikatherapien die Ursache, die das Milieu nachhaltig schädigen.

Bei Darmpilzen beginnt die kämpferische Auseinandersetzung erst spät und schon recht tief im eigenen Körperland. Beim Befall der Haut werden die eigenen Grenzbefestigungen trotz Schutzschilds aus Säuremantel und Verteidigung durch Abwehrzellen von sich frech ausbreitenden fremden Truppen wie sich verzweigenden Pilzgewächsen besetzt. Das bedeutet, dass *kind* zu schwach ist, sich seiner Haut zu wehren oder – bei Darmpilzen – von außen kommende Eindrücke lebendig zu verdauen. Es handelt sich also um eine Art der Abwehrschwäche. Von daher ist es verständlich, dass Pilze sich in Situationen besonders erfolgreich und aggressiv ausbreiten, wo ganze Organe so abwehrschwach werden, dass sie sich des Pilzbefalls nicht mehr erwehren können. Das ist z.B. bei Aids oder langdauernden Antibiotikatherapien der Fall.

Wenn Kinder dazu noch zu klein sind, könnten Eltern sich stellvertretend fragen, wie viel Totes in Gestalt unlebendiger Routine und Dogmen sie im Familienverband mit sich herumschleppen. Und ob es nicht besser wäre, die Grenzen in geistig-seelischer Hinsicht zu öffnen statt auf körperlicher Ebene, wo sie nur schwer zu verteidigen sind, wenn seelische Themen zur Darstellung streben. Leblose, abgestorbene Lebensbereiche sind zu entdecken und mit neuen Impulsen zu füllen.

Vor allem wäre es not-wendig, lebendige Nahrung zu sich zu nehmen, die der Körper in lebendige Strukturen umwandeln kann, welche die Pilze nicht befallen können. Eine stillende Mutter produziert ihre Milch weitgehend aus ihrer Ernährung und müsste folglich für sich und ihr Kind vollwertige lebendige Kost verzehren. Werden Kinder schon gefüttert oder essen sie bereits selbst, müssten es auch unbedingt vollwertige Lebensmittel sein. Bei Fertigkost wären die Produkte der Firma Hipp zu empfehlen, die, bereits lange bevor es modern wurde, aus Prinzip und getragen von entsprechender Philosophie, Bio-Produkte verarbeitete, oder eben von Demeter, wo Ernährung schon immer im Zusammenhang mit der Philosophie der Anthroposophie stand.

Letztlich läuft es darauf hinaus, sich bereits vorm Einkaufen zu fragen: »Will ich mein Kind und mich oder unsere Pilze ernähren?« Im ersteren Fall spricht alles für vollwertige Biokost, im zweiten Fall reichen die Discountabteilungen der Super- oder gleich die Billigmärkte. Dort gibt es – das Polaritätsgesetz lässt grüßen – die langfristig teuerste Kost, was aber noch nicht an der Kasse, sondern erst im Laufe des Lebens deutlich wird.

Eine Ernährung und Lebensart, die den Pilzen gleich von Anbeginn keine Chance lassen, sind natürlich ungleich besser als die problematischen Anti-Mykotika-Orgien, für die Ähnliches gilt wie für ihre geistigen Verwandten von der Anti-Biotika-Front. Die Gabe von Nystatin z.B. ist eher ein Armutszeugnis als ein Patentrezept, auch wenn Schulmediziner – mangels Alternativen – dessen reflexhaften Einsatz natürlich nicht böse, sondern gut meinen. Hier gilt wieder Bert Brechts Devise, nämlich dass das Gegenteil von »gut« nicht »böse«, sondern »gut gemeint« ist.

Fragen für Eltern:

- ▷ Wie kann ich unserem Kind helfen, sich wirksamer seiner Haut zu wehren (bei Hautbefall)?
- ▷ Wie kann es das aktuelle Leben und dessen Eindrücke besser verdauen (bei Darmpilzen)?
- ▷ Warum lässt es Eindringlinge mitessen?
- ▷ Wie können wir unser Kind ermutigen, Altes loszulassen und sich Neuem, Lebendigem zuzuwenden?
- ▷ Wie kann es lebendiger werden?
- ▷ Welche längst überlebten Altlasten müssen (in der Familie) abgelegt werden?

Unterstützende Maßnahmen:

- ▷ *Individuelle Darmsanierung.*
- ▷ *Tropaeolum majus (Kapuzinerkresse) von Ceres:* 2- bis 4-mal täglich 2 bis 5 Tropfen in etwas Saft oder Tee einnehmen.
- ▷ *Vollwertige Ernährung:* sowohl für das betroffene Kind als auch bei Stillkindern für die Mutter.
- ▷ *Auf raffinierten Zucker verzichten* (auf Stevia ausweichen).
- ▷ *Bei Hautpilzen und Windelsoor:* äußere Anwendungen mit Calendula (10 Tropfen der Urtinktur in 1/2 Glas Wasser). Damit die Haut betupfen.
  Häufig mit atmungsaktiven Baumwollmaterialien wickeln, in dieser Phase keine Fertigwindeln verwenden.
  Das Baby so oft wie möglich nackt und vor allem pofrei strampeln lassen.
  Stark fettende Salben vermeiden.
  Luvos-Heilerde auf den Po auftragen.
  Calendula-Salbe von Weleda.
  Regelmäßig in Molke baden bzw. Umschläge mit Molke anlegen.
  Teebaumöl ist sehr wirkungsvoll bei äußerlichen Pilzerkrankungen.
- ▷ *Bei Mundsoor:* Borax C6, 3-mal täglich 3 Globuli.
  1 Messerspitze Speisenatron auf 1 Glas Wasser geben. Damit den Mund auswischen.
  Mundbalsam-Gel von Wala.
  Rathania-Myrrhen-Tinktur in der Apotheke zu gleichen Teilen mischen lassen. 10 Tropfen davon in ein Glas Wasser geben, ein Wattestäbchen eintauchen und den Mund des Kindes damit bepinseln.
  (Mundsoor ist meist harmlos und dauert bis zu 3 Wochen, da er den gesamten Verdauungstrakt von oben nach unten durchläuft.)

10.9 Würmer

»Bei mir ist der Wurm drin.«

Für Würmer ist die Situation in unseren Tagen alles andere als günstig. In Zeiten schlechterer hygienischer Bedingungen gab es viel mehr von ihnen – aber dafür auch viel weniger Allergien, weshalb es heute schon Wurmeiertherapien gibt… Das ist offenbar eine Milieufrage. Würmer brauchen unsaubere Verhältnisse und einen gewissen Hygienemangel als Basis.

Ob der sich daraus aufdrängende Umkehrschluss, Allergien mit Wurmeierkuren anzugehen, so stimmig ist, bleibt offen. Die entsprechenden Maßnahmen, für die man bis zu 3000 Euro und mehr berappen muss, seien erfolgreich, behaupten die Hersteller der Kuren und können zumindest auf einige Erfolge verweisen. Möglicherweise ist aber schon die seelische Überwindung, etwas so Unsauberem wie Würmern in sich Raum zu geben, der entscheidende Schritt. Wenn Allergien aus der seelischen Angst vor Unsauberkeit entstehen, ergäben sich über diesen Weg viel elegantere Therapien.

Jedenfalls zeigt die Tatsache, dass wir unsere Kinder heute schon für viel Geld erstandenen Dreck in Gestalt von Wurmeiern »fressen« lassen, wohin uns der Hygienewahn gebracht hat. Besonders für Kinder schafft er vor allem eine lebensfeindliche und allergieträchtige Atmosphäre – doch kein Wurm traut sich mehr ins Terrain.

Aber zu viel des »Guten« wäre auch schlecht. Kinder mit Würmern gedeihen nicht richtig, bleiben blass, müde, unruhig und eher unkonzentriert. Der Grund dürfte darin liegen, dass die Würmer mitessen und folglich Lebensenergie verbrauchen, sozusagen als blinde Passagiere. Sie reisen mit durchs Leben und tragen nicht zum Gelingen des Ganzen bei, im Gegenteil. Es kommt zu keiner Symbiose wie etwa mit den Darmbakterien, sondern zur einseitigen Vorteilsnahme. Zum anderen zeigen Würmer natürlich nicht nur sprachlich, wenn »der Wurm drin« und etwas grundsätzlich nicht in Ordnung ist.

Ekel und Angst, von Würmern bei lebendigem Leib aufgefressen zu werden, und damit die Erinnerung an das unweigerliche Ende des Körpers können bei älteren Kindern bereits eine Rolle spielen, wie auch ein Empfinden, innerlich verseucht zu sein. Bei Darmbefall könnte eine Art ekelerregende Beseeltheit bzw. sogar »Besessenheit« auf der Unterweltsebene zum Schaudern führen. Wer ungebetene Gäste durchfüttert, wird sich leicht als Opfer von Ausnutzung fühlen. Da wäre es hilfreich, sich klarzumachen, dass diese Gäste sich durch die für den Besitzer schlechten, aber für sie günstigen Verhältnisse durchaus eingeladen fühlten.

Bestimmte Kandidaten wie Madenwürmer führen obendrein noch zu Juckreiz am After, weil sie dort ihre Eier deponieren, was zur Analhygiene anregen könnte. Kinder mit Würmern scheinen auch mehr in der Nase zu bohren, vielleicht weil sie stellvertretend den Eingang säubern wollen, denn an den Ausgang kommen sie schlechter heran – oder einfach weil sie sonst zu wenig sinnlichen Spaß im Leben haben.

Wie bei allen Infektionen liegt eine Abwehrproblematik im aggressiven Bereich vor. Der Organismus bietet den Parasiten ein Zuhause, weil er zu schwach ist, sein Reich vor Eindringlingen zu schützen. Er beherrscht seine Welt nicht.

Die Aufgabe läuft darauf hinaus, bewusst teilen zu lernen und anderen Wesen (Lebens-)Raum zu geben. »Leben und leben lassen« könnte die Devise lauten. Insofern wäre zu erwägen, Betroffenen die Haustiere ihrer Wahl zu erlauben und eine moderate Hygiene im häuslichen Bereich durchzusetzen, während außer Haus eher Aufenthalte in der »Wildnis« bzw. freien Natur und Wildheit förderlich sind.

Wer bewusst andere (Wesen) mitleben lässt, kultiviert auf diese Art Nächstenliebe. Wer bewusst Einladungen ausspricht, ist vor Überfällen sicherer und entwickelt zugleich Gefühl für die eigenen und die Bedürfnisse anderer. Das wiederum kann langfristig zur Aussöhnung mit der eigenen Unter- und Umwelt führen. Solche

Möglichkeiten bestehen selbst für kleinere Kinder schon bei Geburtstagen und ähnlichen Gelegenheiten.

Mit älteren Kindern kann es auch bereits lohnen, sich mit Themen des Schattenreichs geistig-seelisch auseinanderzusetzen und den Tod zum Gesprächsstoff zu machen, vielleicht sogar darauf hinzuweisen, dass die Seele unsterblich ist und nie konkret von Würmern befallen werden kann, der seelenlose Körper aber nach dem Tod zu deren Nahrung wird. Zu Lebzeiten schützt ihn eigentlich die Lebendigkeit der Seele davor. Das könnte für ältere Kinder ein starker Anreiz sein, alle (Lebens-)Bereiche zu füllen und das Leben zu wagen. Wo der Wurm drin ist, fehlt eben Lebendigkeit!

Vor allem wäre auch darüber zu sprechen, wie das Leben zu verdauen ist und wo der Wurm bzw. andere verdächtige »Gäste« und Mitesser drinstecken könnten. Auch das Thema »Ausnutzen« bzw. »Ausgenutzt werden« kann schon früh mit Gewinn bearbeitet werden, was dem Kind erste Eindrücke von den Gesetzmäßigkeiten des Lebens vermittelt.

Fragen für Eltern:

▷ Wie kann unser Kind Unlebendiges besser beleben oder loswerden?
▷ Wieso lässt es sich ausnutzen?
▷ Wie kann es sich besser schützen?
▷ Wo nutzt es andere aus?
▷ Wie kann es zu teilen lernen?
▷ Was spiegelt uns beiden all das?
▷ Welche Gefühle lösen Würmer bei uns aus?

Unterstützende Maßnahmen:

▷ *Konsequente Hygienemaßnahmen:* Bettwäsche, Handtücher und Kleidung häufig wechseln und möglichst heiß waschen.
▷ *Auf kurze Fingernägel achten:* Wenn das Kind am Po kratzt und sich danach am Mund berührt, kann es wieder zur Übertragung kommen.

- ▷ *Ernährung:* keine Weißmehlprodukte und kein Zucker mehr. Nahrungsmittel, die viele Gerbstoffe enthalten, sind zu bevorzugen: Knoblauch, Bärlauch (für kleinere Kinder, da er milder ist als Knoblauch), Zwiebeln, rohe Karotten, Sauerkraut.
- ▷ *Walnussblättertee:* 2 Teelöffel Walnussblätter mit 1/4 Liter Wasser überbrühen, 10 Minuten ziehen lassen. Schluckweise über den Tag verteilt trinken lassen.
- ▷ *Homöopathische Behandlung:* Die Behandlung erfolgt entweder mit speziellen Antiwurmmitteln oder homöopathisch individuell. Bei wiederkehrendem Wurmbefall sollte das Kind homöopathisch konstitutionell unterstützt werden.

11 Allergische Erkrankungen

11.1 Allergien

»Ich krieg zu viel, bin falsch eingestellt und reagiere überempfindlich.«

11.1.1 Grenzkriege

Die Orte des Krankheitsgeschehens verraten – wie immer – die Ebene, auf der sich das Problem abspielt. Allergien zeigen sich zum einen auf der äußeren Haut, die Grenze und Kontaktbereich ist und deren Themenbandbreite von »Aggression« bis »Zärtlichkeit« reicht. Was uns zu sehr, zu nah und zu früh und überfordernd nahekommt und »auf die Pelle rückt«, was wider Willen »unter die Haut geht«, wird allergisch bekämpft. Innere Grenzen bilden zum anderen die Schleimhäute, ebenfalls Schauplatz vieler Allergien, besonders in der Nase, die für Macht und Stolz steht und für die Betroffenen »anrüchige« Themen deutlich macht. Die Lunge ist nach der Haut unser zweites Kontaktorgan. Hier geht es um weniger direkte Kommunikation, und das Thema »Freiheit« schwingt in Gestalt der inneren (Lungen-)Flügel mit. Ist die Atmung behindert über Nase und/oder Lungenflügel, steht es schlecht um die Freiheit und den Kontakt zum Leben. Themen, an denen Kinder zu ersticken drohen, schlagen sich hier nieder, während Allergien des Verdauungssystems unverdauliche Themen anzeigen und Probleme beim Essen und Verdauen nicht nur der Nahrung, sondern auch der (Um-)Welt signalisieren.

Die Sprache der Symptome an diesen Grenzflächen verrät, wie sehr sich die Betroffenen gegen etwas Äußeres, Fremdes sträuben. Wer auf jemanden oder etwas allergisch reagiert, verrät neben der

Gereiztheit und Überreaktion auch eine gewisse Intoleranz und Angst. Dieser konkrete Teil der Welt wird wegen seiner Symbolik abgelehnt und unter Umständen massiv unter Einsatz der eigenen Abwehr bekämpft. Die Allergie ist also eine in den Körper verschobene Möglichkeit, nein zu sagen und sich abzugrenzen, eine Grenze zu ziehen, die auf übertragener Ebene zu ziehen versäumt wurde, weil z.B. der Mut oder die Kraft fehlte. Anstatt ihre innere Kraft und Energie für sich zu behalten und für sinnvolle Lebensziele einzusetzen, richten die Betroffenen sie auf all-es, was symbolisch mit den problematischen Themen verbunden ist. In diesem Sinne wird im Wort »Allergie« schon all-es deutlich! Alles Fremde, was irgendwie im Außen auf das Problem hindeutet, wird bis aufs (eigene) Blut bekämpft.

Insofern ist es gut verständlich, dass es unter Großstadtkindern so viel mehr Allergien gibt als bei Landkindern. Kinder, die schon im ersten Lebensjahr regelmäßig mit in den Kuhstall genommen werden und auch mit anderen Tieren in Kontakt kommen, haben später weniger unter Allergien zu leiden, was zu den bereits erwähnten Versuchen führte, aus Kuhstallstaub Allergiemittel zu gewinnen. Auch Schwangere, die sich öfter im Kuhstall aufhalten, sollen so Allergien bei ihren Kindern vorbeugen können. Großstädte sind an sich kinderfeindliche Orte. Wenn man den Kleinen dort dann noch die ersehnten (Totem-)Tiere verweigert oder sie durch pflegeleichte, aber für diese Rolle ungeeignete oder gar durch Stofftiere (»Steif[f]tiere«) ersetzt, müsste ein vitales Kind sich wehren. Das geschieht zuerst sicherlich auf äußeren Wegen, wird aber bei entsprechender Ohnmacht auf innere Ebenen übertragen – wie im Fall der Allergie. Die frühe Vermeidung not-wendiger Abgrenzung führt zur Verschiebung der Aggressionsenergie auf die Körperebene, wo an den besprochenen äußeren und inneren Grenzflächen entsprechende Kämpfe toben.

11.1.2 Machtspiele

Im Schatten der Allergien werden oft auch schon bei kleinen Kindern Machtspiele deutlich. Über die Notwendigkeit der Vermeidung von Allergenen kann *kind* sich fast beliebig durchsetzen, die Umwelt tyrannisieren und damit wiederum auf versteckte Art Aggressionen ausleben und um Aufmerksamkeit bitten. Aus solchen Spielen gespeiste Schuldgefühle können zu einer weiteren Verdrängung von Aggressionen führen. Kinder mit Heuschnupfen oder Asthma verderben auf diese Weise ihren Müttern jeden Frühling, solche mit Nahrungsmittelallergien machen jedes Kochen zu einer beschränkten Zwangshandlung. Mit schweren Allergien können Mütter fast beliebig zur Anwesenheit genötigt werden, was bei ihnen oft Aggressionen und fast immer Hilflosigkeit auslöst. Besonders wenn man die meist aggressionsbeladenen Beziehungen zwischen betroffenen Kindern und ihren Müttern betrachtet, werden die sich hier entwickelnden Teufelskreise nachvollziehbar. Allergikermütter haben häufig fast zwanghafte Hygienevorstellungen, sind nicht selten auch überängstlich und erlauben ihren Kindern aus Sorge wenig vitales Leben.

11.1.3 Fremdes und Eigenes

Allergien sind Überempfindlichkeitsreaktionen meist gegenüber eiweißhaltigen Substanzen, die sich vom körpereigenen Eiweiß unterscheiden. Dabei wird also anderes Leben, das einem selbst nahekommt, als Fremdkörper bekämpft.

Dieses Kampfgeschehen macht das Aggressionsproblem deutlich. Auf anderen Ebenen fehlender Mut und Kampfgeist werden in den Körper verschoben und hier stellvertretend ausgelebt.

Andere Wesen, ob Tiere oder Pflanzen, von denen der bekämpfte Stoff stammt, hatten ihn sich auf materieller, aber auch immaterieller Ebene zu eigen gemacht. Dadurch hatten sie ihn geprägt und in ihr Feld integriert. Selbst wenn es ein scheinbar lebloser Stoff ist wie ein Lösungsmittel, gehörte er zu einem System und war dort in ein Feld integriert, das dem Körper des Patienten fremd ist.

Der Mensch muss aber Fremdes in sich aufnehmen und es sich zu eigen machen, um leben zu können. Das gilt auf materieller Ebene bei der Ernährung (aber z.B. auch bei der Samenaufnahme während der Fortpflanzung) wie auf immaterieller im Hinblick auf Informationen, die ebenfalls integriert und zu eigen gemacht werden müssen.

Die Aufgabe des Verdauens verläuft also in drei Schritten: aufnehmen, verarbeiten und ausscheiden. Konkreter bedeutet dies, das Fremde ist entweder gleich wieder auszuscheiden oder über die Leber zu wandeln bzw. so zu integrieren, dass seine materielle Struktur, aber auch sein immaterielles fremdes Feld aufgelöst wird. Nur dann kann die fremde Substanz dem eigenen Feld angepasst, eingefügt und verwertet werden. Dabei kann es zu einigen Problemen kommen, wie das Beispiel der Entstehung einer Kuhmilchallergie deutlich machen mag.

Wenn ein Säugling zu früh Kuhmilch im Fläschchen bekommt, worauf er nicht vorbereitet ist, wird er eigentlich getäuscht. Seine noch unreife Verdauung kann das Fremdprotein noch nicht abbauen und ordnungsgemäß durch die Darmwand aufnehmen. Also dringt es unzerlegt und unverwandelt, sozusagen noch mit dem Originalfeld aus dem Reich der Kuh, ein und wird folglich am falschen Ort zum Störfaktor. Das Wort »A-topie« für »Allergie« (vom griechischen *tópos* für »Ort, Gegend« bzw. *átopos* für »nicht an seiner Stelle«) macht das besonders deutlich, denn »Atopie« heißt nichts anderes, als dass etwas nicht da ist, wo es hingehört.

Heute verstehen Mediziner unter der Atopie eine stoffspezifische IgE-(Immunglobulin-E-)Synthese, d.h. die Herstellung oberflächenspezifischer Antikörper als Reaktion auf eine Fremdsubstanz. Eine Atopie entsteht also, wenn von ihrem (Feld-)Charakter her unverdauliche Stoffe eindringen und der Organismus lernt, diese Substanzen mithilfe seines Abwehrsystems abzuweisen. Der Körper bzw. sein Immunsystem merkt sich das spezifische Profil dieses Stoffs mit dem Ziel, zu verhindern, dass er nochmals eindringt. Unverdaulich ist eine Substanz entweder, weil der Organismus physisch noch zu unreif ist, diesen Prozess zu leisten, oder weil er unfähig ist, mit der entsprechenden Symbolik dieser Substanz umzugehen. Letzteres steht bei Allergikern im Vordergrund.

Wenn solch ein ursprünglich als ungeeignet erkannter Stoff, der widerwillig hereingenommen werden musste im Sinne einer Überforderung, später nochmals in Kontakt mit den eigenen Grenzen kommt, gibt es das Problem, das wir »Allergie« nennen. Eigentlich handelt es sich dabei um eine gesunde Reaktion des Immunsystems, denn es soll ja auf krankmachende fremde Stoffe und Erreger »anspringen«, aber eben nicht auf harmlose Stoffe überreagieren. Die Abwehr tritt jedenfalls auf den Plan und inszeniert einen Kampf, der bis zur Auflösung der eigenen Grenze gehen kann, sodass der Stoff als Ganzes eindringt. Hier handelt es sich um ein Paradoxon bzw. eine typische Auswirkung des Polaritätsgesetzes, denn während der Organismus sich gegen das Fremde sperren will, öffnet er ihm doch gerade seine Grenzen durch deren buchstäbliche Auflösung.

Der Körper des Säuglings, der später wieder Kuhmilch erhält, hat die frühe bedrohliche Begegnung in seinem Immunsystem gespeichert und keineswegs vergessen. Er wehrt sich (allergisch) dagegen, obwohl er jetzt – physiologisch – durchaus in der Lage wäre, Kuhmilch zu verdauen. Daran hindert ihn das immunologische Gedächtnis aufgrund der damaligen (zu) frühen Überwältigung seiner Integrität, als er gezwungen war, etwas als Ganzes hereinzulassen, was er noch nicht zerlegen und sich zu(m) Eigen(en) machen konnte. Wenn man sich etwas bewusst ein-ver-leiben kann, geht es problemlos in Fleisch und Blut über und wird zum eigenen Leib. War aber eine Überforderung der Grund der Hereinnahme, ist das Eingedrungene nicht wirklich ein-ver-leibt worden.

Das allergische Gedächtnis stellt sozusagen eine Abweichung vom gesunden Vergessen dar. Verg-essen, worin bezeichnenderweise noch das Wort »essen« steckt, kann der Organismus nur, was er bei der Aufnahme richtig wahrnehmen, einordnen und vollständig verarbeiten konnte. Durch die frühe Überforderung ist eine Fehlprogrammierung entstanden, die erhalten bleibt, wo keine Therapie zu Hilfe kommt.

Ähnlich führt ein zu früh erzwungener Geschlechtsverkehr im Sinne eines Missbrauchs oft zu einer (Fehl-)Programmierung. Etwas an sich Lustvolles wie das Hereinnehmen eines »Fremden« (eines Menschen) ist dann – mitunter zeitlebens – so negativ besetzt, dass dieses Thema seelisch nicht mehr integriert werden kann und jeder Versuch von Geschlechtsverkehr anstatt Einheitserfahrungen Horrorvorstellungen heraufbeschwört. Hier hilft die Konfrontation der ursprünglichen Vergewaltigung mittels Psychotherapie, um dieses frühe Programm von späteren Erfahrungen zu trennen und letztlich zu löschen. Bewusstheit wird also zum Schlüssel.*

Gesunde Verdauung entsteht aus dem Zusammenspiel von Wahrnehmungs-, Verarbeitungs- und Ausscheidungstätigkeit, also aus Lernen und Vergessen. Lernen setzt entsprechende Wahrnehmung und aktives Interesse voraus, am besten lernt, wer aus dem Lernstoff eine eigene Tätigkeit entwickelt. Vergessen werden kann, was bewältigt ist. Fähigkeiten entwickeln sich also durch Lernen und Vergessen.

Allergie entsteht, wenn ein Kind zum Zeitpunkt der Konfrontation dem entsprechenden Stoff (oder Thema) in seiner Wahrnehmungs- und Verarbeitungsfähigkeit noch nicht oder zu wenig gewachsen war. Das Wort »Stoff« hat nicht umsonst eine Mehrfachbedeutung und meint den materiellen ebenso wie den geistigen Stoff im Sinne von Lern- oder Lesestoff. *Kind* war – mit anderen Worten – nicht reif und erwachsen genug für die Anforderung. Aufgrund seiner Unreife konnte es nur eine ungenügende Verdauung schaffen, wodurch Fremdes unverdaut ins Innere (Körper und/oder Bewusstsein) eindringen konnte. Daraus resultiert ein Verdauungsprozess am falschen Ort (Atopie), der dann störend auf die Grenzen des Organismus zurückschlägt. In Zukunft löst dieser dann statt des Problems seine eigenen Grenzen auf. In typischer Weise sinkt eine im Bewusstsein unlösbare Problematik auf die Körperbühne und manifestiert sich hier. An die Stelle der Lösung des Problems tritt die der Grenzfläche. Dabei hat das Bewusstsein durchaus die Aufgabe, seine Grenzen zu öffnen, der Körper aber nicht. Wenn er notgedrungen einspringen muss, ergeben sich die typischen Grenz(flächen)probleme der Allergie.

* Das bezieht sich auf die Schattentherapie, mit der diesbezüglich viele positive Erfahrungen vorliegen.

Insofern ist die Allergie ein Problem der Unreife, auf körperlicher wie auch geistig-seelischer Ebene gekoppelt mit einer Energie- bzw. Aggressionsproblematik. Die Betroffenen sind noch nicht in der Lage, mit einer Thematik fertig zu werden, sie zu verdauen, zu verstoffwechseln und in ihr Feld aufzunehmen. Dazu fehlt ihnen neben der Kraft auch die Reife.

Wenn etwa ein Kind in eine ungeeignete Umgebung versetzt wird, die es nicht »verdauen« kann, mag es das mit einer Allergie ausdrücken. Richtet die sich z.B. gegen Pollen, so ist ein geschlechtlicher Bezug unübersehbar, handelt es sich um Milch, ist eine Mutterproblematik im Spiel, bei Weizen ist das Hauptnahrungsmittel gemeint und damit ein Hilferuf ausgedrückt – im Sinne von »Ich drohe zu verhungern, da ich das wichtigste Nahrungsmittel nicht mehr aufnehmen kann«. Hier ist die Doppelzüngigkeit wieder sehr deutlich. *Kind* kämpft im Doppelsinn mit dem Verhungern – objektiv auf der Verdauungs-, aber auch auf der Aggressionsebene. Unreife und Aggressionsproblematik können sich natürlich ergänzen. Es kann die Reife oder die Kraft der Verarbeitung fehlen, doch oft auch beides.

Gesunde sind in der Lage, mit den Speisen aufgenommene unverdauliche Substanzen auszuscheiden und Fremdes so weit abzubauen, dass es zum Eigenen wird, und die so (auf)gelöste Substanz in körperlicher Hinsicht wie im Hinblick auf ihr Feld zu integrieren. Der Organismus kann mit seiner Sinneswahrnehmung das Fremde als solches erkennen und es mittels Verdauungstätigkeit in kleinere Bausteine aufspalten, diese differenzieren und sie sich damit zugleich erschließen. Den Stoff und sein Thema kann er sich so zu(m) Eigen(en) machen und daraus später seine eigene Körperlichkeit bauen. Bei Nahrungsallergien wird am deutlichsten, dass aus dem Bekämpften kein eigenes Material aufgebaut werden kann. Betroffene magern im Gegenteil ab, solange die Allergie nicht erkannt und behoben wird bzw. entsprechende Nahrungsmittel gemieden werden.

Bei ihnen löst die Begegnung mit dem Fremden ein Drama aus, da sie das Fremde als Ganzes nicht verarbeiten können und auszuscheiden suchen bzw. draußen halten wollen, wobei die eigene Grenze in entzündliche, d.h. kriegerische Auflösung übergeht. Während also Gesunde Fremdes (gedanklich und physiologisch) auflösen, um sich ganz zu erhalten, lösen Allergiker sich selbst bzw. ihre Grenzen auf, um das Fremde als Ganzes draußen zu halten. Das aber wird gerade durch die Grenzauflösung misslingen.

Im Makrokosmos erlebten wir eine Analogie, als die ehemalige DDR sich bei dem Versuch, alles Fremde außen vor zu halten, an ihren Grenzen selbst auflöste. Sie wollte alles an den Grenzen mit Waffengewalt abwehren und löste diese dabei letztlich auf. Überzogene Grenzrüstung führt auf allen Ebenen zur Selbstauflösung. Die allermeisten Festungen sind irgendwann eingenommen worden oder verloren durch Selbstauflösung der zugehörigen Herrschaftsbereiche ihre Relevanz.

11.1.4 Allergie und die Versöhnung mit der Mutter (Natur)

So entfremdet sich der Allergiker der Natur, ohne ihr letztlich zu entkommen. Mutter Natur wird zum Feind, ohne den sich allerdings nicht leben lässt, so wie das kleine Kind bei aller möglichen Ablehnung und Bekämpfung seiner Mutter ohne diese nicht leben kann.

Nicht selten erlebt man Kinder, die nichts lieber wollen, als in der Natur mit Tieren zu spielen und zu leben, aber – aufgrund ihrer Allergie – weder die Natur mit ihren Samen noch die Tiere mit ihren Haaren ertragen. Sie bräuchten wie alle Allergiker zuerst eine Aussöhnung mit der eigenen Natur, ein Verständnis ihrer Situation in der Welt, um sich so wieder mit Mutter Natur zu versöhnen.

Die eigene Mutter steht manchmal als Barriere dazwischen, zwischen den Kindern und ihrer eigenen Natur einerseits und der äußeren Natur andererseits. Ihre Aufgabe wäre, wieder zur Vermittlerin zu werden – wie ganz zu Beginn des Lebens beim Stillen.

Der Kampf gegen die Natur ist damit immer auch einer gegen die eigene Mutter (Natur) und erklärt die schwierigen Beziehungen zur konkreten Mutter bei so vielen Allergikern, z.B. fast allen Asthmatikern. Ein kleines oder auch großes Kind, das ein Problem mit Milch hat, bekämpft damit symbolisch das Mütterliche, das ihm begegnet. Sinnvoller, als diesen Kampf auf der Körperebene darzustellen, wäre es, sich mit der Mutterproblematik auf mutige Weise in übertragener Hinsicht auseinanderzusetzen.

Allerdings ist das für Kinder kaum vorstellbar. Ihre Chance läge darin, über den Geschmacks- und Geruchssinn Gefährliches von vornherein auszuschließen. Insofern tun Eltern gut daran, die Geschmacksvorlieben ihrer Kleinen ernst zu nehmen. Süß ist immer ungefährlich und wird von fast allen Kindern bevorzugt. Salziges ist wichtig für den Organismus und wird deshalb in geringen Dosen gemocht. Sauer zeigt dagegen oft Verdorbenes an und wird spontan abgelehnt, Bitteres ist häufig giftig und wird ebenfalls verweigert.

Im allergischen Kampf gegen Symbole kommt es »natürlich« durch die andauernde Beschäftigung mit den natürlichen Feinden zu einer Annäherung an die Natur. Die Lösung läge in deren mutiger offensiver Integration und einer bewussten Aussöhnung und einem verspäteten, sozusagen nachgeholten bewussten, ja rituellen Einswerden mit ihnen. Es wäre hilfreich, die ursprüngliche Situation neuerlich zu beleben und jetzt adäquat zu verdauen. Dieselbe Idee bestimmt den Geschlechterkampf, wo man miteinander ringend doch schlussendlich eins wird.

Typische Allergiesituationen mögen das Thema beleuchten. Während im Frühling die Pflanzen blühen, blüht auch dem Heuschnupfenpatienten einiges. Er blüht an seiner Haut auf, die sich beim Kontakt mit Pollen und Samen in den beschriebenen Kampf stürzt und ausschlägt. Bei dem Versuch, sich die als Symbole der Polarität für gefährlich gehaltenen männlichen Samen der Pflanzen vom Leib zu halten, löst sich die (Haut-)Grenze auf. Der Versuch, sich gegenüber diesem blühenden Geschehen und der Thematik des Frühlings zu verschließen, führt auf der Haut zum Gegenteil – der Öffnung – und zeigt damit schon die Aufgabe. Die Betroffenen müssten sich den aufkeimenden Kräften des Lebens, dem Neuanfang, mit Schwung und Elan stellen und ihr Leben in Angriff nehmen. (Eine bewährte Indikation für den beginnenden Heuschnupfen mit Augen- und Nasensymptomen ist Galphimia glauca in der D4. Täglich 3- bis 5-mal je 5 Tropfen gegeben, kann es die Beschwerden lindern, ersetzt aber keine konstitutionelle Therapie.)

Allergisch reagierende Kinder können sich nicht mehr frei mit der Welt verbinden. Der eigene Leib vermittelt der Seele die Erfahrung des Fremdseins, der Antipathie. Er bekämpft mit dem Fremden auch sich selbst und schädigt sich entsprechend. Die Allergie ist letztlich als Einverleibungs- und Abwehrproblem zu verstehen, das einen Mangel an Reife und Kraft spiegelt.

11.1.5 Vorbeugung von Allergien

Allergieprophylaxe würde bedeuten, einem Kind Mut zu einem offensiven Leben zu machen, es sinnlich weder zu über- noch zu unterfordern mit Fremdem, ihm zu Beginn des Lebens etwa nur eigene Muttermilch anzubieten und anschließend nur art- und jahreszeitgerechte Nahrung sowie ein eigenes, möglichst intaktes Nest, später eine überschaubare Wohnung oder ein Haus, mit denen es leicht vertraut werden kann. Vom Vertrauten dürfte ihm aber ruhig viel angeboten werden, um die (Gehirn-)Entwicklung zu fördern. Folglich ist viel Hautkontakt mit wenigen Menschen besser als wenig intellektueller Kontakt mit vielen Menschen. Weniger (an Eindrücken) ist auch hier mehr! Letztlich geht es aber darum, im liebevollen Kontakt eine für die individuelle Art und das Alter des Kindes gute Ausgewogenheit zwischen Bekanntem und dem Angebot an Neuem, Lebendigem und intellektueller Anregung zu bieten.

»Zu viel zu früh« führt zu nichtverarbeiteten Feindbildern (im Abwehrsystem), selbst wenn es noch so gut gemeint ist. Hier dürfte der Grund liegen für die schädlichen Wirkungen früher Antibiotikagaben, die das Allergierisiko wie beschrieben dramatisch erhöhen. Auch die Erfahrung, dass frühe Impfungen die Allergiewahrscheinlichkeit drastisch steigern, gehört zu diesem Themenkomplex. Ob bei den Impfstoffen dabei das Erregermuster oder die Trägersubstanzen und Zusatzstoffe das eigentliche Problem darstellen, ist noch offen. Jedenfalls gelangt Fremdes zur falschen Zeit in den Körper bzw. in sein Immunsystem. Besonders wenn wir bedenken, dass Impfungen im ersten Lebensjahr aufgrund der Unreife des Immunsystems sowieso unnütz sind, mag deutlich werden, wie viel Schaden hier heute ohne jede Not angerichtet wird.

Eine Studie von Johan S. Alm und Jackie Swartz aus dem Jahr 1999 besagt, dass eine Lebensstiländerung im Sinne des Akzeptierens klassischer Kinderkrankheiten und der Reduktion von fiebersenkenden und antibiotischen Medikamenten bereits innerhalb einer Generation das Auftreten von Allergien um 40 bis 50 Prozent reduzieren würde.

Die Autoren des renommierten schwedischen Karolinska-Instituts belegen im selben Jahr durch vergleichende Untersuchungen von 675 Schülern, dass Waldorfschüler mit anthroposophischem Lebensstil nur halb so viel Allergien aufweisen wie andere.

Die Tatsache, dass selbst Allergien wie Heuschnupfen in ländlichen Gebieten und Entwicklungsländern seltener vorkommen, findet dieselbe Erklärung wie auch jene, dass Kinder wohlhabender Eltern und Einzelkinder bevorzugt betroffen sind. Je naturnäher Kinder aufwachsen und mit natürlichen Reizen konfrontiert werden, desto stabiler sind sie offenbar in der Auseinandersetzung mit ihrer Umgebung. Sie werden insgesamt mit weniger schwer zu Bewältigendem konfrontiert, was zum problematischen (immunologischen) Feindbild werden könnte. Einzelkinder gutsituierter Eltern werden eher zu oft abwechslungsreichen differenzierten Umgebungen ausgesetzt. Insofern könnte auch die in der modernen Welt fast schon selbstverständliche Reizüberflutung durchaus ihren Anteil an den steigenden Allergiezahlen haben.

Dass so viele Kinder jedoch auch ohne Allergie aus alldem hervorgehen, verrät, dass nicht die Gegebenheiten an sich gut oder schlecht sind, sondern die Frage ist, ob sie zu uns passen und ob das Maß stimmt.

Allergien entstehen also erst dort, wo Menschen von der Natur emanzipierte Kulturräume schaffen, aus denen die Natur verdrängt wird, um ihre Lebensweise, ihre seelische und geistige Entfaltung immer freier und unabhängiger von der Natur bestimmen zu können. Hier wird der Schatten des freien Willens moderner Menschen deutlich. Vor hundert Jahren gab es noch gar kein Allergieproblem.

Das Kind muss sich langsam und in seiner Zeit, aber mutig mit seiner natürlichen Umwelt auseinandersetzen, indem es lernt, sie zu »verdauen«. Dazu nimmt es ja auch zu Beginn des Lebens alles Mögliche in den Mund. Die natürlichen Reize dürfen dabei ruhig intensiv sein, solange sie entwicklungsadäquat sind.

Verständlich ist ebenso, dass allergische Eltern viel häufiger allergiekranke Kinder haben. Sie waren selbst überfordert und neigen deshalb auch ihrerseits zum Überfordern. Außerdem übertragen sie in der Regel noch die Angst vor ihren Allergenen auf die Kinder.

Allergiekinder erzwingen viel Zuwendung, die sie später selbst bindet und hindert, selbstständig zu werden. Eine wirksame Vorbeugung wäre folglich auch die intensive und vor allem echte mütterliche Zuwendung, die dann natürlich nicht erzwungen werden muss. Verständlich wird hier ebenfalls, warum eine normale Pubertät ein gutes Heilmittel für kindliche Allergiker ist. Sie führt zu einer seelischen Emanzipation von den Eltern und oft zu einer kämpferischen Abgrenzung von ihnen. Wo immer diese Ablösung von den Eltern misslingt, ist dagegen die Wahrscheinlichkeit deutlich erhöht, dass sich Allergien ergeben. Allergien, die sich erst nach der Pubertät einstellen, sind erfahrungsgemäß schwerer zu behandeln.

Nach allem bisher Herausgefundenen muss der moderne Lebensstil in den Wohlstandsstaaten der sogenannten Ersten Welt Allergien fördern. Immer mehr Leute fühlen sich dort »in ihrer Haut nicht mehr wohl«, möchten »aus der Haut fahren«, haben im Frühling, der Zeit des Neuanfangs, chronisch »die Nase voll« und wollen nicht neu beginnen – aus Angst vor Durchbrüchen offensiver Lebendigkeit, wie sie in den spitzen Knospen und Keimen, den aus*schlagen*den Bäumen und dem schießenden Salat des Frühlings deutlich wird.

Wie bei so vielen Krankheitsbildern erleben wir auch bei den Allergien ein zunehmendes Vordringen ins kindliche Alter. In den wohlhabenden Staaten wird der Mensch immer früher gefordert und überfordert, wohingegen auf kindliche Entwicklungsnotwendigkeiten immer weniger Rücksicht genommen wird, wobei das Wirtschaftswachstum vorrangiges und alleiniges Ziel ist.

Hinzu kommen auch so vordergründige Probleme wie die Austrocknung der Schleimhäute durch den modernen Baustil mit Zentralheizung und übertriebener Isolierung, oft ohne die entsprechend notwendige kontrollierte Belüftung. Austrocknung schwächt die Schleimhäute und macht sie anfälliger. Aber auch die vorherrschende vegetative Situation mit einer Sympathikusüberreizung führt zu Trockenheit auf allen Ebenen. Der trockene Mund des Redners zeigt seinen Stress wie die trockenen Geschlechtsorgane beim Sex den der angeblich Liebenden. Das moderne Leben ist viel zu sehr auf den archetypisch männlichen Pol gerutscht, und das betrifft zunehmend auch schon Kinder. Zu viele Menschen stehen viel zu viel und zu oft auf dem Gas (Sympathikus), und die Bremse, nämlich der archetypisch dem Weiblichen zuzurechnende Parasympathikus oder Vagus, gerät dagegen zunehmend in Vergessenheit. Diese Politik führt sowohl im Mikrokosmos Körper als auch im Makrokosmos Erde auf die schiefe Bahn. Austrocknen ist ein männliches Phänomen, das wüstenartige Landschaften auf der Welt und in der Seele zur Folge hat. Das archetypische Weibliche ist dagegen feucht, sumpfig und letztlich lebenspendend.

Denaturierte Ernährung, mangelnde Bewegung, endlose Fernsehsitzungen, wie sie zum modernen Leben gehören, tun ein Übriges, um das Immunsystem zu schwächen und der Allergieentwicklung Vorschub zu leisten. Insofern sind Kinder heute objektiv anfälliger.

Besonders tragisch und allergieträchtig wird das moderne Leben, wenn der Trend gegen alles Natürliche in die sogenannte Sagrotan-Gesellschaft mündet, die Hygiene weit über Lebendigkeit stellt und noch jedem Staubkorn und Keim den Krieg erklärt. Wenn dann alles niedergesprüht ist und nichts mehr keimen kann, bleibt meist auch das Leben, jedenfalls seine Lebendigkeit, auf der Strecke und wird oft in einen frustrierenden Kampf gegen alle möglichen eingebildeten Feinde münden. Eingebildet, weil die als feindlich empfundenen Bilder des (»schmutzigen und gefährlichen«) Lebens in der Seele gespeichert sind.

Hier wäre durch die Rückkehr in natürliche Lebensräume vieles zu bessern, das Leben ist, wie es ist, auch schmutzig und wird durch Geschlechtsverkehr »übertragen«, bei dem es hoffentlich ziemlich schleimig zugeht. Alles ist voller Keime und damit lebendig – bei jedem Händedruck wechseln wie gesagt 35 Millionen davon die Besitzer. Wer das ändern will, wird an den Änderungen letztlich zugrunde gehen.

Es sollte uns jedenfalls zu denken geben, dass sich Allergien bei den verwöhnten und verzogenen Einzelkindern in der großstädtischen Bürgerwelt so sehr häufen, denen nicht selten echte Zuwendung fehlt, die jedoch schulmedizinisch chronisch überversorgt sind.

Aber natürlich ist das die Welt, in der wir leben, und viele müssen nun mal in Städten wohnen. Außerdem ist die Rückkehr aufs Land und zur Natur bereits bei Jean-Jacques Rousseaus Aufruf gescheitert und wäre heute schon aus Platzgründen nicht mehr realistisch. Trotzdem könnten wir versuchen, das Leben, vor allem auch das mit Kindern, wieder natürlicher anzugehen. Kinder dürften dann so sein, wie sie sind. Und Eltern dürften ihnen Grenzen setzen und Nein sagen, wo es (für beide Seiten) notwendig ist. Die Aggression könnte aus ihrer Schmuddelecke befreit und als ein Urprinzip des Lebens erkannt und angenommen werden. Das allein würde schon eine erhebliche Besserung bringen. Denn Aggression ist der entscheidende Punkt, auch wenn sie an dieser Stelle weniger im Vordergrund stand (eine ausführliche Darstellung dieses Themas findet sich in dem Buch *Aggression als Chance*).

11.1.6 Therapeutische Möglichkeiten und Chancen

Die Erfahrung zeigt, dass Fieber, die Generalmobilmachung des Körpers, eine Art Allheilmittel unseres Organismus ist. Selbst Krebserkrankungen sind schon nach heftigen Fieberschüben verschwunden. Bei Allergien ist das ebenfalls zu beobachten. Wenn aber die Möglichkeit zu fiebern sogar Allergien heilen kann, wird ein weiteres Mal deutlich, wie notwendig es ist, diese Fähigkeit zu erhalten.

Ähnlich wirksam wie körperliches Fieber ist die Auseinandersetzung in geistig-seelischer Hinsicht. Wenn die betroffenen Kinder lernen, die ursprüngliche Auseinandersetzung mit dem Symbol ihres nach innen verschobenen Krieges zu führen, kann dieser Kampf den Stellvertreterkonflikt auf der Immunebene überflüssig machen und beenden.

Es geht für allergische Kinder also darum zu lernen, Ablehnung offen auszudrücken, das Nein-Sagen zu trainieren und den Lebenskampf wieder auf Alternativ-Ebenen zum Immunsystem aufzunehmen. Aktive und eventuell kämpferische Sportarten, Konfrontationsübungen und Körperarbeit können hilfreich und unterstützend bei dieser Bearbeitung sein. »Energie statt Allergie!« wäre ein gutes Motto. Auch Sensibilitätsübungen, um Freunde von Feinden unterscheiden zu lernen, wären gut. Es geht darum, dem Immunsystem und auch dem Körper die Aggressionsausübung der Allergie wieder abzunehmen und selbst offensiver, aggressiver und mutiger zu denken und zu handeln. Wer das Leben wagt und seine Herausforderungen bewusst annimmt, reaktionsbereiter wird und offensiv agiert, statt Vermeidungsverhalten zu kultivieren, ist auf dem richtigen Weg.

Natürlich sind Vermeidungsmethoden immer die ersten Reaktionen auf die betreffenden Allergien – aber als Dauerlösung sollten sie nicht akzeptiert werden. Leider zementieren uninformierte Schulmediziner immer wieder das Vorurteil, Allergien seien nicht mehr loszuwerden. Das Gegenteil ist der Fall, wir haben es oft erlebt. Mit solchem Wunschdenken(?) setzen sie sich selbst erfüllende Prophezeiungen ins Leben von Kindern und machen sie zu chronischen Patienten. Das ist wohl wieder nicht böse gemeint, kommt aber so heraus.

Die oft vonseiten der allopathischen Medizin angebotenen Desensibilisierungen sind seltener erfolgreich und mögen der Grund für solchen Pessimismus zulasten der Patienten sein. Sie wären – wie gesagt – besser auf seelischer Ebene zu leisten durch bewusste mutige Auseinandersetzung mit den gemiedenen und abgewehrten Bereichen (wie etwa bei der psychotherapeutischen und psychokinesiologischen Desensibilisierung) und der hinter ihnen steckenden Symbolik*, um die es eigentlich von Anfang an geht. Das müsste langsam, Schritt für Schritt, ins Bewusstsein geholt werden, um es dort zu assimilieren. Psychotherapie im Sinn von Schattenarbeit stünde an.

Eine Einlösung, die weit über die Bearbeitung hinausgeht, ist geschafft, wenn das christliche »Liebet eure Feinde« verwirklicht und erkannt ist, dass das Feindliche auch in einem selbst steckt – wenn also die als feindlich eingestuften Symbole wieder bewusst hereingelassen und in ihrer ganzen Bedeutung akzeptiert werden können. Wo die heißen Eisen im Leben in Angriff genommen werden, dem Leben die »Stirn« (lateinisch *frons*, Genitiv *frontis*) geboten und es auch in seinen schwierigen Aspekten kon-*front*-iert wird, schwinden die Chancen der Allergie, und mutiges, »anmachendes« Leben greift um sich.

11.1.7 Die Symbolik der Allergene im Kindesalter oder Eine Deutung der Kriegsziele

Für das Kindesalter gilt letztlich dieselbe Symbolik wie für Erwachsene, wenn sich auch etwas andere Schwerpunkte ergeben. Allergene sind in der Regel Symbole für Vitalität oder Schmutz, die beide unbewusst als gefährlich eingestuft werden. Nicht selten sind sie auch symbolisch mit Ereignissen oder Personen verknüpft, gegen die eine heftige Aversion oder Wut besteht. Sie lassen sich in zwei verschieden große Kreise sortieren, deren kleinerer im größeren liegt. Der größere Kreis umfasst Themen wie »Schmutz«, »Unwertes« und »Weibliches«, der eingeschlossene kleine Kreis handelt speziell von Themen der Polarität, die vielfach auch schon bei klei-

* Eine ausführliche Auflistung der einzelnen Allergene und ihrer Bedeutung findet sich in *Krankheit als Symbol*, dem Nachschlagewerk seelischer Krankheitsbilder-Be-Deutungen.

nen Kindern mit erotisch-sexuellen Inhalten verbunden sind, wenn Sexualität und Erotik unbewusst als »schmutzig« und »unwert« (im Umfeld des Kindes) empfunden werden.

Oft sind auch beide Aspekte in einem Allergen vermischt. Der symbolische Bezug muss dabei den Betroffenen nicht bewusst sein. Es reicht, wenn er im kollektiven Unbewussten verankert ist. Es gibt keine Allergie ohne Bewusstsein, z.B. vertragen Penicillin-Allergiker dieses in tiefer Narkose meist problemlos. Es ist aber notwendig, dass das Wissen im Bewusstseinsfeld der Betroffenen, also in der Familie oder Gesellschaft, verankert ist; z.B. wissen kleine Kinder nie und Erwachsene nur selten, dass Penicillin aus Schimmelpilz besteht. Trotzdem kann es heftige Penicillin- bzw. Schimmelpilzallergien geben wegen des dahinterliegenden Themas.

11.1.7.1 Allergene des großen Kreises (der Schmutzsymbolik)

Hausstaub ist der Kot der Hausstaubmilben, was zeigt, wie »fleißig« diese kleinen Wesen weltweit sind. Er steht generell für das Schmutzige, Unsaubere und Unreine, aber auch für alles Banale, Gewöhnliche und eben den ganzen Alltagsdreck. Hier handelt es sich nicht selten um ein Allergen bei Kindern, die höher hinauswollen oder sich zu Höherem berufen fühlen, denen aber der Mut fehlt, aus dieser Überzeugung Konsequenzen zu ziehen.

In der *Waschmittelallergie* wird die Abneigung gegen Künstliches, Kultiviertes, Chemisches deutlich, das den Bezug zum Natürlichen blockiert. Außerdem sind sie der Gegenpol zum Schmutzigen, Befleckten, Unsauberen und Unreinen und können als solcher ebenfalls allergisch bekämpft werden, da in der Bilderwelt der Seele die Gegenpole immer nah beieinanderliegen.

Bei *Nahrungsmittelallergien* kann einerseits Ablehnung gegen das Grobstoffliche zum Ausdruck kommen, braucht dies doch nur der Körper, wohingegen die Seele ohne auskommt. Andererseits kann hier ebenfalls das Schmutzige, Verunreinigte und Gefährliche in der Nahrung bekämpft werden. Es gibt diese Allergien – mit Ausnahme der Sprue – auch erst, seit die Nahrungsmittelverunreinigungen ins Bewusstsein der Gesellschaft gelangt sind.

Beim *Getreide* ist es das Glitschige, Schleimige und Süße, das bei lange gekautem Brot im Mund deutlich wird, aber auch der Getreidebrei, das Klebrige am Teig, das bei der Sprue besonders hervortritt, der Allergie gegen das Gluten in den meisten Getreidesorten.

In der *Milch* wird das Mütterlich-Weibliche in Proteinen wie Kasein bekämpft, wobei hier die Milchunverträglichkeit zu unterscheiden ist, von der etwa die Hälfte der Menschheit aufgrund von Laktasemangel betroffen ist. In der not-wendig werdenden Vermeidung von Milcheiweiß wird auch ein Stück Lebensvermeidung deutlich, denn Eiweiß ist der erste Grundbaustoff des Lebens. Wer Gluten und Laktose, den Milchzucker, bekämpft, verweigert sich also sehr weitgehend dem Leben. Eigentlich beharrt er auf einer Ernährungsstufe der Jäger und Sammler, die über beides noch nicht verfügten, da Ackerbau und Viehzucht erst mit den Sumerern zirka 10 000 v. Chr. beginnen. Es handelt sich hier also um einen gravierenden Rückfall in die Haltung »Ich will mit all diesem neuen Leben nichts zu tun haben, ich lass davon nichts zu mir herein«.

Bei der Milchunverträglichkeit fällt natürlich neben dem Bezug zum Mütterlichen auf, dass es inzwischen schon ganz selbstverständlich in Geschäften laktosefreie Regale gibt, was das Ganze als gesamtgesellschaftliches Symptom ausweist. Möglicherweise spiegelt sich hier auch ein Problem wider, das wir kollektiv mit Mutter Erde haben.

Wenn solch eine Symptomatik – gar noch in dieser doppelten Form – auftritt, sagt die Kinderseele damit in etwa: »Ich bin mit einer neuen Entwicklung überhaupt nicht einverstanden und verweigere mich ihr.« Wenn nur die Laktose- oder die Glutenunverträglichkeit auftritt, könnte die in den Körper verschobene Beschwerde lauten: »Ich kann Teile der neuen Entwicklung nicht verkraften. Die Integrationsversuche bringen mich fast um, das kann ich nicht verdauen.«

Eine neunjährige Patientin, die von Geburt an unter Glutenunverträglichkeit leidet, illustriert das auf ihre kindliche Art – und zeigt gleichzeitig, wie sehr Kinder zum Spiegel ihrer Eltern werden. Von der Geburt des Kindes an hat sich die Mutter dem Vater sexuell verweigert und jeglichen Verkehr abgelehnt. Das Kind wusste nichts davon, hat aber wohl gespürt, dass der Vater darunter litt. Er hielt jedoch still, und das Thema wurde totgeschwiegen. Mit neun äußerte die Kleine vor dem entsetzten Vater, wie abstoßend und ekelhaft Sex ja wohl sei. Diese Meinung kann sie nur übernommen bzw. mit der Muttermilch eingesogen haben, in ihrer Glutenunverträglichkeit steckt sie aber tiefer in ihr, als wir uns das im Allgemeinen vorstellen können.

Zur Aufgabe der Kleinen – gleichgültig, auf welchem Weg sie das Thema geerbt hat – gehört es in Zukunft, den weiblichen Pol in sich zu erlösen und dem glitschig-schleimigen Ursumpf, aus dem alles Leben kommt und den das Gluten als Kleber des Getreides symbolisiert, eine positive Seite abzugewinnen, wie sie für eine reife Sexualität Voraussetzung ist. Sie muss sich also mit der eigenen Leiblichkeit versöhnen und Lust an ihrem Körper und seiner Lust entwickeln.

Medikamente kommen zunehmend als gefährlich, verunreinigt und schädlich ins Gerede und sind seitdem auch häufiger als Allergene anzutreffen. *Farben* und *Lösungsmittel* spielen als Allergene auch erst eine Rolle, seit sie als gefährlich und giftig entdeckt wurden. *Metallallergien* betreffen ausschließlich unedle und damit weniger wertvolle Metalle und ihre Legierungen, sie spiegeln eine – natürlich unbewusste – Ablehnung des Wertlosen, Unedlen und oft die Angst wider, sich daran die Finger schmutzig zu machen.

11.1.7.2 Allergene des kleinen inneren Kreises (der Fruchtbarkeits- und Sinnlichkeitssymbolik)

Hier ist alles erotisch-sinnlich »Schmutzige« als Feind möglich wie *Pollen* oder *Tierhaare*. Jedes Fell vermittelt etwas Animalisch-Kuscheliges, Weiches, Warmes und damit Sinnlich-Erotisches und kann als solches allergisch bekämpft werden. Bei Hunde(haare)n stehen das Angriffslustige (Bellen) und die aggressive Bissigkeit im Vordergrund, bei Pferde(haare)n das Triebhafte. Kleine Mädchen haben vor der Pubertät oft eine »Pferdephase«, in der sie üben, sich mit dem Triebhaften auf »reiterliche« und damit »ritterliche« Weise anzufreunden, wobei natürlich auch die Freundschaft zum Pferd und die Lust auf Freiheit ihre Rolle spielen. Bei Katzen(haaren) reflektiert sich die Sinnlichkeit schon in Ausdrücken wie »Schmusekatze« und »Kätzchen«, wobei ein Schuss Aggression durch die Krallen der Raubkatze hinzukommt, die wählerisch und der die Freiheit wichtig ist. Die »falsche Katze« kann sich verstellen und leisetreten, anpirschen und, nachdem sie als »Lustmörderin« eine Maus langsam zu Tode gequält hat, gleich anschließend zum Schmusen auf den Schoß kommen. Bei der schwarzen Katze (auf der Schulter der Hexe) schwingt noch Magie und Hexerei mit. Katzen verkörpern so die beiden Seiten der Polarität besonders deutlich. Eine Katzenhaarallergie findet sich dann auch häufig bei Venus- bzw. harmoniebetonten Menschen, die den Traum von der heilen Welt nicht lassen können.

Blütenpollen und *Gräsersamen* sind der männliche Samen der Pflanzen und verweisen auf Themen wie »Fruchtbarkeit«, »Liebe«, »Sexualität« und »Triebhaftigkeit«. Ähnlich erkennt das Unbewusste *Nüsse* als Symbole der Fruchtbarkeit, wie ja Hoden vom Volksmund manchmal auch als »Nüsse« bezeichnet werden. *Walnüsse* werden die »Hoden des Zeus« genannt, dieses besonders fruchtbaren Gottes. Viele Walnüsse zeigen sprichwörtlich ein besonders fruchtbares Jahr an. Aber auch unlösbare oder jedenfalls schwierige Probleme können als »harte Nuss« bezeichnet und allergisch bekämpft werden.

Früchte sind das Ergebnis geschlechtlicher Vereinigung von Weiblichem und Männlichem und symbolisieren darüber hinaus die verbotene reizvolle Frucht jenseits des Zaunes. Mit »So ein Früchtchen!« kann auch ein kleines, »anmachendes« Mädchen, eine »kleine Lolita«, angesprochen werden. *Äpfel* sind die Symbole der Versuchung aus dem Paradiesgarten, die *Erdbeere* als pralle, reife, verführerisch rote Frucht wird von François Villon in einen eindeutigen Kontext gestellt: »Ich bin so wild auf deinen Erdbeermund.« Der *Pfirsich* steht für die anziehende Pfirsichhaut und den erotischen Pfirsichpo, die »*Kirschen* aus Nachbars Garten« hängen immer zu zweit mit ihrer verräterischen Signatur am Baum, die *Banane* ist von ihrer Form her ausgesprochen phallisch, zermust als Müsli- oder Kinderbreigrundlage aber klebrig-matschig und dem Schleim recht nahe. Oft spiegeln Kinder aber auch nur die Ablehnung, die diese Symbole in der jeweiligen Umgebung erfahren.

Bei *Insektenstichen* ist das Eindringen des phallischen Stachels, der etwas (Giftiges) einspritzt, was einen anschwellen lässt, die Ausgangssituation und erinnert darüber hinaus an emotionale Stiche und an Sticheleien.

11.2 Neurodermitis und Milchschorf

»Mir juckt das Fell.« – »Es brennt mir unter den Nägeln.«

Bei der Neurodermitis steht der Ausschlag auf der äußeren Körperhaut im Vordergrund, der sich häufig in einem Frühstadium schon über Milchschorf angekündigt hat, welcher wie eine Schutzkappe für das siebte Chakra, das höchste der feinstofflichen Energiezentren, manchmal den ganzen Kopf überzieht. In solch einem »Fall« einer ersten sichtbaren Manifestation der atopischen Dermatitis mit Milchschorf quasi als Vorläufer sollte eine stillende Mutter vorübergehend den Verzehr von Kuhmilch durch Soja-, Mandel-, Reis- oder zur Not sogar Stutenmilch ersetzen.

Betroffene Kinder müssten lernen, im übertragenen Sinn auszuschlagen sowie sich auf erlösteren Wegen in den Mittelpunkt zu bringen und Zuwendung zu erlangen. Für Säuglinge und Kleinkinder ist das sehr schwer, und hier könnten sich Eltern fragen, ob sie ihren Kindern diese Aufgabe nicht abnehmen sollten, denn je kleiner, desto eher sind Kinder ihr Spiegel.

Die Haut der Kleinen schreit förmlich danach, auszuschlagen und sich zu öffnen. Sie juckt und zeigt, wie groß das Bedürfnis ist, die eigenen Grenzen zu öffnen und herauszulassen, was aus der eigenen Innenwelt hinausdrängt. Es juckt die Betroffenen, los- und auszuschlagen und sich mit den eigenen Fingernägeln, den Resten der Krallen, die Grenzen aufzureißen, was – der Allergie auf mikroskopischer Gewebeebene entsprechend – schon gleich den Juckreiz bessert.

Ein weiterer Aspekt der Neurodermitis könnte darin liegen, dass *kind* keine Barrieren zwischen sich und der Mutter akzeptieren will und sie sich folglich aufkratzt, um die Grenzenlosigkeit des Anfangs zu spüren und Mama wieder unmittelbar nah zu sein, genauso wie im Bauch. Dafür spräche auch, dass dieses Symptom eine unglaubliche Zuwendung und Nähe vonseiten der Mutter erzwingt.

Besonders häufig sind mit Mehrfachimpfungen fürs Leben fertiggemachte bzw. geimpfte Kinder, die sich so gegen das Fremde, Feindliche, ihnen aggressiv Zugefügte wehren.

Vielfach sind Eltern und vor allem Mütter mit ihren solcherart gezeichneten Kindern schwer ge-schlagen, und manche hassen ihre aus-schlagen-den und auf unpassender Ebene erblühenden Kinder geradezu dafür – und damit natürlich letztlich sich selbst. Anstatt aufzublühen unter der Fürsorge der Eltern, erblühen die Kinder so verräterisch und signalisieren nach draußen, dass hier etwas grundsätzlich falsch läuft. Es fällt auf, dass besonders Eltern, die sich schon durch Impfungen alles Mögliche an Schwierigkeiten bei ihren Kindern ersparen wollten, dann mit solch einem Ausschlagsbild *geschlagen* sind. Gerade sie reagieren dann oft aggressiv auf diese für alle sichtbare Problematik, die ihre schönen Kinder so entstellt.

So dürften nächtliche Folterorgien zu erklären sein, bei denen kleine Kinder – manchmal sogar mit »medizynischer« Billigung – ins Bettchen gefesselt bzw. ihre Ärmchen in Plastikröhren gesteckt werden, um das Kratzen zu verhindern, welches das Kind entstellt und elterliche Ansprüche bezüglich eines makellosen Vorzeigekindes beleidigt. Man muss sich nur einmal in diese Situation hineinversetzen: nachts gefesselt im Bett, während die Haut zum Wahnsinnigwerden juckt. Ein Wunder, dass Kinder dabei nicht wirklich wahnsinnig werden, schweren Schaden aber nehmen sie allemal.

Natürlich wollen sie in ihrer derartigen Lage, die Ärmchen in den Röhren gefangen und die Handgelenke oft noch am Bett »befestigt«, aus der Haut fahren. In solch einer Situation würde jeder *wie am Spieß* brüllen. In der Regel kommt es dazu auch nur, wenn Eltern mit ihren Nerven am Limit angekommen sind und hilflose Schulmediziner die Welt der Seele aus ihrem Bewusstsein ausklammern.

Eine mildere Variante wären Handschuhe aus weichem Stoff, sodass das Kind zwar reiben, nicht aber kratzen kann. Denn tiefe Kratzspuren können auch Narben hinterlassen, die dann später in der Pubertät das Selbstwertgefühl beeinträchtigen und Isolierung und Minderwertigkeitsgefühle nach sich ziehen. In der Regel ist es aber eher Hilflosigkeit, die die Eltern an den Rand der Verzweiflung treibt, denn einem leidenden Kind zuschauen zu müssen, ohne wirklich etwas tun zu können, ist mehr, als sie verkraften können.

Fragen für Eltern:

▷ Wo kann sich unser Kind schlecht abgrenzen, wo schlecht nein sagen?
▷ Wogegen schlägt es aus?
▷ Welche Aggressionen werden in seinem Umfeld unterdrückt?
▷ Wie kann es mutiger und kämpferischer werden? Wie könnte das uns selbst gelingen?
▷ Auf welchen Wegen ließe sich überschießende Energie konstruktiver nutzen?
▷ Wie kann unser Kind lernen, mit der Reizflut von außen umzugehen?
▷ Auf welche Art könnten wir ihm zu viele Reize ersparen?
▷ Wäre »reizende« Abwechslung eventuell hilfreich, die innere Grenze zu lockern (bei größeren Kindern)?

Unterstützende Maßnahmen:

▷ *Potenziertes Eigenblut (nach Imhäuser)* wird im Mehrglasverfahren nach Art der homöopathischen Potenzierung hergestellt und hat die Wirkung, das Immunsystem zu regulieren. Bei geschwächter Abwehr (z. B. Infektanfälligkeit) regt es das Immunsystem an, bei überschießender Abwehr (z. B. Allergien) dämpft es.

1 Tropfen Kapillar- oder Venenblut wird in einem braunen 10-Milliliter-Fläschchen mit 100 Tropfen einer 30-prozentigen Alkohol-Wasser-Lösung vermischt und dann in der Hand bzw. Faust zehnmal auf ein Buch oder in die andere Hand geschlagen. Von der so entstandenen C1 wird 1 Tropfen in 100 Tropfen der Alkohollösung gegeben und wieder verschüttelt. Daraus entsteht die C2. Und so fort.

In der Regel sollen Allergiepatienten von der C5 4 Wochen lang einmal pro Woche 3 Tropfen einnehmen. Dann einmal pro Woche 4 Tropfen C7 4 Wochen lang, anschließend noch die C9.

Dieses Verfahren lässt sich sowohl prophylaktisch vor der Pollensaison als auch im Akutfall anwenden.

▷ *Darmsanierung:* Häufig findet sich bei einer Stuhluntersuchung von Allergiekindern ein Ungleichgewicht im Darm, das mit mikrobiologischen Präparaten behandelt, individuell von einem fachlich versierten Therapeuten unterstützt, positive Auswirkungen auf das Hautbild haben kann.

▷ *Muttermilch* lindert, auf die Haut gegeben, den Juckreiz. Muttermilch als Nasentropfen ist die sanfteste Art, bei kleinen Kindern für eine freie Nase zu sorgen. Dazu gibt die stillende Mutter ihre Milch in ein Pipettenfläschchen (aus der Apotheke) und benutzt sie bei Bedarf wie herkömmliche Nasentropfen.

▷ *Calendula-Salbe von Weleda oder Lanolin/Olivenöl (1:1 gemischt)* lindert und pflegt äußerlich.

▷ *Halicar-Salbe:* bei starkem Juckreiz.

▷ *Eigenurin:* Größere Kinder können nach jedem Toilettengang ihren frischen Urin mit den Fingern auf die betroffenen Hautstellen auftragen. Der Eigenurin wirkt entzündungshemmend und lindert den Juckreiz. Er ist aber geruchsmäßig nur bei vegetarischer Lebensweise erträglich.

▷ *Rescue-Salbe von Dr. Bach:* kann – äußerlich angewendet – den Juckreiz lindern, ohne die Symptome zu unterdrücken.

▷ *Lapachotee* stabilisiert das Immunsystem und lindert Entzündungen auf der Haut. 2 Wochen lang täglich 1 Tasse Tee. Bei positiver Wirkung kann die Kur fortgesetzt werden. Äußerlich aufgelegte, mit Lapacho- oder Stiefmütterchentee getränkte Kompressen lindern den Juckreiz und das Brennen.

- Bäder mit *Haferstroh* oder *Schachtelhalm* können bei Hautreizungen aller Art eingesetzt werden. Dazu gibt man 1 Handvoll des Krauts in 2 Liter siedend heißes Wasser und lässt den Sud 15 Minuten lang ziehen. Danach abseihen und ins 36 bis 37 Grad warme Badewasser geben. Das Kind darf bis zu 30 Minuten darin baden.
- *Euphrasia:* Mit Augentrosttee getränkte Kompressen oder Euphrasia-Augentropfen von Wala können die Augensymptome wie Juckreiz, Brennen und Entzündungen lindern.
- *Homöopathische Behandlung:* Die homöopathische Behandlung erfolgt individuell unter Berücksichtigung der Gesamtsymptomatik. Die Haut wird als »Spiegel der Seele« bezeichnet, deshalb ist es wichtig, innere Störungen bzw. ein seelisches Ungleichgewicht zu behandeln, dann beruhigen sich die Hautausschläge ohne Anwendung äußerer Mittel.
  Die Therapie kann langwierig sein und erfordert von Eltern, Patienten und Therapeuten ein gerüttelt Maß an Geduld und regelmäßigem Austausch. Auch akute Erkrankungen, die während dieser Zeit auftreten, sollten nach Möglichkeit homöopathisch behandelt werden, da hier die allopathisch unterdrückenden Maßnahmen den Allergien Vorschub leisten.
- *Behandlung früh beginnen:* Schon beim ersten Auftreten von Symptomen wie z.B. Milchschorf sollte die Behandlung beginnen.
- *Hautausschläge* sollen nach Möglichkeit *nicht unterdrückt werden* (mittels Zink- und Kortisonsalben), auch gerbstoffreiche Pflanzentherapien wie mit Eichenrinde oder Schwarztee unterdrücken, wodurch ein »Etagenwechsel« stattfinden kann, z.B. hin zu asthmatischen Beschwerden.
- Sie sollten *so lange wie möglich stillen* (mindestens sechs Monate, besser deutlich länger!), um die kindliche Abwehr zu stärken.

- ▷ *Antibiotika vermeiden*, da sie das empfindliche Gleichgewicht im Darm stören und Allergien den Boden bereiten.
- ▷ *Ernährung:* eiweißarme Ernährung, Nahrungsmittel aus biologisch-dynamischem Anbau, den Jahreszeiten entsprechend, vollwertig und typgerecht.
- ▷ *Kind* muss *reines Wasser trinken*, damit der Körper mögliche Gifte auch über Urin und Stuhl ausscheiden kann.
- ▷ *Auf Zahnfüllungen aus Quecksilberverbindungen (Amalgam) verzichten*; beim Auswechseln aber erhöhte Vorsicht, und dies nur von damit vertrautem Zahnarzt vornehmen lassen.
- ▷ *Hygiene:* keine übertriebenen Hygienemaßnahmen.
- ▷ *Fieber tolerieren*, da dabei eine Generalmobilmachung der Abwehr stattfindet und so das Thema »Aggression und Kampf« zugelassen wird. Nach überstandenem Fieber bessern oder beruhigen sich oft allergische Erkrankungen.
- ▷ *Kinderkrankheiten* durchleben lassen, da dadurch eine mögliche ererbte Allergiebereitschaft gemindert oder sogar ganz aufgehoben werden kann.
- ▷ Wenn möglich, *keine Impfungen* (s.a. das Kapitel »5 Impfungen«).
- ▷ *Umfeld:* für ein stabiles soziales und familiäres Umfeld sorgen. Kinder zu selbstbewussten, konfliktbereiten und unabhängigen Menschen erziehen, die ihrer Umwelt mutig und offen begegnen können.
- ▷ *»Berg & Meer«:* Urlaube ans Meer oder in die Berge verlegen, da die Luft dort staub- und pollenärmer und so eine tatsächliche Regeneration möglich ist, sozusagen Ferien von der Symptomatik.
- ▷ *Hauttests* zur Bestimmung der allergieauslösenden Faktoren *vermeiden*, da sie selbst oft quecksilberhaltige Stoffe wie Thiomersal enthalten, die wiederum Allergien auslösen können.

12 Beschwerden des Bewegungsapparats

12.1 Haltung und Entwicklung

»Ich kann mich nicht gerade halten.«

Unsere Wirbelsäule ist wahrscheinlich zusammen mit dem Fußgewölbe das spezifisch menschlichste Organ mit seiner einmaligen Doppel-S-Form, die uns den aufrechten Gang ermöglicht, welchen sich jedes Kind erst selbst erobern muss. Dieser Schritt auf die eigenen Hinterfüße ist der Moment, in dem wir beginnen, uns dem Leben zu *stellen*. Ein Gehirn wie wir haben auch Delphine, sogar noch differenzierter. Doch diese Art von doppel-S-förmiger Wirbelsäule ist nur beim Menschen zu finden. Sie vermittelt zwischen unserem irdisch-körperlichen Anteil in Gestalt des Beckens und den engelhaft-himmlischen Möglichkeiten, die sich uns über den Kopf, unsere Haupt-Sache, bieten. Durch das Aufstellen auf die Hinterbeine kommt auch das Thema »Gleichgewicht« ins Leben. Es gilt, die Hauptsache an der Spitze der Weltachse zu balancieren und die Mitte dabei zu bewahren zwischen dem »hängenden Kopf«, der auf die Dauer zur »Hartnäckigkeit« führt, und dem »Kopf-in-den-Nacken-Werfen«, was als »Hochnäsigkeit« unangenehm auffällt. Der mittlere Weg verlangt von uns, »den Kopf nicht hängen zu lassen« wie die Tiere, sondern Mensch zu bleiben, es damit aber auch nicht zu übertreiben und im anderen Extrem arrogant und überheblich zu werden und sich mit Gott zu verwechseln. Die Aufgabe liegt darin, in der Schwebe zwischen Tier und Gott unseren Weg zu finden, weder in der Natur zu versinken noch in der Kultur abzuheben. In der Kindheit werden hier die entscheidenden Weichen gestellt.

Neben der Vermittlung von Oben und Unten, Hinten und Vorn

ist auch die zwischen Links und Rechts, d.h. zwischen weiblichen und männlichen Anteilen, wichtig. Keinesfalls dürfen Kinder von links auf rechts umtrainiert werden. Das bringt nur Unsicherheit und Langzeitschäden. Über die Wirbelsäule können und müssen wir lernen, *unsere* Mitte zu finden und zu bewahren.

Entlang der Wirbelsäule verläuft die Entwicklung der feinstofflichen Energiezentren: vom untersten Chakra, Muladhara, zum obersten, Sahasrara, über dem Scheitel. In sieben Stufen, Chakren oder Sprossen der christlichen Jakobsleiter gelangen wir entlang unserer Weltachse von unten nach oben und – im Idealfall – zur Vollkommenheit. In ihrer Doppelkrümmung bringt die Wirbelsäule die Polarität ebenso zum Ausdruck wie im Wechsel zwischen harten Wirbeln und weichen Bandscheiben.

Ein so stark mit unserer Entwicklung verbundenes Organ kann auch darüber Aufschluss geben, wie weit wir unsere Möglichkeiten ausschöpfen. Die Haltung des Rückens verrät nicht nur, wie aufrecht, sondern auch, wie aufrichtig im Sinne von »ehrlich« wir sind und wie weit wir gekommen sind, aber auch, wie weit es mit uns gekommen ist. Ausdrücke wie »mit der Wahrheit heraus*rücken*« oder »etwas zurecht-*rücken*« machen lautmalerisch deutlich, wie sehr der Rücken mit unserer Wahrheit verbunden ist. »Hinter dem Rücken über andere zu reden« ist eben nicht ehrlich und geradeheraus, ähnlich wie »jemandem in den Rücken zu fallen«.

An der Wirbelsäule lässt sich auch ablesen, wie viele »Jahre wir auf dem Buckel« haben und wie drückend die Last ist, die wir durchs Leben tragen. Nicht umsonst fragen wir: »Wie geht's, wie steht's?« Die Wirbelsäule und ihre Stellung können Antwort darauf geben, wie wir im Leben stehen und darin vorankommen.

Natürlich zeigt sich an ihr auch die Last unserer Existenz, trägt sie doch in physischer Hinsicht das meiste Gewicht. Wenn wir uns also unterdrücken lassen oder auch andere unterdrücken, kann sich das ebenfalls am Rücken bemerkbar machen. Im ersten Fall »stehen wir mit dem Rücken zur Wand«, im letzteren fallen wir Unterdrückten oft auch noch in den Rücken. Anständiger wäre es, anderen »den Rücken freizuhalten und zu stärken«, sich zu diesem Zweck hinter sie zu stellen.

Möglicherweise er-tragen die Kinder mit Problemen im Bereich ihrer Weltachse zu früh zu viel Verantwortung. Die Lösung wäre hier die natürliche Übernahme von Verantwortung in angemessener Form im Sinne von »Verantwortung *haben*«.

Fragen für Eltern und *Unterstützende Maßnahmen:*
▷ Siehe das Kapitel »12.4 Morbus Scheuermann«.

12.2 Rundrücken und Hohlkreuz

»Ich bin ein krummer Hund.«

Wenn ein Kind wie »ein krummer Hund« durchs Leben buckelt, wird diese sogenannte schlechte Haltung sofort augenfällig. Die Eltern werden den Anblick, der oft mit ihrer Erziehung und häuslichen Situation sowie einem schwachen Selbstwertgefühl zusammenhängt, nicht ertragen wollen und ihr Kind zu Kompensationsanstrengungen animieren. Diese sollen die ehrliche Darstellung eines Rundrückens oder gar Buckels mittels einer scheinbar aufrechten und damit unehrlichen Haltung verdecken.

Krummsein drückt Unaufrichtigkeit und Schwäche aus und zeigt, wie sehr *kind* sich »krummlegt« oder dazu genötigt wird, sich vielleicht auch äußeren Zwängen zu beugen. Diese Art von direkter körperlicher Ehrlichkeit aber geht den meisten Erwachsenen zu weit und hält ihnen ständig einen schwer erträglichen Spiegel vor die Nase. Da liegt es nahe, Kinder mittels einer Flut entsprechender Ermahnungen dazu zu bringen, eine äußerlich ansprechendere, wenn auch unehrlichere Haltung darüber zu trainieren, wie etwa ein Hohlkreuz.

Beim Rundrücken wird die Muskulatur der Rückseite zum Schutz der verletzlichen Vorderseite überstreckt. Bauch und Brust werden dabei versteckt. Insofern ist die Haltung auch das Gegenteil des »Sich-Brüstens« und verrät ein geringes Selbstvertrauen. Der Körper bekommt dadurch zugleich einen demütigen Ausdruck, was für im Bewusstsein nicht gelebte Demut spricht. Solch ein gebeugtes bzw. in seinem Selbstbewusstsein gebrochenes Kind wird oft dazu neigen, »nach oben zu buckeln und nach unten zu treten«, eine Haltung, die bei Erwachsenen als »Radlfahrer«- oder sogar »Arschkriecher«-Mentalität verschrien ist.

Wie »geprügelte Hunde« den Kopf einziehen und den Rücken krumm machen, um sich vor weiterem Unheil zu schützen, kriechen auch diese Kinder mehr durchs Leben, als erhobenen Hauptes ihres Weges zu gehen.

In dieser »gedemütigten« Haltung spiegelt sich neben fehlender Geradlinigkeit und selbstbewusster Stärke eine gewisse Haltlosigkeit wider. *Kind* hat gelernt, sich zu beugen, um nirgendwo anzuecken. Es wirkt gebeugt und oft auch gedemütigt. Sein ganzes Auftreten ist von fehlendem Rückhalt geprägt – in der Familie oder im sozialen Umfeld.

Die Lernaufgabe liegt darin, echte Demut zu entwickeln, sich angemessen zu beugen, wo eine Übermacht das not-wendig macht, oder auch sich bewusst krummzulegen für Angelegenheiten, die von zentraler Wichtigkeit sind. Die Aufgabe für Eltern ist, dem Kind ein Feld zu schaffen, in dem es bewusst in die individuell anstehende Richtung wachsen kann, wo es echte Demut lernt, aber auch die Motivation in sich findet, sich wirklich ins Zeug zu legen für seine ureigensten Interessen und Anliegen.

Besonders wenn Kinder sehr großgewachsen sind, versuchen sie nicht selten, über die Krümmung des Rückens zum »Normalmaß« zurückzufinden, um nicht so aufzufallen. Sie stehen (zu) wenig zu sich selbst, was natürlich auch ein »Betrug« ist, in diesem Fall an der eigenen Person. Wenn *kind* nicht zu seinen Stärken steht, verrät es Probleme mit seiner Einstellung und inneren Haltung – sicherlich mit ein Grund, warum diese Haltungsprobleme in der Pubertät so häufig sind.

Erst wenn die im Symptom ausgedrückte Aufgabe verwirklicht ist, geht es darum, auf den Gegenpol zu wechseln, sich zu brüsten und den Herz- und Kommunikationsbereich der Lunge zu öffnen, um schließlich aufrecht gehen zu lernen und aufrichtig und ehrlich zu werden.

Die Deutung und vor allem Behandlung des *Hohlkreuzes* als Kompensation des Rundrückens sollte dessen ganze Entstehungsgeschichte mit einbeziehen, also z.B. das sich dahinter verbergende »gebrochene Kind«. Das Hohle am Hohlkreuz macht die demonstrierte und keineswegs ansprechende Kompensationshaltung deutlich. Mehr als eine Scheinaufrichtigkeit, die es allen recht machen will, kann dabei nicht herauskommen. Das Hohlkreuz mag für Erziehungsberechtigte besser erträglich sein als der Rundrücken, für das Kind ist es nur eine weitere Eskalationsstufe in die falsche Richtung.

Die Aufgabe bestünde darin, sich von innen heraus gerade zu machen für die eigenen Ansprüche ans Leben. Für sich selbst und die eigenen Vorstellungen einzustehen wäre die lohnende Herausforderung, statt ständig Haltung anzunehmen wie ein gedrillter Soldat. Bei diesen gilt dasselbe wie bei dressierten Kindern. Wer eine innere Haltung (zum Leben) hat, braucht keine (äußere) anzunehmen. Aber natürlich kann eine äußere Haltungskorrektur die innere beeinflussen, wie die Heil-Eurhythmie der Anthroposophen, die Feldenkrais-Arbeit, aber auch Yoga, Tai Chi und Qi Gong zeigen.

Soldaten werden meist während ihren Grundausbildung wie Marionetten geeicht. Eine eigene Meinung sollen sie kaum entwickeln, jedenfalls sollte ihre Einstellung keine Auswirkungen auf ihr strengem Gehorsam verpflichtetes Soldatsein haben. Soldaten lernen im Wesentlichen zu gehorchen, statt zu diskutieren oder gar zu widersprechen. Bei solch einem Drill, der die eigene Haltung und Einstellung kostet, müssen sie auf Befehl Haltung annehmen. Partisanen brauchen das nicht, weil sie eine innere Haltung haben. Aus diesem Grund können Armeen regulärer Soldaten letztlich nie Partisanen besiegen.

Zuerst gilt es also, das gebrochene Kind unter der eindrucksvollen Pseudoaufrichtigkeit des Hohlkreuzes wiederzuentdecken, ein Kind vielleicht auch, das aus Kummer die »Schultern hängen lässt« – ein Kind jedenfalls, das erst wieder lernen muss, es sich selbst recht zu machen, sich (in Gestalt seiner Weltachse) gerade zu machen und »Rückgrat« zu entwickeln.

Fragen für Eltern und *Unterstützende Maßnahmen:*
▷ Siehe das Kapitel »12.4 Morbus Scheuermann«.

12.3 Skoliose

»Ich bin in eine Schieflage geraten.«

Bei dieser Wirbelsäulenverkrümmung kann die Weltachse, deren Aufgabe es wäre, uns einerseits Halt, andererseits aber auch Dynamik zu geben und unsere Aufrichtigkeit darzustellen, all dem nicht gerecht werden. Stattdessen demonstriert sie in aller Öffentlichkeit, wie schief das Kind im Leben steht, wie sehr es von der geraden Entwicklungslinie abweicht. Solche Schieflage legt nahe, dass die Entwicklung auf die schiefe Bahn geraten und das betroffene Kind »nicht im Lot« ist. (Das griechische Adjektiv *skoliós* bedeutet »krumm, verdreht«.)

Es weicht in einem zentralen Bereich seines Lebens von der Mitte ab. Entweder handelt es sich um eine Abweichung in Richtung des weiblichen (linken) oder des männlichen (rechten) Pols. Darin kann wiederum ein Zurückweichen von einem Pol der Wirklichkeit liegen, sozusagen ein Wegwachsen von dieser Seite oder ein extremes Hingezogenfühlen zur anderen.

In einer Therapie wegen schwerer Skoliose ergab sich, dass ein Mädchen zwischen Mutter und Vater am Tisch zu sitzen hatte und sich schrecklich abgestoßen von Letzterem fühlte, das aber in der Familiensituation nicht zeigen durfte. Sie wuchs über die Jahre von ihm weg zur Mutter hin, und ihre Wirbelsäule bildete dieses Drama ab. Statt körperlich zu einem Elternteil hinzuwachsen, wäre es natürlich gesünder, seine Hingabe mit anderen Mitteln wie Zuwendung zu zeigen, andererseits aber auch die Ablehnung gegenüber dem Vater auszudrücken.

Manchmal hat eine leichte Schieflage auch etwas mit der Pubertät bzw. Entwicklung zu tun, in der es darum geht, beide Pole auszutesten, sich mal hier und mal da weiter hinauszulehnen, weder Fisch noch Fleisch zu sein, nicht Kind und nicht Erwachsener und vor allem noch nicht Frau oder Mann. Das kann so weit gehen, dass sich hier Probleme der sexuellen Orientierung verknöchern.

Offensichtlich fällt es manchen leichter, sich durchs Leben zu schlängeln und Hindernisse zu umschiffen, um sich so lieber vor anstrengender Aufrichtigkeit zu drücken, als sich positiv wie negativ zu seinen Gefühlen zu bekennen und sie entsprechend zum Ausdruck zu bringen.

Seelisch krumme Touren werden im krassen Fall an der Lebensachse nicht nur optisch deutlich, sondern auch medizinisch relevant, denn eine Abweichung nach links beeinträchtigt das Herz und schränkt seinen Lebensraum ein, während die nach rechts die entsprechende Lungenseite bedrängt.

Dank der Wirbelsäule kann sich jeder drehen und wenden, wie er will, und das natürlich auch im übertragenen Sinn. Zum Problem wird es nur, wenn dabei Ehrlichkeit und seelische Geradlinigkeit auf der Strecke bleiben, und zwar gemessen am eigenen Anspruch dieser Kinderseele. Da die Skoliose bei Mädchen deutlich häufiger auftritt, lassen sie sich offenbar auch häufiger von der geraden Entwicklungslinie abbringen.

Der »Wendehals« dagegen bekommt in der Regel keine sichtbaren Probleme, da es sich ja um einen bewussten Opportunisten handelt, der sehr wohl weiß, dass er sein Fähnchen in jeden Wind hängt. Charakterliche Verbiegungen werden nur am Rücken deutlich, wenn sie dem Kind unbewusst sind.

Die seelische Aufgabe bestünde in geschmeidiger Anpassung an die Notwendigkeiten des Lebens. Wenn Kinder frühzeitig lernen, sich bewusst auf den geraden und krummen Wegen zu Hause zu fühlen und ihre innere Balance zu bewahren, braucht man sich um ihre Lebensachse nicht zu sorgen. Wenn aber das Leben außer Balance gerät, ist es auch gut, dass das sicht- und korrigierbar wird.

Wo die Abweichung von der eigenen Mitte bereits geschehen ist, ginge es darum, sich bewusst auf die bevorzugte Seite zu stellen und diesen Pol zu erlösen. Selbst in der Familie (über das Erbgut) angelegte Neigungen zu »krummen Touren« lassen sich bewusst durchschauen. Da wäre es immer noch besser, bewusst (körperlich) krumme Touren zu drehen und sich etwa als »Schlangenmensch« oder Höhlenforscher durchs Leben zu winden, als die Wirbelsäule das Thema ausbaden zu lassen. Auch wer Hindernisse achtsam und bewusst zu umschiffen lernt und dabei jeweils den Weg zur Mitte im Auge behält, gefährdet seine Wirbelsäule weniger.

Bei Abweichungen nach links ginge es vor allem darum, sich mehr oder offener den eigenen Herzensangelegenheiten und der Anima zuzuwenden, dem weiblichen Seelenanteil. Abweichungen nach rechts verlangen dagegen, sich mehr um die archetypisch männliche Seite zu kümmern und sich um den Animus zu bemühen, den männlichen Seelenanteil mit Themen wie »Durchsetzungsfähigkeit und Mut«, »Entscheidungsfreudigkeit« usw.

Anthroposophische Kindertherapeuten gehen sogar davon aus, dass sich am Verhältnis von Ober- und Unterkiefer die Beziehung zwischen »oberem« und »unterem Menschen« deutlich ablesen lässt, was wiederum Hinweis auf eine Störung des Gleichgewichts sein kann, der Vermittlung von Oben und Unten, Vorn und Hinten und Links und Rechts, was vor allem von der Wirbelsäule zu leisten ist, unserem »rhythmischen Organ«.

Interessant erscheint in diesem Zusammenhang jedenfalls die Beobachtung, wie viele Kinder heute Zahnspangen und -klammern verpasst bekommen und bei wie vielen sich die Zähne wieder in ihre schiefe Ausgangsposition zurückentwickeln, wenn die »innere Haltung« nicht mitwachsen kann. Insofern ist die Wirbelsäule wirklich auch eine Art Wasserwaage, an der sich ablesen lässt, ob die kindliche Entwicklung im Lot ist.

Fragen für Eltern und *Unterstützende Maßnahmen:*
▷ Siehe das Kapitel »12.4 Morbus Scheuermann«.

12.4 Morbus Scheuermann

»Ich mach mich für euch so rund es geht!«

Wie die Skoliose häufiger bei Mädchen auftritt, kommt diese nach dem dänischen Röntgenarzt Holger Werfel Scheuermann benannte Krankheit häufiger bei Jungen vor. Dabei bricht Bandscheibengewebe in die Abschlussplatten der Wirbelkörper ein, deformiert sie und führt auf der ganzen Linie zu einem starren Rundrücken mit dem Ergebnis einer gebeugten Haltung ohne Flexibilität. Die betroffenen Jungen sind wie in der Demütigung erstarrt. Ihr hängender Kopf weist in Richtung Hartnäckigkeit, die mangelnde Aufrichtung verrät Defizite bei der Aufrichtigkeit. Dem anthroposophischen Arzt Georg Soldner zufolge liegt immer eine depressive Stimmung oder Kummersituation im Sinne des »stillen Kummers« zugrunde. Der Säulenaspekt der Wirbelsäule ist reduziert und verspricht weniger Halt und der des Wirbels durch die knöcherne Erstarrung weniger Dynamik. Das Krankheitsbild entwickelt sich meist in der Jugend, wenn die Triebe schon innerlich treiben, äußerlich aber noch kaum Ventile zur Verfügung stehen.

Von der Deutung her handelt es sich um eine vorzeitige Alterung im Sinne von Erstarrung und Versteifung mit dem entsprechenden Verlust an Flexibilität und Dynamik, die die Wirbelsäule (besonders in der Jugend) garantieren sollte. So wird der archetypisch weibliche Aspekt in der eigenen Weltachse und damit auch im Leben frühzeitig unterdrückt.

Ein jugendlicher Patient litt massiv unter seiner überdominanten Mutter, welche schon seinen Vater mit ihrer Art verscheucht hatte. Er versuchte mit »seinem Scheuermann« buchstäblich, das gehasste Weibliche, dem er sich in Gestalt seiner Mutter hilflos ausgeliefert fühlte, wenigstens aus dem Zentrum seines Lebens zu entfernen.

Aufgabe wäre es, die gegenseitige Durchdringung von weiblichen und männlichen Elementen auf der übertragenen statt auf der konkreten Ebene anzusteuern, bewusst weiblicher Energie zu erlauben, in männliche Bereiche vorzudringen und sie zu befruchten. Statt Starre gilt es Festigkeit, statt Steifheit Struktur zu entwickeln und statt der äußerlichen Haltung der Demütigung bewusst auf seelische Demut gegenüber dem Leben zu setzen.

Fragen für Eltern:

- ▷ Wo sind wir unaufrichtig bzw. unehrlich zu uns und damit auch zu unseren Kindern?
- ▷ Wo fehlt uns die notwendige Biegsamkeit? Wo unserem Kind als unserem Spiegel?
- ▷ Wie kann unsere Selbstbehauptung gestärkt werden?
- ▷ Bin ich/sind wir zu demütig gegenüber der Außenwelt?
- ▷ Machen wir uns für unsere Interessen/Anliegen gerade?
- ▷ Wo verbirgt sich stiller Kummer?
- ▷ Wo ist unser Kind nicht in seiner Mitte, im Lot, in Balance, und was spiegelt es damit für unsere Familie? Wie kann unser Kind ein Stück mehr in seine Mitte finden?

Unterstützende Maßnahmen:

- ▷ *Körperliche Betätigung und Sport* (»Kinderturnen«) sind die wichtigste Prophylaxe für alle Formen von Haltungsproblemen.
- ▷ *Rückenschule* mit theoretischer und praktischer Anleitung.
- ▷ *Übergewicht reduzieren.*
- ▷ Auf die *ergonomische Gestaltung des »Arbeitsplatzes«* in der Schule und zu Hause achten.
- ▷ *Therapien:* Osteopathie und/oder Craniosacraltherapie erwägen.

12.5 Das KISS-Syndrom

»Wo steht mir der Kopf?«

Der Ausdruck »KISS« steht für die Kopfgelenk-induzierte Symmetrie-Störung, ein Krankheitsbild des frühesten Säuglingsalters. Es hat nichts mit einem späteren Schiefhals (Torticollis spasticus)* zu tun, obwohl es durchaus zu einer Schiefhaltung des Halses und letztlich zu einer Schieflage im Leben kommt. Die obersten beiden Wirbel, Atlas und Axis, sitzen falsch aufeinander mit der Folge asymmetrischer Benutzung von Armen und Beinen. Vor allem aber sitzt der Kopf nicht richtig auf den Schultern. Er müsste diesen Kindern zurechtgerückt werden. Die Haupt-Sache hat sonst keine verlässliche Führung und Basis. Wie Atlas, der Titan, das Himmelsgewölbe auf seinen Schultern tragen soll, muss der entsprechende Namensvetter unter den Wirbeln diese Aufgabe – bestenfalls anstandslos und schmerzfrei – erfüllen, wobei ihm Axis, der zweite Halswirbel, als Achse und Führung dienen sollte. Um diese Achse sollte sich der Atlas und mit ihm unsere Haupt-Sache, der Kopf, problemlos und gelenkig und vor allem schmerzfrei drehen.

Ausgelöst wird das KISS-Syndrom wahrscheinlich durch schwierige Geburten wie Vakuum-Extraktionen (Saugglocke), Zangen- und Zwillingsgeburten, Notkaiserschnitte, Steißlagen, lange Übertragungen mit entsprechender Enge im Mutterleib und weitere seltenere Geburtskomplikationen.

Die betroffenen Kinder sind die meiste Zeit unruhig und leiden unter schlechtem Schlaf. Da ihnen auch das Schlucken wehtut, können sie schlecht trinken und oft auch nur an einer Brust, weil sie an der anderen die Halswirbelsäule zu sehr schmerzt. Beim Anlegen auf der »falschen« Seite schreien sie deshalb, was schon ein erster Hinweis auf die Diagnose sein könnte, ebenso wie die Be-

* Dieses seltene Krankheitsbild findet sich in dem Nachschlagewerk *Krankheit als Symbol*.

obachtung, dass *kind* nur auf einer Seite schläft. Sorgfältiges Lagern wird die Schmerzen zeitweilig erleichtern. Andererseits kann eine Schonhaltung von Anfang an, wo sie nicht therapiert, sondern toleriert und nur in ihren Auswirkungen gemildert wird, zu einer Schonhaltung im weiteren Leben führen, die in doppelter Hinsicht fatal wäre. Solch ein Mensch wird sich nicht be*haupt*en können, seinen Kopf nicht durchsetzen oder dies nur über die Symptome tun – im Sinne des sekundären Krankheitsgewinns, der alle Probleme verlässlich verschlimmert.

KISS-Kinder kommen letztlich einseitig auf die Welt, und natürlich ist es von Bedeutung, in welche Richtung sie behindert sind, in die rechte, archetypisch männliche, oder die linke, weibliche. Die Schonhaltung kann das verraten, denn natürlich versuchen sie, den Kopf in jener Position zu tragen, die nicht oder am wenigsten schmerzt.

Ein weiterer Hinweis auf das KISS-Syndrom wäre unvermitteltes Schreien beim Schmusen und Bewegen. Wenn die Haupt-Sache nicht im Lot ist, werden Betroffene auch oft Schwierigkeiten mit der Balance haben. Wo aber kein wirkliches Gleichgewicht gefunden wird, ist auch keine Ausgewogenheit im Leben zu erwarten.

Kinder sollen in den ersten Lebensmonaten lernen, ihren Kopf selbst in stabiler Mittellage zu halten. Beim KISS-Syndrom kann ihnen das nur unter Schmerzen gelingen; d.h., ihr Kopf wird nur unter Schmerzen selbstständig, Selbstbehauptung ist für sie schmerzhaft, erschwert und misslingt nicht selten, wo das Problem nicht erkannt wird.

Die Kinder sind oft zu früh oder jedenfalls gegen ihren Willen auf die Welt gezerrt worden. Möglicherweise wollten sie diese Form der fremden Hilfe gar nicht und wären später freiwillig von selbst und dann reifer gekommen. So sind sie noch unreif und obendrein einseitig und haben größte Schwierigkeiten, den Kopf über-haupt selbst zu halten. Vielleicht wollen sie den Kopf noch gar nicht so früh hochbringen.

Da also meist nur mit Gewalt und unter Schmerzen geholt, geht es in ihrem Leben auch nur unter Schmerzen weiter – im Anfang liegt alles. Die Schmerzen animieren sie, immer wieder um Hilfe zu schreien. Ein Kind mit Schmerzen ruft mit seinem Schreien eindeutig nach Hilfe und will nicht sein Umfeld schikanieren. Auf den ersten Hilfsakt, der ihm bei der Geburt zum Eintritt ins Leben verholfen hat, muss auch der zweite folgen. Diese Kinder brauchen Hilfe – zum Leben und Überleben. Denn mit Essen und Schlafen sind zwei entscheidende Grundbedürfnisse bedroht. So wie sie anfangs am Kopf gezogen wurden, muss der verschobene Kopf nun möglichst rasch »zurechtgesetzt« werden.

Die Schulmedizin weiß über die Ursachen dieses in modernen Zeiten zunehmenden Problems wenig, zum Teil ignoriert sie es einfach noch immer. Das mag damit zusammenhängen, dass sie es selbst verursacht hat.

Denn wahrscheinlich liegen die Ursachen ja in den ebenfalls zunehmenden medizinischen Maßnahmen. Wobei die steigenden Kaiserschnittzahlen eher weniger infrage kommen als andere Manipulationen wie Zange und Vakuum. Beim Kaiserschnitt wird der kindliche Kopf in der Regel sogar geschont. Aber vielleicht ist gerade dieser fehlende Kopfsprung bzw. der nicht not-wendige Kampf ums Leben die Ursache, dass Kopf und Hals auch beim Kaiserschnitt nicht das richtige Verhältnis zueinander finden. Jedenfalls muss – therapeutisch – auch wieder Hand angelegt werden, um das Problem zu »reparieren«, was ja wörtlich so viel heißt wie »wieder auf die (richtige) Seite bringen«. Der Kopf muss dem Kind wie gesagt zu-recht-gesetzt bzw. -gerückt und letztlich eingerenkt werden. Die Haupt-Sache wird so erst manuell in Position gebracht.

Wenn ein Kind mit dieser ungünstigen (Start-)Position seiner Haupt-Sache ins Rennen des Lebens geht, kann es leicht in Schieflage oder eben auf die schiefe (Lebens-)Bahn geraten. Den Eltern fällt auch später im weiteren Lebensverlauf die Aufgabe zu, darauf zu achten, dass ihr Kind die Spur hält und der richtigen Linie folgt. Wenn das Lebensschiff wiederum in Schräglage zu geraten droht, wäre entsprechend nachzujustieren. Hier bieten sich manuell vor allem die Osteopathie bzw. die Craniosacraltherapie an, die sanft korrigierend eingreifen. Später, mit wachsendem Verständnis vonseiten der Kinder, müssen diese Nachjustierungen im übertragenen Sinn vorgenommen werden.

Beim KISS-Syndrom bewährt sich die ansonsten oft gute Methode des Zuwartens nach dem Motto »Das wird sich schon zurechtwachsen« wenig. Ein so schwerer und schmerzhafter Start ist – da im Anfang alles liegt – eine zu große Belastung, und das daraus resultierende Leid sollte keinesfalls toleriert und damit verlängert werden. Wo kindliche Grundbedürfnisse wie Essen, Schlafen und Schmusen nur unter Schmerzen möglich sind, wird das Leben zur quälenden Last, die beugt und mit Gram belädt.

Wer schon von Anfang an um sein Leben schreien und vor Schmerz brüllen muss, braucht Hilfe und sollte sie schnellstmöglich bekommen. Das Zurechtsetzen des Kopfes mittels Osteopathie und Craniosacraltherapie ist sanft und in diesem Fall sogar wirksamer als die klassische Homöopathie, die hier nur unterstützend infrage kommt – insofern, als die Gesamtentwicklung damit auch schon so früh sinnvoll gefördert werden kann.

Das KISS-Syndrom kann ein früher Hinweis darauf sein, dass auch künftig noch Hilfen im übertragenen Sinn notwendig werden könnten, die eigene Mitte zu finden. Später mag es wichtig werden, den Mut zu einseitigen und extremen Entwicklungen zu fördern, aber hin und wieder auch in Schieflage geratene Tendenzen zu reparieren. Wo der Kopf im übertragenen Sinn zurechtgesetzt und in eine ausbalancierte Position gebracht wird, kann die Mitte, ebenfalls im übertragenen Sinn, anschließend leichter gehalten werden, sodass alles wieder ins Lot kommt.

Fragen für Eltern:

▷ Wo sind wir in Schieflage geraten?
▷ Was passt bei uns (noch) nicht richtig zusammen?
▷ Sind wir flexibel und beweglich?
▷ Wie steht es mit den Themen Durchsetzung und Behauptung?
▷ Wie können wir eine Balance zwischen dem männlichen und weiblichen Pol herstellen?

Unterstützende Maßnahme:

▷ Spezialisten für das *Kopf-Zurechtrücken*, eine Art frühkindlicher Osteopathie, können hier wahre Wunder wirken.* Oft ist das Problem schon nach einer Behandlung behoben, ansonsten fast immer nach der zweiten.

12.6 Wachstumsschmerzen

»Groß werden tut weh!«

Wachsen tut weh, auch im übertragenen Sinn, das weiß jeder, der in eine neue Situation »hineinwachsen« musste oder »sich zu strecken« hatte, um ein hohes Ziel zu erreichen. Dass Er-wachsen-Werden schmerzen kann, liegt auf der Hand bzw. steckt eigentlich mehr in der Wirbelsäule, unserer Weltachse, und in den langen Röhrenknochen.

Wachsen geschieht erst einmal körperlich und nur nachts, wenn sich HGH (Human Growth Hormone) oder früher STH (somatotropes Hormon) bildet. Die Hormonbildung ist die Grundlage des Wachstums und sollte unterstützt werden, damit körperliche und seelische Prozesse eine gesunde Wachstumsbasis bekommen. Wichtig ist dafür, dass das Kinderzimmer nachts dunkel und frei von Elektrosmog ist – Sie sollten also die Vorhänge zuziehen, alle Elektrogeräte ausschalten oder besser noch aus der Steckdose ziehen und einen Netzfreischalter einbauen lassen, doch auch dann noch alles ausschalten!

Die seelischen Wachstumsprozesse halten im Idealfall Schritt mit der körperlichen Entwicklung; das bedeutet aber auch, *kind* muss in ziemlich rascher Folge Stationen seines Lebens hinter sich lassen und gerade erreichte Niveaus wieder verlassen. Schließlich muss sogar die ganze Kindheit losgelassen und das Kindliche aufgegeben werden, im Idealfall, ohne das innere Kind zu beschädigen.

* Siehe »19.4.1 Praxisadressen« (Dr. Lutz Erik Koch).

Auf der körperlichen Ebene sehen wir diese Entwicklung, wenn sich das Kindchenschema des Gesichts verwächst oder besser »zurechtwächst«. Das Wort »verwachsen« hat zwei Seiten. Es kann im Guten wie im Schlechten geschehen. Lange bevor sich letzterer Fall körperlich niederschlägt, zeichnen sich in der Seele die entsprechenden Probleme ab und werden z.B. auch in Schmerzen spürbar.

Ausdrücke wie »in die Länge schießen« machen schon auf die Problematik aufmerksam. Es kann schmerzen, wenn es so schnell oder eben auch zu schnell in die Höhe geht und das Innere nicht nachkommt. Wo zu viel seelische Entwicklung auf der Strecke bleibt, wird das jedenfalls wehtun.

Ein weiser Indianerhäuptling wurde von einem Chauffeur aus dem Reservat abgeholt, der ihn in Windeseile zu einem Kongress fahren sollte. Der Chief jedoch ließ den verzweifelten Fahrer jede Stunde anhalten, obwohl die Zeit drängte, setzte sich auf den Boden und tat nichts. Der Chauffeur fragte irritiert: »Was machen Sie denn da? Wir haben es eilig.« Der Häuptling antwortete stoisch: »Ich warte, bis meine Seele nachkommt.« Diese Anekdote mag illustrieren, wie viel zu schnell und achtlos wir Modernen unterwegs sind und es meist nicht mehr merken, wenn unsere Seelen *auf der Strecke bleiben*. Wir lesen dann höchstens erstaunt im Bericht der EU-Kommission, dass in der Europäischen Union mindestens ein Viertel der Bevölkerung psychiatrisch behandlungsbedürftig sein soll. Psychotherapeutisch wären es annähernd 100 Prozent.

Bei weitem können nicht alle modernen Eltern im psychologischen Sinn erwachsen genannt werden, und viele sind zu schnell und damit auch zu ehrgeizig im Hinblick auf ihren Nachwuchs. Sie übernehmen und beugen sich dem Druck der Gesellschaft und machen ihm Druck, wenn er nicht schnell genug folgt und dahin wächst, wo heute alle hinwollen: nach oben. Solcher Druck kann sich in Schmerzen entlang der Wirbelsäule ausdrücken, die damit anzeigt, wie wenig ihr Besitzer im Rhythmus ist und organisch wächst. Stattdessen kommt seine Seele eigentlich gar nicht mit. Das aber heißt, sie bleibt auf der Strecke. Nun bleibt die Seele beim modernen Leben ständig auf der Strecke, doch Kinder erleben das eben noch körperlich schmerzhaft, und wenn sie ausreichend Vertrauen haben, äußern sie es auch.

Die Schmerzen lokalisieren sich wie gesagt hauptsächlich in der Wirbelsäule und den langen Röhrenknochen, vor allem der Beine, in deren Wachstumsfugen sich das Thema »Längenwachstum« vor allem abspielt. Auch wenn *kind* kurzfristig über das Ziel hinausschießt, was im übertragenen Sinn immer wieder vorkommt, und der Rest nicht so schnell nachfolgt, mag sich das dann in Schmerzen vor allem in Rücken und Beinen niederschlagen, die – wie schon erwähnt – natürlich im Wesentlichen nachts auftreten, weil nur dann das Wachstumshormon ausgeschüttet wird. Möglicherweise verhindern die Betroffenen mit den Schmerzen, die sie am Schlaf hindern, auch gleich weiteres Wachstum, dem sie seelisch noch nicht ge-wachsen sind.

Die eigenen Kinder in ihrem Wachstum zu unterstützen ist aber natürlich eine der entscheidenden Aufgaben jeder Erziehung. Sie bräuchten in solchen schmerzlichen Phasen – analog zur Geschichte vom Indianerhäuptling – ausreichend Zeit, innezuhalten und seelisch zum Körper aufzuschließen. Vor allem wäre jetzt »Nahrung für die Seele« vorrangig und natürlich der jeweiligen Entwicklungsphase anzupassen, von Märchen bis hin zu Pubertätsdramen.

Entsprechend schätzen die meisten Kinder in dieser Zeit auch Phantasiegeschichten und Zukunftsromane. Größe ist enorm wichtig – heute mehr denn je. Das mag schon allein die Tatsache zeigen, dass bei US-Präsidentschaftswahlen bisher meist der größere Kandidat gewonnen hat. Über die Bedeutung dieser und weiterer Körpersymbolik gibt das Buch *Der Körper als Spiegel der Seele* Auskunft.

Wir sollten uns also darum bemühen, unsere Kinder gut und möglichst harmonisch – will sagen schmerzfrei – wachsen zu lassen, um die ihnen mögliche Größe zu erreichen. Andererseits kann man sich natürlich fragen, ob es noch normal ist, wenn Kinder ihren Eltern so in jeder Hinsicht »über den Kopf wachsen« wie in den letzten beiden Generationen geschehen. Solange sie das problemlos durchstehen, mag es noch angehen, wo sie aber schlaksig und unsicher und mit wenig Stabilität gesegnet zu langen Bohnenstangen aufschießen und sich dann gegenseitig als »langer Lulatsch« verhöhnen, ist die Entwicklung mit Vorsicht zu genießen. Sie müssen, auf der gesamten Länge, das Ganze auch immer erst noch »mit Fleisch füllen« – auf körperlicher und seelischer Ebene. Dazu brauchen sie Zeit, und die sollte ihnen auch gegönnt werden. In solchen Phasen müsste man ihnen eine Art Schonzeit bzw. -frist einräumen, auch wenn das schwerfällt, da es eine Phase großer Herausforderungen ist, z.B. in der Schule.

Soldner und Stellmann formulieren einen unschönen Verdacht: »...demgegenüber wirkt eine ›Überfütterung‹ des Stoffwechsels in Form kalorienreicher, industriell hergestellter Fertigspeisen, Chips, Süßigkeiten und Ähnliches wie Kunstdünger auf das Wachstum des Kindes.« Uns erscheint die eingerissene Eiweißmast, die einen sicher besonders groß werden lässt, vergleichbar problematisch. Das Beispiel auf dem Gegenpol, Kleinheit durch Mangelernährung im Hinblick auf Eiweiß, ist natürlich noch viel schlechter. In Nordkorea mag das dramatisch deutlich werden mit seinem unsäglich unfähigen kommunistischen Regime, das sich auf eine Zwergenarmee stützt.

Die Aufgabe bei Wachstumsschmerzen liegt darin, alles daranzusetzen, in jedem Augenblick auf allen Ebenen mit der anstehenden Entwicklung Schritt zu halten. Für die Betroffenen geht es darum, zur eigenen Größe stehen zu lernen, was natürlich voraussetzt, dass sie zu sich stehen. Natürliche Größe ist schön, kommt gut an, verschafft Überblick – sie ist ein Geschenk der Natur und der Eltern, das es anzunehmen gilt. Wichtiger aber noch als die körperliche Größe wäre die der Seele, wie es der Sanskritausdruck *maha-atman* anklingen lässt (wie bei Mahatma Gandhi). Übersetzt heißt das »mit großer Seele« und auch »großem Atem«.

Fragen für Eltern:

▷ Will unser Kind lieber klein bleiben?

▷ Warum schmerzt es das Groß-Werden?

- ▷ Sind wir bereit für Veränderungen?
- ▷ Können wir unser Kind loslassen?
- ▷ Lassen wir ihm genug Zeit für seelisches und körperliches Wachstum?

Unterstützende Maßnahme:

- ▷ *Schüßlersalz:* Calcium phosphoricum D6, im Akutfall 10 Tabletten in heißem Wasser auflösen und möglichst warm trinken lassen.

12.7 Hüftgelenksschnupfen

»Ich trau mich nicht an die ersten Schritte!«

Die Hüftgelenke, unsere größten Artikulationsorgane überhaupt, vermitteln sowohl die ersten Schritte als auch später all unser Ausschreiten und damit den Fortschritt auf der körperlichen Ebene, der ein Spiegelbild des inneren Voranschreitens ist.

Meist kommt es zu einer einseitigen Entzündung des Hüftgelenks als Folge eines Infekts der oberen Luftwege oder des Darms. Schnupfen zeigt an, dass *kind* »die Nase voll hat« und eben »verschnupft« ist. Halsschmerzen verraten, dass ihm das Schlucken schwerfällt und ihm wehtut, was es da so alles »zu schlucken bekommt«. Entzündungen im Darmbereich sprechen dafür, dass etwas in jüngster Vergangenheit schwer oder nicht »zu verdauen« war und zu einem entsprechenden Kriegszustand im Bauch geführt hat.

Auf der Hüftgelenksebene wird deutlich, worum es letztlich geht. Bei einem Häufigkeitsgipfel zwischen drei und zehn Jahren dürfte es sich um einen schmerzhaften Konflikt handeln, erste eigene Schritte zu tun oder den Schritt ins eigene Leben zu wagen.

Therapeutisch wäre es gut, dem Kind Hilfestellung dabei zu leisten, sich aufzurichten und mutig eigene Schritte ins Leben zu wagen, sich damit auch aktiv von seinen Eltern entfernen zu lernen und den eigenen Aktionsradius mutig zu erweitern. Besonders notwendig wäre, es gerade auch dann zu ermutigen, wenn es erkennen muss, dass ein jeder solcher Schritt schmerzhaft sein und Überwindung kosten kann.

Insgesamt deutet das Krankheitsbild an, dass das Kind mehr Reize, Impulse und Herausforderungen von außen braucht, um seine individuellen Fort- und Entwicklungsschritte zu schaffen. Ideal wäre, wenn bewusste Eltern diese nicht nur zuließen, sondern dabei noch mutige Unterstützung leisteten.

Ist die linke Hüfte betroffen, geht es im übertragenen Sinn darum, bei den anstehenden Schritten auch eigene Einfühlung und Intuition zu entwickeln, ist es die rechte, steht die Entwicklung von Verstand und Vernunft im Vordergrund.

Fragen für Eltern:

▷ Welche Entwicklungsschritte sind jetzt aktuell und fallen unserem Kind schwer?
▷ Welche Schritte in die Selbstständigkeit soll es nun gehen?
▷ Wofür braucht es zurzeit seinen ganzen Mut?
▷ Wobei können wir es an die Hand nehmen?
▷ Wo fehlt es uns als Familie an Beweglichkeit? Wo brauchen wir mehr und neue Flexibilität?

Unterstützende Maßnahme:

▷ *Homöopathische Behandlung:* nach dem individuellen Beschwerdebild.

13 Erkrankungen der Haut

13.1 Läuse

»Mich laust der Affe.«

Meistens muss es dann aber doch, wie heutzutage so ziemlich alles, die Mutter tun. Während das Lausen bei Affen wirklich eine soziale Funktion hat, führt es bei kleinen Menschen eher zu deren Isolierung von der »Meute der anderen Kinder«. Allerdings ist der soziale Aspekt zwischen Mutter und Kind keinesfalls zu übersehen. Die Mutter wird geradezu zu einem intensiven Sozialdienst an ihrem Kind gezwungen. Wenn es sich dabei um ein Mädchen mit unverzichtbaren langen lockigen Haaren handelt, hat sie beschäftigungstechnisch für längere Zeit ausgesorgt. Die kleinen Mädels tragen oft noch zur Verbreitung der Läuse bei durch den Tausch besonders schicker Mützen, was natürlich wiederum eine soziale Komponente aufweist.

Läuse gelten in unseren aufgeräumten Zeiten als Katastrophe. Sie sind sehr lästig und eklig für die Kinder, jedoch nicht gefährlich. Verlauste Kinder aber stellen eine furchtbare Zumutung und Herausforderung für Eltern dar, und insbesondere Mütter können von ihnen in ihrem Selbstbewusstsein tief erschüttert werden. »Verlaust« gilt seit alters als Synonym für »unsauber«, »ungepflegt« und »verdreckt«. Tatsächlich meiden einen die Nachbarn, sobald die Läusebotschaft sich verbreitet hat, um der Ansteckung zu entgehen, der konkreten physischen wie auch der seelischen und sozialen. »Spiel nicht mit den Schmuddelkindern« wird zur sofortigen Hymne der Nachbarschaftsmütter, und ein sagenhaftes Boykottprogramm greift um sich. Verlauste Kinder sind eine annähernd perfekte Möglichkeit der sozialen Isolation und Ausgrenzung. Eine

Art von Apartheid reißt ein und greift um sich. *Kind* ist mitsamt seiner ganzen Sippe ausgesetzt wie früher eben die Aussätzigen.

Die verlauste Brut darf nicht mehr in Kindergarten und Schule, wo sie die Brut auf den Köpfen in der Regel herhat, und die Mütter müssen noch mehr ran als sonst. Nicht nur Läusejagd auf allen Ebenen ist angesagt, sondern auch Ersatzprogramm für die ausgefallenen Schul- und Kindergartenstunden. Die kleinen Blutsauger auf den Köpfen des Nachwuchses verschaffen den Müttern obendrein ein denkwürdiges Spezialprogramm, das sie wegen der sozialen Isolation quasi allein zu bewältigen haben.

Schon die Entlausungsaktivitäten verlangen enorme Anstrengungen, und der Affe laust die Kleinen ja nur im übertragenen Sinn. Mit Nissenkamm auf der Suche nach der schrecklichen Brut muss Haarsträhne für Haarsträhne durchgekämmt, mit Spezialshampoos der ganze Schopf ständig gewaschen werden, und anschließend ist er gleich wieder nach überlebender Brut zu durchforsten.

Die teuren Giftshampoos sind auch durch normales (alkoholhaltiges) Bier zu ersetzen, was die Läusebabys offenbar im Delirium aufgeben lässt, aber andererseits die Kopfhaut und den Geldbeutel schont. Zweimal am Tag eine Bierkur gibt den Kleinen einen leicht primitiven Duft, wird aber von den Nissen mit Aufgabe quittiert.

Die Mehrarbeit geht noch weiter, denn alle Bettwäsche, Handtücher, Kleider, aber natürlich auch die Stofftiere der Läusebande müssen gewaschen werden – und zwar dauernd, weil der Zyklus der Nissen dummerweise sehr lang ist. Leider dürfen aber die Stofftiere oft gar nicht gewaschen werden, weil sie ohne ihren typischen »Stallgeruch« nicht mehr wirken. Dann führt ein Ausweg sie direkt in die Gefriertruhe, wo sie in einem Plastikbeutel zum Kummer der Läusebrut 48 Stunden tiefgekühlt auszuharren haben. Das wiederum erschwert in schweren Stunden noch das Einschlafritual, was Muttis Nerven weiter strapaziert.

Ausgerechnet in dieser angespannten Lage wollen die Mädchen in der Regel gar nicht auf ihre langen, schmucken Haare verzichten, und natürlich sind sie ja nun auch besonders arm dran. Wer würde es wagen, ihnen jetzt noch die Symbole von Freiheit und

Schönheit zu rauben? Und so lassen dann nicht selten die Mütter Haare statt ihre verlauste Rasselbande.

Wenn der Papa am Abend nach Hause kommt, braucht er sich bloß nach den Ursachen der heimischen Epidemie zu erkundigen, und schon sind auch die Nerven noch beteiligt. Blank liegen sie schon den ganzen Tag, und Mutti hat nun unter Umständen noch ein Kind mehr am Hals, was sie schon immer ahnte, aber als Erkenntnis in dieser schwierigen Lage nicht auch noch brauchte. Um ihren kleinen verlausten Lieblingen, sie sind meistens en bloc betroffen, in dieser schwierigen Situation den Verlust ihrer Freiheitssymbole zu ersparen, verordnet sie sich also einen strikten Hausarrest und leistet, so viel sie kann, und manchmal noch mehr. Sie könnte sich jetzt aber sowieso nicht im ehemals sozialen Umfeld blicken lassen, denn die Blicke der anderen würde sie als »Läusemutter« eh nur schwer ertragen.

Wenn sie sich dann nach langem Kampf gegen die vielen kleinen, gemeinerweise fast unsichtbaren Gegner wieder aus der Quarantäne entlassen kann, hat sie für ihr Martyrium kaum Anerkennung zu erwarten, sondern darf froh sein, wieder demütig in den Kreis der sauberen Leute aufgenommen zu werden, in der Hoffnung, sich und ihr Nest in Zukunft in Ordnung zu halten und die Nachbarschaft nicht nochmals mit solchen Bedrohungen zu konfrontieren. Wenn es tatsächlich zu einem Rückfall oder einem weiteren Einfall der Läusearmee kommen sollte, wird das für manche Mütter schon eher zu einem psychotherapeutischen Problem.

Die Läuse selbst, als primäre Verursacher des ganzen Elends, entstammen derselben Familie wie Wanzen, Mücken und Fliegen. Als blutsaugende Parasiten siedeln sie im Pelz fremder Wesen und bei Menschen mangels eines solchen eben auf seiner Haupt-Sache und trachten ihnen nach dem kostbaren Lebenssaft. Mit den dazu notwendigen Bissen verursachen sie einen gemeinen Juckreiz.

Dieser juckt nicht nur infernalisch, sondern reizt die befallenen Kinder dermaßen, dass sie sich ihre Grenze, die Haut, selbst aufreißen und dabei oft gewaltige Kratzspuren hinterlassen, was die Mutter wiederum belastet, wenn sie ihre solchermaßen entstellten

Lieblinge so wenig präsentabel vorfindet. Die Betroffenen selbst kann das Jucken fast verrückt machen. Das hat vor allem seelische und weniger objektive medizinische Gründe.

Schon die harmlose Stubenfliege kann diesen Programmpunkt abrufen, indem sie mit ihren über weite Strecken viel harmloseren Absichten auf einem fremden Gesicht spazieren geht. Besonders Menschen mit großen Ego- und entsprechenden Problemen sind hier tangierbar. Während Farbige mit Spaziergängern aus der Fliegenfamilie oft wenige Probleme haben, selbst wenn diese bei den Nasenlöchern vorbeikommen oder auch gelegentlich zu den Augen hineinschauen, drehen Weiße in solchen Situationen fast regelmäßig und augenblicklich durch und schrecken nicht einmal davor zurück, sich selbst zu ohrfeigen in der völlig unrealistischen Hoffnung, die Fliege dabei umzubringen.

Generell ist Parasitenbefall für weiße Menschen mit ihrem repräsentativen Ego unvorstellbar schrecklich, im Vergleich zu Farbigen mit geringerem Ego-Ausbau. Parasiten und überhaupt Insekten bieten auf diese Weise einen ziemlich verlässlichen Ego-Test. Das ist auch einer der Gründe, warum Mütter von verlausten Kleinkindern in der Regel deutlich mehr leiden als diese selbst.

Das Gefühl, da nistet sich etwas ein, direkt auf meiner Kopfhaut oder schlimmer noch darunter, und vermehrt sich dort sogar, löst meist erheblichen Ekel aus, der den Juckreiz an Dramatik weit in den Schatten stellt. Besonders Mädchen können aber an beidem ganz furchtbar leiden.

Vor allem in den abwehrschwachen Wintermonaten Januar und Februar droht der ansonsten blitzsauberen Bürgerwelt die Invasion der Läuse über die eigenen Sprösslinge. Sie bieten den Parasiten ein Zuhause und Lebenskraft in Gestalt einer vielerorts zugleich bereitgestellten Blutspende.

Verlauste Kinder können sich offenbar ihrer Haut nicht wehren und ihr Terrain nicht erfolgreich verteidigen. Sie lassen die fremde Besiedlung ausgerechnet auf ihrer *Haupt*-Sache zu – aus einer Mischung aus Hilflosigkeit und Schwäche einerseits und andererseits aus Lust an Nähe oder auch ganz aus physischer Rauflust, denn irgendwie müssen sie sich ja mit lausigen Kameraden in die Haare geraten sein.

So sind die Kinder – vom Juckreiz geplagt, isoliert und ständig mit dem Nissenkamm schikaniert – meist gar nicht so erfreut über die große und in diesem Ausmaß wohl ungewohnte Zuwendung der Mutter, die ihnen andauernd ans Fell will, um es zu lausen.

Die Aufgabe für die Betroffenen lautet, mehr eigene Lebensenergie einzusetzen, sich hingebungsvoller und bis aufs Blut zu verausgaben, die Aufmerksamkeit auf den eigenen Schädel zu richten, sich um den eigenen Kopf zu kümmern und um die Haare als Symbole der Freiheit, der Ausstrahlung und Macht. Und vor allem wäre es wichtig, in diesen Bereichen für Sauberkeit zu sorgen, alles einmal wirklich durchzukämmen im Sinn von Durchforsten und Ordnen. »Die Haare kämmen« bedeutet ja, sie zu ordnen, und gut gekämmt sieht man gepflegt aus. Wenn man also ständig gezwungen ist, sich die Haare kämmen zu lassen, geht es darum, im Bereich symbolischer Freiheit und Macht, Schönheit und Ausstrahlung mit Nachdruck und Akribie für saubere und geordnete Verhältnisse zu sorgen. Alles Fremde gehört dabei ausgesondert und abgeschafft.

Die einfachste Lösung wäre natürlich ein radikales Aufgeben der Haare, was meist aufgrund von deren deutlicher Symbolik nicht einmal in Erwägung gezogen wird.

Ein Verdacht in Hinblick auf einen Läusebefall geht auch in die Richtung, dass die Invasion fremder Blutsauger besonders Kinder trifft, die zu sehr ihren eigenen Kopf (entwickelt) haben und deshalb lernen müssen, den ordnenden Einfluss der Mutter zuzulassen und zu ertragen, auch wenn es noch so ziept und stört. Die Mama muss – auf der Suche nach den gemeinsamen Feinden – permanent alles durchkämmen und ständig kontrollieren, ob sich schon wieder Nissen auf oder Flausen im Kopf eingenistet haben.

Wenn Kinder Parasiten ein Zuhause bieten und ihnen ihre Lebenskraft, ihr Blut, zur Verfügung stellen, wäre auch die Frage angebracht, wie es um ihre Energie und Freiheit steht. Sollten sie mehr Offenheit entwickeln und freigebiger mit ihrer Lebensenergie werden? Und ihre Freiheit für andere einsetzen?

Es geht für sie jedenfalls darum zu lernen, die Nähe fremder Energien zuzulassen, selbst wenn die ihnen bis aufs Blut geht, sie sollten teilen lernen und geben, ohne sich aufzugeben.

Langfristig müssen sie auch lernen, an ihren Grenzen zu kämpfen, für sich einzustehen und sich ihrer Haut selbst zu wehren. Oder sie lernen, Opfer zu bringen in Gestalt der Symbole von Freiheit und Schönheit. Wie gesagt wäre ein radikaler Kahlschlag im Sinne einer Glatze natürlich die mit Abstand einfachste Lösung und ein Fiasko für die Läuse und ihre Brut. Letztlich ist die Sorge um den eigenen Schopf nicht zu delegieren: Die Kinder müssten sich – nach dem Motto »Selbst ist das Kind« – daran in eigener Regie aus dem Sumpf ziehen.

Sie holen sich draußen dieses vampirhafte Elend und werden dann zwangsweise zurückgeworfen aufs Zuhause. Sie landen in der Regression, und die Mutter muss sich wieder um sie kümmern, muss mit dem Schopf den Schauplatz ihrer kommenden Freiheitskämpfe, der Inszenierung von Ausstrahlung und Schönheit durchkämmen.

Andererseits haben manche Kinder sogar Vorteile von der Situation. Wer nicht so motiviert zur Schule geht, empfindet es als angenehm, dass er daheimbleiben darf, ja er muss es sogar, ist er doch geradezu verbannt. Viele Kinder – besonders Jungen – ekeln sich auch deutlich weniger als ihre Mütter. Bei denen ist die den Kindern fehlende Kampfbereitschaft deutlich vorhanden. Sie ekeln sich gewaltig und kämpfen extrem motiviert und engagiert gegen das Elend.

Andere Kinder haben es sogar richtig gern und genießen es, wenn die Mutter sich wieder viel mehr um sie kümmert. Manche Jungen haben auch gar kein Problem, Haare zu lassen und mit einer heute als cool geltenden Glatze das ganze Problem mit einem Befreiungsschlag zu entsorgen. Das langdauernde Elend der Mädchen löst sich so mit einem befreienden Haarschnitt und einer gründlichen Waschaktion. Das ist natürlich Pech für die Läuse und ihre Brut.

Die Therapie ergibt sich aus der Notwendigkeit, die Parasiten so rasch wie möglich und mit ihrer ganzen Brut zu entsorgen, was für die schon angesprochenen Giftshampoos spricht.

Aus der Naturheilkunde ist Neemöl zu erwägen, das in Asien seit Jahrhunderten zur Parasitenbekämpfung benutzt wird, weil es die Chitinsynthese der Insekten hindert. Damit ist es ein biologisches, d.h. völlig natürliches »Pestizid«, wobei die Insekten daran nicht einmal sterben, sondern sich lediglich nicht mehr vermehren können – eine parasitische Empfängnisverhütung also.

Fragen für Eltern:
▷ Wie kann unser Kind lernen, sich besser zu wehren?
▷ Wogegen kann es sich nicht verteidigen?
▷ Wie kann es mutiger und engagierter das Leben in Angriff nehmen?
▷ Wo müssen wir für saubere und geordnete Verhältnisse sorgen?
▷ Darf unser Kind seinen eigenen Kopf haben und durchsetzen?
▷ Wie stehen wir zum Thema »Freiheit«?
▷ Wie ist unser Umgang mit unserer Lebensenergie?

Unterstützende Maßnahmen:
▷ Die Nissen müssen täglich mit einem *Nissenkamm* entfernt werden.
▷ *Stofftiere*, *Mützen*, *Bettwäsche* usw. müssen regelmäßig *gewaschen* werden.
▷ Nichtwaschbare Utensilien können auch entlaust werden, indem sie 48 Stunden *in der Tiefkühltruhe »unterkühlt«* werden.
▷ *Saunabesuche:* Ältere Kinder können zweimal in der Woche in die Sauna gehen, da Läuse keine Temperatur über 50 Grad vertragen. Falls sich noch eine Trockenhaube im Haus befindet, wäre das eine gute Alternative.
▷ *Aesculo-Gel (Kokosöl-Extrakt):* nach Herstelleranweisung auf den Kopf geben.
▷ *Neem-Shampoo:* zur täglichen Haarwäsche.
▷ *Teebaumöl:* ins Shampoo mischen.
▷ *Obstessig oder Bier:* als Haarspülung.

▷ *Lavendelöl:* ins Haarspülwasser geben.
▷ *Homöopathische Behandlung:* Bei häufiger auftretendem Befall mit Läusen liegt eine konstitutionelle Schwäche des Kindes vor, die individuell behandelt werden sollte.

13.2 Warzen

»Ich bin ein kleiner Teufelsbraten.«

Bei Warzen handelt es sich um meist unschöne Auswüchse der Haut, dem Grenz- und Kontaktorgan, aber auch dem Ort der Zärtlichkeit. Sie gelten als Symbol des Hässlichen schlechthin, weshalb Warzenschweine nicht gerade als schön bezeichnet werden. Etwas Dunkles drängt ans Licht und verdunkelt die schöne weiße Haut, wird zum Flecken auf dem Fell und stört als Makel. Zum großen Makel aber werden Warzen durch die Hexenassoziation. Symbolisch stellen sie Botschaften aus dem Schattenreich dar und gehören zur Hexe wie die Zahnlücke, die schwarze Katze und der Rabe auf der Schulter. Es handelt sich also um eine – medizinisch harmlose, psychologisch schreckliche – Konfrontation mit der eigenen dunklen Seite. Eltern empfinden sie oft geradezu als Attacke auf die Makellosigkeit ihrer Kinder. Die kleinen, angeblich so unschuldigen Engel sind »angebatzt«, die Warzen besonders störend, wenn man seine Kinder zum Vorzeigen braucht. So ärgern sie Eltern und besonders Mütter meist mehr als die Kinder selbst.

Warzen enthüllen den Gegenpol zu Engeln. Was wäre das Märchen ohne Hexe, das Paradies ohne Schlange? Warzen lassen das Biest durchscheinen – besonders bei Kindern, die in ihrer Engelhaftigkeit vergöttert werden. So können sie Eltern an deren eigene Schattenseiten erinnern, was immer besonders unangenehm ist. Zugleich sind sie aber auch eine Erinnerung an die magischen Wurzeln der eigenen Kindheit.

Virusbedingt, gelten sie medizinisch als völlig harmlos, und nur die angedeuteten Assoziationen zum Schattenreich machen sie so unangenehm und schwer erträglich. Interessanterweise wird der symbolisch-magische Bezug in Extremfällen manchmal selbst von Schulmedizinern beachtet und therapeutisch ausgenutzt. In der Regel aber werden sie weggeätzt, -geschnitten oder mit Schlingen weggerissen. Man will vom Schatten(reich) nichts wissen und ihn (es) aus dieser Welt verbannen.

Dieser gewaltsame Umgang mit Schatten ist ebenso typisch wie hilflos und führt, wenn sonst nichts geschieht, meist zum neuerlichen Erscheinen der Unruhestifter und Störenfriede. Das hinter ihnen stehende Pluto-Prinzip ist ausgesprochen hartnäckig. Erwachsene leben die dunkle Seite meist selbst, wenn auch unbewusst, und brauchen von daher nicht so viel ehrlich machende Warzen. Wobei die eleganteste Lösung ein bewusster Umgang mit dem eigenen Schattenreich wäre. Für Kinder wäre es ausgesprochen hilfreich, sie mit den magischen Wurzeln des eigenen Lebens und den zauberhaften Kräften der Phantasie vertraut zu machen, wie es über Märchen und entsprechende Geschichten im »Harry Potter«-Stil geschieht.

Im Kapitel über die Suggestion (2.6) ist beschrieben, wie ich auf Anleitung eines Oberarztes der Dermatologie über einen (psychologisch-magischen) Trick an die hundert Warzen »wegzauberte«. Es brauchte einige Zeit, bis mir der nachhaltige Effekt dieser Zauberei dämmerte. Der Oberarzt bemerkte schmunzelnd, als Medizinmänner würden wir auch heute noch viel mehr Anerkennung ernten. Er riet mir, über solche Erfahrungen in der Klinik zu schweigen. Solche Erfahrungen änderten mein medizinisches Weltbild nachhaltig.

Wie im selben Kapitel ebenfalls schon beschrieben, lassen sich auf dieser Ebene Kindern Warzen auch »abkaufen«, wenn sie schon einen Bezug zu Geld und dessen magischer Kraft haben.

Die Auswüchse der Warzen zeigen, dass *kind* sich mehr (zu) trauen sollte, mehr wachsen lassen dürfte in sich und aus sich heraus. Was nun lediglich auf der Haut erblühte, hatte nur Stellvertretercharakter. Bekämen die eigenen blühenden Phantasien mehr Raum und dürften sie leben, würde die Haut von dieser Darstellungsaufgabe entlastet. Auch so mancher schwarze Fleck und faule

»Zauber« müsste sich dann nicht körperlich auf dem ehrlichen Fell ausdrücken.

Die Tatsache, dass vor allem Kinder und alte Leute von solchen Auswüchsen betroffen sind, kann andeuten, dass Anfang und Ende des Lebens für moderne Menschen schwierige Phasen sind, in denen es nicht so leicht gelingt, alle anstehenden Phantasien, Ideen und Wünsche adäquat auszudrücken. So muss die Haut als Stellvertreter einspringen und darstellen, was sonst im Schatten bliebe: die Auswüchse des Plutonischen (das Prinzip des »Stirb und werde«, der Metamorphose und aller radikalen Umschwünge).

Medizinisch spricht man von »Dell-« bzw. »Schwimmwarzen« oder »Mollusken«. Dahinter stecken humanpathogene Papilloma-(HPV-)Viren, die häufig bei Schwimmbadbesuchen »aufgeschnappt« werden, aber eben nur, wenn entsprechende Darstellungsaufgaben anders nicht zu bewältigen sind.

Ein gewisser Spezialfall sind Dornwarzen. Dabei handelt es sich um regelrechte Stachel im (eigenen) Fleisch, die drücken und schmerzen und dazu führen, dass die Kinder nicht mehr auftreten können und so im übertragenen Sinn nicht mehr weitergehen und vorwärtskommen. Wessen Auftritt behindert ist, der steht in dieser selbstdarstellungssüchtigen Zeit schlecht da. Über solch einen Pfahl im eigenen Fleisch erzwingt das Dunkle Aufmerksamkeit. Betroffene Kinder sind genötigt, vorsichtiger aufzutreten und weniger aufzutrumpfen. Das Symptom hindert sie obendrein daran, unbewusst durchs Leben zu trampeln. Aufgabe wäre, auch in schmerzhaften und schwierigen Situationen zu sich stehen zu lernen und sich zu fragen, wo »der Schuh drückt«. Es ginge darum, bewusst auch schmerzliche Eindrücke herein- und sich freiwillig beeindrucken zu lassen.

In der Homöopathie ist das Mittelbild von Thuja eng mit dem Thema »Warzen« verbunden. Es passt für Menschen, die dazu neigen, Wesentliches von sich zu verheimlichen, und dazu, kaum je die Wahrheit über sich zu enthüllen, sondern vielmehr darauf bedacht sind, ihre dunklen Seiten zu verschweigen und zu verhüllen. Sie haben etwas Geheimnisvolles an sich, ähnlich wie Warzen, die ebenso plötzlich wie unerwartet erscheinen und genauso überraschend wieder verschwinden. Wandel und Metamorphose im tiefsten Sinne stehen hier im Mittelpunkt. Dornwarzen sind auch schon durch das Mittel Antimonium crudum verschwunden.

Für die betroffenen Kinder wäre zu fragen, wobei sie die Warzen stören, woran sie sie hindern, was weggesteckt wurde, als die Warzen auftauchten? Manchmal ist es auch hilfreich zu prüfen, auf welchen Reflexzonen und Meridianen die betreffenden Warzen liegen. Die sich daraus ergebende Frage wäre: »Mit welchen Themen will die Warze in Berührung bringen?«

Für die Eltern geht es bei dieser Thematik darum, einen realistischeren Blick für die eigenen Kinder zu entwickeln, deren dunkle Seiten einzukalkulieren und zu erkennen, wie wenig Kinderseelen unbeschriebene leere Blätter sind, sondern vielmehr eine ganz eigene und oft sehr lange Geschichte mitbringen. Schon genetisch haben Kinder auch einiges von ihren Großeltern, das bei den Eltern gar keine Rolle spielen muss. Beim Familien-Stellen wie erst recht in der Reinkarnationstherapie treten diese alten Bezüge besonders deutlich hervor.

Grundsätzlich ist bei Warzen Entspannung angesagt, da es sich medizinisch lediglich um ein kosmetisches Problem handelt. Als Therapie für die Kinder kommt neben den beschriebenen magischen Ritualen die klassische Homöopathie im Rahmen einer Konstitutionstherapie infrage. Für subjektiv stark (mit)betroffene Eltern wäre an eine CD wie »Schattenarbeit« * zu denken. Während eines Mondzyklus täglich benutzt, werden die entsprechenden Ausflüge ins eigene Schattenreich einiges Licht ins Unbewusste des Schattenlands bringen.

Hilfreich wäre auch das Eingeständnis der eigenen magischen Wurzeln in der Vergangenheit. Fast jedes Kind hat magische Phantasien gehabt und diese mehr oder weniger erfolgreich beiseitegeschoben. Nicht wenige Erwachsene träumen aber noch immer von einem Schlaraffenland ohne die Schattenseiten der modernen

* »Schattenarbeit« (Goldmann-Arkana-Audio).

Hochdruckgesellschaft. Dabei wären Warzen die ideale Einladung, sich mit den eigenen Schattenseiten auszusöhnen, die sich im Außen immer nur spiegeln können, so wie ja auch in den eigenen Kindern.

Von da wäre der Weg nicht mehr weit, solch einen Auswuchs der dunklen Innenwelt mit dunklen (okkulten) Methoden, also gleichsam homöopathisch, zu behandeln. Das kann die Anamnese beim klassischen Homöopathen meinen, die dann natürlich auch in die dunklen Winkel der Seele vordringen muss. Es könnte aber sogar bedeuten, die Warzen auf körperlich schmerzlose Art und Weise vom Warzenwender oder anderen Hexen weg»zaubern« zu lassen, allerdings mit einem Blick auf den Wandel der Gesinnung im Sinne der Metanoia, der Reue und inneren Umkehr.

Natürlich wäre es dazu auch not-wendig, dem Kind Verständnis für diese andere Wirklichkeit zu vermitteln. Das mag modernen Eltern schwerfallen, ist aber selbst für heutige Kinder von großer Wichtigkeit und Bedeutung, wie sie sich etwa im sensationellen Erfolg der »Harry Potter«-Geschichten spiegelt. In einer Zeit, deren Wissenschaftsgläubigkeit längst Religionscharakter angenommen hat, hungern Kinderseelen geradezu nach den ausgedehnten mythischen und mystischen Welten an den Rändern des rationalen Weltbilds.

Fragen für Eltern:

▷ Warum sind uns Äußerlichkeiten so wichtig?
▷ Welche innere Dynamik möchte sich entfalten? Können wir dabei helfen, oder sollen wir es nur nicht verhindern?
▷ Steht unser Kind an einem Neuanfang?
▷ Welche dunklen Seiten wollen jetzt ins Bewusstsein?
▷ Wo könnte unser Kind mehr aus sich herausgehen?
▷ Wie steht es um unser magisches Weltbild, und was geben wir davon weiter?
▷ Können wir selbst diese dunkle Seite der Wirklichkeit anerkennen, oder muss uns unser Kind erst dazu bringen?

Weitere Hautprobleme sind auch im Kapitel »4 Infektionskrankheiten« unter »Masern«, »Röteln«, »Windpocken« und »Scharlach«, im Abschnitt »11.2 Neurodermitis und Milchschorf« sowie »19.1.17 Sonnenbrand« beschrieben.

14 Stoffwechselprobleme: Diabetes mellitus

»Ich will eure kleine Zuckerbiene sein.«

Diabetes, früher als »Zuckerharnruhr« bekannt, ist in zwei Gruppen unterteilt: den einst auch »kindlich« oder »juvenil« genannten Diabetes vom Typ I, der wahrscheinlich genetisch mitbedingt ist, also schon als Aufgabe ins Leben mitgebracht wird, und mit einem vollständigen Insulinmangel einhergeht – und den meist durch ungesunde Lebensweise wie vor allem Fehlernährung und Bewegungsmangel erworbenen Typ II, bei dem die Bauchspeicheldrüse weiter funktioniert, aber erschöpft ist und den überzogenen Anforderungen nicht mehr nachkommt. Der Weltgesundheitsbehörde (WHO) zufolge wird er zusammen mit dem Übergewicht, mit dem er auch meist vergesellschaftet ist, zur kommenden Seuche unserer Zukunft. Allerdings gibt es Kinder mit Typ-II-Diabetes bisher vor allem in den USA, bei uns zum Glück noch kaum. So ist dieses deutlich zu unterscheidende Krankheitsbild zwar insgesamt für die Menschheit das wichtigere, aber in unserem Kinderbuch nachgeordnet.

14.1 Die Süße und die Energie des Lebens

Auf der Körperebene sind die Langerhans'schen Inseln betroffen, der für die Insulinproduktion zuständige Teil der Bauchspeicheldrüse, der uns den süßen Genuss (des Lebens) erst ermöglicht. Süße wird früh mit Liebe und Zuwendung assoziiert. Menschliche ist im Vergleich zu anderer (Mutter-)Milch extrem süß. Eltern versuchen, Kindern mit Süße über die Härten des Lebens hinwegzuhelfen –

etwa mit Schultüten voller Leckereien, um die Hürde des ersten Schultags zu versüßen. Ihre eigentliche Aufgabe wäre, die Kinder darauf vorzubereiten, dass sie mit den Härten des Lebens umzugehen lernen und sich dabei von der Süße der Liebe verwöhnen zu lassen. Ansonsten wird Zucker nur zum Liebesersatz, und der kann leicht in die Sucht führen. Alles Süße ist demnach Ersatz für Liebe!

Zucker hat aber nicht nur mit Liebe zu tun, sondern ist biologisch vor allem der (rasch wirksame) Energielieferant des Organismus. Ein Diabetiker (ohne Insulin) verhungert im Prinzip vor vollen Schüsseln, weil er die Energie nicht in sein Innerstes, seine Zellen, hereinlassen kann. Dazu fehlt ihm der Schlüssel, das Insulin, das die Zellen aufschließen kann.

Dass der Konsum von Traubenzucker leistungsfähiger macht, ist eine uralte Erfahrung. Insofern ist Zucker nicht nur Symbol für Energie, sondern auch für Leistung. Kinder bekommen nach einer besonders großen oder guten Leistung Süßigkeiten als Zeichen der Anerkennung und des Lobes. Vor Klassenarbeiten sollen sie etwas Süßes zu sich nehmen (»Mars macht mobil«), um Besonderes zu leisten und dafür wieder Anerkennung und Lob zu bekommen. So wird Zucker auch noch zum Symbol für Anerkennung.

Das Diabetes-Kind kann also weder die Energie zu sich hereinlassen und folglich auch keine Leistung erbringen, noch könnte es das dafür anfallende Lob annehmen. Es geht also – homöopathisch gedacht – um Themen wie »Sich nicht so viel Lebensenergie zugestehen«, »Sich von außen nicht mit Energie helfen lassen« und »Nichts annehmen können«. Die Frage ist, ob dahinter eine unbewusste Leistungsverweigerung steht, sozusagen »nichts annehmen, um auch nichts geben bzw. leisten zu müssen«? In der Konsequenz ginge es dann darum, zu lernen, auch gar kein Lob zu erwarten. Wenn das Kind lernen könnte, Süße auf übertragener Ebene zu verweigern, müsste nicht der Organismus mit diesem Programm einspringen.

Für das Diabetes-Kind ginge es darum, statt die Zuckerbiene zu spielen, sich selbst zu erkennen und anzuerkennen, die eigene Leistung wertzuschätzen und sich dafür Anerkennung zu geben, worauf dieselbe auch von außen leichter zu erlangen und anzunehmen sein wird. In der Praxis wird das Kleinkind oft Süßes von der Umwelt einfordern, das es aber nicht bekommen darf.

Die Süße des Zuckers erhöht den Serotoninspiegel, der wiederum dafür sorgt, das Herz aufgehen zu lassen, wodurch wir uns wohl und wohlig geborgen fühlen. Die Natur sorgt auf ihre Art für Süße und Liebe im Leben, sofern wir sie lassen. So hat das Stillen eine Mehrfachfunktion. Einerseits wird die süße Muttermilch dabei genossen, was eben den Serotoninspiegel erhöht, andererseits wird Oxytocin ausgeschüttet, das Hormon, das für eine tiefe Bindung zwischen Mutter und Kind sorgt. Obendrein werden dabei Endorphine freigesetzt, die Glücksgefühle bei der Mutter heraufbeschwören können. Süße verbindet sich auch später im Leben mit der Erinnerung an die süße Stillzeit voller Liebe und guter Gefühle von Bindung und Wohlbehagen.

14.2 Insulinmangel und die Konsequenzen

Die Aufgabe des Hormons Insulin ist es, die Zellen für Glukose zu öffnen, Zucker, das Symbol der Liebe und Energie. Wo das Insulin ausfällt, können Zucker und Liebe nicht aufgenommen werden, sondern fallen durch. Das aber ist biologisch gesehen weniger problematisch und gefährlich als das, was im Körper an bestimmten Stellen hängen bleibt. Daraus vor allem ergeben sich die Spätfolgen des Diabetes an Augen, Nieren, im Nervensystem, an der Haut und in den Gefäßen selbst, wo der Zucker sich in den winzigen Kapillaren festsetzt und sie verstopft.

Die nicht eingelassene Energie und Liebe verstopft und blockiert demnach mit den Gefäßen die Wege der Lebensenergie und mit den Nerven die Informationsleitungen, so dass schließlich »nicht mehr viel geht«, weil die Augen die Welt nicht mehr sehen, die Nieren das Gleichgewicht zwischen Säure und Basen nicht mehr aufrechterhalten und die Nerven die Information nicht mehr regelgemäß weiterleiten. Auf der übertragenen Ebene heißt das, fehlgeleitete

Energie und Liebe – man könnte auch an die Verbindung von beidem in der Liebesenergie denken – behindert das Wesentlichste in uns, das Fließen der Lebenskraft.

Wenn die äußere Welt nicht mehr gesehen werden kann, wird es dunkel um die Betroffenen, und die Außenwelt verschwindet weitgehend aus dem Leben. Die Aufgabe lautet nicht erst dann, mit den inneren Augen das innere (Seelen-)Leben sehen zu lernen.

Wo die Haut mit dem typischen Jucken reagiert, wollen offenbar die eigenen Grenzen geöffnet werden, Betroffene fühlen sich »zum Aus-der-Haut-Fahren«. Energie und Süße des Lebens stecken in der Hautgrenze fest, und diese will platzen. Die Aufgabe der Öffnung der eigenen Grenzen nach draußen wird überdeutlich.

Eine mit Zucker gespickte Haut will – allerdings auf der ungeschickten körperlichen Ebene – auch attraktiv machen, die Zuckerpuppe wird noch augenscheinlicher und *kost*barer in des Wortes Doppelsinn. Sie lockt mit Liebe auf der Haut und trägt dieselbe in einem sehr vordergründigen Sinn zu Markte.

Wenn das Gleichgewicht zwischen Säure und Base und damit zwischen Yin und Yang, Weiblich und Männlich, zusammenbricht, von dem im Körper der ganze Stoffwechsel abhängt, im äußeren Leben unter anderem die Partnerschaft, rutschen die Betroffenen in die Ohnmacht des Komas. Die Aufgabe lautet folglich auch, die Macht freiwillig und bewusst aufzugeben und Gleichgewichtsprozessen auf seelischer und geistiger Ebene besonderes Augenmerk zu schenken, was sich in der Harmoniebedürftigkeit vieler Betroffener spiegeln könnte.

Wo der Informationsfluss stockt, der alles mit allem verbindet, kann der Lebensfluss nicht mehr fließen, weil die Koordination zusammenbricht. Leben aber ist jenes *panta rhei* (»Alles fließt«), von dem schon die alten Griechen sprachen. Die Aspekte des Fließens und damit das Leben sind bei Diabetes I bedroht oder waren es jedenfalls früher vor der Entdeckung des Insulins.

Damals maß man den Zucker- bzw. Liebes- und Energiedurchfall im Urin, heute im Blut, was sicherer, weil näher am Problem ist. Zucker lässt sich im Urin nämlich erst nachweisen, wenn er im

Blut so weit angestiegen ist, dass er die sogenannte Nierenschwelle überschreitet.

Das Blut als Symbol der Lebenskraft, das alle Energien sowie alle Elemente und Organe verbindet und die Glukose bzw. Liebe und Energie in Fluss halten und verteilen sollte, wird überfordert. Wenn das normale Maß weit überschritten wird, läuft der Zucker und mit ihm die Energie und Liebe über und landet im Urin.

14.3 Aufgaben

Eine weitere Aufgabe liegt darin, den Lebensfluss auf der übertragenen Ebene mit Liebesenergie zu überladen, die Liebe und die Energie sogar überfließen zu lassen und so den Überfluss nach draußen ab- und weiterzugeben. Symbolisch schöner könnte sich das große Liebesthema im Leben kleiner und großer Typ-I-Diabetiker gar nicht ausdrücken.

Der Urin ist Symbol für das gesammelte Seelenabwasser, das abgegeben wird und so die Liebe weiterfließen lässt. Die Aufgabe liegt wiederum darin, von der Körperebene auf die der Seele zu wechseln und die im Überfluss aufgenommene Liebe los- und weiterfließen zu lassen.

Solcher »Durchfall der Liebe« spricht auf der übertragenen Ebene auch für Angst bzw. »Schiss« im Zusammenhang mit Liebe. Die Betroffenen sind in Liebesangelegenheiten wenig offen und kaum auf Empfang eingestellt wie ihre Zellen, die sich der Süße des Lebens nicht öffnen, weil der dazu notwendige Zauberstoff fehlt. Der Verdacht liegt nahe, dass, wer die Süße, das Symbol der Liebe, nicht einlassen kann, sich auch nicht auf die Liebe selbst einlässt.

Kinder, die ein »Produkt« und ein Geschenk der Liebe sind, sollen die Liebe auf die Welt bringen, die bedingungslose, himmlische, ja göttliche Liebe, was ihnen in Gestalt der Mutterliebe auch gelingt. Idealerweise lösen sie diese höchste Form der Liebe in ihren Eltern aus und erleben sie durch die beiden auch selbst. Mutterliebe entspricht der göttlichen, insofern sie nichts erwartet und schon gar nicht fordert, keine Bedingungen stellt, also bedingungslos und offen für alles ist. Sie nimmt das Kind so, wie es ist, und freut sich in ihrer Weite und Offenheit im Herzen daran.

Als Geschenke der Liebe sollen Kinder die Liebe offenbar auch weitergeben. Wir sprechen von unseren »unschuldigen kleinen Engeln«, unseren »kleinen Süßen«, unseren »Augensternen«, die – im Idealfall – Liebe zwischen sich und den Eltern säen. So will die Agape als höchste Form der Liebe von ihnen verbreitet werden, das Unschuldige, der von Herzen kommende ehrliche Wunsch, mit allem eins werden zu wollen. Diese höchste Form der Liebe rangiert noch über der erotischen Liebe zwischen den Eltern und der – in der Antike *philía* genannten Liebe – zwischen Freunden.

Im Gegenzug für dieses Geschenk der Liebe, das Kinder mitbringen und jedenfalls in den Eltern und oft auch Großeltern auslösen, geben die (Groß-)Eltern ihren kleinen Süßen ihre Liebe aus vollem Herzen zurück und überschütten sie manchmal sogar damit. Zucker-Kinder können sie allerdings auf der körperlichen Ebene, die so sehr der seelischen entspricht, nicht für ihren Anspruch und ihr Maß ausreichend an- und aufnehmen. Die harte Frage, die sich daraus ergibt, wäre: »Sind sie es sich nicht wert, selbst von der Liebe für sich in diesem Ausmaß zu nehmen, und geben sie es so gleich ganz auf?« Für die Eltern stellt sich die noch viel extremere Frage: »Sind sie es ihren Eltern nicht wert, davon ausreichend, d.h. in dem übergroßen von ihnen eingeforderten Ausmaß, zu bekommen, und sperren sie sich so schon vorausahnend dagegen?«

Diabetes-I-Kinder bringen eine extrem hohe Anforderung an sich selbst mit in diese Welt. Ihr Lebensthema ist die wahrscheinlich wichtigste Energie, oder wie Novalis sagt: Die Liebe ist das Amen des Universums. Diabetes-Kinder leben diesen Anspruch bezüglich der Liebe (natürlich auch später als Erwachsene) besonders ausgeprägt und sind sehr liebebedürftig. Offenbar wird von ihnen eine ganz bewusste Entwicklung dieses Themas und möglicherweise Talents verlangt. Sie müssen oft schon sehr früh in eine besondere »Lebens-Sonderschule«. Hier bekommen sie hoffentlich die Unterstützung und die Erfahrung der bedingungslosen Liebe ihrer Mutter als Startkapital für ihre anspruchsvolle Lebensaufgabe.

Ob die Liebe dem hohen Anspruch genügen kann, muss offenbleiben. Jedenfalls haben wir noch nie körperliche Heilungen beim Typ-I-Diabetes erlebt, wohingegen diese beim Typ II Routine sind, woran sich schon der qualitative Unterschied zwischen beiden Bildern zeigt.

Es ginge weiterhin darum, die innere Selbst-Verankerung im Leben und einen gesunden Ich-Bezug aufzubauen und die Grenzen im Sinne einer Liebesschulung ohne Angst öffnen zu lernen. Andernfalls könnte der hohe Anspruch an Liebe die eigenen Grenzen wahllos öffnen und damit auch Panik auslösen.

Die erhöhte Infektanfälligkeit der Kinder lässt vermuten, dass die körperlichen Grenzen zu durchlässig sind, weil die seelischen so verschlossen gehalten werden. Sie verdeutlicht: Wer sich auf seelischer Ebene zu wenig öffnet, zwingt den Körper dazu. Wo der Körper aber Offenheit stellvertretend lebt, lässt er Erreger ein, besser und gesünder wäre, die Seele würde sich von der Liebe und anderen Themen erregen lassen.

Das oft dominante Verhalten im Wechsel mit starker Liebebedürftigkeit und der Bereitschaft, Liebe und Zuneigung auszudrücken, zeigt das Ringen der Diabetes-I-Kinder zwischen den Extremen großer Offenheit und stabiler Ich-Grenze, wie Erich Fromm diese Ambivalenz umschreibt.

Diabetes-I-Kinder fordern – ganz konkret und rund um die Uhr – die Aufmerksamkeit ihrer Eltern. Selbst nachts muss der Blutzucker gemessen werden, das richtige Essen sowieso immer pünktlich zur Verfügung stehen. Möglicherweise spiegelt sich in diesem zwanghaft geregelten Tagesablauf durch Zuckermessen und Füttern ein altes versteinertes Erziehungskonzept unserer Ahnen wider. Der Gegenpol wäre »*einfach* leben und lieben«. In früheren Zeiten haben so auch einige Diabetiker überlebt. Von einem Professor der Diabetologie, der selbst schon als Kind an der Zuckerkrankheit litt, diese aber nie mit Insulin behandeln lassen konnte, ist bekannt, dass er sich instinktiv mit dem richtigen einfachen Essen ganz gut am Leben hielt und sehr alt wurde. Möglicherweise sind früher also gar nicht alle Diabetiker gestorben, sondern haben sich über extrem einfache Lebensweisen einen eigenen Weg gesucht.

Hieraus ließe sich die Aufforderung lesen, sehr einfach leben und essen zu lernen und mit wenig glücklich und zufrieden zu sein. Was für den Typ I immerhin ein möglicher Ausweg wäre, ist es für den Typ II erprobtermaßen und mit Sicherheit.

14.4 »Altersdiabetes« bei Kindern

Beim Typ-II-Diabetes ist der Hergang des Dramas viel leichter nachzuvollziehen. Dieses seinerzeit auch als »Altersdiabetes« bezeichnete Krankheitsbild ist bei US-Kindern wie gesagt auf dem Vormarsch und zeigt uns einen weltweiten Trend. Und wahrscheinlich übernehmen wir – wie bisher schon immer – auch diese Verirrung aus den USA und meiden weiterhin konsequent die wundervollen Möglichkeiten wie gesellschaftliche Durchlässigkeit, Eliteförderung usw., die diese große und großartige Nation auch zu bieten hätte.

Beim Typ-II-Diabetes, dem wir durch sinnvolle Ernährung von Anfang an tatsächlich wirksam vorbeugen können, ist die Kapazität des Organismus, Glukose einzulassen und zu verarbeiten, erschöpft. Diese Kinder wurden in der Regel mit einem solchen Überangebot an Zucker, d.h. körperlichem Liebesersatz, »zugeschüttet«, dass ihre Zellen verkleben und Insulin sie weder öffnen noch Glukose in sie eindringen kann (Insulinresistenz). Die Langerhans'schen Inseln produzieren zur Kompensation immer mehr Insulin, was den Hunger weiter wachsen lässt, was wiederum zu noch mehr Zuckerkonsum führt usw. So gerät ein ebenso wirksamer wie fataler Teufelskreis in Gang. Irgendwann sind dann auch die B-Zellen mit der Insulinproduktion überfordert und geben erschöpft auf.

In den allermeisten Fällen läuft körperlicher Liebesersatz auf einen Mangel an echter seelischer Liebe hinaus, denn warum sonst sollte zu Ersatz neigen, wer genug Echtes erhält? Natürlich fördert die moderne Ernährung mit ihrem Mangel an Substanz und ihrem Überfluss an leeren Kalorien diesen Trend enorm. Es macht aber keinen Sinn, die Verantwortung auf die Fast-Food-Branche abzuschieben, es gibt ja auch andere Ernährungsmöglichkeiten.

Bei Zucker-Kindern fällt oft der starke Wunsch auf, süße Sachen und das süße Leben zu genießen – bei gleichzeitiger Unfähigkeit, diese zu vertragen bzw. anzunehmen und ganz zu sich hereinzulassen. Die Kinder haben entweder großen Hunger, womit sie wohl ihren Leistungsabfall und die Abgeschlagenheit zu kompensieren suchen, oder sie sind appetitlos. Es besteht also noch großer Lebenshunger oder eben schon nicht mehr. Das verstärkte Durstgefühl ist ein Zeichen für den Wunsch nach mehr (Seelen-)Wasser.

Wer Energie und Süße des Lebens konkret und im übertragenen Sinn nicht aufnehmen bzw. in sein Innerstes (Herz und Zellen) einlassen kann, wird immer unbefriedigt bleiben und noch mehr Ersatz (heraus)fordern. Es gibt sogar Eltern, die ihre Kinder so übermäßig »lieben«, dass sie es nicht übers Herz bringen, ihnen die begehrten Süßigkeiten zu verweigern, womit sie den Schatten auf den Plan rufen und das Krankheitsbild noch weiter fördern.

Die körperliche Ebene enthüllt noch einiges zum Thema »Liebe« im Zusammenhang mit Kindern und ihrer Erziehung. Zu viel und zu wenig Zucker im Blut führen gleichermaßen ins Koma und darüber zum langsamen Sterben. Ganz ohne Liebe und mit viel zu viel unvernünftiger Liebe in Gestalt von Zucker geht das Leben unter! Die schrecklichen Versuche zum Auffinden der Ursprache, bei denen Kindern materiell alles Notwendige ohne aber die geringste Ansprache gewährt wurde, führten zu deren Tod. Kinder aber, die heutzutage alles Materielle im Überfluss bekommen und denen im Leben alles Schwierige abgenommen wird (Overprotection-Syndrom), gehen ebenfalls unter, zumindest verlieren sie die Lebenstüchtigkeit.

14.5 Herausforderungen für Eltern und Umfeld

Die pädagogische Herausforderung für Eltern, nicht nur die Zuckerwerte ins Gleichgewicht zu bringen, sondern auch die Balance von Liebe und Freiheit zwischen Überbeschützen und Vernachlässigen zu finden, ist enorm. Ihre Aufgabe ist sicherlich, dem Zucker-Kind die Kompetenz zu vermitteln, dieses Gleichgewicht selbst zu finden und aufrechtzuerhalten – sowohl körperlich zwischen Über- und Unterzucker als auch auf der psychischen Ebene.

Darüber hinaus können wir an der diabetischen Stoffwechsellage erkennen, dass Liebe auf der falschen Ebene, eben als Ersatz, auf die Dauer sauer und lebensunfähig macht. Wer nicht genießen kann, wird bekanntlich ungenießbar. Dahinter kann auf seelischer Ebene der nicht eingestandene Wunsch nach Liebeserfüllung bzw. die mangelnde Liebesfähigkeit stecken oder auch die Erkenntnis, nicht gelernt zu haben, Liebe zu nehmen und zu geben, wie auch das mangelnde Vertrauen, das Liebesthema aktiv anzugehen.

Es drängt sich wieder die bereits angedeutete Frage auf: »Sind sie es sich nicht wert, Liebe in ihr Innerstes einzulassen?« – Fühlen sie sich nicht wertvoll genug, etwas so Süßes wie Liebe aufzunehmen? Oder ist sie es ihnen nicht wert? Dürfen sie keine Liebe nehmen, und was verbietet es ihnen? Jedenfalls können sie nichts damit anfangen und lassen sie durchfallen. Wenn aber die Liebe durchfällt, hat sie möglicherweise auch Angst gemacht. Wenn ich bei der Prüfung durchfalle, habe ich nicht bestanden. Wo Liebe durchfällt, hat sie bzw. diese Art von Liebe dann nicht bestanden bei der kritischen Prüfung durch die Zucker-Kinder?

Lassen die Zucker-Kinder sie durchfallen, weil es nicht die echte, bedingungslose Liebe ist? Ist die Zucker- oder Liebes-Energie-Krankheit eine Aufforderung an die Eltern, die richtige, bedingungslose Liebe zu geben, die die Kinder an- und aufnehmen könnten? Das sind natürlich die härtesten Fragen, die Eltern sich stellen können, und doch bewähren sie sich. Wie bei allen Krankheitsbilder-Deutungen ist es gut, sich auch an dieser Stelle nochmals klarzumachen, dass es bei alldem nie um Schuldzuweisungen, sondern immer nur um Ver-Antwortung geht im Sinne der Fähigkeit, Antworten zu finden.

In den Langerhans'schen Inseln der Bauchspeicheldrüse werden die entscheidenden Zellen, die Insulin produzieren, den Stoff zur Verwertung der Liebe, entweder durch Überlastung erschöpft wie beim Typ-II- oder sogar zerstört wie beim Typ-I-Diabetes. Da entsprechende Antikörper nachgewiesen wurden, liegt es nahe, von einem autoaggressiven Geschehen auszugehen. Dies und auch dass das Insulin in die Haut gespritzt werden muss, zeigt den Konflikt zwischen den Themen »öffnende Liebe« und »Aggression«. Dieser Konflikt zieht sich durch das ganze Geschehen und gehört zu den schwierigsten Balanceakten. Wenn sich die Kinder später selbst spritzen, wird das autoaggressive, in diesem Fall so notwendige Geschehen auch auf der therapeutischen Ebene sichtbar.

Diese Kinder bringen sich also ein Stück weit um (die Chance, Zucker, die stoffliche Liebe, auf normalem Weg aufzunehmen). Bevor die Schulmedizin das Krankheitsbild durchschaut und Insulin herzustellen gelernt hatte, brachten sich damit wahrscheinlich wirklich viele ums Leben, wobei die Doppeldeutigkeit dieses schrecklichen Ausdrucks das Problem nochmals verdeutlicht.

Heute erzwingt dieses Thema »nur« noch eine enorme Zuwendung, jene andere Form sorgenvoller Liebe. Ursprünglich war es auch hier die totale Zuwendung, die die Mutter zu leisten hatte. Die moderne Medizin nimmt dem Krankheitsbild seinen Stachel immer weiter und macht es den Eltern inzwischen schon wieder leichter. Sie werden aber noch immer in ihrer Liebe zu ihrem Zucker-Kind auf harte Proben gestellt und müssen sich viel mehr kümmern als um andere Kinder; d.h., ihre Zucker-Kinder fordern viel mehr Liebe für sich.

Sie können sich auch erst spät von den Eltern lösen, und sie brauchen bei der normalen Spritzentherapie etwa absolute Regelmäßigkeit des Essens, eigentlich des Lebens, um das Insulin genau einzustellen. Bei der modernen Pumpentherapie ist das schon nicht mehr notwendig. Hier deutet sich an, dass der alte Zwang zur Regelmäßigkeit sich lockert und mehr individuelle Entscheidungsfreiheit zulässt. Denn letztlich kann fast alles Einfluss auf die Blutzuckersituation nehmen.

Schon durch diese Lebensumstände müssen Zucker-Kinder viel eher Verantwortung übernehmen und lernen das meist auch bereitwillig. Sie dürfen sich nie einfach aus dem Kühlschrank bedienen und heimlich ein Stück Schokolade stibitzen. Das Leben bzw. Krankheitsbild verlangt von ihnen ein hohes Maß an Beherrschung. Die Selbstbeobachtung wird früh geschult, müssen sie doch die subjektiven Unterzuckersymptome rechtzeitig erkennen, um ein Koma zu verhindern. Selbst bis in den Schlaf funktioniert das bei einigen Kindern. So kommt es in der Regel zu früher Eigenständigkeit und damit auch tendenzieller Entlastung der Mutter. Oft sind sie schon im Vorschulalter bereit, sich um sich selbst zu kümmern und sich eine gewisse Sicherheit zu garantieren.

Erhalten sie die intensive Zuwendung der Mutter und erfahren sie somit die für sie so besonders notwendige bedingungslose Liebe, kann ihre Eigenständigkeit verblüffend früh beginnen. Ein fünfjähriges Mädchen lernte so in zwei Jahren mit Diabetes, die Frage der Mutter, wie viel Hunger sie habe, in Broteinheiten zu beantworten. Die Tendenz war überaus deutlich: Ich will und kann selber!

Die Mutterliebe als Abbild göttlicher Liebe vermittelt dem Kind die totale Zuwendung und das Eingebundensein in den Rhythmus des Lebendigen. Sie verlangt viel von der Mutter, jedenfalls ein Getragensein von der inneren Sicherheit ihres Lebens, das im Idealfall eingebunden ist in eine Religiosität, die im Sinne echter Re-ligio ihre Rück-Bindung zum eigenen Seelen(ur)grund sichert.

Früher – in einer Zeit allgemein tieferer Religiosität – war diese Sicherheit möglicherweise besser gewährleistet. Beim Zucker-Kind ist die Rückbindung nun durch Stunden-, Tages- und Lebenspläne und streng einzuhaltende Rhythmen sowie ständige Kontrollen gewährleistet, oft von einer modernen Mutter, die selbst eher wenig Zuflucht und Sicherheit in der Religion findet. Jede Freiheit und alles Aus-der-Reihe-Tanzen muss erst durch sie und später in Eigenverantwortlichkeit bewusst eingeschätzt werden, denn jedes

Über-die-Stränge-Schlagen kann schon bedrohlich werden. Das heute immer häufiger fehlende Eingebundensein in die Schöpfung und die abnehmende Religiosität im Sinne des Sich-persönlich-von-Gott-geliebt-Fühlens könnten somit Faktoren sein, die zu wachsenden Diabeteszahlen passen.

Wir haben schon gesehen, wie sehr modernen Kindern Schutzengel und -geister fehlen. Wenn die Re-ligio und somit Rück-Bindung und Rück-Halt fehlen, fällt auch die Liebe leichter durch. Moderne Eltern müssten als Konsequenz mit ihrer Liebe die Liebe Gottes ersetzen. Das aber können sie praktisch nie, und hier zeigt sich einmal mehr die Überforderung, der sie ausgesetzt sind. Diese Anforderung übersteigt menschliche Kräfte bei weitem. Wenn aber schon Eltern ohne Religion leben, wie sollen sie Kindern Gottes Liebe vermitteln? Wo Eltern ihren Diabetes-Kindern den Zugang zur mystischen und religiösen Welt erhalten und stärken, sind diese, wie wahrscheinlich alle Kinder, dankbare Empfänger. Möglicherweise spüren sie aus einem tiefen inneren Anspruch heraus, dass hier etwas ist, was ihnen hilft, ihrem Lebensthema der fließenden, lebendigen Liebe und Energie gerecht zu werden. Kindern und Pubertierenden fällt es außerdem leichter, ihr Anderssein zu akzeptieren, wenn nicht nur die kreative Kraft der Eltern als Vorbild dient, sondern das Ganze auch einen Sinn und damit eine konstruktive Herausforderung beinhaltet.

Hier dürften die Wurzeln liegen für viele Probleme im Zusammenhang mit Diabetes. Bei Erwachsenen, die viel mehr vom Typ II betroffen sind, liegt es auf der Hand: Wer statt auf (innere) Erfüllung auf (äußere) Fülle setzt, wird ein Opfer dieser Einstellung, die sich in Übergewicht und Diabetes spiegelt.

Als Auslöser für den jugendlichen Diabetes werden Schocks, Impfungen wie auch Viruserkrankungen diskutiert. Wie aber können solche Ereignisse die Liebe so massiv stören?

Ein Schockerlebnis wird bei einem Wunschkind mit solidem Urvertrauen aus den ersten Schwangerschaftsmonaten möglicherweise sogar tiefere Enttäuschung hinterlassen, muss es doch plötzlich feststellen, dass die Welt nicht so himmlisch ist, wie sie sich bisher angefühlt hat. Das Urvertrauen gibt diesem Kind jedoch die Möglichkeit, leichter einen eigenverantwortlichen, kreativen Umgang damit zu lernen.

Trifft der Schock aber ein verunsichertes oder jedenfalls mit weniger Urvertrauen gesegnetes Kind, kann er möglicherweise schon das ganze Lebensgefüge so durcheinanderbringen, dass große Hoffnungslosigkeit entsteht und das Kind sich über den unbewussten Akt der Selbstzerstörung seiner insulinproduzierenden Zellen nun wenigstens jene Liebe erzwingt, die mit Zwang erreichbar ist. In diesem Sinne könnte vieles Auswirkungen haben von frühen Unfällen wie dem Fall von der Schaukel bis zu Traumata durch virale Erkrankungen oder Impfungen, die ja auch absichtlich und für ein Kind nicht nachvollziehbar erheblichen Stress in sein Leben bringen. Kleinkinder erfahren ja alles aus ihrer einseitig gefühlsbetonten und von keiner nennenswerten Vernunft überarbeiteten Perspektive. Der Einbruch von Viren und der sich daraus ergebende Krieg im Körper wird in einer als lieb- und schutzlos empfundenen Situation sicher ähnlich wie eine Impfung als Bedrohung erlebt und kann zu erheblichen Reaktionen führen.

Aber auch seelische Erschütterungen könnten diesen Effekt haben, die den Schock über den eigenen Ursprung wiederbeleben, etwa Verunsicherungen z.B. durch gescheiterte Abtreibungsversuche mit der Erkenntnis, nicht geliebt und gewollt zu sein, bis zu allen familiären Erlebnissen, die den Mangel an ursprünglicher Akzeptanz ins Bewusstsein hochspülen.

Die Urangst des Kindes ist, von der Mutter verlassen zu werden. Mit Diabetes bindet *kind* sie auf lange Sicht und sehr intensiv an sich und kann so seine größte Angst abwehren. In solchen Situationen wäre die Mutter aufgerufen, noch bewusster am Aufbau kindlichen Selbstvertrauens zu arbeiten, damit auch diese Kinder für ihre Lebensaufgabe der selbstständigen, kreativen Liebe heranreifen können.

Die Möglichkeit der Vererbung des Krankheitsbildes (Typ I) zeigt, dass die in die Familie eingebrachte Thematik der Liebe auch generationsübergreifend zur Aufgabe werden kann.

Bei Typ-II-Kindern, die meistens ausgesprochen übergewichtig und eigentlich schon fett sind, kommt einiges zusammen. Dicken Kindern wird sicher oft weniger Liebe von den Eltern gezeigt als (Liebes-)Ersatz hineingestopft. Meist sind Eltern hier in einer schwierigen Situation: Konsequenz und Nein-Sagen werden häufig als lieblos empfunden, und es herrscht die Angst, sich die Zuneigung des Kindes durch Erziehung zu verscherzen. Liebe wird nicht oder eben in Ersatzform über Belohnung gezeigt. Manchmal ist es wohl Kompensation, weil beide Eltern arbeiten. In der knappen verbleibenden Zeit wird das Kind anstelle von Liebe mit Spielzeug, Fernsehsendungen und Computerspielen überschüttet. Auch Essen wird absolut nach dem Geschmack des Lieblings ausgerichtet, zeigt er doch sonst sofort und meist eindeutig Abneigung. Um das Kind nicht zu enttäuschen und wegen der Angst, sich anhören zu müssen: »Du liebst mich nicht; ich will lieber zu Papa (Oma, Tante etc.)«, fügen viele Eltern sich dem Willen ihrer Kinder. Fast alle Kleinen beherrschen dieses Repertoire perfekt, wenn es um ihre Interessen geht und sie bemerken, wo Eltern ein schlechtes Gewissen plagt. Das geht so lange gut, bis irgendwann die Kapazität der Langerhans'schen Inseln erschöpft ist und die sogenannte Insulinresistenz entsteht; d.h., die Zellen werden unempfindlich gegen Insulin, was reflektorisch zu dessen vermehrter Ausschüttung und damit zu einem noch größeren Hungergefühl führt. Dadurch, dass der ohnehin schon gequälte Organismus seine Insulinproduktion noch weiter steigern muss, ist die vollständige Erschöpfung der Insulinproduktion bei dieser Lage nur eine Zeitfrage.

Bei entsprechender Fehl- bzw. Liebesersatz-Ernährung erschöpfen sich die Zellen so rasch, dass der ursprüngliche Altersdiabetes eben allmählich die Kindheit erreicht. Das macht deutlich, wo wir im Hinblick auf Liebe und Ernährung inzwischen gelandet sind.

Zusätzlich zu diesem Dilemma, bei dem neben der Liebessituation die Ernährung eine zentrale Rolle spielt, steht natürlich auch noch die folgende Frage im Raum: »Was war zuerst da, die Henne oder das Ei?« Wurden die Kinder von Anfang an mit leeren Kalorien aus dem Supermarkt überfüttert und folglich schon früh fett, wodurch sie weniger liebenswert erschienen? Oder fühlten sie sich von Anfang an so wenig geliebt, dass sie dazu neigten, sich – ersatzweise – zu überfüttern, und stand dafür nur das minderwertige Futter aus den Billigabteilungen dieser Märkte zur Verfügung?

Fragen für Eltern:
- ▷ War unsere Zuckerpuppe ein Wunschkind?
- ▷ Wieso kann unser Kind unsere Liebe nicht annehmen?
- ▷ Warum fühlt es sich nicht wertvoll?
- ▷ Können wir beide unser Kind bedingungslos lieben?
- ▷ Bekommt es genug Zuwendung?
- ▷ Wie steht es mit der »Re-ligio« in unserer Familie, der Rückbindung im tiefsten Sinn?
- ▷ Muss unser Kind Angst haben, von uns verlassen zu werden?

Unterstützende Maßnahmen:
- ▷ Bezüglich *Diabetes-Typ II* gibt es eine Fülle von Möglichkeiten aus dem Bereich der *Säulen der Gesundheit** bei Ernährung, Bewegung und Entspannung.
- ▷ Beim *Diabetes-Typ I* handelt es sich aber um eine Lebensaufgabe, die vor allem Geduld und Demut erfordert: Wichtig ist, sich klarzumachen, dass sich Lebensaufgaben nicht in kurzer Zeit erledigen lassen. Jeder nur halbwegs realistische Mensch weiß, dass sich bedingungslose Liebe nicht einfach einschalten lässt. Hier werden wir nur durch Bewusstheit, Reife, Verantwortungsgefühl und Empathie hineinwachsen. Erlauben wir auch unseren Kindern, ihre Lebenszeit für diese Aufgabe zu nutzen – es gibt nur wenig Ziele, die eine so große Herausforderung enthalten.
- ▷ *Geben und nehmen:* Aufgabe wäre es darüber hinaus, die Mitte zwischen (An-)Nehmen und (Ab-)Geben zu finden. Natürlich kann die Erfahrung der Insulinabhängigkeit helfen, sich auch immer wieder emotionaler Abhängigkeiten bewusst zu werden.

* Dahlke/Preiml/Mühlbaur: *Die Säulen der Gesundheit.*

Wer – egal, in welchem Alter – Nehmen und Geben als die beiden Seiten der Liebe und der Wirklichkeit erkennen und leben kann, wird die Süße des Lebens auch im übertragenen Sinn genießen können.

15 Beschwerden von Geist und Gemüt

15.1 Angst

»Mir ist alles zu eng.«

Das seelische Phänomen Angst verändert fast immer auch etwas auf körperlicher Ebene. Der Spannungszustand der Muskeln nimmt zu, und dieser erhöhte Tonus hat wieder Konsequenzen wie eine Veränderung der gesamten Körperrhythmik; d.h., Atmung, Puls, Blutdruck und letztlich die ganze Physiologie werden beeinflusst. Auch die körperlichen Absonderungen verändern sich von der (Angst-) Schweißneigung über Durchfall (»Schiss« und die »Hosen voll haben«) bis zu Harndrang. Hinzu kommen oft Konzentrationsstörungen und Unruhe, eine sogenannte Vigilanz oder Überwachheit sowie Schlafstörungen trotz Müdigkeit.

Oft zeigen sich kindliche Ängste auch gar nicht so direkt, sondern z.B. durch Rückzug, Verstummen, vermehrte Aggressionen oder Verhaltensänderungen. Dann ist es besonders wichtig, aus den körperlichen Veränderungen auf das Thema zu schließen. Vor allem Jungen lernen ja leider und neigen dann dazu, ihre Ängste nicht zu zeigen. Dümmliche Kommentare wie »Ein Indianer kennt keinen Schmerz«, »Sei tapfer!« oder »Du wirst doch nicht weinen, du willst doch ein richtiger Mann werden« verstärken das Dilemma noch, wobei diese An-Sprüche, keine Gefühle zu spüren und noch weniger zu zeigen, glücklicherweise abnehmen.

Spürbar werden Ängste am Hals, den sie zuschnüren, am Nacken, in dem sie sitzen, und an der Atmung, die sie stocken lassen können. Angst ist oft verbunden mit dem Gefühl, in der Enge zu ersticken, gefangen zu sein, in einer Falle zu sitzen, stecken zu bleiben oder in essenziellen Lebensbedürfnissen eingeschränkt zu sein.

Anthroposophen gehen davon aus, dass »Angst als ein Zurückgeworfensein auf die Enge des Leibes« empfunden wird. Das Seelische staue sich im Leib. Ihre Kinderärzte vertreten vielfach den Standpunkt, Kinder bis zum dritten Lebensjahr spiegelten nur die Angst ihrer Mütter. Bis dahin seien sie interessiert, unbekümmert und neugierig. Die mütterliche Angst um das Kind in der Schwangerschaft droht damit die Angst des Kindes zu werden. Ein frühes Feld ist besonders prägend, man kann generell sagen, je früher, desto prägender. Dem widersprechen allerdings die Erfahrungen aus der Reinkarnationstherapie, wo wir erleben müssen, wie Kinder durchaus schon während Abtreibungsversuchen unter Todesangst litten. Angst ist ein Urthema, ein Archetyp, der dem saturninen Prinzip sehr nahe steht. Und sie hat wie alle Archetypen zwei Seiten, die André Heller in seinem Angstlied anklingen lässt: »Es gibt eine Angst, die macht einen klein, die macht krank und allein. Und es gibt eine Angst, die macht klug, mutiger und freier von Selbstbetrug.«

Selbstbetrug ist allerdings die Hauptstrategie unserer »Versicherungsgesellschaft« gegen die Angst. Wir produzieren auf diesem Weg ständig Scheinsicherheiten, anstatt zu erkennen, dass das Leben nun einmal lebensgefährlich ist. Sicher ist einzig der Wandel. Auch die Ausgrenzung des Todes und seine »Handhabung« mithilfe so lächerlicher Versuche wie Lebensversicherungen machen unser Dilemma deutlich. Die Angst ist größer, als wir denken; und wie die Reinkarnationstherapie zeigt, bringt das Kind sie schon mit ins Leben. Das ist insofern nachvollziehbar, als es sich in aller Regel um eine alte Seele handelt, die viele Erfahrungen gemacht und auch Erinnerungen daran hat, selbst wenn diese mit fortschreitender Zeit in der Schwangerschaft immer mehr verblassen. Sie werden gelöscht, um neuen Erfahrungen Raum zu lassen. Allerdings behalten nicht wenige Kinder diese Erfahrungen auch länger und einige bis weit über die Geburt hinaus.

Diese Erfahrungen und eben auch Ängste aus der Kette der Leben treten in dem Maß in den Hintergrund, wie sich die Seele den Körper zu eigen macht. Im anfänglichen Stadium, wo die Körperstrukturen noch transparent sind, ist die Wahrnehmung entsprechend transzendent und der Einheit nahe, sie umfasst noch frühere Existenzen. Nach und nach gehen aber mit der Transparenz die Transzendenzerfahrungen zurück.

Das Grundmuster Angst ist jedoch bereits vorhanden und kann rasch wiederbelebt werden. Insofern läuft es auf einen Kompromiss zwischen beiden Auffassungen hinaus. Das Kind ist wohl meist nicht der »unschuldige Engel«, als der es gern gesehen wird, aber doch auch so neu auf dieser Welt, dass es die anstehenden Prägungen wie ein Schwamm aufnimmt und so sehr rasch zum Spiegel der Eltern und besonders der Mutter wird. Da ein Kind seine Wahrnehmungen im Wesentlichen über die Mutter aufnimmt, wie es auch seine Energie von ihr bekommt, übernimmt es mütterliche Ängste gleichsam ungefiltert.

Nun wäre aber Angstvermeidung der grundsätzlich falsche Weg, denn Kinder müssen ihren Erfahrungshorizont erweitern, und dabei erleben sie fast zwangsläufig Engpässe und Ängste. Fritz Riemann schreibt in seinem Standardwerk *Grundformen der Angst*, wie diese beim Menschen einen weit fundamentaleren Charakter annehmen als beim Tier. Das Tier wächst in seinen Lebenskreis hinein, der ihm immer vertrauter wird. Dabei wird es seinen Eltern mehr und mehr ähnlich. Das Kind aber müsse sich aktiv aus seinem ursprünglichen Lebenskreis herausbewegen. Die menschliche Entwicklung sei darauf angelegt, die Einbindung in das Naturgeschehen und die tradierten Verhältnisse infrage zu stellen, einschließlich der eigenen Eltern und Blutsverwandten. Die Entwicklung des Bewusstseins, des geistigen Gesichtskreises, des eigenen Denkens ist in diesem Prozess die entscheidende Dynamik. Erst sie führt zur wirklichen Individuation des Menschen und damit seiner Fähigkeit, anders zu denken, zu entscheiden und zu handeln als seine Vorfahren und Eltern, alte Brücken zur Welt abzubrechen und neue Wege zu gehen. So aber führt das Ich des sich entwickelnden Menschen selbst das seelische Erlebnis der Angst herbei. Jedes Kind zeigt dieses Geschehen in seiner Entwicklung.

Insofern gehören Mutproben wie Pubertätsrituale als Seelenprüfungen zur menschlichen Kulturentwicklung; und es ist zwingend, dass Kinder und Jugendliche sie bewusst durchleben und so von Anfang an lernen, Angstsituationen zu meistern. Das Fehlen von Angst, z.B. bei vielen ADS-Kindern, ist somit kein Vorteil, sondern eher krankhaft. Diese Kinder »bekommen etwas nicht mit«, ihnen fehlt die volle, seelische Wahrnehmung bestimmter Situationen.

Angst ist demnach natürlich und gehört zum Leben. Tatsächlich wäre ein Kind ohne Angst vor Autos in der Stadt verloren. Erstaunlich allerdings, dass die meisten Kinder nur wenig Angst vor wirklichen Bedrohungen wie Autos verspüren, stattdessen aber unter vielen anderen – auf den ersten Blick – irrationalen Ängsten leiden.

In der Regel wollen Eltern ihren Kindern alle Angst ersparen. Diese Vermeidungsstrategie schwächt die Kinder jedoch auf Dauer und macht sie defensiv und wenig erfolgreich im Lebenskampf. Viel besser wäre, sie durch die Ängste zu begleiten. So machen weise Eltern kein Licht an, sondern gehen mit dem Kind durch die Dunkelheit. Sie wechseln auch nicht die Straßenseite, wenn ein Hund kommt, sondern nehmen ihr Kind an die Hand, um so der Gefahr gemeinsam standzuhalten und sogar ins Auge zu blicken. Licht anmachen und die Straßenseite wechseln wäre der allopathische Weg, homöopathisch ist die solidarische Begleitung durch die Dunkelheit und der Umgang mit der vermeintlichen Gefahr.

Kinder bringen also eine gewisse grundsätzliche Disposition zur Angst mit, die bei der Geburt neuerlich aktualisiert wird. Und sie spiegeln elterliche Ängste in verblüffender Weise. Das moderne Leben, das mit einer zunehmenden Enge einhergeht, besonders in den Städten, und obendrein zu frühe und häufige Trennungen von Mutter und Kind mit sich bringt, trägt noch seinen Teil zu der Angstlawine bei, die wir heute in den Praxen erleben.

15.1.1 Die neue Angstseuche: Panikattacken

Vor etwa dreißig Jahren war der Begriff »Pan-ik-Attacke« noch gar kein Thema der Medizin. Es ist sicherlich eine Kombination von Faktoren, die dieses oft mit schweren vegetativen Erscheinungen einhergehende Krankheitsbild so lawinenartig zunehmen ließ. Ein weiterer entscheidender Faktor neben den veränderten Ernährungsbedingungen dürfte auch darin liegen, dass die moderne Wohlstandsgesellschaft ihren Kindern aus guter Absicht oder auch unbewusst alle Rituale »erspart«, die sie mit *Pan* aussöhnen könnten, dem alten Naturgott, der oberhalb der »Gürtellinie« ein wunderschöner, (pan)flötespielender Gott ist, der mit seinem himmlischen Spiel die Nymphen anlockt, »untenrum« aber ein wüster, teuflischer Kerl mit Dauererektion, der die verzauberten Nymphen auch gleich vergewaltigt.

Die Natur wird, auch wegen dieses Doppelaspekts, zunehmend gemieden. Wir trauen ihr nicht mehr, weil wir sie nicht kontrollieren und endgültig beherrschen können und sie in Gestalt ihrer kleinen Zecken, gewaltigen Unwetter und sprichwörtlichen Naturkatastrophen fürchten. Und so kommt sie wie alles Verdrängte und Missachtete über den Schatten, die Pan-ik, gleichsam durch den Hinterausgang ins Leben zurück.

Kinder und Jugendliche haben ein natürliches Bedürfnis, auszuziehen, »das Fürchten zu lernen« und Entdeckungsreisen in die Natur zu unternehmen. Hier läge eine großartige Möglichkeit, ihnen spätere Panikattacken zu ersparen. Durch direkte und bewusste Bekanntschaft mit dem alten Naturgott und den Wesen und dem Geist, aber auch den Geistern der Natur könnten sie im Gegenteil eine weitere große Mutter gewinnen – neben ihrer leiblichen und der Großmutter noch Mutter Natur. Wer Nächte im Wald oder Dschungel, auf den Bergen und dem Meer verbracht hat, die Wüste kennt und sich unter freiem Himmel mit den Geräuschen, den Tönen und Klängen der natürlichen Welt schon früh eins weiß, der wird später mit Pan(ik) keine Probleme bekommen.

Natürlich wäre es geschickt, solche Ängste nicht auch noch künstlich zu verstärken, indem man den Kleinen Angst zu essen gibt in Form von Fleisch aus Großschlachthöfen, das durch die Todesangst der Tiere bei deren Schlachtung (rand)voller Angst- und Stresshormone ist. Derartiges Fleisch zu verzehren bedeutet tatsächlich, Angst zu essen. Fisch kommt zwar auch nicht »humaner«

zu Tode, seine Neurotransmitter scheinen bei uns aber nicht entsprechend zu wirken, da er uns in der Evolution so viel ferner ist. Unter diesem und anderen Gesichtspunkten wäre er die ungleich günstigere Quelle tierischen Eiweißes.

Weitere Angst fördern wir, indem wir versuchen, für Kinder immer auf Nummer sicher zu gehen, und zu viel Leben vermeiden. Ständige Aufsicht, die verhindern will, dass *kind* fällt, in eine Kerze fasst oder in eine Käserinde beißt, schafft Angst und unterbindet die Entwicklung gesunden Selbstwertgefühls sowie die Fähigkeit, die Situationen des Lebens irgendwann eigenständig einschätzen zu lernen. Kleine Unglücke und Verletzungen verhindern viel effektiver große Gefahren und Ängste als ständige Bevormundung. Bei überschaubaren Unglücken erfährt *kind*, wie es selbst entscheiden muss und seinem Alter gemäß die Fähigkeit hat, mit Schwierigkeiten umzugehen und fertig zu werden. Altersgerechte Verantwortung für sich selbst und später auch für andere ist eine der wirkungsvollsten Arten, sich dem Leben gewachsen zu fühlen und damit keine übertriebene Angst zu entwickeln. Panikattacken werden meist durch eine überwältigende Erfahrung von Hilflosigkeit und Ausgeliefertsein ausgelöst, die Erfahrung »Ich kann« dagegen bringt Kleine und Große aus ihrer Opferrolle.

15.1.2 Die Geburt als Schlüssel zur Angst

Allein schon durch den Prozess der Geburt erhält das Kind eine doppelte Einführung ins Reich der Angst. Nachdem es die Enge des Geburtskanals mit Angst durchlitten hat – im lateinischen *angustus* für »eng« liegt unser Wort »Angst« –, folgt die Erfahrung der sich daran anschließenden Weite. Es muss sich diese Weite erkämpfen und wächst daran, aber auch sie kann Angst machen. Das wird besonders deutlich beim Kaiserschnitt, wo auf die Enge fast übergangslos die enorme Weite des Raums mit ihrer Kälte und blendenden Helligkeit folgt.

Dass die Enge des Anfangs beängstigt, ist schon von der anatomischen Situation her einleuchtend. *Kind* erfährt zu Beginn der

Schwangerschaft die ekstatische Schwerelosigkeit unbeschwerten Schwebens und schwebender Leichtigkeit des Seins. Es kann aufgrund der identischen Temperatur in seinem Inneren und im Fruchtwasser seine Körpergrenzen nicht wahrnehmen und erlebt folglich grenzenlose Wahrnehmung im Sinne von Unendlichkeit. Später wird durch sein eigenes Wachsen seine himmlische Höhle zunehmend enger und schließlich zu einer Art irdischer Hölle, einem Gefängnis, dem es entfliehen muss.

Als einziger Ausweg bleibt der von den Senkwehen vorgezeichnete nach unten. Der aber bedeutet, dass sein Kopf sich ins kleine Becken der Mutter senken muss, wo er wie in einem Schraubstock landet – von allen Seiten eingezwängt und gepresst. Ab jetzt drücken ihn die Presswehen rhythmisch voran, obwohl der Ausgang noch versperrt ist. Die Natur benutzt den kindlichen Kopf als Rammbock, um den Gebärmuttermund aufzustemmen. In dieser Situation ohne echten Fortschritt ist die Angst des Kindes existenziell und maximal. Diesbezüglich stimmen die Erfahrungen unserer Reinkarnationstherapie, deren fester Bestandteil das Wiedererleben der Geburt ist, mit den Forschungen des Psychiaters Stan Grof über die von ihm »Matrizen« genannten Geburtsstadien völlig überein.

Da natürlicherweise jedes Kind diesem Weg ins Leben folgt, müssen wir davon ausgehen, dass es die Einweihung in die Angst und Enge der Geburt braucht. Wenn es die Geburt durchsteht und sich den Weg ins Leben mit seinem (vergleichsweise) dicken Kopf freikämpft, hat es die erste entscheidende Leistung im Kampf ums Dasein vollbracht. Angst gehört also offenbar zum Leben.

Im Gegensatz zu vielen Tieren ist es bei uns mit diesem Kopfsprung in die Welt allerdings noch nicht getan. Neugeborene sind allein nicht überlebensfähig, weil zu unreif geboren. Sie können nicht laufen und somit auch nicht flüchten, sondern sind auf Gedeih und Verderb der Umwelt bzw. ihren Eltern ausgeliefert. Auch das ist eine Quelle von Angst, denn jedes Verlassen-Werden durch die Mutter könnte endgültig sein und wird entsprechend mit Angst quittiert. Nun ist es aber den meisten Müttern im modernen Alltag fast unmöglich, immer bei ihrem Kind zu bleiben. Hier liegt eine große zusätzliche Angstquelle unserer Zeit. Andererseits wird auch die Chance deutlich, welche die bereits erwähnte »Känguru-Methode« und vergleichbare Lösungen bieten, die das Kind nach der Geburt eng und dauerhaft mit der Mutter verbinden. Angstvorbeugung müsste schon hier beginnen.

Fragen für Eltern:

- ▷ Wovor haben wir Angst, und wie gehen wir damit um?
- ▷ Spiegelt unser Kind unsere Ängste?
- ▷ Wie steht es mit unserem Urvertrauen?
- ▷ Wie gehen wir mit dem Thema »Tod« um?
- ▷ Lassen wir unserem Kind genug Raum für eigene Erfahrungen, und stärken wir ihm dabei den Rücken?
- ▷ Wann fühlen wir uns hilflos und ausgeliefert?

Unterstützende Maßnahmen:

- ▷ Es wäre überaus sinnvoll, die *Geburt* im Sinne der Erkenntnisse der französischen Geburtshelfer Frédérick Leboyer und Michel Odent *zu einem Fest zu machen* und so die Entstehung von Angstmustern oder deren Wiederbelebung zu verhindern.
- ▷ *Serotonin:* Ein weiterer Schritt zur Angstminimierung und zur Förderung des kindlichen Wohlgefühls wäre, dafür zu sorgen, dass es ausreichend mit dem »Wohlfühlhormon« Serotonin versorgt ist. Dazu kann man während der Schwangerschaft und im ersten Lebensjahr die Versorgung der Mutter mit den entsprechenden Grundstoffen sicherstellen, wie sie am einfachsten in der Trockenrohkost »Take me« verfügbar sind (siehe »19.4.2 Bezugsquellen«). Ab dem zweiten Lebensjahr könnten Kinder bereits selbst »Take me« in Fruchtsaft zu sich nehmen. Wichtig dabei ist lediglich, dass der Löffel fein vermahlener Rohkost nüchtern genommen und anschließend mit viel Flüssigkeit, am besten Wasser, durch den Magen gespült wird. Danach sollte eine halbe Stunde nichts genossen werden. Wohlgefühl und Offenheit, wie sie durch ausreichend Serotonin immerhin ermöglicht werden, sind das beste Gegengewicht gegen Ängste.

15.1.3 Typische entwicklungsbedingte Ängste

15.1.3.1 Angst vor Dunkelheit

Die Angst vor Dunkelheit und damit auch der Nacht, medizinisch »Pavor nocturnus« genannt (s.a. Kapitel 15.3.2.2), ist die Angst vor dem Schatten, vor dem Unbekannten, die sich nicht selten auch in der Angst vorm »schwarzen Mann« ausdrückt. Kinder sind fasziniert und zugleich beängstigt von diesem Teil ihrer Seele, wie das Spiel »Wer hat Angst vorm schwarzen Mann?« zeigt. Die Begegnung mit dem Schattenreich ist eine Ur-Erfahrung des Menschen wie die Angst selbst, die er nicht zu lernen braucht, sondern mitbringt. Bei Kindern ist auch – je nach dem Maß an Urvertrauen, das sie mitbringen – eine gewisse Offenheit gegenüber den dunklen Bereichen der eigenen Existenz zu erkennen, wohingegen moderne Erwachsene in der Regel nur noch davor zurückschrecken. Die Offenheit der Kinder lässt sich aber ideal ausnutzen, um mit der Angst fertig zu werden, denn nichts vertreibt die Enge der Angst rascher als Offenheit und Weite. Ähnlich wie Licht Dunkelheit aufhebt, löst Weite Angst auf. Auch wenn hier das allopathische Prinzip im Vordergrund steht, hat es doch seinen Sinn. Es bleibt aber zudem sinnvoll, sich etwa mit Märchen und Phantasiereisen auch »homöopathisch« der Dunkelheit und Enge zu widmen. Das ist ungleich besser, als mit Vermeidungsstrategien und ständigen Sicherheitskontrollen in Hinblick auf dunkle Gestalten unter dem Bett Pseudosicherheit zu schaffen. Da Märchen immer einen Weg weisen, wie *kind* am besten mit der dunklen Seite umgehen kann, bieten sie vertrauenswürdige Aus-Wege an, da sie immer mit einem Sieg über das Dunkel, also einem Erfolgserlebnis, enden.

15.1.3.2 Angst vor Geistern

Die Angst vor Geistern bzw. Gespenstern kommt aus einer ähnlichen Ecke und bezieht sich auf die andere Welt, das Reich des Transzendenten, Übersinnlichen, der jenseitigen dunklen Mächte, die oft ebenfalls mit dem Bösen assoziiert werden. Auch für diesen Bereich gilt das oben Gesagte, und anstatt ihn zu vermeiden und mit Tabus zu belegen, wäre es sinnvoll, dem Kind über Geschichten und Märchen Zugang dazu und eine gewisse Sicherheit im Umgang mit dieser Dimension zu verschaffen. Die »Harry Potter«-Welle bedient solch eine Lust am Okkulten und damit Dunklen, sie betont den Aspekt, dass das Dunkle konfrontiert werden muss.

Wenn Eltern ihre Kleinen geduldig an die Hand nehmen und mit ihnen durchleben, was Angst macht, fühlen sich Kinder am besten verstanden, zugleich beschützt und auch gestärkt, da sie sich bei jeder dieser Gelegenheiten eine Scheibe vom Mut der Eltern abschneiden. Selbst wenn man zusammen unters Bett schaut oder/ und dem Kind eine Taschenlampe schenkt, mit der es selbst nachschauen kann, werden sich mehr Sicherheit und Unabhängigkeit aufbauen. Die Ermutigung »Schau an, was dich ängstigt« ist für den späteren Umgang mit abstrakten oder realen Ängsten ebenfalls der beste Rat.

Auch »Geister-Stopp!«-Schilder können phasenweise Sinn machen. Kinder, die gerade erst gelernt haben, Verbote zu beachten, nehmen Gleiches von anderen Wesen, also auch von Geistern, an. Und natürlich gehorchen die Geister dann diesen Verbotstafeln, da sie ja immer aus der seelischen Innenwelt des Kindes stammen.

Die Frage an das (größere) Kind »Was macht dich so stark, dass du die Geister verjagen kannst?« bringt dem Kind zwei Vorteile: Zum einen sucht es die Lösung bei sich (und das ist mit Unterstützung und Anerkennung der Eltern das Beste), und es macht die Erfahrung »Ich weiß, was für mich gut ist« und stärkt damit sein Selbstbewusstsein.

15.1.3.3 Angst vor dem Alleinsein

Die Angst vor dem Alleinsein, damit auch vor dem Verlassenwerden und der Trennung von der Mutter und ihrem Verlust, ist zugleich die Angst vor der eigenen Hilflosigkeit. Diese Angst kann sich besonders im Bauch zeigen, wo das Kind über den Nabel und die Nabelschnur mit der Mutter verbunden war. Die Kinder werden vom mütterlichen Leib getrennt, von der schützenden Hülle, und lernen, sich selbst zu berühren, zu beruhigen und zu vertrauen.

Ganz wichtig sind hier die eigenen Tastsinnerfahrungen im Austausch mit der nächsten Umgebung.

Auch Tierverbündete und Schutzengel sind hier von großer Hilfe. Wer sie an seiner Seite hat, ist nie allein.

Bei älteren Kindern ist wichtig, ihnen Alleinsein darüber hinaus schmackhaft zu machen. Die erste Erfahrung, während die Mutter vielleicht eine kurze Besorgung macht, kann wegweisend für die weitere Zeit sein. Entsprechend durch die Mutter vor- und nachbereitet, wird dem Kind deutlich, dass es in dieser kurzen Zeit seinen Bedürfnissen nachkommen kann und ganz allein entscheiden darf und muss.

Wichtig ist, dass die Mutter verlässlich zurückkommt, und zwar zu einer ausgemachten Zeit; ebenso später die Möglichkeit, sie telefonisch zu erreichen, wenn das Vertrauen sonst nicht reicht. Nach einer glücklichen ersten Erfahrung ist in der Regel der Weg geebnet für weitere Erlebnisse, die das Kind dann selbstbewusst antreten kann.

15.1.3.4 Angst vor Gewittern

Die Angst vor Gewittern spiegelt die Furcht vor der Urgewalt, dem Übermächtigen, der Natur, dem schutz- und hilflosen Ausgeliefertsein und völligem Kontrollverlust gegenüber dem Göttlichen, das sich in Zeus zeigt, dem blitzeschleudernden Göttervater der Griechen, und Donar, dem Donnergott der Germanen.

Je nach Alter können solche Personifizierungen die Angst mildern. Bei älteren Kindern ist es oft hilfreich, ihnen – im positiven Sinne – das Staunen über die Natur sowie die Achtung bzw. Ehrfurcht vor deren Macht zu vermitteln.

15.1.3.5 Angst vor Hunden, Insekten, Spinnen und Schlangen

Die Angst vor *Hunden*, insbesondere solchen, die laut bellen, spiegelt die Angst vor Aggression, vor dem Seelenwolf auch, der zerstörerisch wie der Fenriswolf der Germanen und bedrohlich wie der Zerberus der Griechen dunkle Seelenbereiche der Gewalt symbolisiert und die Unterwelt bewacht. Diese ist für Kinder abstoßend und faszinierend zugleich, und darin liegt eine große Chance. Wenn sie lernen, sich mit Hunden und Aggressionen auszusöhnen, gewinnen sie einen natürlichen Zugang zur Lebensenergie, der vielen Erwachsenen fehlt und später so viel schwieriger zu erarbeiten ist.

Wenn wir dagegen von »tierischer Angst« sprechen, meinen wir lebensbedrohliche Angst, die vor allem mit dem Ausgeliefertsein zu tun hat, wie Tiere es gegenüber Menschen erleben, wenn sie etwa geschlachtet oder auf andere Weise gequält werden.

Natürlich haben wir genügend Menschheitserfahrungen verinnerlicht, die uns sagen, dass Tiere durchaus lebensbedrohlich werden können. In unseren Städten, wo das tierische Leben sich auf ein paar in der Regel harmlose Insekten und zahme Haustiere reduziert, mutet die Angst vor Tieren »anormal« an, ist aber aus der Geschichte der frühen Menschheit gut verständlich. Der Kontakt mit Tieren, z.B. im Streichelzoo, oder mit Haustieren begegnet dieser Angst in der Regel sehr effektiv. Ideal wäre hier, die Angst durch Respekt vor der lebenden Kreatur und vernünftige Vorsicht zu ersetzen.

Der beste Schutz vor Angst ist ein solides Urvertrauen und daraus erwachsendes Selbstvertrauen, wie es sich in den ersten Monaten der ungestörten Schwangerschaft bildet.

In der Kindheit wäre es vorrangig, den Kleinen ein möglichst gut geschütztes Nest zu bieten, ohne in die Übertreibung des Overprotection-Syndroms zu verfallen.

Insekten machen Angst, weil sie unser Ego stören. Ganz kleine Kinder werden folglich vor ihnen noch keine Angst haben. Bei Naturmenschen kann man ebenfalls erleben, wie sie kein Problem damit haben, dass z.B. Fliegen auf ihrem Gesicht herumspazieren. Mit wachsendem Ego und folglich auch Anspruch, sein Umfeld zu kontrollieren, Herr im eigenen Haus und jedenfalls Gesicht zu sein, werden sie als störend und bei entsprechend großem Anspruch auch beängstigend empfunden.

Hinzu kommt die Angst, gestochen und damit versehrt zu werden. Es kann auch die Angst vor dem Eindringen von Fremdem hinzukommen, da dabei ja immer die eigene Schutzhülle verletzt wird. Das Kind wird sich dadurch seiner grundsätzlichen Verletzlichkeit bewusst. Die Angst steigert dann jeweils das Schmerzempfinden.

Bei Angst und Schmerzen zieht man sich instinktiv zusammen, was das Engegefühl natürlich verstärkt. Als Dritte im Bunde kommt noch die Kälte hinzu. Diese drei bereiten sich gegenseitig das Terrain und verstärken einander. Insofern ist es immer sinnvoll, dem Kind in schmerzlichen Situationen möglichst die Angst zu nehmen und für angenehm wärmende Umstände zu sorgen. Bei Angstsituationen ist es hilfreich, wenigstens für bergende Wärme zu sorgen und Schmerzen zu minimieren. In Kältesituationen wäre es entsprechend sinnvoll, Schmerzen und Angst zu nehmen.

Bei der Angst vor *Spinnen* und *Schlangen* handelt es sich um die Angst vor dem plutonischen Urprinzip und vor der eigenen unbewussten Hinterhältigkeit, vor der Lust zu verführen. Unsere westliche Deutung spricht diesen Tieren fast durchgängig schlechte Eigenschaften zu, im Gegensatz zu östlichen oder indianischen Traditionen: Sie bieten auch die Möglichkeit, mithilfe ihrer Märchen und Mythen den so wichtigen Respekt für diese Tiere zu fördern.

15.1.3.6 Angst vor Neuem

Beim Zahnen, einem häufigen Einbruch von Angst ins junge Leben, mischt sich die Furcht vor Schmerz mit der Angst vor allem Neuen. Angst macht eng und steigert das Schmerzempfinden noch. Also wäre bei Schmerzen – zuerst und soweit mit vertretbaren Mitteln möglich – die Angst zu nehmen bzw. zu lindern. Zahnen ist der Durchbruch des Neuen ins Leben, in diesem Fall der Aggression. Alles Neue macht erst einmal Angst. Wenn man die Erfahrung gemacht hat, verliert sich die Angst. Insofern wäre es auch hier am besten, das Kind durch die Erfahrung der Angst zu begleiten, es also z.B. herumzutragen beim Zahnen. Wieder – wie schon ganz zu Beginn des Lebens – muss sich das Kind für ein neues Thema öffnen und weiten, und diese Weite für das Neue in der Fülle der Möglichkeiten kann offenbar genauso Angst machen wie Enge.

Ziemlich gleichzeitig mit dem Durchbruch der Zähne, etwa mit sechs Monaten, beginnen Kinder auch zu »fremdeln«; d.h., sie reagieren mit Angst auf fremde Menschen, denen sie bis dahin offen gegenüberstanden. Ab diesem Zeitpunkt können sie sinnvoll lernen, sich von der Mutter zu »trennen«.

In der Phase wird es möglicherweise mit dem Stillen schwieriger, wobei nun abgestillt werden könnte. Wenn Kinder aber gern länger an der Brust trinken, ist das keinesfalls bedenklich, wie man bei Naturvölkern sieht. Die Bedenkenträger aus dem Bereich der Schulmedizin oder der Modebranche haben wie auch figurbewusste Berater und Partner durchaus unrecht.

Auch die Angst des Schulkinds vor einer Klassenreise wegen des zu erwartenden Heimwehs spricht für mangelnden Mut, Neuem, der Fremde und allem Ungewohnten zu begegnen. Hier können mit kleinen Schritten im Sinne der Desensibilisierung echte Fortschritte erreicht werden. Wenn die erste Reise zur Oma in die Nähe führt und die Mutter noch jederzeit zu Besuch kommen kann, ist die Angst so gut wie gebannt. Von da aus lassen sich zunehmend mutigere Schritte unternehmen.

15.1.3.7 Angst, sitzen zu bleiben bzw. nicht weiterzukommen

Die Angst, sitzen zu bleiben, belebt die noch ursprünglichere Angst, zurückgelassen und von der Mama verlassen zu werden. Da das ursprünglich den sicheren Tod bedeutete, kann diese Angst sehr mächtig und bedrohlich sein. Die Angst, nicht weiterzukommen und zurückgelassen zu werden, ist ganz in der Nähe angesiedelt und mit der verwandt, Prüfungen nicht zu bestehen, nicht zu genügen und zu versagen, wenn's drauf ankommt. Dahinter steckt in der Regel ein Mangel an Selbst- und so letztlich an Urvertrauen, manchmal auch ein mitgebrachter oder erworbener Perfektionsanspruch. *Kind* hat das Gefühl, nicht zu genügen, wie ja auch schon entsprechende Benotungen wie »mangelhaft« oder »ungenügend« ausdrücken. Die Angst zu enttäuschen und jene vor Schande liegen hier nah beieinander. Hierhin gehört auch die Sorge des Kindes, nur geliebt zu werden, wenn es entsprechend gute (Schul-)Leistungen bringt.

Die Angst vor der Reaktion der Eltern und Lehrer ist dabei das Entscheidende. Ohne diejenigen, die die Leistungen beurteilen, würde diese Angstquelle rasch austrocknen. Das zumindest müssten sich die Großen in diesem Spiel klarmachen. Das bedeutet noch nicht den Verzicht auf Leistung, aber es könnte zur Suche führen nach Methoden, wie Kinder gefordert und dabei gefördert werden, ohne dass unnötige Angstmacherei ins Spiel des Lebens käme. Die Vorschläge des englischen Reformpädagogen Alexander S. Neill, Gründer der antiautoritären Summerhill-Schule, sind bis heute aufsehenerregend, wobei Neill selbst diesen Begriff nie benutzt hat. Für ihn galt das Prinzip »freie Erziehung« statt »frei von Erziehung«, und er war nicht gegen Autorität, sondern verfügte selbst über erhebliche. Er sprach von »selbstregulativer Erziehung«. Noch lebendiger und verbreiteter sind hierzulande Rudolf Steiners Waldorf-Pädagogik und Maria Montessoris Ansatz.

Wird Kindern vonseiten ihrer Eltern stets aufs Neue vermittelt, dass sie durch ihr Verhalten zwar Zorn, Trauer oder Enttäuschung auslösen können, aber trotzdem immer geliebt werden, ist schon viel gewonnen. Sie werden lernen, dass Trauer, Freude und Zorn Gefühle sind, die kommen und gehen, die Liebe aber bleibt. Wenn sie diesen Unterschied begriffen haben, was ihnen in der Regel leichter als Erwachsenen fällt, freuen sie sich mit den Eltern am Erfolg, trauern mit ihnen bei Misserfolgen, wissen aber, dass die Liebe davon unbeeinflusst bleibt. Dieses Vertrauen trägt sie maßgeblich durchs Leben, besonders auch in so schwierigen Phasen wie der Pubertät.

Die Angst vor Prüfungen und dem entsprechenden Versagen nimmt in der heutigen, den Wert von Menschen an ihren Leistungen messenden Gesellschaft noch immer zu. Dabei ist die Angst, Fehler zu machen, ausgesprochen entwicklungshemmend, denn nur durch Fehler lernt *kind*, Fehlendes in sein Leben zu integrieren. Gut wäre es aber, Kindern einfühlsam zu helfen, nicht immer die *gleichen* Fehler zu machen. Noch im Erwachsenenalter gilt dieses Prinzip, und bewusste Chefs schätzen an ihren besten Mitarbeitern, dass sie Fehler machen, aber *denselben* immer nur einmal.

Allerdings gibt es heute auch viele Kinder, die so wenig »Über-Ich« entwickeln – jene von Sigmund Freud entdeckte Instanz, die die Gesellschaft und ihre Tradition in uns vertritt –, dass ihnen Fehler, Ehrenrunden in der Schule usw. gar nichts mehr auszumachen scheinen, was natürlich als anderes Extrem auch nicht im Sinne der Erfinder von Schulen sein kann. So bleibt zwar die Angst außen vor, aber Entwicklung kommt hier doch eher nur verzögert in Gang.

Die Angst vor Herausforderungen durch Schule, Lehrer und Mitschüler ist bis zu einem gewissen Grad natürlich. Wird aber aus einem unbedenklichen, natürlichen Spannungsgefühl eine hindernde Angst, wäre am besten an eine homöopathische Behandlung zu denken. Auf der seelischen Ebene entlastend wären Vertrauensübungen bereits weit im Vorfeld. Aber auch bei schon massiver Angst können spielerische Übungen auf anderen analogen Gebieten helfen, also z.B. Erkundungstouren in Höhlen. Kinder müssen ihren eigenen Stand, ihre Rolle im neuen sozialen Umfeld langsam finden. Begleitende Eltern können ihnen dabei hilfreich zur Seite stehen und die eigene Anwesenheit allmählich reduzieren.

15.1.3.8 Angst vor Einbrechern, Entführern und allgemein vor Fremden

Bei der Angst vor *Einbrechern* geht es auch darum, ausgeliefert, im eigenen Bereich nicht mehr Herr zu sein und die Kontrolle zu verlieren. Es kann ein Aspekt von Verlustangst hinzukommen, wenn der Dieb im Einbrecher besonders gefürchtet wird. Hier wäre darauf zu achten, inwieweit solche Ängste von den Eltern und dem Umfeld gefördert werden – durch entsprechende Warnungen oder Erfahrungen und natürlich durch zu viele Fernsehkrimis.

Bei der Angst vor einer *Entführung* tritt der Horror, einer fremden Macht ausgeliefert zu sein, mehr in den Vordergrund, aber auch die Angst, das lebenssichernde Nest der Familie zu verlieren.

Die Angst vor Fremden kann schon in der Zeit des »Fremdelns«, also etwa ab dem sechsten Lebensmonat, behutsam angegangen werden, indem die Mutter sich ganz langsam etwas löst und ihr

Kind für sehr überschaubare Zeiten anderen Familienmitgliedern und Verwandten überlässt, so dass es sich behutsam an weniger bekannte Menschen gewöhnen kann.

Fremde sind ja meistens Freunde, von denen man es noch nicht weiß. Wenn es gelingt, diese Haltung Kindern zu vermitteln, wird sich die Angst verflüchtigen. Das Problem ist hier natürlich der Gegenpol in Gestalt der in modernen Zeiten fast notwendigen Angst vor fremden Männern. Sie wird kleinen Mädchen anerzogen. Obwohl dahinter entsprechend schlechte Erfahrungen oder angsterregende Berichte anderer stehen können, stecken oft auch Distanz und Misstrauen gegenüber dem eigenen männlichen Seelenanteil dahinter. Diese Ambivalenz zu klären wäre für die Erziehenden wichtig. Wird die Angst ernst genommen, kann das Kindern helfen, Furcht und zerstörerisches Misstrauen in Vorsicht und gute Beobachtung zu wandeln, denn Naivität ist kein erstrebenswerter Zustand. Des Weiteren hilft es, die andere Erfahrung zu vermitteln, dass ganz viele Männer sehr nett sind.

Bei älteren Mädchen können auch Selbstverteidigungskurse helfen, vor allem ist dies deswegen sinnvoll, weil sie frühzeitig Zugang zum eigenen männlichen Seelenanteil schaffen und mit diesem aussöhnen.

Es ist also möglich, Kindern beizubringen, nie mit einem Fremden mitzugehen, wenn es nicht ausdrücklich von den Eltern darum gebeten wird, wie etwa beim Röntgenarzt, und ihnen gleichzeitig die grundsätzliche Angst vor Fremdem und Fremden zu nehmen.

Seelisch steckt dahinter die Angst vor dem großen inneren Seelenanteil, der noch ganz fremd und damit bedrohlich ist.

15.1.3.9 Angst vor Krieg und Umweltkatastrophen

Die Angst vor Krieg und Zerstörung ist sicher durch die Nachrichtensendungen angeregt und ausgelöst, aber nicht verursacht. Auch hier verbirgt sich ein tiefer Seelenanteil des Kindes, wenn es an diesem Punkt zu wirklichen Problemen kommt. Wie bei all diesen Ängsten wäre zu beachten, wie viel von den eigenen Eltern und zu Anfang des Lebens wieder besonders von der Mutter geteilt wird.

Kinder sind wirklich wie ein Spiegel für die Seelenängste ihrer Eltern.

Zielführend wäre, die Eltern würden ihre Probleme selbst angehen, um das Kind zu entlasten. Hier bieten sich in leichteren Fällen geführte Meditationen an, bei schwereren Ängsten die Schattentherapie.

Auch die Angst vor Umweltkatastrophen ist natürlich durch entsprechende Nachrichten angeregt, lässt aber doch vermuten, dass das betreffende Kind eine erhebliche Resonanz zur Verunsicherung hat und sich seiner kleinen Umwelt ebenfalls nicht sicher sein kann.

Es ist darauf zu achten, ein Kind nicht zu früh mit den mehr oder weniger berechtigten Ängsten seiner erwachsenen Umwelt zu überfordern. Mit zunehmendem Alter kann die Auseinandersetzung über so existenzielle Themen aber durchaus eine Bereicherung der Entwicklung werden, wenn *kind* an den Sorgen und Kritikpunkten der Eltern an der Gesellschaft teilhaben kann.

15.1.3.10 Angst vor Krankheit und Tod

Die Angst vor Krankheit und Tod bis hin zur Hypochondrie gehört fast schon zu unserer Kultur und wird zunehmend stärker in dem Sinn, wie diese den verbindlichen Kult und damit den Anspruch an Kultur aufgibt und immer mehr zur reinen Leistungsgesellschaft verkommt. Die Angst vor Schmerz, Unwohlsein und Krankheit ist ein natürlicher Schutzmechanismus. Wenn Eltern aber aus Angst vor der Krankheit extrem besorgte Sicherheitsfanatiker werden, die prinzipienhaft streng gesund leben, um alle Gifte, Bakterien, Viren oder Sonstiges zu vermeiden, oder eine Unmenge an Medikamenten, Vitaminen und Mineralien etc. zu sich nehmen, spüren die Kinder instinktiv, für wie gefährlich sie das Leben halten. Ähnliches provozieren Eltern, die vor lauter Angst vor dem Leben und um ihren Schützling diesen gegen alles impfen lassen und die Einstellung von der Gefährlichkeit der Welt so auf ihre Kinder übertragen.

Wird Kindern dagegen überzeugend durch elterliches Vorbild vermittelt, dass Heiserkeit und Husten, Schnupfen und Fieber

»ganz in Ordnung« sind und anzeigen, dass der Körper reagiert und sich zu wehren weiß, sinkt die Angst davor.

Was eine entsprechende Einstellung zu leisten vermag, zeigt folgende Anekdote: Als die Tochter anfing, Reitstunden zu nehmen, erzählte ihr die Mutter, erst wer einmal vom Pferd gefallen sei, könne mitreden auf dem Weg zu einer guten Reiterin. Als es so weit war, die Tochter schließlich vom Pferd flog und einige schmerzhafte Prellungen davontrug, waren alle überrascht, dass sie, statt zu weinen und Angst zu kultivieren, ganz glücklich war, endlich eine Reiterin zu sein! Ihre Schmerzen wertete sie als Teil ihrer Einweihung …

Die Angst vor Schmerzen, davor, verletzt zu werden, die Unversehrtheit und die Unschuld zu verlieren, rückt noch näher ans eigene Leben heran und ist ein notwendiger und natürlicher Selbstschutz. Wo diese Angst übertrieben ist, liegen wahrscheinlich entsprechende eigene oder familiäre verletzende Erfahrungen zugrunde. Hier mangelt es an Vertrauen zu sich selbst und zum eigenen Körper. Daran könnten Mut zur akuten Krankheit, Sport- und Spielprogramme etwas ändern, die hart an die Schmerzgrenze gehen, aber auch alles, was Freude an der eigenen Integrität macht und zeigt, wie diese immer wieder zu gewinnen ist, wenn sie verloren wurde.

Die Angst vor dem Tod, die – ins Leben mitgebracht – Quelle aller Angst ist und schon bei der Geburt in der Enge des Geburtskanals aktualisiert wird, ist am besten über das Erzählen von Märchen und Mythen und entsprechende Seelennahrung zu bearbeiten. Die Bewältigung eines als schrecklich erlebten Geburtsdramas versuchen Kinder in der Regel selbst durch Bauen von Höhlen und entsprechendes Spielen darin (Vertrauensübungen, sich rückwärts fallen lassen, Wasserspiele, tauchen).

Eine neue Angstquelle ist die Panik moderner Eltern vor dem plötzlichen Kindstod. Natürlich überträgt sich auch diese Angst aufs Kind. Mit ihren funktionalen Versuchen, dieses Elend zu verhindern, hat die Medizin zwar einen deutlichen Rückgang der Todesfälle erreicht, aber auch eine neue wirksame Angstquelle geschaffen.

Eine gute Möglichkeit, das Problem zu verringern und die Angst davor zu lösen, wäre der Einsatz des bereits erwähnten Schwing- und Wiegesystems »Sleepy« (siehe »19.4.2 Bezugsquellen«). So wird tendenziell verhindert, dass die Kinder aus dem Eigenrhythmus fallen.

15.1.3.11 Angst vor Wasser und Feuer

Die Angst vor Wasser spiegelt die Furcht vor dem Seelischen, Weiblichen, dem Verschlingenden wider. Allerdings kann sie auch durch völlig verfehlte Schwimmlernübungen ausgelöst werden, etwa wo Kinder früher einfach ins Wasser geworfen, untergetaucht oder genötigt wurden, selbst hineinzuspringen. Mit solchen Brutalmethoden zeigen vielleicht gefühlsgestörte Väter ihre Probleme, aber sicher lassen sich so nie Angstprobleme von Kindern lösen. Auf diese Art schwimmen zu lernen ist schlechter, als es gar nicht zu können. Daraus resultiert vielmehr nicht selten eine lebenslange Angst vor dem weiblichen Seelenelement Wasser und eine tiefe Aversion gegen den verursachenden »Unhold«.

Daraus kann mit der Zeit und bei Nichtbeachtung eine fatale Mischung werden, denn einerseits wird immer mehr vom Weiblichen abgelehnt und das Männliche schließlich auch, weil der Vater der »Prototyp« des Männlichen für jedes Kind ist wie die Mutter der für das Weibliche. Daraus lässt sich schon erkennen, welch entscheidende Vorbildfunktion den Eltern für das spätere Leben zukommt.

Die Lösung läge hier in der im körperwarmen Wasser sanft vermittelten Erkenntnis, dass fast jeder Mensch schweben kann, wenn er nur die Arme über den Kopf nimmt und sich möglichst angstfrei dem Wasser anvertraut. Außerdem haben Säuglinge und Kleinkinder natürlich eine angeborene Lust – die noch aus dem Fruchtwasser herrührt –, im Sommer badend im Wasser zu spielen. Mithilfe dieser und einer Fülle moderner Wasserspiele für Kinder, wie sie in immer mehr Thermen entstehen, sollte es leicht sein, ihnen wieder Anschluss an diese Freude zu vermitteln.

Die Angst vor Feuer und vor dem Verbrennen hingegen bringt

das klassisch männliche Element ins Spiel. Nun werden ja Kinder ständig ermahnt, sich weder im Konkreten noch im Übertragenen die Finger zu verbrennen. Feuer ist als männliches Element auch mit Energie, Kraft, mit Mut und Durchsetzung assoziiert, und wenn all das schließlich gefürchtet wird, bleibt das problematisch für das ganze Leben. Es ginge also darum, das Kind mit all dem auszusöhnen und ihm die Schönheit des Feuers im Licht von Kerzen und Sonne, in Feuerwerken und Wunderkerzen nahezubringen, wie auch den Respekt vor seiner natürlichen Urgewalt.

Ein Kind, das seine Wunderkerze halten darf, auch wenn die Funken ein bisschen zwicken, sie später dann selbst anzünden kann und auch mal den Finger an die Kerzenflamme halten darf, um festzustellen, was »heiß« bedeutet, bekommt Gespür für die Realität und für seine eigenen Reflexe. Es versteht leichter, warum es mit Feuer nicht einfach so spielen darf und wie weh Flammen tun können. Die konstruktive Aufgabe der Eltern wäre, eine altersgemäße Konfrontation des Kindes mit dem eigenen Mut, der Freude, etwas »anzufachen«, und eine vernünftige Risikobereitschaft anzuregen.

15.1.3.12 Angst um die Familie, Angst vor der Familie

Die Angst um die eigene Familie enthüllt, dass sich das Kind seiner direkten Bezugspersonen und seiner Umwelt nicht sicher sein kann. Das ist kein Zeichen von besonderer Liebe, sondern im Gegenteil von Vertrauensmangel. Ein Kind, das ständig am Rockzipfel seiner Mutter hängt, verrät damit vor allem Angst, die Mutter zu verlieren, die es offenbar als »unsichere Kandidatin« einschätzt. Liebe müsste sich anders zeigen.

Umgekehrt konnte ich einmal eine Mutter beruhigen, die von ihrem kleinen Jungen geschlagen wurde. Das ist – wenn es einmal geschieht – kein Zeichen von Ablehnung und Hass gegen die Mutter, sondern eher eines von übergroßem Vertrauen. Der kleine Rabauke war sich sicher, dass, selbst wenn er sie haut, die Mutter weiter zu ihm hält und steht.

Bei der Angst vor der eigenen Familie müsste das Kind also zuerst Vertrauen lernen und Zutrauen fassen zum eigenen Nest, was am einfachsten dadurch geschähe, dass das Nest vertrauenerweckend gestaltet würde. Körperliche oder emotionale Übergriffe können Gründe für eine berechtigte Angst vor bestimmten Familienmitgliedern sein, die es natürlich aufzudecken und abzustellen gilt.

15.1.4 Angst und die Moro-Reaktion (von Dr. Wibke Bein-Wierzbinski)

Die Moro-Reaktion (nach dem Heidelberger Kinderarzt Ernst Moro) ist eine frühkindliche Schreckreaktion, mit der das Neugeborene in den ersten vier bis sechs Wochen auf abrupte Lageveränderungen mit Gleichgewichtsverlust, auf zu laute Geräusche und manchmal auch auf unerwartete Seheindrücke reagiert. Hierbei streckt es blitzschnell seine im Schulter- und Ellbogengelenk gebeugten Arme in die Höhe. Dabei sind die Hände nach oben geöffnet und die Finger gespreizt. Die Beine werden leicht gestreckt. Anschließend »fällt« das Kind wieder in sich zusammen: Die Arme werden gebeugt und in einer Umklammerungsbewegung herangezogen, die Hände zur Faust geschlossen. Diese Schreckreaktion ist bei einem gut entwickelten Säugling ausschließlich durch zu grobes »Handling« oder durch andere zu starke Sinnesreize zu bewirken und tritt nicht während des normalen Alltags auf. Sobald die Muskulatur zum Halten des Köpfchens stark genug ist und es nicht mehr unkontrolliert nach hinten wegkippt, ist die Moro-Reaktion nicht mehr auszulösen.

Anders jedoch ist es bei Säuglingen, die im oberen Halswirbelsäulenbereich gestaucht sind oder bei denen durch andere Ursachen die oberen zwei Halswirbel (Atlas und Axis), die das Kopfgelenk bilden, nicht optimal übereinanderstehen. Neugeborene mit sogenannten Kopfgelenksdysfunktionen fallen dadurch auf, dass sie nicht in der Lage sind, ihren Kopf selbstständig zu halten, und ihn nicht zu beiden Seiten gleichermaßen drehen und ablegen können, wozu ein gut entwickeltes Kind normalerweise schon mit der Geburt bereit ist. Ursachen für Kopfgelenksdysfunktionen gibt es viele. Am häufigsten kommen sie zustande durch Stauchungen während des Geburtsprozesses oder auch durch falsches und zu langes Transportieren des Neugeborenen in aufrechten Positionen.

Ist es erst einmal zur Verschiebung der oberen Halswirbel gekommen, kann das schwere Köpfchen des Kindes nicht mehr richtig gehalten werden, und das Kind erlangt keine Kontrolle über die Stellung seines Kopfes. Gerade das bringt viele Irritationen und Reifungsverzögerungen mit sich, die auch in Form einer zu schnell, zu stark und zu lange auslösbaren Moro-Reaktion zum Ausdruck kommen. Denn nur durch das Reifen des Kopfgelenks und durch das Erlangen der Kopfkontrolle wird die Auslösbarkeit der Moro-Reaktion verhindert. Gerade im Übergang von Hals zu Kopf, dem sogenannten zerviko-okzipitalen Übergang, sind die Muskeln und das Bindegewebe außerordentlich dicht mit Nerven versorgt. Diese stehen in direkter Verbindung mit dem Gleichgewichtsorgan und mit bestimmten Hirnzentren, in denen die Grob- und Feinmotorik kontrolliert werden. Atlasdysfunktionen bewirken daher eine veränderte Sensorik im Kopf- und Nackenbereich, was dazu führen kann, dass das Kind eine fortwährende Überempfindlichkeit auf Bewegungsreize und andere Sinnesreize aufweist. Es findet keine innere Ruhe und Zufriedenheit.

Urvertrauen, das sich normalerweise schon in der Säuglingszeit zeigt, beim Stillen und beim Wahrnehmen des eigenen Körpers und durch das Erforschen der Umgebung mittels Ausbildung verschiedener Stützhaltungen und Bewegungen, scheint nur eingeschränkt vorhanden. Dadurch ist die Grundlage zum Erlangen von Vertrauen in sich und in seine Umgebung durch wiederkehrende und gleiche Erlebnisse gestört. Die Folgen sind sensomotorische Lücken und bleibende Fehlinformationen über die Lage des Körpers im Raum, die immer wieder zu Fehleinschätzungen, Unsicherheiten und schließlich zu Ängsten und zu kognitiven Leistungseinbußen führen können.

Die in der Säuglingszeit erworbene körperliche und psychische Unsicherheit kann bis ins Erwachsenenalter fortbestehen.

Eine mögliche Therapie zum Überwinden von Ängsten, die auf

eine Kopfgelenksdysfunktion mit einhergehender fortbestehender Auslösbarkeit der Moro-Reaktion zurückzuführen ist, besteht aus Muskelstärkung der Nacken- und Halsmuskulatur. In den meisten Fällen ist die bauchseits gelegene Muskulatur, die direkt an der Wirbelsäule ansetzt, zu schwach ausgeprägt, so dass es zu einem Ungleichgewicht zwischen Hals- und Nackenmuskulatur kommt und das Kopfgelenk bei Lageveränderungen nicht ausreichend geschützt ist.*

15.1.5 Allgemeines zur Angsttherapie

Ganz entscheidend, damit irrationale und neurotische Ängste gar nicht erst entstehen, wäre, für ein gutes Urvertrauen zu sorgen. Und wie bereits gesagt wurde, ist die wichtigste Zeit dafür schon der ungestörte Beginn der Schwangerschaft, wenn das Kind im körperwarmen Fruchtwasser schwebt, Einheitserfahrungen machen und sich somit eins mit allem fühlen kann.

Auch die Vermeidung eines Geburtstraumas ist ein entscheidender Beitrag zur Angstfreiheit. Wenn es für beides schon zu spät ist, können Schwebe-, Spring- und Fallenlass-Übungen helfen, aber die wesentliche Grundlage erfordert noch mehr von Eltern und Kindern.

Auch später können Kinder Vertrauen finden und lernen, sich selbst zu beruhigen, wenn sie ausreichend Fürsorge und einen wirksamen Nestschutz erhalten. Das ist selbst inmitten des modernen, kinderfeindlichen Großstadtrummels möglich.

Kinder bauen weiter Vertrauen auf, wenn sie Krankheitsbilder und Symptome wie z.B. die üblichen Kinderkrankheiten und Fieber selbst überwinden. Sie finden aber auch Vertrauen, wenn sie beim Spielen hinfallen und lernen, selbst wieder aufzustehen. Das ist ebenfalls ein eminent wichtiger symbolischer Schritt. Vertrauen erwächst aus Können und Erfahrung.

* Kindgerechte Übungen hierzu können Sie nachlesen in dem Buch *Eine kleine Raupe geht auf Wanderschaft …* von Dr. Wibke Bein-Wierzbinski.

Eine allgemeine Empfehlung zur Verarbeitung von Ängsten läuft darauf hinaus, bewusst und unter Umständen in schützender Begleitung zu wiederholen, was Angst macht. Ideal ist dabei, wenn die Kinder konkret und im übertragenen Sinn an die Hand genommen werden.

Hilfreich ist auch, dem Leben einen verlässlichen Rhythmus zu geben, dessen zuverlässige Wiederkehr allein schon angstmindernd ist.

Sehr angstreduzierend wirken darüber hinaus Rituale, besonders wenn sie sich rhythmisch wiederholen. Das Kind lernt, sich darauf zu verlassen, und fühlt sich dann nicht verlassen und Unbekanntem, Neuem hilflos ausgeliefert.

Angst entsteht im Allgemeinen, wenn das Kind zu früh gefordert und somit überfordert wird. Es trennt sich dann z.B. von der Mutter, aber diese zwangsweise zu frühe Trennung macht Angst, die bei neuerlichen Trennungen immer wieder aufbricht. Wenn wir von Kindern etwas vor der Zeit fordern, entsteht Angst. Am besten wäre daher, ihnen nur zuzu-*mut*-en, wozu sie Mut haben und in der Lage sind. Angebote zu machen ist aber natürlich in Ordnung; und zu fordern, ohne zu überfordern, würde sie fördern. Sobald Kinder zögern, wäre es wichtig, ihnen eine Hand zu reichen, wie es etwa Maria Montessori gefordert hat.

Anthroposophen legen besonderen Wert darauf, Kindern frühestmöglich – z.B. über die Übungen der Heil-Eurythmie – Rhythmen nahezubringen. Dafür sprechen auch die Erfahrungen in archaischen Gesellschaften, in denen der Rhythmus von allem Anfang an ein Teil des Lebens ist, was sich später in vielerlei Hinsicht positiv bemerkbar macht.

Auch anschauliche Beispiele vermitteln Vertrauen: Geduldiges Zuhören und Ernstnehmen, die Kinder ausreden zu lassen und ihnen ein Vorbild zu sein, all das hilft, Ängste zu reduzieren. Nachahmen und häufiges Wiederholen fördern Vertrauen und schaffen ein Feld von Mut und bewusstem Sich-Einlassen. Ideal ist es, die Kinder so weit zu motivieren, sich auf die Angst einzulassen, bis sie ihren Schrecken verliert, benennbar wird und sich damit in

Weite wandelt. Wer der Angst (freiwillig) Raum gibt und die Konfrontation mit der Enge sucht und diese annimmt, wird Weite ernten. Gespräche, Malen, Bewegungen oder Musik können hier eine wundervolle Ergänzung sein.

Eine zusätzliche wesentliche Hilfe liegt darin, Urthemen bewusst zu machen, wie es durch Vorlesen von Märchen geschieht. »Das Märchen von einem, der auszog, das Fürchten zu lernen« etwa zeigt, wie sehr Kinder Angst erleben und bewältigen wollen. Dem können sogar Horrorfilme und -spiele dienen, wenn sie mit Bewusstheit und entsprechender Begleitung benutzt werden. Der Einfluss von Fernsehen, Videos und Computerspielen wird diesbezüglich leicht überschätzt. Sie können nur aus einem Kind herausholen, was in ihm angelegt ist, wozu es also Resonanz hat. Andererseits braucht man nicht jede Resonanz ständig zu bedienen, sondern kann auch hier lenkend und regulierend eingreifen. Wer keine Angst hat, bekommt jedenfalls über Spiele auch keine.

Die Festhalte-Therapie bietet ebenfalls ein wunderbares Instrumentarium, Kinder in schweren Angstsituationen zu unterstützen. Allerdings muss sie ihrem Wesen nach verstanden werden, denn die damit ausgelöste Enge ist zwar in der Wirkung homöopathisch, aber auch wieder beängstigend, wenn sie nicht mit großer Kompetenz eingesetzt wird. Insofern hat Jirina Prekop, ihre Begründerin, selbst genaue Hinweise und auch Gegenanzeigen angegeben, damit diese wertvolle Methode nicht zur Unterdrückung bzw. zum »Erpressen« des Kindes missbraucht wird. Sie hat die Festhalte-Therapie auf einer ethischen Basis weiterentwickelt, deren Ziel die Erneuerung der Liebe zu sich selbst wie auch zum Nächsten ist und damit die wichtigste Voraussetzung für die Entfaltung des freien Willens bietet. Als Kontraindikation gilt z.B. die Absicht, die Festhalte-Therapie als Erziehungsmittel zum Gehorsam zu benutzen. Eine weitere Kontraindikation, die sich aus der Kombination mit dem systemischen Ansatz von Bert Hellingers Familien-Stellen ergibt, trifft Eltern, die die Ordnung des Familiensystems verweigern. So kommt dieser Ansatz etwa nicht infrage, wenn eine Mutter den Vater des Kindes missachtet oder umgekehrt.

Thema der Festhalte-Therapie ist ein tiefer emotionaler Konflikt zwischen zwei Familienmitgliedern, der sprachlich nicht zu bewältigen ist. Die Sprachlosigkeit betrifft nicht nur kleine Kinder und stumme Behinderte, sondern auch intelligente Erwachsene in schwerem seelischen Schmerz. In fester Umarmung bekommen Mutter wie Kind die Chance, verletzte Gefühle zu konfrontieren, sich gegenseitig einzufühlen und die Liebe zwischen sich zu erneuern. Die Aggression wird zugelassen, jedoch nur in kultivierter Form der Konfrontation durch Sätze in Ich-Form und durch aktives Zuhören, aber ohne körperliche, destruktive Gewalt. Eine Grundforderung der Methode ist, dass der Prozess nicht mit der Beruhigung bzw. der Resignation endet, sondern in der Freude an der erneuerten Liebe. »Ich halte dich so lange fest, bis die Liebe wieder fließt!«, lautet einer von Jirina Prekops entscheidenden Sätzen, und so wird das Festhalten zu einer Urform der Menschwerdung.

Zur Therapie wird es, wenn der Mensch sich dieser Urform entfremdet hat und die Liebe abhandengekommen ist. Weil viele Fehlhaltungen und Ängste von den Eltern auf die Kinder übertragen werden, fängt das Festhalten auch gar nicht beim Kind an, sondern bei seinen Eltern. Und da diese Eltern ebenfalls Kinder waren, die ihrerseits wieder einer Versöhnung mit ihren Eltern bedürfen, werden auch die Großeltern einbezogen. Die Methode stützt sich auf die archaische, im vierten Gebot ausgedrückte Wahrheit, dass es dem Menschen gut auf der Erde gehen könne und dass er lange leben werde, wenn er seine Eltern ehre.

Solche Versöhnungsarbeit ist nach Jirina Prekop die häufigste Form der Festhaltearbeit, die sich auch über Visualisierung mit denen ausführen lässt, die sich wegen Todes oder Altersschwäche nicht auf »die Matte« legen können. Natürlich kommen auch die Eltern als Paar mit ins Spiel. So sind sie gefordert, die Kinder mittels ihres eigenen Vorbilds zur Einsicht in das Festhalten zu gewinnen und daraus eine Lebensform für die Familie zu machen.

Die meisten in diesem Buch behandelten Ängste und viele der Krankheitsbilder wären über diese Form aktiv ausgedrückter haltender Liebe zu heilen, ähnlich wie man einen Baum nicht am Obst, sondern besser an seinen Wurzeln untersucht und behandelt. Somit präsentiert sich auch hier die Liebe als die beste Medizin.

Dabei geht es nicht um ein Verschulden der Eltern, sondern um den Ausgleich ungünstiger Lebensbedingungen. Da die Erfahrung von Schwangerschaft und Geburt sowie die anschließende Bemutterung von so zentraler Wichtigkeit für das weitere Leben sind, widmen sich sowohl die Reinkarnations- als auch die Festhalte-Therapie mit speziellen Methoden dieser ersten Zeit. Jirina Prekop hat das Geburtshalten entwickelt, und im Heil-Kunde-Zentrum in Johanniskirchen wurde eine spezielle kürzere Angsttherapie von einer Woche kreiert, um mit der Urenge und allen daraus folgenden Ängsten im wahrsten Sinne des Wortes fertig zu werden. Es ist erstaunlich, wie Menschen aufgrund dieser Erfahrung aufblühen, weil sie Vertrauen zur (Ur-)Mutter (Natur) gewinnen.

Allen Versuchen, Kindern in ihren Ängsten wirklich zu helfen, ist gemeinsam, dass die entscheidende Hilfe darin liegt, sich auf das Wesentliche zu konzentrieren, den Augenblick ins Auge zu fassen und aus dem Jetzt heraus zu handeln. Wenn es gelingt, Kinder für den jeweiligen Moment zu begeistern, kommen sie aus der Angst heraus, denn diese lebt aus Vergangenheit oder Zukunft. Das Fernziel zur Lösung von Ängsten liegt auf dem Gegenpol, insofern geht es darum, in der Enge weit, offen und frei zu werden.

Fragen für Eltern:

▷ Welche Ängste übertragen wir auf unser Kind?
▷ Welche Ängste helfen unserem Kind in die Eigenkompetenz und in gesundes Selbstbewusstsein? Wie können wir ihm dabei helfen?
▷ Wie angstfördernd ist unsere persönliche Umwelt: weniger enge Wohnverhältnisse als geistige Enge und Dogmen?
▷ Wie verhält es sich mit unserem Naturbezug? Ist die Begegnung mit Mutter Natur und dem alten Gott Pan im Guten überhaupt denkbar? Wie können wir sie fördern?
▷ Wie steht es mit unserem Ur- und Selbstvertrauen?

- ▷ Wo fehlt uns lebendiger Rhythmus?
- ▷ Können wir loslassen?
- ▷ Wie gehen wir mit unseren Ängsten um? Können wir sie uns gegenseitig eingestehen?
- ▷ Bin ich als Mutter oder Vater schon einmal durch eine Angst wirklich hindurchgegangen?
- ▷ Wie viel zwanghaftes Sicherheitsdenken herrscht in unserer Familie?

Unterstützende Maßnahmen:

- ▷ *Regelmäßiger Tagesablauf:* Lebendiger Rhythmus schafft Vertrauen.
- ▷ *Achtsamer Umgang mit allen Eindrücken:* Hilfestellung der Eltern bei der Reizverarbeitung z.B. bei Videos, Filmen, Fernsehen und PC-Spielen.
- ▷ *Überforderung* und z.B. *Erwartungsdruck* in der Schule nehmen.
- ▷ *Abendliche Rituale*, die auf die Nacht vorbereiten (beten, vorlesen, gemeinsam singen, tanzen …). Abends über die Aktivitäten des nächsten Tages sprechen, um Sicherheit zu schaffen. Erfolgserlebnisse bewusst machen und in mutlosen Phasen die emotionale Erinnerung wachrufen.
- ▷ Den kindlichen *Tastsinn* fördern, Babymassage, Kinder mit Matsch, Creme, Schaum spielen lassen. Kleidung aus Naturmaterialien wählen und das Kind mit Spielsachen z.B. aus Holz spielen lassen, kneten, Arbeiten mit Ton, Arbeiten im Garten.
- ▷ *»Geister-Stopp!«-Schilder:* zusammen mit dem Kind ein aufwendiges Verbotsschild für Gespenster, Einbrecher und wovor es sonst noch Angst hat basteln. Kindern ist glaubhaft zu vermitteln, dass sich Gespenster genauso an Verbote halten wie Erwachsene oder Kinder z.B. im Straßenverkehr vor einem Stoppschild. Wird das Schild an der Zimmertür und/oder am Fenster angebracht, hat der Spuk meist ein Ende.
- ▷ *Wandernde Augenbewegungen:* Eine sehr einfache Technik, die sich auch schon bei Kindern bewährt, ist die Trauma- und Angstbearbeitung mittels wandernder Augenbewegungen. Sie ist

neben einer ganzen Reihe anderer Übungen in meinem Buch *Notfallapotheke für die Seele* dargestellt.

- ▷ *Buchempfehlung für Eltern:* das Kinderbuch *Lukas und die Monster unterm Bett* von Christiana Kieser, ein leichtverständliches Buch mit Illustrationen über die angstmindernde Methode, Akupunkturpunkte über Klopfen zu stimulieren.
- ▷ *Bach- und Buschblüten:* Bestimmte Mischungen haben sich bei Ängsten bewährt, müssen aber auch je nach Angst individuell ausgewählt werden wie bei der Homöopathie, die zahlreiche Arzneimittel für die Behandlung kindlicher Ängste zur Verfügung hat.

15.2 Bettnässen

»Mir ist zum Heulen.«

15.2.1 Nächtliches Einnässen

15.2.1.1 Entwicklungsbedingter Hintergrund des »Krankheitsbildes«

Anthroposophische Therapeuten gehen beim Bettnässen oft nicht von einem Krankheitsbild, sondern lediglich von einer Reifungsverzögerung aus. Ein Teil der Kinder wird gar nicht erst sauber und ein anderer rückfällig. In der Pubertät hört das Problem in der Regel von selbst auf, meist schon wenn das erste Schamhaar sprießt. Allerdings gibt es gewisse Hinweise darauf, dass die damit verbundene Loslassproblematik sich im weiteren Leben in anderen Loslassproblemen fortsetzt.

Nach Friedrich Graf können Kinder physiologischerseits erst zwischen dem vierten und fünften Lebensjahr bewusst sauber werden, weil erst dann die Nervenbahnen so gereift sind, dass willentliche Kontrolle über sie möglich wird. Alles andere vorher wäre demnach Dressur. Das hieße nichts anderes, als dass der Großteil unserer Kinder erfolgreich dressiert wäre. Andererseits stellt sich bei Naturvölkern, die keine Windeln haben, das Bewusstsein für den Ausscheidungsprozess sehr früh ein, meist unter zwei Jahren, was kaum einer Dressur zu danken sein dürfte.

Der Anspruch an die hierzulande übliche übertrieben frühe Sauberkeit ist jedenfalls wohl nur auf dem Weg der Dressur sicherzustellen und entsprechend schädlich. Der Übergang in den Kindergarten im vierten bis fünften Lebensjahr ist die Zeit des natürlichen Sauberwerdens. Das vierte Lebensjahr ist das letzte, in dem Kinder noch »fremdeln«, bevor sie lernen, die Eltern zeitweise loszulassen. In dieser Zeit kommen die meisten Bettnässer zur Behandlung. Vorher haben Mütter das Thema meist mit Mehrarbeit kompensiert, jetzt aber wird es zum nicht mehr zu verheimlichenden Problem, weil die Kinder ausfliegen wollen und sollen und jede Übernachtung in der Fremde zum peinlichen Drama wird.

Kinder, die bis zum vierten Lebensjahr einnässen, sind unter Umständen auch einfach die vitaleren, die sich nicht dressieren, sondern ihren natürlichen Bedürfnissen im wahrsten Sinne des Wortes freien Lauf lassen. Hier mag einer der Gründe liegen, warum Mädchen nur halb so oft betroffen sind. Sie sind in der Regel deutlich angepasster und »besser« dressierbar. Vor allem setzt die Dressur bei ihnen meist noch früher ein und geht folglich tiefer.

Die relativ späte Nachreifung der notwendigen Nerven hat damit zu tun, dass Menschen alles andere als Nestflüchter sind. Wir kommen eigentlich viel zu früh auf die Welt und brauchen dann noch lange, um nachzureifen. Den Kängurus und anderen Beuteltieren Australiens hat die Natur für diese Nachreifungszeit den bequemen Beutel gegeben, in dem keine Windeln notwendig sind, da die geringen Flüssigkeitsmengen offenbar von den Muttertieren wieder aufgenommen werden. Hunde und Katzen lecken ihre Jungen ständig ab, wodurch das »Nest« sauber bleibt. Zum anderen entsteht durch den dauernden Zungenkontakt eine erhöhte Sensibilität der Genitalien und Austrittsöffnungen, die beiden Bereichen nützt. Wir wissen inzwischen, dass jede Berührung in dieser frühen Zeit die Ausbildung neuer Nervenverbindungen fördert. Die Ausscheidungsorgane bzw. ihre Ausgangspforten werden solcherart früh für die anstehenden Aufgaben vorbereitet. In entsprechender Weise wäre auch für das »Menschenjunge« viel Hautkontakt in diesen sowieso schon sensiblen, weil mit vielen Nervenendigungen ausgestatteten Regionen entwicklungsförderlich. Massagen rund um die Genitalien erhöhen dort die Sensibilität und werden ausgerechnet von Anthroposophen empfohlen, die sonst eher zu großer Zurückhaltung in diesen Regionen raten.

15.2.1.2 Weinen auf unterster Ebene

Dass Jungen von der Symptomatik des Bettnässens doppelt so häufig betroffen sind wie Mädchen, dürfte seinen wesentlichen Grund darin haben, dass sie – wie schon erwähnt – immer noch anders erzogen werden und z.B. nicht weinen dürfen. Mit so unglaublich dummen Sprüchen wie »Ein Junge weint doch nicht« wird bei ihnen jegliches Ausdrücken von Emotionen, aber besonders das Weinen, frühzeitig negativ besetzt. Typischerweise ist die Heulsuse ein Mädchen, der Zappelphilipp ein Junge.

Wenn wir davon ausgehen, dass Bettnässen eine Art ausweichendes, sozusagen unteres Weinen ist, weil es oben nicht erlaubt ist, erklärt sich der große Unterschied zwischen den Geschlechtern. Mädchen können ihre Tränen eher durch die Augen abfließen lassen, da Weinen bei ihnen als normal gilt und jedenfalls nicht annähernd so tabuisiert wird. Bei Jungen, die lernen, oben alle Schotten dichtzumachen, um »richtige Männer« zu werden, und denen kein anderes Ventil bleibt, wird die obere Unterdrückung letztendlich das untere Loslassen fördern. Insofern ist das nächtliche Aufgeben der Kontrolle bei ihnen so stark, dass es den Blasenschließmuskel mit erfasst und unteres Überfließen bzw. Einnässen zum Ersatz für oben zurückgehaltene Tränen wird.

Das kann bei ihnen nur zu Zeiten passieren, in denen sie keine bewusste Kontrolle mehr haben, eben nach dem Einschlafen. Da es aber während eines Mittagsschlafs kaum zum Einnässen kommt, müssen wir davon ausgehen, dass es die Träume der Nacht dazu braucht. Sie setzen erst nach anderthalb Stunden mit dem ersten REM-Schlaf ein (von *rapid eye movement* [= »schnelle Augenbewegung«]), um in Verbindung mit dessen inneren Bildern der Seele ein Ventil zu schaffen, damit sie den Dingen ihren Lauf lassen kann. Erwachsene kennen, wenn auch zum Glück selten, diese Situation, falls sie etwa träumen, sie seien schon auf der Toilette angekommen, und dann vom ersten Tropfen erwachen, der sich auch bei ihnen mit dieser subtilen Technik ins Bett stehlen kann.

Die Anlässe neuerlichen Wiedereinnässens lassen Kummer an erster Stelle auftauchen; z.B. geschieht es oft, wenn ein Neugeborenes den Platz als Nesthäkchen einnimmt. Dies bedeutet, die Kinder tendieren zur Regression und wollen selbst auch wieder Baby sein. In ähnlicher Weise können Trennungen der Eltern bei Kindern, die tagsüber ganz tapfer damit umzugehen scheinen und stark sind für ihre sowieso schon traurige Mutter, nachts dazu führen, dass sie den Verlustschmerz über Bettnässen ausdrücken. Auch ein neuer Freund der Mutter kann neuerliches Einnässen auslösen, das dann wohl ausdrücken will: »Kümmere dich erst mal um mich.« Oder schlimmer noch: »Wenn du schon Papa verlassen oder gar vertrieben hast, bin ich jetzt dran.« Kinder sind in ihrer Wahrnehmung diesbezüglich oft ungerecht, selbst ein Vater, der definitiv aus eigenem Antrieb weggegangen ist, wird in ihrer Phantasie oft aufgewertet und manchmal geradezu idealisiert.

Es sind auch oft die ältesten Kinder, die diese Symptomatik haben. Auslöser ist neben der Geburt eines Geschwisterchens oft die Berufstätigkeit der Mutter, und die nächtlichen Tränen drücken dann neben der Sehnsucht nach der Mutter auch den Protest gegen sie aus. Selbst wenn Eltern keinen Druck ausüben, machen besonders Erstgeborene ihn sich oft selbst. Etwa wenn das jüngere Geschwisterchen bei irgendetwas in der Entwicklung an ihm vorbeizieht, z.B. in der Schule bessere Noten schafft, hübscher ist oder mehr Freunde hat.

15.2.1.3 Nächtlicher Druckausgleich

Häufig betroffen sind auch Familien mit Scheinharmonie. Das Kind empfindet, was los ist, aber es wird nicht darüber gesprochen, oder die Empfindungen werden abgetan: »Was du nur immer hast …« Nachts kann dann die (wässrige) Emotion ablaufen.

Schließlich können vollkommen unbewusste Familiendynamiken dahinterstecken, wie sie oft vom Familien-Stellen aufgedeckt werden. Etwa wenn ein Familienmitglied ausgegrenzt oder eine Person vergessen wurde oder verstarb, ohne betrauert zu werden. Das Kind nimmt dann manchmal eine Stellvertreterfunktion ein und »beweint« diese Person nachts über seine Blase. Wird solch ein Zusammenhang durch eine Familienaufstellung bewusst gemacht, kann sich danach die Symptomatik bessern und manchmal sogar ganz vergehen.

Darüber hinaus gibt es eine Art »Aufregungseinnässen«, das nur vereinzelt vorkommt, etwa vor wichtigen Klassenarbeiten oder großen Reisen. Offenbar reißen sich auch hier die Kinder tagsüber trotz größter Aufregung so zusammen, dass sie erst in den Träumen der Nacht die aufgestaute Spannung wieder loslassen können.

Das führt uns zu jener großen Gruppe von bettnässenden Kindern, die unter Leistungsdruck stehen, mit Agenda und ohne Auszeiten leben, deren Daueranspannung keinen Raum mehr für Regeneration lässt. Wenn zwischen Frühförderungen und Leistungskursen keine Zeit mehr für entspanntes und entspannendes Spielen bleibt, muss dieser Überdruck irgendwo und irgendwann abfließen, und möglicherweise bietet sich nur mehr die Nacht an. Eine Mutter brachte das auf den Punkt, während ihr die wahre Situation ihres allnächtlich einnässenden Sprösslings klar wurde: »Mein Kind hat tagsüber tatsächlich gar keine Zeit, zur Toilette zu gehen.«

Solcher Druck kann aber auch aus dem Kind selbst kommen. Ein überdurchschnittlich begabter und hochgradig intelligenter Junge, der von sich aus von einer Begabtenförderung zum nächsten Elitetest strebte und dessen Mutter diesen Tendenzen sehr kritisch gegenüberstand, kommentierte sein häufiges nächtliches Einnässen eher geschickt: »Mami, ich hab heute Nacht wieder so geschwitzt.«

Ebenso können Ängste eine Rolle spielen, wenn sich auch ein Ausdruck wie »Ich mach mir vor Angst in die Hose« natürlich viel mehr auf den hinteren Schließmuskel bezieht. Manche Kinder haben nachts tatsächlich so viel Angst, dass sie sich nicht aufzustehen trauen und lieber ins Bett pieseln, als sich allein dem Dunkel der Nacht mit ihren Geistern zu stellen.

Oft sind es auch ganz profane Ängste. Ein kleiner Bettnässerpatient hatte ständig Angst vor seinem strengen Bio-Öko-Papa, dieser könnte den unter der Matratze versteckten Walkman finden, dass es über diesen Druck zum Einnässen kam. Den ganzen Tag war der Junge völlig angespannt und ständig von irgendwelchen Entdeckungen so bedroht, dass er in den Tiefschlafphasen dann ganz umfassend unter Mithilfe des Blasenschließmuskels losließ.

Beim Einnässen selbst gibt es ebenfalls noch verschiedene Untergruppen. Jene Kinder, die schon im ersten Schlaf einnässen, sind wahrscheinlich diejenigen, die unter hohem Druck stehen und/oder unter großem aufgestauten Kummer leiden. Im ersten und tiefsten Schlafzyklus, sozusagen in der Geisterstunde vor Mitternacht, wird auch das Loslassen am tiefsten sein. Kinder, die dagegen erst morgens einnässen, könnten auch zu viel Urin und damit Seelenabwasser produzieren, um ihn bis zum Aufwachen halten zu können, und sozusagen überlaufen.

Mit der Harnblase ist jenes Organ angesprochen, mit dessen Hilfe wir Druck aushalten, aber auch machen können, etwa in der Schule, wenn Kinder dem Lehrer entkommen wollen. Selbst noch Erwachsene setzen in der Psychotherapie manchmal auf diesen Weg, um aus unangenehmen Situationen und vor entsprechenden Themen auf die Toilette zu entfliehen. Unbewusst geben so Bettnässer ihren Eltern den Druck zurück, den sie tagsüber empfangen. Tatsächlich lassen die »kleinen unschuldigen Engel« ihre Mütter täglich ihre schmutzige Wäsche waschen. Wenn das Bettnässen beim Auswärtsschlafen gar nicht oder viel seltener passiert, drängt sich dieser Zusammenhang auf – bis hin zu einer unbewussten Bestrafung der Mutter. Ein anderer Grund könnte allerdings sein, dass sich das Kind nur bei der eigenen Mutter einfach loszulassen traut, ohne dadurch in Misskredit zu geraten. Sie ist dann jedenfalls eindeutig gemeint, was sie vielleicht obendrein als Aufforderung verstehen mag, ihre eigene schmutzige Wäsche zu waschen. Das einnässende Kind zeigt ihr jedenfalls das Thema. Hier stinkt etwas zum Himmel, besonders wenn ein Kind stundenlang das eigene Seelenabwasser mit seiner Körperwärme im Bettchen aufgeheizt hat. So unangenehm schon die äußere Situation ist, hinzu kommt noch die nicht minder bedrängende innere mit der indirekten Bitte an die Mutter: »Wasch meinen Dreck, und kümmere dich (noch) mehr um mich, auch wenn ich schwierig bin.« In anderen Worten: »Liebe mich, egal, wie ich mich verhalte.« Letztlich wird hier um die Erfahrung der bedingungslosen Liebe gebettelt.

Mit der selbstproduzierten »Nässewärme« könnte das Kind sogar das fehlende Gefühl von Nestwärme zu ersetzen suchen, immerhin schafft es sich in der Regression jeder Nacht auch gleich noch eine Fruchtwasseratmosphäre wie im Mutterleib. Wenn die Mutter schon kein – in ihren Augen – ausreichendes Nest ermöglicht, machen die Bettnässer es quasi selbst, indem sie nachts so richtig tief regredieren und völlig losgelöst sich bzw. ihr Wasser gehen lassen.

So wie zahnende Kinder mit dem Durchbruch ihrer Zähne bzw. Aggressionen auch alle möglichen Aggressionen bei ihren übernächtigten Eltern hervorlocken, präsentieren Bettnässer ihrer Mutter allmorgendlich einen Berg schmutziger Wäsche, der sie einiges angeht und auch der Geduldigsten und Wohlmeinendsten mit der Zeit entschieden gegen den Strich geht.

Wenn sie solchen Gestank zum Himmel ziehen lassen, setzen sie ein deutliches Zeichen: Es ist etwas überhaupt nicht in Ordnung, sondern im höchsten Grad anrüchig! Und alle riechen es, aber kaum einer spricht darüber. Eltern müssten es aber ansprechen und ihr Kind befragen, was es so traurig macht, wo es sich ge- oder sogar erpresst fühlt. Sie könnten versuchen herauszufinden, wo es mehr Raum für Aussprache braucht, und ihm die entsprechende Weite bieten. Es ist ebenso schwer wie notwendig, in solch einer Situation bedingungslose Liebe zu zeigen und unbedingte Offenheit ohne negative Konsequenzen.

Stattdessen geraten viele Mütter unter großen inneren und äußeren Druck und erleben das Einnässen mehr oder weniger bewusst als Machtkampf mit ihren Sprösslingen. Deren unteres Weinen wird nicht selten als äußerst aggressiv empfunden und mit relativ massiven (Droh-)Maßnahmen beantwortet. Diese können natürlich nicht wirklich helfen, sondern lassen eher unbewusste Hilflosigkeit und in ganz seltenen Fällen auch einmal Rachegelüste anklingen.

15.2.1.4 Auswege statt Rache

»Alarmdecken« etwa und »Klingelhöschen« wären hier zu nennen. Sie lösen bei Kontakt mit Nässe ein Alarmgetöse aus, das das Kind aus dem tiefsten Schlaf reißt, wenn es schon zu spät und alles nass ist. Jedenfalls ist ihm dann die körperwarme Fruchtwasseratmosphäre schockierend verdorben. Noch brutaler vom Effekt ist die Durstmethode, bei der die Kleinen ab Nachmittag nichts mehr zu trinken bekommen. Meist machen sie aber auch noch im quälenden Zustand der bis zu regelrechter Exsikkose reichenden Austrocknung ins Bettchen. Geradezu milde wirkt dagegen der ebenso wirkungslose »Trick«, das Kind noch einmal aus dem Schlaf aufzunehmen und auf den Topf zu setzen, bevor die Eltern selbst schlafen gehen. Solch schlaftrunkene Topforgien führen meist zu keinem Ergebnis und schaden lediglich der Regeneration.

Sinnvoller wäre es, sich den alltäglichen Druck bewusst zu machen, der auf dem Kind lastet, und hinter dem Druck die Angst, den Kummer und die Traurigkeit zu erspüren, die dem Kind zusetzen. Anschließend wäre es naheliegend, es zu motivieren, die Forderungen und den Druck als Herausforderung anzunehmen. Ein brauchbarer Kompromiss zwischen beidem wäre, tagsüber für Zeiträume der Entspannung zu sorgen und auf Druckspitzen und Überlastungen mit entspannenden Spielen zu reagieren, die genussvolles Loslassen ermöglichen. Natürlich müssten andere Ventile an die Stelle des Überlaufens der Blase treten. Eltern sollten natürliches Weinen fördern, statt es abzuwerten – sowohl Freudentränen als auch solche der Traurigkeit wirken sich entspannend aus und natürlich auch, wenn Kinder sich kaputtlachen, bis Tränen fließen. Wo

Kinder Gelegenheit bekommen, sich in anderen Situationen völlig gehen zu lassen und sehr weit auf frühere Entwicklungsstufen zu regredieren, wird in der Regel die Blasenebene entlastet.

Es geht also für die Betroffenen darum, den Tränen und archetypisch weiblichen Gefühlen wie Kummer und Traurigkeit, aber auch Emotionen wie Freude und Wut im wachen Tagesleben genügend Raum zu geben, um die Nacht davon zu entlasten, aber andererseits auch den tagsüber erlebten Druck aushalten und beantworten zu lernen. Ideal wäre, wenn diese Kinder befähigt würden, ihren Eltern auf andere, bewusste Art deutlich zu machen, welche Bedürfnisse sie haben. Aus bestens angepassten Ja-Sagern, die tagsüber pflegeleicht und nachts dann äußerst pflegeintensiv sind, würden dadurch allerdings tagsüber anspruchsvolle und fordernde Kinder, die sich in der Konfrontation von Angesicht zu Angesicht wehren können – gerade auch gegen Ansprüche der eigenen Eltern.

Schulmedizinisch sind natürlich im Vorfeld zuerst Organschäden auszuschließen wie Knicke im Harnleiter oder auch nächtliche Epilepsieanfälle. Eine hormonelle Behandlung mittels Minirin, das den Vasopressin-ähnlichen Inhaltsstoff Desmopressin enthält, als Nasenspray oder in Tablettenform kann wirklich helfen, jedenfalls besser als die früheren Versuche mit Antidepressiva, die natürlich nur bei vorliegendem schweren Kummer wirksam waren. Wo das Elend auf eine ungenügende ADH-Produktion (antidiuretisches Hormon) zurückgeht, kann die Behandlung mit Hormonanaloga in Notfällen wie Schullandheimbesuchen helfen. Die Rückfallquote danach liegt allerdings bei 100 Prozent.

Erfahrungsmedizin und Naturheilkunde bieten im Hinblick auf Bettnässen nur wenig. Aber natürlich müssen kalte Füße, die immer ein Angstzeichen sind (»Da hab ich kalte Füße bekommen«), vor dem Einschlafen aufgewärmt werden mit ansteigenden Fußbädern als Blasentraining oder auch Wärmflaschen, mit Wechselbädern nach Kneipp oder Fußmassagen. Eine gute Unterstützung in diesen schwierigen Zeiten kann von dem Wiegesystem »Sleepy« ausgehen, das über Rhythmus spürbare Entlastung bringt (siehe »19.4.2 Bezugsquellen«).

Sehr erfolgreich hat sich die Bachblüten-Mischung Aspen (unbewusste Ängste), Mimulus (bewusste Ängstlichkeit) und Cherry Plum (die innere Zeitbombe) erwiesen. Der Königsweg ist aber auch hier die klassische Homöopathie, weil sie den ganzen kleinen Menschen im Auge hat und nicht nur seine in der Regel kerngesunde Blase.

15.2.2 Der Galant-Reflex: Aufrichtungsdefizite als Ursache für Einnässen (von Dr. Wibke Bein-Wierzbinski)

Wenn das Kind über das sechste Lebensjahr hinaus fortlaufend einnässt, sei es tagsüber oder während der Nacht, ohne dass es über einen längeren Zeitraum trocken war, dann sind manchmal Reifungsstörungen der übergeordneten Zentren die Ursache, die sich nicht richtig oder verlangsamt entwickelt haben.

Möglich ist auch, dass der Schließmuskel zu schwach ist. Neben psychischen Einflüssen auf die Reifung sei an dieser Stelle auch auf die körperlichen, neuromotorischen Reifungsstörungen hingewiesen. Letztere sind bei Kindern zu beobachten, die in ihrer frühkindlichen Bewegungsentwicklung, dem sogenannten Aufrichtungsprozess, Auffälligkeiten aufweisen. Diese können z.B. in Form von Kopfgelenksdysfunktionen mit krummen, asymmetrischen Körperhaltungen und einseitigen Bewegungen einhergehen. Oder aber ganze Entwicklungsschritte wurden übersprungen und ausgelassen, wie z.B. das Stützen auf die Hände aus der Bauchlage heraus oder das Nuckeln an den Füßen aus der Rückenlage heraus um den siebenten Lebensmonat herum. Wieder andere haben das Krabbeln ausgelassen oder konnten sich nicht richtig aus der Rücken- in die Bauchlage drehen, sondern sind eher herumgeplumpst.

All diese kleinen Auffälligkeiten, denen meist während der Säuglingsphase nicht viel Bedeutung beigemessen wurde, können jedoch später beim heranwachsenden Kind zu bleibenden Unreifen führen. Bei einnässenden Kindern sind diesbezüglich ein schlecht aufgerichtetes Becken und eine instabile Wirbelsäule mit zum Teil heraustretenden Wirbelkörpern zu beobachten. Auch ist bei diesen

Kindern häufig die sogenannte spinale Galant-Reaktion auszulösen (nach dem Schweizer Arzt S. Galant). Hierbei handelt es sich um einen Fremdreflex, der durch Streichen über die Haut unmittelbar neben der Wirbelsäule zu einer Kontraktion der Muskulatur um die Wirbelkörper herum führt. Dieses Zusammenspiel zwischen äußerer Reizung und Stärkung der rückseitigen Stützmuskulatur ist normalerweise zwischen dem vierten Lebenstag und dem dritten Lebensmonat zu beobachten. Danach ist die Stützmuskulatur gestärkt und mit Bindegewebe gefestigt.

Das Auslösen der spinalen Galant-Reaktion hat zwar nicht unmittelbar mit der Entleerung der Blase zu tun, doch ist eine fortbestehende Auslösbarkeit bis ins Kleinkind- oder manchmal auch bis ins Grundschulalter ein Zeichen für einen nicht abgeschlossenen Reifungsprozess: Die Stellung des Beckens zur Wirbelsäule ist dann nicht optimal, und das Kind befindet sich immer noch im neuromotorischen Aufrichtungsprozess. Die fortbestehende Instabilität der Wirbelsäule und die Fehlstellung des Beckens führen zu ständigen Reizungen der Spinalnerven, die zwischen den Wirbelkörpern austreten. Besonders im Bereich des Kreuzbeins kommt es dann zu Irritationen der entsprechenden Spinalnerven, die für die Kontrolle der Blasenfunktion zuständig sind. Der Reifungsprozess wird immer wieder gestört. In der anthroposophischen Medizin wird als probates Mittel gegen Einnässen daher auch das Massieren des Kreuzbeins empfohlen.

Des Weiteren sind gymnastische Übungen sinnvoll, die die frühkindlichen Bewegungen nachträglich trainieren und damit die Reifungsschritte zu einem späteren Zeitpunkt nachholen.* Besonderes Augenmerk gilt der

- Stellung des Beckens,
- Außenrotation der Beine,
- Stärkung der Rückenmuskulatur,

* In dem Buch *Eine kleine Raupe geht auf Wanderschaft...* von Dr. Wibke Bein-Wierzbinski werden Übungen zum nachholenden Trainieren des Aufrichtungsprozesses kindgerecht beschrieben.

- Verdrehbarkeit der Wirbelkörper zueinander (Schultergürtel gegen Beckengürtel),
- Stärkung des Beckenbodens und der
- Stärkung der Unterbauchmuskulatur.

15.2.3 Einnässen tagsüber

Die Gründe für diese alltäglichen Malheure reichen von Provokation der Eltern über Druckmittel gegenüber der Mutter bis hin zu so großer Anspannung oder Begeisterung etwa beim Spielen oder Fernsehen, dass die Kinder es nicht mehr bis zum Klo schaffen. Sie haben sozusagen Wichtigeres im Kopf als den Toilettengang, was auf eine Art frühkindliches »Zeit-Miss-Management« hinausläuft.

Dient das Einnässen als un- bis halbbewusstes Druckmittel gegen die Mutter, kann das Ganze bis zu regelrechter Erpressung eskalieren. Kinder wollen so die Aufmerksamkeit der Mütter erreichen und ihre Beachtung erzwingen. Mütter sind durchaus oft empfänglich für solche Erpressungen, denn sie haben nicht selten Angst vor ständig wiederkehrenden Blasenentzündungen bei Mädchen. Oder es ist ihnen peinlich, wenn ihre schon »größeren« Kinder noch öffentlich einnässen, weil sie es sich als persönliches Versagen anrechnen, ihr Kind noch nicht zur Sauberkeit getrimmt zu haben.

Die Aufgabe für die Kinder läuft darauf hinaus, zu lernen, den Dingen auf der richtigen Ebene ihren Lauf zu lassen, berechtigte Emotionen rechtzeitig auszudrücken und auf anderen, sinnvolleren Ebenen Druck abzulassen.

Die elterliche Aufgabe lautet ebenfalls, den Dingen ihren Lauf und die Kinder das Dilemma möglichst selbst ausbaden zu lassen. Zusätzlich wäre es gut, sie förderten Ventile, über die Kinder Druck auf anderen Ebenen ablassen könnten. Bei häufiger Wiederholung des Malheurs müssten sie sich zusätzlich fragen, warum ihre »Kleinen« mit solchen Mitteln versuchen (müssen), Aufmerksamkeit zu erlangen. Ein gewisses frühes und betont kindliches Zeitmanagement wäre obendrein entlastend, bei dem die Kinder zeitig lernen, dass alles seine Zeit hat: Spielen und Essen, Trinken und Pieseln.

Sehr hilfreich ist auch hier der Aufbau von entsprechenden Ritualen, die, fest im Tagesablauf verankert, nicht nur Sicherheit, sondern – in diesem Fall – auch Sauberkeit gewährleisten.

Entscheidend aber ist, den Druck von diesem (be)drückenden Thema zu nehmen. Wenn Kinder etwa ständig beim Autofahren »müssen«, wäre es hilfreich, von vornherein entsprechende Pausen einzuplanen, da man ja doch ständig halten muss. So wird der Druck aus dem Thema genommen, was noch am ehesten zum Nachlassen der Problematik führt.

Eine gewisse Kontrolle im Sinne eines Tests, ob es sich um ein (Macht-)Spiel oder bedrückenden Blasenernst handelt, kann man mit Salzheringen aus Lakritz, Salzstangen oder anderem Salzgebäck bekommen. Aber wohlgemerkt, hier handelt es sich um einen Test und nicht um eine Dauertherapie: Isst ein Kind – etwa während der Autofahrt – davon, müsste sich deutlich weniger Blasendruck ergeben, und das Kind könnte folglich länger aushalten, weil das Salz Wasser im Körper bindet und so die Blase kurz- bis mittelfristig entlastet.

Das Einnässen kann aber auch hier als Symptom einer Regression eintreten. Dies passiert Kindern, die schon einigermaßen stolz auf ihre Sauberkeit wie auch auf den selbstständigen Umgang mit dem Löffel oder eigenständiges Gehen ohne Handführung waren. Plötzlich geben sie all diese Leistungen auf und sinken auf das kleinkindhafte Niveau zurück. Sie nässen wieder ein, möchten gefüttert und getragen werden. Geht man den Ursachen dafür nach, stellt sich vielfach heraus, dass das ältere Kind seinem kleineren Geschwister sein Klein-Sein neidet und sich selbst klein macht, um ebenfalls bemuttert zu werden.

Jirina Prekop rät den Eltern, ihr Kind nicht zur Selbstständigkeit zu zwingen und es keinesfalls zu strafen, sondern sein Verlangen ernst zu nehmen und seine Wünsche lieber zu über- als zu untersättigen. Das Halten, das Tragen und das Füttern eignen sich dabei als liebevolles Rollenspiel. »Du darfst noch klein sein…« In Wirklichkeit war das Kind noch nicht ganz reif in Bezug auf seine Ich-Identität, und deshalb fiel es in die Regression.

Fragen für Eltern:

▷ Wie können wir unserem Kind mehr Raum für das Ausleben seiner Gefühle geben?

▷ Warum steht es so unter Druck? Kommt der Druck von außen, oder setzt es sich selbst unter Druck?

▷ Welchen Kummer haben wir bei ihm übersehen? Wie können wir ihm helfen, sich dem zu stellen?

▷ Wo braucht es mehr Aufmerksamkeit und Nestwärme?

▷ Stellen wir zu hohe Ansprüche an das Kind?

▷ Leidet es unter seinem oder unserem Ehrgeiz?

▷ Gibt es Drucksituationen in Kindergarten, Hort oder Schule?

Unterstützende Maßnahmen:

▷ *Der Umgang mit dem Kind:* Schimpfen Sie nicht mit ihm. Loben Sie, was zu loben ist (irgendetwas findet sich immer). Haben Sie Geduld. Belohnen Sie das Kind. Tragen Sie dazu bei, Schamgefühle und Versagensängste abzubauen. Sie sollten seinen Leistungsdruck reduzieren, ihm zuhören, einen geregelten Tagesablauf einführen, Auszeiten einplanen und sich Zeit nehmen.

▷ *Ansteigende Fußbäder:* Sorgen Sie für Wärme, denn kein Kind sollte mit kalten Füßen im Bett liegen. Hilfreich sind hier eine Wärmflasche oder abendliche ansteigende Fußbäder: Setzen Sie Ihr Kind auf den Badewannenrand, und stellen Sie seine Füße in einen Eimer in der Wanne. Lassen Sie lauwarmes Wasser in den Eimer laufen, das mit der Zeit immer wärmer gestellt wird und langsam bis zu den Knien ansteigt. Die ansteigende Temperatur wärmt nicht nur den gesamten Körper, sondern regt auch das Immunsystem an. Damit das Ganze zu einem schönen und entspannenden Abendritual wird, empfehlen sich das Vorlesen oder das Erzählen einer Geschichte. Bringen Sie Ihr Kind ins Bett, und ziehen Sie ihm bei Bedarf noch warme Wollsocken an.
Die technisch viel einfachere Variante ist das Schiele-Kreislaufgerät, eine Art halbautomatische Fußbadewanne (siehe »19.4.2 Bezugsquellen«).

▷ *Einreibungen:* Abends vor dem Zubettgehen können Sie die Oberschenkelinnenseiten und den Bereich des Steißbeins mit Hypericum-Öl einreiben und massieren. So wird die Aufmerksamkeit auf den »Problembereich« gelenkt, und zusätzlich findet durch das Öl eine Durchwärmung statt.

15.3 Schlafprobleme

»Ich krieg kein Auge zu.«

Schlaf ist ein Grundbedürfnis. Wenn er nicht funktioniert, ist der Mensch gestört, auf die Dauer wirklich bedroht. Wenn die Nacht als Regenerationszeit ausfällt, funktioniert das ganze Leben nicht mehr. Das Polaritätsgesetz macht das deutlich: »Ohne gute Nacht kein guter Tag.« Aber auch: »Ohne guten Tag keine gute Nacht.« Kinder und Erwachsene brauchen gleichermaßen die Ruhe und Regeneration der Nacht, um einem aktiven Tag gewachsen zu sein. Erst wenn der Schlaf sich bessert, wird der Mensch langsam wieder zum Menschen.

Dabei ist das Schlafbedürfnis aber auch unter Kindern sehr verschieden – ähnlich wie bei Erwachsenen. Kleinkinder schlafen doppelt so lange, wie sie wach sind. Wenn das nicht klappt, sind sie zu oft zu früh in der wachen Welt der Gegensätze. Das entspricht zwar dem Zeitgeist, ist aber weder gesund noch entwicklungsförderlich, jedenfalls wo die äußere Welt dieses Wachsein bewirkt. Entspricht es jedoch dem spontanen Rhythmus des Kindes, bringt der Versuch, eine »gesunde Schlafmenge« zu erzwingen, überhaupt nichts. Im Gegenteil, wenn das Schlafen zum Machtkampf ausartet, schafft das nicht nur für den Augenblick eine fast unlösbare Situation, auch für die Zukunft wird das Einschlafen als Problem programmiert.

Schlaf bringt Säuglinge in die ursprüngliche Welt der Einheit zurück. Sie schauen ja auch tagsüber noch oft ins Engelreich, wenn der Blick zum »dritten Auge« wandert und sie mit offenen Augen träumen. Der Schlaf des Körpers ermöglicht der Seele, zurückzureisen in ihre ursprüngliche Heimat, das Reich des Jenseitigen, die Welt ohne Raum und Zeit.

Schlaf ist immer Regeneration und Rückzug und deshalb zu Beginn des Lebens noch wichtiger als später. Das Bett ist gleichsam eine Nachbildung der Gebärmutter. Je ähnlicher und anheimelnder, desto besser. Wenn das Kind mit der Mutter auch noch in Hautkontakt kuscheln und ihre Wärme spüren kann, kommt es seinem Ursprungsland im Uterus noch ein Stück näher. Die frühen Menschen, die in Höhlen der Mutter Erde lebten und sich schon der Wärme wegen nachts zusammenkauerten, ahmten ihrerseits diese Situation nach. Sie waren – verglichen mit uns Modernen, die wir uns gegebenenfalls ein Designerbett mitten in einem geräumigen Schlafzimmer leisten – jüngere Menschen. Je jünger bzw. archaischer der Mensch noch ist, desto eher baut er sich eine Schlafhöhle, schiebt das Bett in die Ecke und verkriecht sich in weiche Daunen, die die mütterliche Schleimhaut nachahmen. Nicht wenige Kinder lieben es, unten und oben ein Federbett zu haben, in dem man versinkt und das einen ganz zudeckt. Aber auch das Gegenteil kommt vor in Gestalt von Kindern, die alles wegstrampeln. Gefährlich ist nur der Versuch, alle über einen Kamm zu scheren.

Anthroposophen sind der Ansicht, der Schlafrhythmus müsse erst allmählich gelernt werden. Das fällt natürlich in den Aufgabenbereich der Eltern und ist in der modernen Welt oft schwierig. Wenn sie selbst keinen Rhythmus im Leben haben, können sie sicher auch keinen vermitteln. Der kindliche Schlaf ist empfindlich und ein sich anbahnender Rhythmus schnell wieder gefährdet. Auf Reisen wird deutlich, wie leicht ein noch nicht etabliertes Feld gestört wird, während ein bereits bestehendes nur schwer durcheinanderzubringen ist. Deshalb sind Reisen für kleine Kinder viel schwerer zu verkraften als für größere.

In den ersten Lebensjahren ist der Schlafrhythmus durch äußere Einflüsse und neue Eindrücke und Erfahrungen, aber auch Herausforderungen ständig gestört und wird auf die Probe gestellt. Von Dreimonatskoliken und der Umstellung vom Stillen zur Beikost über den Umzug ins eigene Bett, aber natürlich auch über das Zahnen bis zu den ersten Kinderkrankheiten ist ständig Stoff für innere Unruhe und Gefährdung des noch sensiblen Schlafrhythmus gegeben. Selbst später stellen Themen wie Eintritt in den Kindergarten, Einschulung und wechselnde Sozialkontakte große Herausforderungen für Heranwachsende dar und bleiben es manchmal ein Leben lang. Kinder jedenfalls müssen ihren Rhythmus immer wieder neu finden und sich anpassen lernen, sie fordern so von den Eltern ein hohes Maß an Flexibilität und Anpassungsvermögen.

15.3.1 Zuverlässige Rhythmen und Rituale

Menschen aller Altersstufen, aber besonders Kleinkinder, lernen durch »Nachäffen«, d.h., Eltern müssten ihnen einen tragfähigen Rhythmus vorleben, bzw. das Kind sollte in ein Feld lebendiger Rhythmen eintauchen können, wobei Rhythmus hier nicht nur einen festen Schlaf-Wach-Rhythmus, sondern auch feste Essensrhythmen meint. Säuglinge, die unter Dreimonatskoliken leiden, haben ihren Trinkrhythmus noch nicht gefunden und leiden an den Auswirkungen dieses Dilemmas. Wenn das Zahnen einsetzt, geht der bereits gefundene Rhythmus nicht selten noch einmal verloren.

Auch Stillpsychosen entstehen durch Rhythmusprobleme, wenn die Mutter durch zu häufiges Stillen bzw. Aufstehenmüssen nicht mehr zu ihren REM- bzw. Traumphasen kommt und die inneren Traumbilder sich über die äußere Wirklichkeit schieben.

Kindliche Schlafstörungen sind appellativ; d.h., *kind* holt sich darüber vermehrt Zuwendung. Etwas stimmt nicht, es findet nicht in seinen Rhythmus. So kann und will es etwa nicht wachsen. Das Wachstumshormon (HGH), das sich nur während des Schlafs bildet, kommt nicht zum Zuge, und *kind* kann nicht regenerieren. Dadurch kann es zu der ambivalenten Situation kommen, zu müde zum Schlafen zu sein und die Kurve in die andere Welt nicht zu kriegen.

Im ersten Lebensjahr handelt es sich um Ein- und Durchschlafstörungen. Es gibt kaum Kinder, die im ersten Lebensjahr schon verlässlich durchschlafen. Die meisten werden nachts auch noch gefüttert. Bei späteren Durchschlafproblemen wachen die Kinder in der Regel mit Angst auf und flüchten ins Bett der Eltern oder der Mutter. Die häufigsten Ängste beziehen sich auf Allein- und Verlassensein, auf Dunkelheit, den »schwarzen Mann« (bevorzugt in der dunklen Sphäre unterm Bett), Geister, Einbrecher und den Tod. Es herrscht also Furcht vor der Schattenwelt.

Die elterliche Aufgabe wäre, die Kinder zur frühzeitigen Auseinandersetzung mit Schattenthemen anzuregen, etwa über das Erzählen von Märchen, die sich fast immer über das Schattenreich zum Licht bewegen und diesen klassischen Weg in der Seele verankern. Die reiche Archetypenwelt der Märchen ist hier dem Fernsehen und allen Filmen deutlich überlegen, die darin vorgestellten Verarbeitungsmöglichkeiten sind der Seele näher, und die Gefahr der Überreizung besteht weniger.

Bei Einschlafstörungen handelt es sich wie bei Erwachsenen um die Angst vor Kontrollverlust. Das Kind enthüllt damit einen Mangel an (Ur-)Vertrauen. Die Atmosphäre ist nicht danach, loszulassen vom Tag und sich der weiblichen Welt der Nacht anzuvertrauen. Weitere Ursachen können Erwartungsspannungen sein, wie sie in der Schule und vor großen Herausforderungen wie Reisen und Umzügen entstehen. Manche Kinder neigen auch dazu, sich (zu) viele Gedanken zu machen, die den Schlaf (ver)hindern.

Oft sind Kinder heute auch einfach nicht müde genug, weil vom Tag keineswegs erschöpft. Wenn sie zu wenig Bewegung in frischer Luft und dafür zu viele Reize vor den verschiedenen Bildschirmen abbekommen, liegt das nahe.

Einschlafen ist Loslassen und braucht Vertrauen, allein zu bleiben und sich fallen zu lassen. Nicht wenige Kinder lieben es, mit einem Elternteil zusammen einzuschlafen, und vertrauen dabei unbewusst auf das alte System der Sippe, die zusammen schlief, um sich gegenseitig zu wärmen und zu schützen.

Zu Beginn des Lebens haben Eltern einen hohen Anteil an den Schlafstörungen ihrer Kinder, die sie auch in diesem Punkt widerspiegeln. Sie müssen nach der Geburt ebenfalls neue Rhythmen finden, ihr Leben oft völlig umstellen und neu ordnen. Besonders im ersten Lebensjahr des Kindes entwickeln sie nicht selten Probleme miteinander. War der Mann bei der Geburt dabei und hat mitbekommen, wie »sein Mädchen« nicht nur Mutter, sondern auch Frau wurde, während er es nur juristisch zum Vater gebracht hat und ansonsten Junge geblieben ist, sind (psychische) Probleme programmiert – etwa dergestalt, dass er sich schwertut, plötzlich einer erwachsenen Frau sexuell gerecht zu werden, oder ihm die blutige Szenerie der Geburt nicht aus dem Kopf geht. Ebenso konfliktträchtig ist, wenn das Kind als direkter Grund für die Erschöpfung einer überforderten Mutter der Sinnlichkeit im Wege steht.

Konflikte der Eltern reflektieren sich häufig im kindlichen Schlafproblem. Ganz vordergründig wütende Väter mit Sex-, Emotions- und Ruhedefiziten treffen auf Mütter, die unter einem Mangel an Schlaf, Verständnis und Unterstützung leiden und keine Ruhe finden, weil das Kind keine findet und folglich auch keine gibt.

Auswege müssen das oben Gesagte einbeziehen. Kleinkinder lassen sich leichter auf dem Arm oder sogar auf der Schulter »einheiern«. So spüren sie in den wiegenden Bewegungen der Mutter Rhythmus wie auch in ihrem Gehen. Das Singen von Schlafliedern oder Mantren kann diesen Effekt noch verstärken, wie auch der wiegende Rhythmus von Wiegen wie vor allem dem »Sleepy«-System (siehe »19.4.2 Bezugsquellen«) und Kinderwagen. Manchmal fahren verzweifelte Eltern ihren Nachwuchs sogar so lange im Auto um den Block, bis die kleine Prinzessin oder der kleine Prinz einschläft. Wenn sie ihn/sie dann ganz vorsichtig und ruhig aus dem Auto hieven wollen, wacht sie/er gern wieder auf. Besser wäre natürlich, den Rhythmus beizubehalten und ihn schon beim Aufnehmen weiter zu wiegen.

Das unreif geborene Menschenkind braucht noch viel Nachsorge und eigentlich den Beutel des Kängurus, weshalb die bereits mehrfach genannte Känguru-Methode auch so wirksam ist. Alles, was ihr nahekommt, ist hilfreich.

An erster Stelle wäre das Schlafritual zu nennen, das am besten den Abschluss des Abendrituals bildet. Dessen klarer und immer wiederkehrender Ablauf kann zuverlässig helfen. Auf das Abendessen folgt das Ausziehen der Tageskleidung und das Abwaschen der Spuren des Tages. Beides beendet sozusagen rituell den Tag. Entsprechende Erklärungen können Kindern durchaus helfen, die Wichtigkeit der Abläufe mitzuvollziehen und sie ihrerseits mit Bewusstheit zu laden.

Mit dem Wechsel in den Schlafanzug als Kleidung der Nacht wird ein weiterer wichtiger Schritt getan. Auch das Aussuchen eines Kuscheltiers und damit eines Gefährten für die Nacht kann zentraler Punkt des Gute-Nacht-Rituals werden. Manchmal ist aber auch ein ganz bestimmter, immer gleicher Nachtfetisch besser, der jedes Einschlafen begleitet und erleichtert, durch seine Anwesenheit und die mit der Zeit hinzukommende positive Ladung.

Der bewusste Wechsel vom Stehen und der Vertikalen zum Liegen in der Horizontalen ist ein weiterer wichtiger Schritt in die Regression der Nacht. Wenn das Kind erst noch sitzen will, ist das ein Zeichen, dass es noch nicht ganz bereit ist, die Kontrolle übers Bewusstsein aufzugeben, und folglich noch nicht einschlafen wird. Wenn es dann langsam aus der Sitz- in eine Liegeposition rutscht, spricht dieses Signal für sich.

Das Erzählen oder Vorlesen der Gute-Nacht-Geschichte(n) kann in der schon erwähnten Weise über den Rhythmus der Sprache ebenso wie das Singen von Schlafliedern den Weg in Morpheus' Arme anbahnen. Wenn Eltern das Handwerkszeug der geführten Meditation beherrschen, eröffnen sich hier noch die schon angedeuteten eleganteren Möglichkeiten, ein Kind geschickt und stimmig »einzuheiern«. Das Kapitel »Meditieren mit Kindern« in dem Buch *Reisen nach Innen* kann hier helfen. Aber auch ein Gebet, am besten als direktes Gespräch mit Gott oder der Muttergottes, kann allabendliche Wunder wirken. Wer sich mit Gott ausgesprochen und den Tag in seinem Sinne abgeschlossen hat, kann sich natürlich leichter seinem Reich anvertrauen.

Bestimmte verlässliche, weil immer gleiche Schlafsignale haben sich bewährt. Die Spieluhr, die nur zum Einschlafen ertönt und immer dieselbe Musik bzw. am besten natürlich das Schlaflied spielt, kann zum bedingten Reflex führen, der den Schlaf schon fast von sich aus einleitet.

Bei älteren Kindern kann das Gespräch abends am Bett wichtig sein, besonders auch bei Jungen, die Fragen wie »Wie war die Schule/der Sport/der Ausflug?« tagsüber mit »Geht so« oder »Gut« abwehren. In der abendlichen Zeit der Ruhe lassen sie ihre Probleme eher an die Oberfläche, und so können Eltern vieles erfahren und klären, was tagsüber unbewusst in der Seele rumorte.

Ein indianischer Traumfänger kann manchen Kindern Lust auf Träume machen und so indirekt den Schlaf faszinierender erscheinen lassen.

Wichtig ist natürlich, solche Abendgespräche nie zu erzwingen, sondern sich nur zur Verfügung zu stellen. Je älter das Kind ist, desto freier wird es entscheiden, was es mitteilen und was es als Geheimnis für sich behalten möchte.

An äußeren Voraussetzungen für guten Schlaf sind warme Füße bei kaltem Zimmer vorrangig. Kalte Füße sprechen für Angst, und ängstliche Kinder schlafen kaum oder nur schlecht ein. Die Wärme in der Schlafhöhle ist eine wichtige Analogie zum Mutterleib und ein Synonym für Vertrauen. Die äußere Welt soll dagegen – wie in der Wirklichkeit – ruhig kühl sein. Verglichen mit dem Mutterleib ist alles kühl, und das ist auch richtig so. Schon beim Schlafen sollten Kinder nicht verzärtelt und verwöhnt werden, sondern lernen, physisch einiges auszuhalten. Gerade dazu aber brauchen sie ein sicheres Rückzugsgebiet wie den Mutterleib, die Mutter, deren Bett und schließlich das eigene Bett.

Beim Umzug vom Bett der Mutter ins eigene kann es helfen, die Tür einen Spalt offen und ein wenig Licht und Geräusche von den Eltern herüberdringen zu lassen. Die Botschaft lautet: »Wir sind da, und du bist nicht allein!« Nach und nach sollte dann allerdings auch ein dunkles Kinderschlafzimmer angestrebt werden, damit sich das so besonders wichtige Wachstumshormon (HGH) ausreichend bilden kann.

Zu idealen äußeren Schlafbedingungen gehört aus demselben Grund auch die Abwesenheit von Elektrosmog. Dazu wäre die überschaubare Investition in einen Netzfreischalter am besten. Die zweitbeste Lösung ist das allabendliche Abschalten aller Stromquellen. Ein Babyfon hat direkt neben dem Kopfende des Bettchens nichts zu suchen. Es ist schon fast ein Anschlag auf die Gesundheit des Kindes, wobei aber auch sorgenfreie Abende für die Eltern von hohem Wert sind. Einen vertretbaren Kompromiss bieten moderne Babyfone mit gutem, d.h. meist auch teurem Mikrofon, das noch einige Meter vom Kind entfernt verlässliche Signale sendet.

In diesen Bereich gehören auch die modernen Internetzugänge über Wireless-LAN-Systeme, die schon zirka 20 Prozent der Erwachsenen einen schlechten Schlaf bescheren – besonders sensibleren Frauen, die dem (homöopathischen) Phosphor-Typ entsprechen. Bei Kindern liegt der Anteil der Sensiblen noch höher. Insofern müsste zumindest das heimische Netz für die Nacht zugunsten der sensibleren Familienmitglieder abgeschaltet werden.

Mehr als eine Anschauungssache sind (nicht nur bei Kindern) geopathogene Störzonen, meist »Wasseradern« genannt. Wer bemerkt, dass sein Kind nachts immer in eine Ecke des Bettchens robbt oder besonders hartnäckige Albträume hat, sollte an eine Störzone denken und das Bett entsprechend verschieben. Wenn das Kind morgens da liegt, wo es abends eingeschlafen ist, handelt es sich um ein gutes Zeichen. Relativ sicheren Aufschluss bietet der Vergleich der Ergebnisse verschiedener Wünschelrutengänger. Ein Hinweis wäre auch, wenn Kinder bei den Großeltern oder im Urlaub ohne Probleme durchschlafen, zu Hause aber kaum. Baubiologen wie Prof. Dr. Anton Schneider raten dazu, das Bett so lange umzustellen, bis es passt.

Bei Kindern jenseits des Säuglings- und Kleinkindalters bewähren sich zum Einschlafen dieselben oder ähnliche Tricks, die auch Erwachsenen helfen, als da wären: sich einen Himmel voller Schäfchenwolken vorzustellen und diese zu zählen, bis der Intellekt aufgrund von Langeweile abschaltet und *kind* in den Schlaf sinken kann. Bis hundert zählen und anschließend wieder rückwärts. Ansteigende Fußbäder oder Kneipp-Anwendungen verfolgen das Ziel, Blut aus dem Kopf in den Körper bzw. die Füße und Beine zu locken.

Grundsätzlich ist aber zu sagen, dass alle Konzepte, wie und wann das Kind zu schlafen habe, natürliche Feinde des Prinzips Schlaf sind. Schlaf gehört zum Urprinzip des Neptunischen, dem von seiner Art her nichts so fremd ist wie feste Prinzipien und Konzepte.

15.3.2 Spezielle kindliche Schlafprobleme

15.3.2.1 Schlafwandeln oder Lunatismus

»Der Mond macht mich an.«

Beim Schlafwandeln handelt es sich fast immer um harmlos verlaufende nächtliche Aktivitäten. Somnambulismus (nach dem lateinischen *somnus* für »Schlaf« und *ambulare* für »umherwandern«) sowie Mondfühligkeit bzw. Lunatismus (von lateinisch *luna* für »Mond«) zeigen Aspekte derselben Symptomatik. In der mildesten Form handelt es sich um unruhigen Schlaf bei Vollmond, gravierender wird es schon, wenn Kinder in diesen Mondzeiten von wilden Träumen aus dem Schattenreich geplagt werden oder unter Vollmondeinfluss gar kein Auge mehr zutun. Sie ehren dann gleichsam im Mond das weibliche Prinzip mit einer Nachtwache. Wo sie wirklich im Schlaf wandeln, verwandeln sie die archetypisch weibliche Zeit der Nachtruhe in eine männlich geprägte Zeit äußerer Aktivität. Dahinter wird die verschobene Aufgabe deutlich, nämlich aktiv in den weiblichen Pol hineinzuwachsen. Gelenkt von ihrer inneren Seelen-Bilder-Welt, stehen sie auf, ohne bewusst aufzuwachen, und lassen sich mit sprichwörtlich »schlafwandlerischer Sicherheit« auf eigenartige, dem Wachbewusstsein unverständliche und problematisch bis gefährlich erscheinende Unternehmungen ein.

Der Vollmond, das volle, runde Symbol des Weiblichen, zieht die Kinder an, es lockt sie heraus und lässt sie aus sich herausgehen. Das Ganze läuft völlig unbewusst ab und hinterlässt einen kompletten Erinnerungsverlust (Amnesie) am Tag danach. Das Unbewusste, das tagsüber wahrscheinlich zu wenig zum Tragen kommt, übernimmt und bricht nachts durch, bei Vollmond, also wenn die Zeichen für diese andere Seite der Wirklichkeit am günstigsten sind.

Dahinter findet sich eine Unterdrückung vitaler Impulse der eigenen weiblichen Seelenhälfte während des Tages, die sich nun stattdessen nachts ausdrücken. Irrationales und Unvernünftiges darf nur nachts leben. Der patriarchalen Welt erscheint dabei alles, was mit den archetypisch weiblichen Mondkräften zusammenhängt, rasch als ver-rückt. Wo die Verrücktheiten noch viel deutlicher werden als beim Lunatismus, sprechen die Angelsachsen von *lunatics* und meinen damit gleich all jene »Verrückten«, um die sich die Psychiatrie kümmert. Mondsüchtige Schlafwandler(innen) sind davon natürlich weit entfernt.

Bei ihnen ginge es darum, die Nacht und die Kräfte des Mondes wieder zu ihrem Recht kommen zu lassen, sie in Gestalt von Träumen und Phantasien der inneren Bilderwelt wichtig zu nehmen und ihnen Zeit zu schenken. Hilfreich wäre, den Mond und seine Energien zu beachten, schätzen zu lernen und ihm jene Anerkennung und Wertschätzung zu geben, die jedem Archetyp zukommt. Wer sich freiwillig unter den Einfluss der Mondkräfte begibt und die nächtliche Schattenwelt der Träume als Schattenseite des Tages ernst nimmt, an ihnen lernt und wächst, macht konkrete Wanderungen in der Nacht der Schatten überflüssig. Die traumwandlerische Sicherheit bei den nächtlichen Ausflügen kann zur Vorlage werden für einen entsprechenden Umgang mit den Symbolen der Schattenwelt. So sind Mondfühligkeit bis zum Schlafwandeln Chancen, Kontakt zur anderen Seite (des eigenen Wesens) zu finden und sich von den Kräften der Seele führen und leiten zu lassen. Das entspräche also der Aufgabe, dem Unbewussten insgesamt mehr Raum zu geben, ihm mehr nachzugehen, im Schattenreich in Bewegung zu kommen, unbewussten Impulsen nachzuspüren und sich vom Unbewussten leiten zu lassen. Oder konkret, mehr mit schlafwandlerischer Sicherheit unterwegs zu sein, aber auch tagsüber der eigenen Nase und Intuition nachzugehen.

Traumwandlerische Sicherheit während nächtlicher Ausflüge

könnte Beleg werden für das generelle Geführt-Werden, die innere Führung durchs Leben. Die Wanderlust zwischen den Welten ließe sich so als Auszeichnung verstehen.

Fragen für Eltern:

▷ Wie können wir einen Ausgleich zwischen dem männlichen und weiblichen Pol (Verstand und Gefühl) schaffen?

▷ Hat unser Kind genug Freiräume, zu träumen und seinen Phantasien nachzuhängen?

▷ Ist unser Alltag zu sehr durch Pflichten verplant?

▷ Folgen wir unserer Intuition und horchen wir auf unsere Gefühle?

Unterstützende Maßnahmen:

▷ In der Regel besteht kein Behandlungsbedarf.

15.3.2.2 Pavor nocturnus

»Ich hab Angst vorm schwarzen Mann« –
»Ich flippe aus vor Angst.«

Beim Pavor nocturnus, auch im Kapitel über die Angst beschrieben (15.1.3.1), wachen die Kinder mitten in der Nacht schreiend auf, sind durch nichts zu beruhigen, erkennen die Eltern nicht und sind eindeutig in einer anderen Welt. Dafür spricht auch, dass sie sich am nächsten Tag an nichts erinnern. Hier handelt es sich um eine ähnliche Symptomatik wie beim Schlafwandeln, allerdings noch erweitert durch die Angst.

Auch wenn Kinder Eltern in dieser Situation nicht wirklich wahrnehmen, weil die inneren Bilder zu stark sind, hilft deren Gegenwart meist, dem Kind jene Sicherheit zu vermitteln, die *kind* im aktiven Kampf gegen diese Traumgestalten braucht. Sinnvoll ist, es zu ermutigen, sich aufzusetzen, denn die sitzende Position vermittelt mehr Kompetenz als die liegende. Ideal wäre, wenn sich ein Elternteil hinter das Kind setzt, um ihm im übertragenen Sinn den Rücken sowohl zu stärken als auch frei zu halten. So gewinnt das

Kind eher die Stärke, mit seinen Traumgestalten »allein« fertig zu werden.

Typischerweise sind für diese Symptome unter den homöopathischen Mitteln solche, die einen Bezug zur anderen Welt haben, wie »Hexenmittel« im Stil des Stechapfels (Datura stramonium).

Fragen für Eltern:

▷ Wie können wir eine Schlafatmosphäre für unser Kind schaffen, in der es sich wohl fühlt und gut schläft?
▷ Wie können wir seine innere Kraft und sein Selbstvertrauen stärken?
▷ Wie kann es lernen, vertrauensvoll loszulassen?
▷ Wie können wir ihm zeigen, dass wir ihm vertrauen? Können wir es loslassen?
▷ Wie steht es mit unserem Vertrauen in seine innerseelischen Kräfte, und wie können wir es vermitteln?

Unterstützende Maßnahmen:

▷ Eine *spezielle Atmosphäre für gesunden Schlaf* schaffen.
▷ Für *Ruhe* sorgen und *keine Störung durch Fremde* zulassen.
▷ Eine Stunde vor dem Zubettgehen *aufregende Aktivitäten vermeiden*, z.B. wildes Spielen, spannende Filme, PC-Spiele und aufregende Geschichten.
▷ Ab dem späten Nachmittag *auf anregende Getränke* wie z.B. Cola, grünen/schwarzen Tee, Red Bull usw. *verzichten* (davon abgesehen sind diese Getränke ohnehin nicht für Kinder geeignet).
▷ *Temperatur:* Extreme vermeiden.
▷ *Lichtverhältnisse:* für Dunkelheit sorgen.
▷ Das Kinderzimmer muss *frei von Elektrosmog* sein.
▷ Auf *schwerverdauliche Nahrungsmittel* und *große Trinkmengen* zum Abendessen und danach verzichten.
▷ *Verlässliche Rituale* sowie *Zubettgeh-* bzw. *Aufstehzeiten* einführen, positive Tagesrückschau halten.
▷ Das Bett soll nicht mit *negativen Gedanken* bzw. *Strafen* assoziiert werden.

▷ Individuelle Berücksichtigung der *Mittagsschlafdauer* und der *Zubettgehzeit.*
▷ *Geräuschkulisse:* Seien Sie offen dafür, dass manche ängstlichen Kinder am besten schlafen, wenn sie das Familienleben um sich spüren, selbst wenn es geräuschvoll ist.
▷ *Schlafzimmer-Überarbeitung:* Netzfreischalter einbauen, gegebenenfalls für Dunkelheit, gute Belüftung, Ruhe und die richtige Matratze (punktelastisch) sorgen, Bett an gutem Platz (Wünschelrutenbestimmung), Störfeldersanierung, Klimasanierung: Ionengeräte für genug negative Ionen (Wasserfallklima).

15.3.2.3 Im Schlaf sprechen

»Ich trau mich nur nachts zu sagen, was mit mir los ist.«

Tagsüber Unausgedrücktes bzw. Unsagbares entlädt sich nachts, möglicherweise von derselben inneren »Behörde« überarbeitet, die die Träume so zensiert, dass sie un- oder schwerverständlich bleiben. Hier könnten wirkliche Geheimnisse gelüftet werden, die zu enthüllen *kind* sich tagsüber nicht traut. Meistens ist die Zensur aber so effektiv und unterzieht die Sprache einer derartigen Verfremdung, dass den Zuhörern nichts wirklich Verständliches anvertraut wird. Aber sie könnten sich aufgefordert fühlen, sich entsprechend zu bemühen.

Wenn die Träume auf diese Weise laut werden, ist das ein Zeichen, dass *kind* tagsüber nicht genügend zu Wort kommt. Möglicherweise hat es massive Einschränkungen à la »Halt den Mund«, »Sei still«, »Hab nicht immer das letzte Wort« erfahren, vielleicht aber auch nur subtile Botschaften, die ihm den Mut nahmen, sich auszudrücken und seinen Bedürfnissen tagsüber Raum und Gehör zu verschaffen.

Die Aufgabe für die Eltern läuft darauf hinaus, ihm Ventile zu schaffen, sich darauf zu trainieren, es aussprechen zu lassen, ihm nicht das Wort abzuschneiden und den Mund zu verbieten. Die größte Gefahr liegt darin, es mund-tot zu machen. Wenn man das Wort ernst nimmt, handelt es sich dabei um eine subtile Form des

Mordes. Günstig wäre es vielleicht, richtiggehende Sprechstunden zu schaffen, in denen man sich als Mutter oder Vater ausschließlich dafür interessiert, was dem Kind auf der Seele brennt.

Gewisse Situationen können tagsüber das Reden erleichtern. Bei kleinen Kindern kommt vieles bei Rollenspielen mit Puppen und Tieren heraus. Die abendliche Stille ist – wie gesagt – besonders bei größeren Kindern geeignet, aber auch die Momente nach gemeinsamen Aktivitäten und oft auch beim gemeinsamen Kochen in der Küche. Dieser Ort der Transformation, der häufig praktische Gemütlichkeit ausstrahlt, hat den Vorteil, dass die Mutter oder der Vater für eine gewisse Zeit beschäftigt und angebunden ist und *kind* sich dadurch nicht beobachtet und im Mittelpunkt fühlt. Hier entwickelt sich leichter die Freiheit, einfach zu reden – über Nebensächliches, aber auch über Themen, die auf die kindliche Seele drücken. Manchmal kann solch eine Bitte um Mithilfe in der Küche Erstaunliches ans Licht bringen.

Wo das nicht geschieht, können manche Kinder innerlich von ihren eigenen Flammen verzehrt werden und, statt auf das Leben zu brennen, innerlich verbrennen. Andere lassen den Rauch, der bei jedem Feuer entsteht, in Gestalt von Symptomen deutlich werden. Die vitalsten explodieren irgendwann, spätestens in der Pubertät, und richten dann ihre gestaute Energie gegen die Eltern und deren Ideale.

Fragen für Eltern:
▷ Was traut sich unser Kind tagsüber nicht zu sagen?
▷ Sollten wir es öfter zu Wort kommen lassen?

Unterstützende Maßnahme:
▷ Geben Sie dem Kind mehr *Gelegenheiten, sich auszudrücken.*

15.3.2.4 Albträume

»Mir graut's in der Nacht.«

Bei Albträumen handelt es sich um Schattenmanifestationen, sozusagen um eine nächtliche Schattentherapie in eigener Regie. Was tagsüber unter den Teppich gekehrt wurde, macht sich nachts in Albträumen bemerkbar. Die Alben – jene Fabelwesen aus der germanischen Mythologie, die für die Albträume »zuständig« sind – werden aktiv und bedrohen die aufwendig gesäuberte gutbürgerliche Tages-Kinderwelt mit uneingestandenen Ängsten und überhaupt dem ganzen ungelebten Dunkel.

Diese Schatteneinbrüche deuten immer auf einen Entwicklungsschritt hin, der ansteht und vorübergehend die sicherheitsvermittelnden Grenzen der Persönlichkeit infrage stellt.

Fragen für Eltern:

▷ Wie erfahren wir von den Ängsten unseres Kindes?
▷ Wie bringen wir seine Schattenseiten ans Licht/an den Tag?
▷ Welche Ängste, Sorgen und Befürchtungen hat es (s.a. das Kapitel »15.1 Angst«)?
▷ Herrscht im Kinderzimmer eine freundliche und friedliche Atmosphäre?

Unterstützende Maßnahmen:

▷ Siehe die Kapitel über Angst (15.1) und Schlafprobleme (15.3).

15.4 Übergewicht

»Ich will mehr.« – »Ich hab mich dicke.« – »Ich bekomme nicht genug.«

15.4.1 Die Zukunftsseuche

Dicke Kinder gehören inzwischen fast überall zum Straßenbild und illustrieren auf beschwerliche Art ein (ge)wichtiges Zeitgeistthema. Wir bekommen nicht mehr genug und werden immer fetter. Kinder spiegeln dieses Problem nur auf besonders krasse Art.

Von Übergewicht ist meist der ganze Körper betroffen und zeigt an, dass hier äußere Fülle innere Erfüllung ersetzen muss. Das mag andeuten, dass Essen als Ersatz für (elterliche) Zuwendung herhalten muss. Die Liebe geht ja ganz natürlich zu Beginn beim Stillen durch den Magen. Später kann sie immer wieder auf diese Ebene regredieren.

Innere Erfüllung würde also den Körper entlasten. Könnte *kind* in übertragener Hinsicht expandieren und den eigenen Einflussbereich erweitern, müssten nicht die körperlichen Grenzen nach draußen verschoben werden. Es ginge darum, wichtig statt gewichtig zu werden. Kinder müssen von ihren Eltern wichtig genommen werden, um sich selbst wichtig nehmen zu können und nicht (über)-gewichtig zu werden. Sie wollen auf vielen Ebenen satt werden, insofern wäre die vorrangige Aufgabe, ihren Hunger aufs Leben anzuregen, statt konkreten Hunger auf Nahrung als Ersatz überhandnehmen zu lassen. Geistig-seelische Nahrung statt körperlicher könnte die Antwort auf das Übergewicht sein. Als Slogan etwa: »Bildung statt Burger!«

15.4.2 Der Körper als Spiegel der Seele*

Auch wenn Übergewicht ein Problem des ganzen Körpers und Kindes ist, fallen doch immer wieder einige besonders herausragende Regionen auf, die sich auch gesondert deuten lassen. Im Kindesalter steht der Bauch im Mittelpunkt allen Geschehens, denn zumindest ganz zu Beginn des Lebens wird alles über ihn erlebt. Ein runder Bauch symbolisiert ein ebensolches Lebensgefühl. Wird er allerdings überdimensional, zeigt das eher einen Mangel an innerer Rundheit und Mitte. Auch »runder Lebensgenuss« könnte zu kurz kommen, ebenso das »Bauchgefühl« insgesamt. Insofern wäre solch ein kugelrundes (Bauch-)Kind darin zu bestärken, auf seine eigene Intuition vertrauen zu lernen und seinem Bauchgefühl nachzuleben. Es ist aufgefordert, das Leben statt den Bauch runder werden zu lassen und aus dem Bauch heraus zu leben.

Ein überproportional großes Gesäß betont die Themen »Durchsetzen« wie auch »Aussitzen« im Sinne von »Durchhalten« und bezeugt deren Mangel. Lernen betroffene Kinder, sich durchzusetzen und Beharrungsvermögen zu entwickeln, und kommen sie in die Lage, ihnen wichtige Angelegenheiten »auszusitzen« und dranzubleiben, entlasten sie das Gesäß von diesen Darstellungsaufgaben.

Auffällig starke Schenkel verdeutlichen den uneingestandenen Wunsch und Anspruch nach mehr Standfestigkeit und Fortschritt. Würde beides im übertragenen Sinn verwirklicht, ließen sich die Schenkel von dieser Thematik befreien.

Ein übertrieben dicker Hals inklusive Doppelkinn hebt das Thema »Besitz« hervor. In der Regel ist Besitz ein später im Leben immer wichtiger werdender Aspekt unserer Kultur, aber er kann im kindlichen Leben schon eine Rolle spielen. Sobald *kind* »Ich« sagen und denken kann, wird auch der Unterschied zwischen »Mein« und »Dein« an Bedeutung gewinnen. Wenn etwa auf emotionaler oder auf Gefühlsebene ein Mangel besteht, kann das Thema »Besitz«

* Mehr dazu im Buch *Der Körper als Spiegel der Seele.*

unverhältnismäßige Wichtigkeit erlangen. Oft betonen auch Eltern diesen Punkt, wenn sie etwa dem Kind gegenüber ein schlechtes Gewissen haben und es deshalb mit materiellen Geschenken oder andererseits gleich mit Essen überhäufen. Erwachsene mit Mangelerscheinungen in Emotions- und Gefühlsbereichen neigen ebenfalls dazu, sich mit materiellen Gütern zu entschädigen.

Im Halsbereich geht es um die körperliche Einverleibung der Welt, was Ausdrücke wie »Geiz- und Gierhals« oder »Geizkragen« belegen, aber auch »den Hals nicht voll genug kriegen« weist in diese Richtung.

Eltern können an diesen speziellen Regionen die Probleme ihrer Zöglinge differenzierter deuten und im Kontext der familiären Lebenssituation einordnen.

15.4.3 Die moderne Fettfalle

Durch die modernen Lebensverhältnisse sind viele Kinder heute verzogen und auf der falschen Ebene verwöhnt. Sie bekommen zu viel Materie in verschiedener Hinsicht und zu wenig Liebe. Eltern ahnen das und haben deshalb vielfach ein schlechtes Gewissen, was die Situation insgesamt noch verschlechtert und von gewitzten Zöglingen nicht selten ausgenutzt wird. Viele Kinder sind clever und hartnäckig, wenn es darum geht, ihre Interessen durchzusetzen. Gnadenlos spielen sie auf der Erpressungstastatur moderner Patchworkfamilien. Was sie an Süßigkeiten oder Fastfood von der einen Seite nicht bekommen, holen sie sich am Wochenende von der anderen und unterlaufen so nicht selten sinnvolle Ernährungskonzepte. Verzogene Kinder brüllen auch schon mal an der Supermarktkasse, um ein Überraschungsei zu ergattern. Damit dürfen sie keinesfalls durchkommen, da sonst Erpressung als Mittel zum Zweck eingeführt und gelernt wird. Von Elternseite ist darauf zu achten, auch in Stress- und Spannungssituationen auf das System des Belohnungsessens im Sinne der Token Economy zu verzichten: »Wenn du aufisst, bekommst du dieses oder jenes …« Selbst bei so gebräuchlichen Tricks wie dem »Verkaufen« einzelner Löffel, um die Essgeschwindigkeit zu erhöhen nach dem Motto »Noch einen Löffel für die Oma … und einen für die Mama … den Papa«, werden verhängnisvolle Essmuster geprägt, was sich später mehr fett als bitter rächt.

Im heutigen Leben, das immer weniger rund und stattdessen von Ehrgeiz geprägt abläuft, mögen solche Tendenzen verständlich und nicht bös gemeint sein, aber sie steuern in eine gefährliche Richtung. Das Leben strebt pfeilgerade in Richtung Fortschritt einer ungewissen Zukunft entgegen. Quantität schlägt Qualität, viel verdienen ist das erste Ziel, nicht, was die Seele nährt und für Erfüllung sorgt. Auf diese Tendenz reagieren manche Kinder mit der passiven Gegenreaktion der Null-Bock-Generation. Wo um sie herum Hektik und überzogene Aktivität herrschen, verweigern sie sich und *bleiben* als Couchpotatoes im wahrsten Sinne des Wortes auf dem Sofa *sitzen*. Die daraus resultierende Mischung aus äußerem Bewegungsmangel und innerer Bewegungsverweigerung führt bei hinzukommendem Frustessen besonders rasch in die Fettfalle.

Ein weiterer Grund für Übergewicht liegt darin, dass auch Kinder heute schon vielfach ein dickes Fell brauchen, um all die Herausforderungen und den Stress eines »normalen« Kinderlebens zu ertragen. Die Anforderungen wachsen nicht nur bei den Erwachsenen der globalisierten Leistungsgesellschaft, sondern auch schon bei den Kleinsten. Äußere Schutzwälle können so einen Mangel an innerer Sicherheit andeuten. Das dicke Fell ersetzt dann Urvertrauen und Selbstsicherheit mehr schlecht als recht.

Auch unbefriedigter Ehrgeiz der Eltern schlägt sich zunehmend zwischen den Zeilen des modernen Kinderlebens nieder. Selbst die Kleinsten müssen schon früh viel leisten, um allen Ansprüchen gerecht zu werden. Wer sich – psychologisch geschult – unter die Mütter am Spielplatz mischt, erfährt erschüttert, was für ehrgeizige Neuroseanbahnungsprogramme hier dieses Spielfeld beherrschen. »Was, das kann deines noch nicht? Das konnte meines ja schon mit … Monaten.« – »Von wegen, meines ist gar nicht gekrabbelt, sondern gleich gelaufen und sofort problemlos.« Den Müttern schwant bei solchen Sprüchen noch nicht, dass sie in der Konsequenz nicht selten ihre Zehnjährigen in die »Krabbelgruppe« für Legastheniker begleiten werden.

Trotz diverser Überforderungen sind moderne Kinder paradoxerweise häufig auch von viel Langeweile geplagt. Einerseits über- und andererseits unausgelastet, futtern sie beim Fernsehen und bei Computerspielen nebenher Süßigkeiten und Chips wie ihre Eltern, deren Figuren in der Regel nicht weniger eindrucksvoll außer Form geraten. Wenn Eltern vorm Fernseher hocken und ständig futtern, werden Kinder das nachäffen. Die Spiegelneuronen des Gehirns, auf Nachahmung und Resonanz gepolt, sorgen zielsicher dafür. Kinder sind Meister des Imitierens.

Erschwerend kommt Bewegungsmangel hinzu. Viele moderne Kinder spielen kaum noch selber, sondern holen sich Spiele auf den Bildschirm. Bewegung wird sozusagen delegiert an Action-Helden, die dieses Programm unübertroffen beherrschen. Je kleiner die Kinder, desto leichter aber werden sie vor dem Bildschirm von der Fernsehwerbung manipuliert. Nicht zufällig und nicht selbstlos baut McDonald's Spielplätze, wo allerdings kaum noch Bewegung stattfindet, denn die modernen Kinder rutschen dort durch die verschiedensten und buntesten Röhrensysteme, die geschickt den Geburtskanal anklingen lassen. Werbung wirkt am besten, wenn sie oft gehört wird, und da haben Kinder heute viel Gelegenheit. Einmal auf minder- statt vollwertiges Industriefutter geprägt, bleiben sie nicht selten ein Leben lang daran hängen – mit der Aussicht auf ein kurzes, dickes und ziemlich geschmackloses Leben. Die Evolution braucht leider sehr lange für Anpassungsvorgänge. In den wenigen Jahrhunderten, seit es raffinierte Kost gibt, konnte sich noch kein Darm an diese anpassen, geschweige denn an das noch minderwertigere Fastfood, das mit seinen gehärteten Fetten einem direkten Angriff auf die (kindlichen) Gefäße gleichkommt.

Hinzu kommt, dass moderne Kinder häufig allein gelassen und auf sich gestellt sind. Schlüsselkinder, die den Mittag und Nachmittag ohne Eltern verbringen, holen sich mangelnde Zuwendung oft über Süßigkeiten. Bequemlichkeit verleitet sie dazu, statt mit dem Fahrrad mit dem Bus oder Elterntaxi in die Schule zu fahren. Von schlechtem Gewissen geplagte Eltern werden dem wenig Widerstand entgegensetzen. Selbst meist ziemlich fertig vom Versuch, in der modernen Leistungsgesellschaft mitzuhalten, fallen sie für eine aktive Freizeitplanung weitgehend aus und haben weder Lust noch Zeit, noch die Energie, sich selbst ausreichend zu bewegen. Die daraus folgende Stagnation überträgt sich auf viele Lebensbereiche.

Da Resonanz eines der bestimmenden Elemente des Lebens ist, kommt Eltern als Vorbildern entscheidende und noch deutlich wichtigere Funktion als Lehrern zu. Allerdings hat der Einfluss des (Lebensum-)Feldes, der sogenannten Peergroup oder Gemeinschaft von Gleichaltrigen, bei älteren Kindern und Jugendlichen einen noch prägenderen Effekt.

Für das kleine Kind aber ist die Lebenssituation der Familie entscheidend. Etwaiger Frust der Eltern zieht folglich weite Kreise in ihr Leben. Wenn sie schlecht einkaufen, können die Kinder nur schlecht essen. Die Hektik unserer Zeit leistet naturgemäß der Fastfood-Versorgung Vorschub und fördert Fertiggerichte, während die Kochkunst langsam verfällt, trotz oder sogar wegen all der Kochsendungen im Fernsehen.

Eines der Hauptprobleme ist auch der Ausfall fester Rituale wie des gemeinsamen Essens. Sie könnten dem Tag einen Rahmen geben und so Sicherheit vermitteln. In der modernen Familie geht die Tendenz dahin, dass jeder isst, wann er will bzw. muss. Ohne das gemeinsame Essensritual fehlt in der Regel die Ruhe bei der Nahrungsaufnahme, und die Achtsamkeit, was gegessen wird, nimmt ab. Wenn Kinder sich am Kühlschrank selbst bedienen, besteht die Gefahr, dass das Falsche zur falschen Zeit verschlungen statt kauend genossen wird. Was noch nicht heißt, dass einige Kinder auch gut mit diesem modernen Bedarfsessen in Eigenregie umgehen können.

Wo die Familie sich aber doch noch manchmal zum Essen zusammenfindet und auch der – nicht selten überbeanspruchte – Vater dabei ist, werden häufig Probleme diskutiert. Der Satz »Wie steht es in der Schule?« ist für viele Kinder das Ende aller Ruhe und auch jeden Genusses. Solche Szenarien fördern folglich eher den weiteren Zerfall eines gemeinsamen Familienlebens und entsprechender Essensrituale, als sie zu unterstützen. Ist die Mutter ebenfalls im Überlastungsstress, verliert das Essen oft auch an Qualität. Alles landet dann nicht selten vorher in der Mikrowelle, wo es zwar zerstört wird, aber jederzeit schnell zur Verfügung steht. Bei dieser modernen Unsitte ist es dann auch schon egal, welche Qualität die Nahrung ursprünglich hatte. Die Mikrowellentortur überlebt auch Vollwertnahrung nicht. Wie wenig Bewusstsein für diese Zusammenhänge heute besteht, erlebte ich im Münchner Herzzentrum, wo abgepumpte Muttermilch erst eingefroren und dann in der Mikrowelle wieder aufgewärmt wurde.

Wenn die Nahrung obendrein noch aus industrieller Fertigung stammt und keinerlei Lebensmittelqualität mehr aufweist, kann diese aus Mangel an wesentlichen Inhaltsstoffen gar nicht mehr sättigen, und das Drama frühen Übergewichts nimmt seinen Lauf, zumal Fertignahrung meist einen unvertretbar hohen Fettanteil hat. Zu allem Überfluss handelt es sich dabei so gut wie immer um die besonders gefährlichen gehärteten Fette, die ein dem Rauchen vergleichbares Attentat auf die Gesundheit darstellen.

Die Evolution hat uns beigebracht, so lange zu essen, bis wir alles haben, was wir brauchen. Dazu benutzt sie den Sättigungsreflex. Wenn man nun dem Organismus minderwertige Billignahrung zuführt, die zwar Kalorien im Überfluss, aber viel zu wenig wesentliche Spurenelemente und Vitamine enthält, wird schon bald nach dem Nachlassen des Völlegefühls wieder Hunger auftauchen – getragen von der Hoffnung des Organismus, doch noch einige der wesentlichen fehlenden Spurenelemente zu ergattern. Industriefutter kann von daher gar nicht satt, sondern nur voll machen. Kinder aber, die nicht mehr satt werden, weil sie nicht mehr bekommen, was sie eigentlich brauchen, tendieren zu ständigem Essen und gnadenlosem Zunehmen. Zur mangelnden Qualität kommt nicht selten mangelnde Befriedigung in übertragener Hinsicht hinzu und vertieft das Problem weiter.

Verglichen mit diesen Szenarien, sind bei Kindern echte Schilddrüsenunterfunktionen als Ursache eines niedrigen Grundumsatzes und damit Übergewichts eine Seltenheit. Viel eher leistet der zur Volksseuche gewordene niedrige Grundumsatz wegen Bewegungsmangels dem Übergewicht Vorschub.

Eltern, die die ersten Anzeichen solcher Fehlentwicklungen übersehen, neigen dann bei ihren Kindern wie bei sich selbst zu Diäten. So tobt heute in vielen modernen Familien bereits in der Kindheit ein Diätenwahnsinn, der nur noch Leid erzeugt. Kinder macht alles Verbotene gerade an, und so sind Vergehen gegen das Diätregime programmiert, wobei auch das Einhalten strenger Vorschriften keine Lösung darstellt. Über drastische Einschränkungen geht in allen Lebensaltern der Genuss verloren, und ungenießbare Kinder, die ihre Kindheit mehr erleiden als erleben, sind für sich und ihre Eltern eine Strafe. Sie neigen natürlich auch zu entsprechenden Krankheitsbildern. Fettsucht und Diabetes vom Typ II sind laut WHO die Seuchen unserer Zukunft. Ihre Basis wird in der Kindheit durch Mangel- bzw. Fehlernährung und Bewegungsarmut bei Kalorienüberfluss gelegt, ebenso wie durch das Einschleifen kontraproduktiver Lebensmuster.

Verschärft wird das Problem, wenn – vor allem moderne – Mütter dazu neigen, ihr Schönheitswahnideal auch an Kindern zu verwirklichen. Versuche, aus vorpubertären Mädchen kleine Models zu machen, sind in den USA, unserem großen, im Hinblick auf die Gewichtsproblematik tragischen Vorbild, an der Tagesordnung. Was die Mutter selbst nicht geschafft hat, wird am Kind mit noch mehr Nachdruck versucht. Diätkranke Mütter spiegeln sich in ebensolchen Kindern wider, die mit dem Wahnsinn der Unzufriedenheit mit dem eigenen Körper aufwachsen müssen. Das führt nicht selten zu Magersucht und Bulimie, als Gegenbewegung aber auch in heilloses Übergewicht, wenn Resignation um sich greift und der Kampf mit dem Gewicht verloren gegeben wird.

Solch modernen Müttern, die ihre Kinder für eigene unbewusste Zwecke und ihr eigenes Ego benutzen, kommen moderne Tendenzen und Erfindungen wie das Maxi-Cosi-System des kindlichen Schalensitzes entgegen. Das Nest aus Vollplastik macht Kinder leichter handhabbar. Ganz für sich und weniger schmutzend, können sie überallhin transportiert werden. Was ein Vorteil ist, weil sie so leichter mit-zu-nehmen sind, hat natürlich auch Kehrseiten. Wenn *kind* häufiger auf dem Schoß säße, wäre das näher und intimer und für seine ganze Entwicklung besser. Es entspräche viel mehr dem archaischen Weg des Kindes ins Leben: aus dem Bauch auf den Bauch, in den Beutel wie bei der Känguru-Methode und dann auf den Schoß. Heute geht es eher aus dem Bauch ins Bettchen und dann ins Maxi-Cosi und auf den Kinderstuhl. Diese können, zu früh gewählt, das Kind überfordern und Mütter in eine ungünstige Distanz bringen. Generell fördern solche Fertig- und Kompaktsysteme die Ruhigstellung der Kinder und damit deren Bewegungsmangel. Das macht alle Containersysteme so praktisch, aber bei Kindern auch lebensfeindlich. Ob wir äußerlich oder über Medikamente ruhigstellen, immer sind die »Kollateralschäden« zu bedenken und meist bedenklich.

Moderne Mütter haben vielfach keine Lust mehr, sich zurückzunehmen und eigene Vorteile zugunsten der kindlichen Entwicklung zurückzustellen. Kinder auf dem Schoß machen Schmutz und Flecken. Die Mutter kann sich dadurch nicht so entfalten, wie sie will, und so werden Kinder oft zu früh auf sich selbst ge- und abgestellt und nicht selten später im Leben zurückgeworfen.

15.4.4 Auswege

Auf dem Schoß mit Liebe genährte Kinder sind schon von der Haltung her eins mit der Mutter und schauen in derselben Richtung ins Leben. Im Kinderstuhl kommt es dagegen eher zu Konfrontationen, weil man sich gegenübersitzt oder noch schlechterenfalls im Quadrat über Kreuz und oft alles andere als eins ist. Andererseits ist so natürlich intensiver Blickkontakt möglich.

Je mehr Kinder einbezogen werden, desto besser. Später könnte man mit ihnen zusammen Essenspläne machen, so dass jeder einmal seine Lieblingsspeise bekommt usw. Wenn sie beim Vorbereiten des Essens helfen, ist es immer auch ihres, und das Eigene boykottiert man weniger leicht. Tätigkeiten wie Sprossen anzusetzen, aber auch Kleinigkeiten selbst zu kochen und zu backen, zu verzieren und den Tisch zu decken stärken die Motivation, Identifikation und Eigeninitiative der Kinder. Beim Weihnachtsbaumschmücken geht es ja auch, sogar mit viel Vorfreude und Hingabe. Größeren Kindern kann es auch Spaß machen, das Essen unter ein bestimmtes Motto zu stellen und so einzelne Tage besonders zu laden. Wenn jeder Tag annähernd Geburtstagsqualität hat, wird das Essen jeweils zu einem Fest mit der entsprechenden Bewusstheit und Achtsamkeit. In Familien mit mehreren Kindern kann sich z.B. jedes Kind an einem anderen Tag sein Lieblingsessen wünschen und bei der Zubereitung helfen. Die Geschwisterkinder sind dann sozusagen eingeladen zum Leibgericht eines Geschwisterchens.

Genauso kontraproduktiv wie die Geringschätzung des Essens ist aber das Extrem der Gegenrichtung: wenn Eltern – schlimmstenfalls aus Schuld- und Versagensgefühlen in anderer Hinsicht – gesunde Ernährung überbetonen und damit die eigenen und die Nerven der Kinder strapazieren. Diese müssen auch z.B. Eis essen dürfen, sonst verfallen sie dem »Eiswahn«, und alles Ungesunde bekommt eine ungeheure Faszination. In der modernen Welt lassen sich Süßigkeiten nicht aus der (Kinder-)Welt halten. Sie lauern überall, nicht nur an den Supermarktkassen. Die einzige Chance dagegen liegt in einem so süßen Leben, dass dieser Aspekt auf der materiellen Ebene keine besondere Rolle mehr spielt und an Reiz verliert.

Letztlich lassen sich Kinder wie Erwachsene nach einfachen Ernährungsrichtlinien am einfachsten und gesündesten versorgen. Als Erstes müsste die Nahrung artgerecht sein, denn wir sind nun mal Menschen und haben das typische Gebiss und den entsprechenden Darm. Beides weist uns als Allesfresser aus, mit einer sehr starken Betonung im Bereich pflanzlicher Nahrung. Einmal pro Woche Fleisch oder besser noch Fisch sollte also genügen, auch schon zur erwähnten Angstminimierung.

Zweitens müsste die Nahrung aus Lebensmitteln bestehen, die enthalten, was wir brauchen. Daraus folgt die Notwendigkeit von Vollwertkost. In den Jahrmillionen der Evolution haben wir nichts anderes gelernt, von daher können wir auch nichts anderes. Bedenkt man, dass es 12000 Jahre dauerte, bis gerade einmal die Hälfte der Menschheit Milch verdauen konnte, wird es mindestens so lange gehen, bis wir Industriefutter problemlos verwerten können.

Während Kinder wachsen, brauchen sie besonders vollwertige Nährstoffe, Spurenelemente und Vitamine. Müssen sie sich von Schrott ernähren, brauchen sie davon besonders viel und erleiden Überfluss an Kalorien bei Mangel an Inhalt. Der Mangel im Überfluss ist inzwischen eine Art Markenzeichen der modernen Überflussgesellschaft.

Als Drittes wäre auf typgerechte und damit auch jahreszeitenabhängige Ernährung zu achten. Im Buch *Vom Essen, Trinken und Leben* hilft ein Test, den eigenen Typ zu bestimmen. Das Prinzip dabei ist einfach: Was bei uns wächst, ist in der jeweiligen Jahreszeit auch geeignet. Exotisches ist mit Vorsicht und nur dem Typ entsprechend zu genießen.

Im Osten weiß man seit alters, dass mit Liebe gekochtes Essen besser schmeckt, besser wirkt und bekömmlicher ist, weil die Energie, mit der es bereitet wird, über den Herstellungsprozess in das Produkt eingeht: »Liebe geht durch den Magen« und beim Kochen ins Essen ein. Ideal wäre es, Kinder beim Einkaufen und Kochen einzubeziehen. Aber ganz im Gegenteil ergeben entsprechende Untersuchungen, dass in dieser Generation das Kochen verlernt wird, weil eben das immer weniger geschieht. Ein Ausweg wäre wie schon erwähnt, die Kinder einzuspannen und möglichst viel mitmachen und z.B. Gemüse schneiden zu lassen und dabei mit ihnen zu sprechen. Wenn anschließend noch zusammen gekocht und gegessen wird, geht die Entwicklung in die richtige Richtung.

Anderenfalls glauben Kinder – wie heute schon manchmal –, Kühe seien lila und Möhren wüchsen auf Bäumen. Sie lernen Wesentliches nicht mehr, sind aber in der Schule trotzdem überfordert durch überladene Lehrpläne und zu viel Programm. Manche haben schon eine Agenda wie ihre Eltern. Diesen modernen Trends kommt natürlich Fastfood entgegen. Als kürzlich der genial-witzige englische Koch Jamie Oliver mit einer überfälligen und von Regierungsseite geplanten Initiative gesundes Essen in die Schulen bringen wollte, stieß er auf den Widerstand moderner englischer Mütter, die ihren bereits verdorbenen Kindern Fastfood in die Schule schmuggelten. Das industrielle Schnellfutter ist natürlich verlockend bunt, kann schnell und aus der Hand gegessen oder geschlürft werden, da es ohne Struktur eher einem Babybrei entspricht. Selbst Fleisch und Fisch werden auf diese Weise vermust. Das besonders Verführerische auch an den entsprechenden Restaurants ist ja gerade ihre Kinderzimmeratmosphäre mit bunten schreienden Farben und einfachem Kinderessen. Fisch in Stäbchen- und Huhn in Würfelform, unstrukturierter Fleisch- oder Fischmatsch zwischen weißen Scheiben hochelastischen Industriebrotes, mit roter Soße darüber und dazu braunes Zuckerwasser und Kartoffelstreifen. Da lacht das Kinderherz, während die Gesundheit den Bach hinuntergeht. Ein bewusst kindgerechtes Leben könnte die natürliche Faszination daran vermindern.

Sinnvolle und erfolgreiche Auswege aus solchen modernen Sackgassen ergeben sich, wo das Wesen der Verirrungen erkannt und innerhalb desselben Archetyps ersetzt wird. Wenn Kinder also auf die Kinderzimmeratmosphäre von McDonald's stehen, müsste man ihnen mehr Kindgerechtes auf anderen Ebenen bieten. Grundlegende Bedürfnisse zu unterdrücken ist nie die Lösung, wie die moderne Praxis zeigt, bei der über die Hälfte der Kinder die Schule mit Haltungsschäden, Bewegungsmangelerscheinungen und Stoffwechselproblemen verlassen und 63 Prozent der Mädchen zwischen zwölf und achtzehn in Deutschland essgestört sind.

Einige Tricks können das Essensthema entschärfen und Kindern und Eltern das Leben leichter machen. Wenn ein Kind nicht essen will, ist es immer sinnvoll, es nicht zu nötigen oder gar zu zwingen, sondern lieber Vertrauen zu üben nach dem Motto »An einem vollen Tisch ist noch keiner verhungert«. Nicht einmal bei sich anbahnender Magersucht liegt in Nötigung eine wirkliche Lösung. Allerdings ist es wichtig, keine Zwischendurchversorgung zuzulassen. Wenn Kinder keine Lust auf Frühstück oder Abendessen haben, wäre das sogar mit gesundheitlichem Gewinn zu akzeptieren. Nicht umsonst sprechen wir vom »Dinner-Cancelling«. Da nur in der Nacht und während des Fastens Wachstumshormon ausgeschüttet wird, wäre es sogar unabdingbar, wenigstens zwölf Stunden am Tag nicht zu essen. Insofern ist es für die ganze Familie wichtig, nach dem Abendessen nichts mehr zu sich zu nehmen, so dass das Frühstück ein wirkliches »Fasten-Brechen« (englisch *breakfast*) wird.

Da alles Wachstum, aber auch der Übergang alles Gelernten ins Langzeitgedächtnis guten Schlafes bedarf und ohne diesen nicht gelingen kann, ist ein Schlaf hoher Qualität, bei dem ausreichend Melatonin produziert wird, unersetzlich. Er braucht Dunkelheit im Schlafzimmer und Elektrosmogfreiheit, die am einfachsten mittels Netzfreischalter zu erreichen ist. Falls Kinder aus Angst keine Dunkelheit zulassen, müsste unbedingt diese Angst therapiert werden, da sie sonst auf Dauer alle möglichen Wachstumsprozesse verhindert.

Wo Kinder bereits unter Angst leiden, wäre dringend darauf zu achten, dass sie sie nicht auch noch (in Gestalt von Fleisch) essen. Die zunehmende Enge der modernen Gesellschaft macht schon genug Angst. Besonders kleine Kinder gehen in modernen Städten durch enge Schluchten von Metallwänden, die ihnen jede Sicht verstellen, da sie kaum über die Kotflügel der Autos hinwegschauen. Schlimmer dürfte noch sein, dass der weiter zunehmende Fleischkonsum mit weiter abnehmender Qualität der Produkte einhergeht. Während in der Schweiz eine Genossenschaft wie die Migros aus Sorge um die Volksgesundheit der Eidgenossen Bauern animiert, zur Hof- und Einzelschlachtung zurückzukehren, hat die EU diese schon vor Jahren verboten. Durch den zunehmenden Konkurrenzdruck unter den Metzgereien und die damit einhergehende Konzentration stammt heute das allermeiste Fleisch aus Großschlachthöfen mit Massenschlachtung. Und wie wir schon im Kapitel über die Angst angedeutet haben: Wenn jedes Kalb und Schwein, bevor es selbst drankommt, den Tod vieler Artgenossen mitverfolgen muss, wird es im Moment der Schlachtung all seine Stress- und

Angsthormone ausgeschüttet haben und damit sein Fleisch mit einer schweren Hypothek belasten.

Auch Kinder essen auf diesem Weg heute im wahrsten Sinne des Wortes und im großen Stil Angst. Eine Analogie macht das deutlicher: Wer vor seiner eigenen Hinrichtung die von zehn anderen Menschen miterleben müsste, hätte im Moment seines Todes Herzrasen, Schweißausbrüche und eine nicht mehr zu überbietende Angst auf maximalem Stressniveau. Genauso aber geht es modernen Schlachttieren, ihr Blut und damit auch Fleisch ist voller Stress- und Angsthormone. Schon von daher wäre es naheliegend, Kinder möglichst mit dieser Art Fleisch zu verschonen. Nicht betroffen von dem Elend ist Hochwild wie Reh und Hirsch. Fisch ist – wie weiter oben erklärt – aus verschiedenen Gründen besser. Er enthält obendrein, besonders wenn er aus kalten Gewässern stammt, Öle, die uns nützen.

Wer Abendessen oder genauso gut Frühstück auslässt, hat noch eine deutlich längere Fastenzeit und damit mehr Melatonin und Wachstumshormon zu erwarten. Letzteres ist für Kinder ein besonders zentrales Hormon, denn es fördert nicht nur Wachstums-, sondern auch Entwicklungsprozesse und Kreativität.

Ein anderes, ebenso wichtiges Hormon ist Serotonin, das aus der Aminosäure L-Tryptophan hergestellt und die Vorstufe des Schlafhormons Melatonin ist. Eltern, die sich und ihre Kinder entlasten wollen, sorgen für ausreichende Versorgung mit diesem sogenannten Wohlfühlhormon, das einerseits den Hunger reduziert und andererseits für ein warmes Wohlgefühl sorgt und Stress leichter bewältigen lässt. Serotonin kann nicht direkt zugeführt, sondern nur über seine Vorstufe L-Tryptophan zu sich genommen werden. Aufgrund komplizierter Stoffwechselverhältnisse gelingt das am besten durch die Zufuhr von extrem gut gekauter Rohkost auf nüchternen Magen, was wiederum kein Kind schafft, schon gar nicht morgens. Der Ausweg ist die bereits vorgestellte fein vermahlene vollwertige Fertigrohkost »Take me« aus L-Tryptophan-reichen Gemüsearten wie Amaranth und Quinoa (siehe »19.4.2 Bezugsquellen«).

Wichtig ist, dass ein Esslöffel der jeweiligen Mischung nüchtern, also etwa eine halbe Stunde vor dem Essen, z.B. in Fruchtsaft genossen wird. Da auch Schokoladen- und Süßigkeitenlust auf einen L-Tryptophan-Mangel zurückgehen, liegt hier eine zusätzliche Chance, diesen Konsum zu reduzieren, wie auch in der Tatsache, dass auf diesem Weg zusätzlich für guten Schlaf gesorgt ist, nämlich über die ausreichende Bereitstellung von Melatonin.

Bei all diesen wichtigen Erwägungen, die Übergewicht bannen helfen können, ist zu bedenken, dass die seelischen Gründe von übergeordneter Bedeutung sind. Selbst betroffene Eltern sind gut beraten, ihr eigenes Gewichtsproblem ihren Kindern zuliebe zu lösen, so dass diese ihren Vorbildern nachfolgen können, ohne Schaden zu nehmen.

Auch auf der Ebene der Felder wäre vieles zum Besseren bzw. Leichteren zu wenden mit entsprechendem Verständnis. Wo eingespielte und beliebte Essensrituale dem Tag einen festen Rahmen geben, könnten feste Mahlzeiten – vom Stillen bis zur Schule – neben dem Verständnis für gutes Essen auch Sicherheit und Geborgenheit geben.*

Ein gar nicht zu unterschätzender genereller Schachzug ist das Ändern der sogenannten Peergroup durch Umzüge, was im extremen Notfall von bewussten Eltern immer öfter in Erwägung gezogen wird. Genau wie sie wegen ständigen (Pseudo-)Krupps die Großstadt verlassen, können sie auch – vor allem in der Pubertät – solchen Situationen entkommen, in denen die Drogengefahr bzw. das Risiko des Rückfalls zu übermächtig werden. In einem neuen Umfeld ist die Essensthematik am leichtesten mit zu ändern und auf einen neuen Stand zu bringen. In einer etwa anthroposophisch angehauchten Umgebung ist es natürlich ungleich leichter, zusammen mit anderen in ein neues, gesünderes Feld einzutauchen. Aber diesbezüglich könnten Mütter ebenso gut selbst Initiativen gründen. Auch wenn es annähernd altmodisch erscheint, gelingt es den eigenen Kindern zuliebe doch noch am einfachsten, wieder das Gute und Richtige zu tun.

* Siehe dazu die CD »Das Bewusstseinsfeld« (Goldmann-Arkana-Audio) und das Buch *Die Schicksalsgesetze*.

Ein nicht zu unterschätzender Punkt ist auch richtiges Trinken. Jeder Mensch sollte wenigstens 2 Liter gutes Wasser pro Tag zu sich nehmen, am besten auch schon der kleine Mensch. Ein Teil davon lässt sich auch essen in Gestalt von viel Obst und Gemüse. Wer die sogenannten Softdrinks, Limonaden und Cola durch Wasser ersetzen lernt, spart auch eine nicht zu unterschätzende Kalorienmenge ein. Allerdings ist das leichter gesagt bzw. geschrieben als durchgesetzt, zu süß sind die Drinks, und zu geschickt ist die dafür betriebene Werbung. Drinks für Kinder unterscheiden sich darin wenig von denen zur Köderung von Erwachsenen. Würde Wasser trinken als noch cooler gelten, täten sich Millionen Eltern leichter mit solchen Hinweisen. Tatsächlich stehen die Zeichen gut, die Firma Coca-Cola etwa ist ins Wassergeschäft eingestiegen, als sie den langjährigen Krieg gegen das Wasser verloren geben musste.

Das Allerbeste aber wäre nicht in Flaschen abgestandenes Mineralwasser, sondern lebendiges fließendes Wasser, wie es am ehesten aus der Leitung kommt. Wo dafür noch gutes, weil natürliches Grundwasser Verwendung findet, wie etwa in den Alpenländern Österreich, Schweiz und Bayern, kommt das beste Heilwasser völlig schadstoff- und vor allem auch kalorienfrei aus der Leitung und kostet fast nichts. Tatsächlich bieten noch die meisten unserer Toilettenspülungen eine Wasserqualität, die in Kalifornien längst nicht mehr erreicht wird.

Wie aber Kinder mit ihrer Vorliebe für Süßes von Wasser überzeugen? Eine Variante wäre, natürliche Limonaden zu kreieren, etwa Zitronen-Limo mit entsprechendem Saft. Das natürliche pflanzliche Süßungsmittel Stevia ist harmlos und praktisch kalorienfrei. Es könnte sich für entsprechende Kreationen eignen.

Mehr zu den speziellen seelischen Mustern hinter dem Übergewicht wie Kummerspeck, Belohnungsessen und dem dicken Fell als Schutz gegen (verbale) Angriffe finden Sie im Programm »Mein Idealgewicht« *, wenn auch nicht speziell für Kinder, wobei diese Probleme in den verschiedenen Lebensaltern große Ähnlichkeit ha-

*Goldmann-Arkana-Audio, Buch und CDs.

ben. In jedem Fall ginge es darum, das Kummerproblem in der Tiefe bzw. das der mangelnden Belohnung oder des fehlenden Schutzes zu lösen, um so das Essen als Ersatzebene zu entlasten – und damit dem resultierenden Übergewicht vorzubeugen bzw. es wieder zu beheben. Die Erfahrung hat gezeigt, dass Übergewicht leicht abzubauen ist, wenn die dahinterliegende seelische Problematik gelöst ist.

Fragen für Eltern:
- ▷ Bekommt unser Kind genug Liebe zu spüren?
- ▷ Wie können wir es zu innerer und äußerer Bewegungsfreude anregen?
- ▷ Hat unser Kind Selbstvertrauen, kann es sich wichtig nehmen?
- ▷ Wie können wir unser Kind neugierig/hungrig aufs Leben machen?
- ▷ Hat unser Kind Urvertrauen? Wie können wir seine natürliche Lebensfreude stärken?
- ▷ Sind wir mit unserem Essverhalten ein gutes Vorbild?

15.5 Sprachstörungen

15.5.1 Stottern

»Ich will auch mal zu Wort kommen und bring's nicht raus.«

In der Regel manifestiert sich Stottern zwischen dem dritten und fünften Lebensjahr, nur selten noch nach dem siebten, wirklich ausnahmsweise kann es aber durch schwere Schock- und Traumaerfahrungen sogar noch im Erwachsenenalter ausgelöst werden.

Wahrscheinlich gibt es fünfmal mehr männliche als weibliche Stotterer, was damit zusammenhängen dürfte, dass es sich um eine Störung im linkshemisphärischen, also archetypisch männlichen Bereich des Gehirns handelt. Stotterer können fast immer problemlos singen. Auch in tiefer Entspannung oder Trance fließt ihre

Sprache ohne Stocken. Sobald die Sprache also von der rechten weiblichen Gehirnseite gebildet wird, verflüchtigt sich das Problem wie von selbst.

Bei 40 bis 60 Prozent der Stotterer – je nach Studie – findet sich bei einem Elternteil eine ähnliche Problematik, und man könnte an soziale Nachahmung denken. Häufig gibt es eine Vorgeschichte, in der ein Elternteil das Kind nicht zu Wort kommen ließ. Nicht selten ist es ein erfolgreicher, aber autoritärer Vater, der aus eigener Vitalität und Impulsivität dem Kind sein eigenes langsames Tempo nicht zugestehen kann, sondern ihm ständig ins Wort fällt bzw. vor lauter eigener Ungeduld das Wort aus dem Mund nimmt oder es ihm abschneidet. Wenn die normale Geschwindigkeit eines Kindes als Langsamkeit verpönt ist und von einem Elternteil moniert und durch Abkürzungsversuche beeinflusst wird, versucht das Kind notgedrungen, schneller, letztendlich sogar wie aus dem Maschinengewehr zu sprechen, und gerät dabei unter Druck. Dem überfordernden Elternteil zeigt das stotternde Kind auf diese Weise allopathisch dessen Aufgabe, nämlich langsamer und nicht wie aus der Pistole geschossen zu kommunizieren. Dem anderen Elternteil, der in etwa der Hälfte der Fälle in seiner Kindheit von einer ähnlichen »Ladehemmung« betroffen war, spiegelt das Kind im homöopathischen Sinne sein Thema, sich offensiver zu artikulieren.

Nach den Erfahrungen der anthroposophischen Kinderärzte Soldner und Stellmann liegt bei einem großen Teil der Betroffenen solch ein entsprechender unbewusster Konflikt vor, der schließlich als Stottern *deut*lich wird. Aber auch ein Schock oder Trauma kommen als Ursache infrage. Bei den zirka 30 verbleibenden Prozent der Betroffenen handelt es sich um eine Entwicklungsverzögerung der Sprache, wahrscheinlich des Sprachzentrums, was sich sogar in einer veränderten Elektroenzephalografie (EEG) zeigen kann.

Was geschieht beim Stottern? Die Worte bleiben den Betroffenen buchstäblich im Halse stecken und kommen nicht flüssig aus dem Mund heraus, der in diesem Fall nur ein sehr ambivalentes Sprachrohr darstellt. Als Symbol für Ausdruck und Mündigkeit lässt er die problematischen Themen bereits anklingen. Der Ausdruck ist extrem erschwert und das Mündigwerden infrage gestellt. Im Wort »abstottern« wird deutlich, dass wir z.B. Geldschulden nur langsam und Stück für Stück begleichen können. So können die Kinder auch nur bruchstückweise ihre Gedanken und Gefühle ausdrücken bzw. loswerden. Ausdrücke wie »Mir verschlägt es die Sprache« oder »Lasst mich mal ausreden!« können weitere Aspekte zur seelischen Situation beitragen.

15.5.1.1 Unterarten des Stotterns

Grob lassen sich vor allem die folgenden drei Arten des Stotterns unterscheiden:

- *Unfreiwillige Wiederholungen von Lauten und Silben:* Darin wird ein Insistieren deutlich, etwas besonders betonen zu wollen, aber auch die Angst, nicht gehört zu werden, wenn *kind* es nur einmal sagt. Diese Art von Stottern wirkt besonders lächerlich auf die Zuhörer und erweckt viel weniger Mitleid, als wenn *kind* die Worte nicht herausbringt.
- *Dehnungen von Lauten:* Das Kind will sich wahrscheinlich nicht ständig wiederholen, also zieht es Silben in die Länge, was sein Umfeld extrem »nerven« kann. In einer so ungeduldigen Epoche spielt hier jemand ausgesprochen auf Zeit. Beim Fußball ist das bekannt unbeliebt. Wenn die Spieler Zeit schinden, fühlen sich die Zuschauer für dumm verkauft. Ähnlich ergeht es mit ungewöhnlichen Wortdehnungen »auf Zeit spielenden« Stotterern bei ihrem »Publikum«.
- *Blockierungen in oder vor einem Wort:* Sich nicht trauen, etwas (deutlich) zu machen und auszusprechen, dürfte dahinterstehen, wenn *kind* ein Wort (fast) gar nicht herausbringt. Es ist wohl die häufigste Variante des Stotterns und auch jene, die Mitgefühl, Hilflosigkeit und auch Hilfsbereitschaft auslöst. Man will dem an der sprachlichen Unfähigkeit leidenden Kind unter die Arme greifen, und manche sprechen die Worte dann vor. Wenn jeder weiß, was kommen soll, und jemand macht daraus unbewusst so ein Theater, ist das natürlich eine theatralische Aufmerksam-

keitshascherei, die allerdings – und das sollte man sich bei allen Symptomen immer wieder sagen – unbewusst abläuft und erst mal vom Betroffenen nicht geändert werden kann. Ein Patient, der vom Stotterer zum Entertainer wurde, hat das Thema »Mittelpunkt und Theateranspruch« auf beeindruckende Weise gelöst.

Der Hals steht für Verbindung und Kommunikation, die beide beim Stottern gestört sind. Da der verbale Austausch so erschwert ist und von der Außenwelt wie von den Betroffenen als nervig empfunden wird, kann Kommunikation nur sehr schwer Gemeinsamkeit herstellen, wie es der Anspruch wäre (nach dem lateinischen *communicare* für »gemeinschaftlich tun, mitteilen«). Die ebenfalls mit ins Spiel kommende Zunge, die für die Formulierung der Sprache zuständig ist, aber auch als Waffe gebraucht werden kann, rundet das Bild der Problembereiche ab. Ausdrücke wie »Es liegt mir auf der Zunge« (kommt aber nicht heraus), »seine Zunge zügeln« (d.h. im Zaum halten, damit die Worte nicht mit einem durchgehen), »sich lieber auf die Zunge beißen« (als etwas Gefährliches herauszulassen), »mit gespaltener Zunge [die Unwahrheit] sprechen« verraten, wie viel Aggressionsenergie über die Zunge in Umlauf kommen kann. Für den Stotterer werden schon einfache Worte zu Zungenbrechern. Beim Stottern kommt es zu jenem typischen Stakkato der Sprache, das bei genauem Hinhören ebenfalls aggressiven Charakter verrät.

Kinder entwickeln sich vom Spüren immer mehr zum Denken und wollen das natürlich auch sprachlich vermitteln. Wo das nicht geschieht, können sie sich nicht ausdrücken und geraten automatisch unter wachsenden Druck, der sich bis zu erheblichem Überdruck steigern kann. Auf dem Boden eines entsprechenden Staus wird der Mund zum Engpass. Die Düse ist zu eng gestellt und das Ergebnis eine typische Ladehemmung. Ausdrücke wie »Kindermund tut Wahrheit kund« und »Wes das Herz voll ist, des geht der Mund über« zeigen die wundervollen Möglichkeiten, die für die Stotterer nicht zum Tragen kommen. Sie nehmen sich »ein Blatt vor den Mund«, können »sich nicht trauen, den Mund aufzumachen«, sind aber andererseits auch davor bewahrt, »den Mund zu voll zu nehmen«, »jemandem über den Mund zu fahren« oder auch »jemandem nach dem Mund zu reden«.

Der wachsende Anspruch, vieles, wenn nicht all das Gestaute auf einmal auszudrücken, führt bei Stotterern zu einer seltsam anmutenden Ver*druck*stheit. Die Betroffenen bekommen nicht mehr heraus, was sie drückt und unter Druck setzt, und sie setzen damit ihrerseits ihre gequälten Zuhörer unter Druck.

Warum – ließe sich fragen – sind fast alle Menschen vom Stottern so genervt? Es hat sicher damit zu tun, dass es eine frustrierende Situation abbildet. Nichts geht weiter. Der Fortschritt ist unterbrochen, das Sprachbild der Blockade wird überdeutlich. Jemand leidet unüberhörbar am Stau nicht ausgedrückter eigener Impulse. Ein Riesenanspruch kontrastiert mit einem minimalen Ergebnis, eine Situation, die sehr viele Menschen kennen, wenn auch anders erleben und verarbeiten.

Mit ihrem sprachlichen Stakkato erzwingen Stotterer zudem eine erhebliche Aufmerksamkeit. Jeder hängt an ihren Lippen, alle wollen helfen, den Worten den Weg zu bahnen, und erleben die Blockade geradezu schmerzlich mit. Was herauskommt, ist – im wahrsten Sinn des Wortes – nur Stückwerk. Die Worte wollen nicht über die Lippen; d.h., diese Kinder stellen sich stotternd in den Mittelpunkt und üben damit Macht aus, die sie unter Umständen angenehm erleben. Endlich nehmen sich einmal alle Zeit für ihre Belange und hören ganz gespannt, wenn nicht gar gebannt zu. Sie erleben in der sprachlichen Blockade des Kindes all die eigenen Blockierungen und sind so zwar auf unerlöster Ebene, aber eben doch verbunden mit ihm.

Im Erzwingen der Aufmerksamkeit wird ein ähnlicher Dominanzanspruch wie beim Asthma bronchiale deutlich, wo das Hereinholen bzw. Nehmen der Luft zum Problem wird, weil zuvor nichts abgegeben wurde. Beim Stottern hängt und hakt es ebenfalls am Geben, da der ausströmende Atemfluss, in den hinein die Sprache moduliert werden müsste, ständig unterbrochen wird und damit nur abgehackt herausstolpert, statt zu fließen. Oft liegt ein Stau unterdrückter Aggressionen zugrunde. Gar nicht so selten sind es nicht an- und aussprechbare Dinge wie etwa Missbrauchssituationen, die den ruhigen Ausfluss der Gedanken verhindern und somit anzeigen, unter welchem Druck jemand steht. Hier bildet sich im Stottern ab, wie streng den Betroffenen der Mund verboten wurde. Manchmal verbieten sie ihn sich aber auch selbst und hindern sich, die Scheußlichkeiten herauszulassen, die sie erlebt haben – unter Umständen, weil sie sie mit eigener Schuld verbinden. Das Symptom zeigt aber andererseits, wie die verdrängten Inhalte drängen und herauswollen und so alle Beteiligten unter Druck setzen müssen. Gerade dunkle Aspekte, die ins Schattenreich abgeschoben waren, brauchen langfristig Ausdruck und Aussprache, um das Leben wieder in Fluss zu bringen. Deutlicher als beim Stottern lässt sich die Unterbrechung des Lebensflusses von der Psyche kaum noch darstellen.

Manche Kinder wollen aber auch keinesfalls im Mittelpunkt stehen, sondern ziehen sich im Gegenteil extrem zurück, um niemandem zur Last zu fallen. Sie reden oft so wenig, dass sie in Gefahr geraten, in völliger Isolierung zu enden. Dies zeigt deutlich, wie selbstzerstörerisch Unterdrückung wirken kann.

Stottern ist darüber hinaus eine gequälte Form ständiger Wiederholung. Einerseits können die Betroffenen das zu Sagende nicht herauslassen, andererseits machen sie es stotternd – durch die ständige Wiederholung – besonders wichtig und setzen auf diese Weise sich und alle Zuhörer unter weiteren enorm anstrengend wirkenden Druck. Das ist einer der Gründe, warum Stotterer häufig gemieden und ausgeschlossen werden. Andere Kinder machen sich nicht selten lustig über sie, was wiederum den Druck vermehrt.

In solchen Fällen wie auch nach Schocks, Traumata und nach schweren (besonders ungerechten) Strafen bleibt die Sprache buchstäblich vor Schreck weg. Es hat sie den Betroffenen im wahrsten Sinne des Wortes verschlagen. In solchen Extremsituationen können Kinder »die Sprache verlieren« und damit die Fähigkeit, ihre Anliegen »zur Sprache zu bringen«. Sie können »kein Mitspracherecht« mehr in Anspruch nehmen, aber auch kein »Lippenbekenntnis ablegen«.

In einem Fall quittierte die Tochter die abrupte Trennung der Eltern mit Stottern. Kaum war der Vater etwas später wieder da, hörte das Stottern genauso plötzlich, wie es gekommen war, wieder auf.

Spätere – gut gemeinte – Wiedergutmachungsversuche im Stil von »Heraus mit der Sprache« oder »Sag nur, was dir nicht passt!« kommen häufig *zu* spät, vor allem wenn sich das Symptom schon verfestigt hat.

Therapeutische Vorschläge ergeben sich aus der Deutung des Geschehens. Das Problem liegt in der linken Hemisphäre und damit im allein betroffenen archetypisch männlichen Pol. Das Stottern kommt mit dessen Anspruch auf, das kindliche Leben (mit) zu bestimmen. Alles Fließende, Rhythmische, vom weiblichen Pol Kommende bleibt problemlos; das Intellektuelle, Vernunftorientierte wird dagegen blockiert. Auf der einen (archetypisch weiblichen) Seite läuft alles wie geschmiert, die Kinder singen und tanzen und können jeden Singsang, solange er aus dem rechten, weiblichen Bereich des Gehirns kommt, sprachlich problemlos umsetzen. Der archetypisch männliche, auf den Intellekt und die Vernunft gegründete, von Leistung und Effizienz geprägte Teil verweigert sich dagegen auf eine Art, die Beachtung braucht und erzwingt.

15.5.1.2 Auswege

Dass der männliche Pol im Ausdruck behindert ist, verrät die Aufgabe, ihn vorerst niedriger zu hängen. Bevor Kinder sprechen können, drücken sie all ihre Bedürfnisse körperlich aus, indem sie lächeln oder wimmern, schreien oder klammern, jammern oder bis über beide Ohren strahlen. Diesen körperlichen Ausdruck beherrschen sie zuerst. Mit der Integration des männlichen Pols der intellektuellen Sprache müssen sie sich offenbar mehr Zeit lassen. Im Sprachbild des Stotterns wird die geforderte Verzögerung mit angedeutet.

Nach Schocks, Traumata oder schwerem Tadel kann es zur Regression kommen, so dass das ursprünglich schon eroberte männliche Terrain wieder aufgegeben wird und nicht mehr flüssig und wie geschmiert funktioniert.

Die Kinder sollen offenbar zuerst einmal den weiblichen Pol wieder als Basis nehmen und neuerlich aus ihm heraus Sicherheit gewinnen. Wenn Eltern mit ihnen singen, schmusen, spielen und malen, werden sie diesem Anspruch am ehesten gerecht. Nach einer Missbrauchssituation wird besonders deutlich, dass es nicht darum gehen kann, dem Kind intellektuelle Erklärungen zu geben, sondern es muss – neben einer gegebenenfalls not-wendigen therapeutischen Behandlung – in den Arm genommen Liebe spüren, um wieder Hoffnung zu schöpfen und Vertrauen zur Welt zu gewinnen. Mit einem neuerlichen Anschluss ans Urvertrauen kann sich das Kind später auch dem männlichen Pol mit einer gewissen Offenheit zuwenden.

Hilfreiche Kompromisse bieten sich über die Sprache der geführten Meditationen an, die, vom weiblichen Pol getragen, das Ziel haben, in Entspannung und Trance zu führen. Dabei handelt es sich um eine gefühlsbetonte, emotionale Sprechweise. Eltern könnten diese Sprache – sehr einfach über entsprechende CDs – lernen und ihre Kinder lehren. Sie ist auch von ausgeprägten Stotterern meist problemlos flüssig zu sprechen. Eine Sprache, die sich auf Wortspiele einlässt, mit Worten (ver)dichtet und spielt, sie genießt, ihren Rhythmus und ihre Bedeutung zum Ausdruck bringt und gleichsam auf der Zunge zergehen lässt, ist wenig anfällig für die Symptomatik des Stotterns. Sie ist insgesamt weiblicher und damit näher an Gefühlen und Emotionen und besser geeignet, Bilder, Märchen und Phantasien zu transportieren. Naturgemäß ist es auch eine Sprache, die – weil selbst melodisch – gut zu Musik gesprochen werden kann, ja, die Musik in die Sprache bringt. Hilfreich ist es ebenso, Sprache mit dem Körper und seinen Bewegungen zu verbinden, insofern helfen auch gleichzeitiges Tanzen und Spielen in Verbindung mit Sprechgesängen.

Wo solch ein archetypisch weibliches Feld greift, gelingt es naturgemäß später besser, auch den männlichen Gegenpol zu erobern.

Das Symptom verlangt ja auch von den Betroffenen, dem männlichen Pol offensiv Aufmerksamkeit zu schenken. Sie sollen offenkundig kontrollieren und analysieren und ihre Sätze und Worte in kleinere Portionen unterteilen. »Eines nach dem anderen« ließe sich also auch als Botschaft des Stotterns erkennen.

Es geht darüber hinaus – homöopathisch gedacht – darum, sich einen eigenen Raum zu erkämpfen, seinen Platz zu finden, zu beanspruchen und sich selbst und anderen Mittelpunkt zu werden. Das Symptom fällt ja meist in die Zeit des Übergangs in den Kindergarten, wo Kinder lernen müssen, sich selbst durchzusetzen, ihre Bedürfnisse auszudrücken und sich Gehör zu verschaffen. Ab jetzt werden ihnen Wünsche nicht mehr von den Augen oder Lippen abgelesen, sondern sie müssen sie äußern, und zwar intellektuell und vernünftig. Sie sollen sich nun Aufmerksamkeit auf andere Weise holen und lernen, andere anders zu fesseln und auf sich aufmerksam zu machen. Es ist in Ordnung, sie dabei in ihren Bann zu ziehen, aber natürlich nicht durch quälendes Stottern. Damit vermitteln sie der Umwelt eine ständige Erwartungshaltung in der Hinsicht, dass alle warten, wann denn nun das Entscheidende aus ihnen herauskommt. Das wäre anders besser zu erreichen. Statt sich und die Zuhörer unter Druck und in Spannung zu versetzen, weil sie sich nicht ausdrücken können, sollten sie mit Nachdruck diese spannende neue Welt erobern und in ihr spannende, ja fesselnde Kinder werden.

Darüber hinaus will das Symptom von ihnen, dass sie ihre Gedanken filtern lernen, nicht alles immer und überall herauslassen, sondern die Geschwindigkeit den Umständen anpassen, das richtige Sprachtempo wählen und ihre Sprachmelodie finden. Stotterer sind nicht im Rhythmus mit sich und der Umwelt. Weil sie zu viel zu schnell wollen, geraten sie aus dem Rhythmus und wirken sogar irgendwie taktlos, wenn sie sich und die Umwelt mit ihrer quälenden Symptomatik überfordern. »Nicht alles auf einmal, sondern schön der Reihe nach«, so könnte auch die weiterführende therapeutische Devise lauten.

Eine gute Möglichkeit besteht darin, andere Wege der Gedanken- und Sprachkontrolle zu erlernen, wie etwa nicht nur öfter innezuhalten, sondern die Gedanken vor der Äußerung innerlich zu wiederholen und zu überdenken. Der Kopf könnte damit den überforderten Sprechwerkzeugen die Kontrolle abnehmen. Der Weg vom »Verstanden-werden-Wollen« zum »Verständnis-Finden« könnte so gelernt werden.

Der Bogen ließe sich noch weiter spannen. Stotterer sind ja oft versteckt witzig, weshalb sie auch ausgelacht werden. Sie könnten damit aber andere ebenso gut ansprechender unterhalten und so aus der negativen Spannung positive Freude ziehen. Witze entstehen durch unerwartete Entladung von Spannung in ungewohnter, origineller Weise. Der Stotterer könnte so all die in seiner Ausdrucksweise angelegte Spannung in entsprechenden witzigen Kurzschlüssen wieder loslassen und darüber sozusagen als Nebenwirkung in einen rhythmischen Sprachfluss finden. So wie er sich aber dem Fluss der Gefühle und Sprachbilder ergibt, könnte er es dann sogar bezüglich des Lebensflusses tun und sich ihm in einem umfassenden Sinn anvertrauen. Letztlich geht es darum, dem im Krankheitsbild deutlich werdenden Archetyp des Uranischen auf erlösteren Ebenen gerecht zu werden. Ähnlich wie bei den modernen Spielarten des Zappelphilipps gilt es, auf originellere Art als durch die Unruhe verbreitenden Symptombilder des Zappelns oder Stotterns »aus der Reihe zu tanzen«, »über die Stränge zu schlagen«, die Normen zu verletzen und ein »ausgeflipptes« Leben witzig zu genießen.

Zugleich steht an, sich mit unbewusst heraufdrängenden Inhalten zu beschäftigen und auszusöhnen, um so allmählich die Angst zu (er)lösen, die von ihnen ausgeht. Dazu wäre es notwendig, den Kindern mehr Mut zu ihren jeweils aufsteigenden Gedanken zu machen, damit sie lernen, dazu zu stehen und vor allem auch den Gedankenbildern aus der rechten, weiblichen Hemisphäre zu vertrauen.

Zum Anerkennen der eigenen Schattenseiten gehört auch, sich eigene Macht- und Kontrollwünsche anderen gegenüber einzugestehen, erlöstere Wege zu finden und sie zu verwirklichen. Gerade weil das ein so heikler Punkt ist, können Kinder dabei elterliche Hilfe gut gebrauchen.

Kinder wollen natürlich zu Wort kommen. Deshalb wäre es gut, ihnen bewusst »Sprechstunden« zu schenken, in denen sie beliebig Zeit bekommen, sich und ihre Belange auszudrücken – sie bräuchten sozusagen Raum für ihre Selbstdarstellung. Das Wort »ausdrücken« ist schön und darf wörtlich genommen werden. Sich ausdrücken, statt sich auszupressen oder gar auspressen zu lassen!

Logopädische Arbeit muss nach Soldner und Stellmann die Eltern mit einbeziehen. Kinder müssten zunehmend in Unterhaltungen integriert, sprachlich gefordert und keineswegs geschont werden. Aussprache und Ausdruck sind zu ermöglichen, damit die Eindrücke verarbeitet werden können, was ganz entscheidend über den Ausdruck geschieht.

Wenn Kinder die Sprache pressen, fühlen sie sich möglicherweise von den Eltern oder ihrem Umfeld zu sehr unter Druck gesetzt, wenn nicht gar erpresst, nicht alles zu sagen, so dass die Kontrollinstanz überfordert wurde (z.B. bei Missbrauch). Andererseits können sie sich geradezu ausgepresst gefühlt haben, indem man zu schnell zu viel (an Leistung) aus ihnen herausholen wollte. Hier wäre an Ungeduld und überzogenen Ehrgeiz, also zu hohe Ansprüche auf Elternseite, zu denken. Auch sich entwickelnde Teufelskreise sind am ehesten von den Eltern zu unterbrechen. Eine Doppelstrategie aus besagten Sprechstunden und dem Hinterfragen eigener elterlicher Ansprüche und besonders aller Ehrgeizprojekte wäre günstig.

Ziel ist, das Kind selbstsicher werden und wie in Trance leben zu lassen, ohne nachzudenken, und vor allem frei von Angst, damit das Leben fließen und strömen kann wie die Worte beim Singen.

Fragen für Eltern:

▷ In welchen Situationen lassen wir unser Kind nicht ausreden?
▷ Wie können wir ihm Freude am Sprechen vermitteln?
▷ Wo sind wir zu ungeduldig?
▷ Wieso traut es sich nicht, den Mund aufzumachen?

- ▷ Welche Fragen setzen es unter Druck, und welche ermutigen es?
- ▷ Wo stockt unser Austausch? Wo hängen wir fest?
- ▷ Nehmen wir uns genug Zeit für unser Kind?
- ▷ Was verdrängen wir? Was sollten wir zur Sprache bringen?
- ▷ Gab es ein traumatisches Erlebnis?

Unterstützende Maßnahmen:

- ▷ *Craniosacraltherapie:* Sie kann hilfreich sein, wenn ein Unfall, eine schwierige Geburt und eine allgemeine Entwicklungsverzögerung als möglicher Auslöser oder Begleitumstand für das Stottern infrage kommen.
- ▷ Übungen, die das *Rhythmusgefühl* fördern, wie z.B. Tanzen, Schlagzeugspielen, Wandern mit Stöcken oder Heil-Eurhythmie.
- ▷ *Musisches:* singen, reimen, Texte auswendig lernen und aufsagen.
- ▷ *Sprechstunden:* das Kind zu Wort kommen und ausreden lassen, ihm Zeit geben, ruhig und gelassen zuhören.
- ▷ *Wenig ermahnen*, keine Erwartungen. Überforderungssituationen meiden.
- ▷ Dem Kind die *Macht verweigern*, über das *Stottern* in den *Mittelpunkt* zu rücken. Dem Sprechvorgang keine besondere Aufmerksamkeit schenken.
- ▷ *Medien:* Reizüberflutung durch PC, Fernsehen usw. vermeiden.
- ▷ Für genügend *Regeneration und Schlaf* sorgen.
- ▷ *Sprechtraining:* mithilfe von Taktgebern und Silbenklopfen, idealerweise unter fachkundiger Anleitung.

15.5.2 Lispeln

»Ich falle durch Anstößigkeit auf.«

Beim Lispeln ist die Zunge gleichsam zu lang und stößt an den Vorderzähnen an. Sie nimmt sozusagen Anstoß und lenkt den Verdacht auf die Möglichkeit, dass auch das Gesagte leicht anstößig sein könnte. In der Regel ist es ein kleiner Sprachfehler, meist nur für eine Übergangszeit, die z.B. im Zusammenhang mit Zahnverlust und -wechsel steht. Oft machen Kinder auch absichtlich solch eine Lispelphase durch, in der sie sich, meist in ihrer Peergroup, geradezu bemühen zu lispeln. In dieser Zeit verleiht der harmlose Sprachfehler ihnen etwas leicht Dümmliches, das sie manchmal noch vorsätzlich betonen. Kinder, die absichtlich lispeln, verbinden das oft mit einer kindlichen Haltung, die häufig etwas ausdrücken will wie »Ich kann noch gar nicht richtig sprechen, sei lieb zu mir«.

Wenn sich die Sprachanomalie allerdings nicht verliert, hat sie eine ernsthafte Deutung verdient, da sie für das ganze Leben bedeutsam bleiben kann. Soweit Lispeln mit ständigem Züngeln einhergeht, d.h. die Zunge immer sehr weit vorn an den Zähnen agiert, erinnert es an eine Schlange. Die Laute bekommen ja auch etwas leicht Zischendes. Von daher könnte es brenzlig werden: Die Schlange Kaa im »Dschungelbuch« etwa lispelt und wirkt dabei zwar eher dümmlich, sie ist aber gefährlich und verschlagen, was sie nur hinter ihrer naiv wirkenden Art verbirgt.

Die Aufgabe läge darin, für diese Eigenart wach zu werden und sich das eigene Züngeln einer möglicherweise scharfen Zunge bewusst zu machen und diese zu hüten, wenn sie zischend aktiv wird. Wo der damit ausgedrückte Beigeschmack beabsichtigt ist, könnte er auf bewusster Ebene kultiviert werden; denn es mag ja in einer entsprechenden Situation Sinn machen, zischend und wachsam seine Interessen zu verteidigen.

Allopathisch könnten Eltern an ein entsprechendes logopädisches Sprachtraining denken, wo die Kleinen lernen, mit ihrer Zunge auch sich selbst ein ganz klein wenig zurückzunehmen, sozusagen vornehme Zurückhaltung in verbaler Hinsicht zu lernen.

Fragen für Eltern:

▷ Wieso möchte unser Kind einen dümmlichen, naiven Eindruck hinterlassen?
▷ Hat es in Wirklichkeit eher eine scharfe Zunge?
▷ Was will es nicht aussprechen?

▷ Auf welche anstößigen Themen will es unbewusst aufmerksam machen?

Unterstützende Maßnahmen:
▷ *Homöopathie und Logopädie.*

15.6 Tics

»Ich ticke nicht mehr ganz richtig.«

15.6.1 Das uranische Prinzip erlösen

Tics gehören zum uranischen Urprinzip und veranschaulichen dieses zugleich sehr gut. Sie fallen auf und lassen ihre Träger aus der (normalen) Rolle fallen. Das Kind wirkt anders, und zwar von absonderlich bis albern, es stellt sich mit einem verrückten Tic außerhalb der Gruppe und wird dafür nicht selten gehänselt. Besser wäre es in solchen Fällen, freiwillig mehr Verrücktheit ins Leben zu bringen, aus der Reihe zu tanzen und über die Stränge zu schlagen, auszuflippen und neue, eigene, originelle Wege zu gehen – oder zu tanzen und so dem uranischen Prinzip auf erlösteren Ebenen gerecht zu werden.

In dem empfehlenswerten Disney-Film »The Kid« mit Bruce Willis weist der kleine Tic, ein zwanghaftes Zucken des Augenlids, der Hauptperson den Weg zur Lösung ihres Lebensproblems: Der erfolgreiche Imageberater hat jeden Zugang zu seinem inneren Kind so weit verloren, dass dieses sich – psychiatrisch würde man sagen: »in psychotischer Manier« – in sein Leben stiehlt und es so lange aufmischt, bis er wieder mit ihm spricht und vor allem spielt. Das Augenzucken ist die einzige verbliebene, wenn auch unbewusste Erinnerung an die schreckliche Situation, wo ihm sein Vater die Schuld am Sterben der Mutter gab, das er anschließend tagtäglich mitbekam. Den Vater hat er dafür – ohne sich noch an den Zusammenhang zu erinnern – ein halbes Leben lang mit Verachtung gestraft. Beim bewussten Wiedererleben der Situation der ungerechtfertigten und ungerechten Beschuldigung kommt die Erinnerung zurück, und der Tic verschwindet im selben Moment.

Dieser Film kann – mehrfach gesehen – gerade schon für Kinder eine Art Tic-Therapie sein. Er ließe sich einfach zur Unterhaltung mit dem Betroffenen ansehen und anschließend ausführlich im obigen Sinn besprechen, um ihn dann nochmals auf dieser Verständnisebene zu wiederholen. Daran anschließend wäre es am besten, in einer geführten Meditation mit dem eigenen Tic ganz ähnlich zu verfahren – idealerweise könnte ein Elternteil diese sprechen und dem eigenen Sprössling so auf die Sprünge helfen.

Tics verraten und erinnern an verdrängte, alte, aber immer noch wichtige Probleme und Themen. Wie die berühmten Freud'schen Fehlleistungen führen sie auf die Spur von vergangenen Verletzungen, Vergehen, Missverständnissen und damals unerträglichen Traumata bis hin zu ungesühnten Verbrechen.

Bei der Konzentration auf einen Tic wird sich dieser noch verstärken, der Versuch, ihn zu unterbinden, macht seinen »Besitzer«, der an diesem Punkt nicht mehr Herr und Meister des eigenen Körperhauses ist, nervös bis aggressiv. So gesehen hat der Vollzug des Tics etwas Erleichterndes. Die Betroffenen bleiben so wenigstens mit der verdrängten Problematik in Berührung. Das erzwingt der Tic, und daran lässt er sich auch nicht hindern. Wenn Tics Aufmerksamkeit bekommen, leiten sie sozusagen alle Energie auf ihr Thema in der Hoffnung, so die Beziehung zum wirklichen Problem wieder bewusst zu machen.

Insofern wäre es Aufgabe der Eltern, zusammen mit ihren Kindern hinter das Geheimnis des Tics zu kommen, ihn so lange zu deuten, bis er sein Geheimnis preisgibt, und schließlich die ursprüngliche Situation neuerlich zu durchleben. Erst dann wird der Tic verschwinden, da er seine Aufgabe erfüllt bzw. seine Schuldigkeit getan hat. Die ganze Anspannung, der Stau von Energie, die sich bisher unkontrollierbar im Tic entladen haben, können anschließend wieder für anderes, genauso Sinnvolles zur Verfügung stehen.

Die Körpersprache verrät eigentlich – wie so oft – schon alles: »Ich ticke anders«, wenn ich etwas zu verbergen habe. Wie eine tickende Zeitbombe will auch der Tic entschärft bzw. gedeutet werden. Wo »eine Schraube locker ist«, ist diese zu finden und wieder anzuziehen.

Tics wollen immer etwas kommunizieren und zu diesem Zweck provozieren, um so Aufmerksamkeit zu erregen. Sie möchten uns auf die richtige Spur führen. Deshalb sind sie so auffällig und störend. Betroffene wirken mit ihrem Tic, der sie ständig in den Mittelpunkt der Aufmerksamkeit rückt, ausgesprochen penetrant. Häufig provozieren sie über den Tic Aussagen wie »Lass das doch, das macht mich ganz nervös!«. Sie können es aber natürlich nicht lassen, bis das Geheimnis gelüftet wird.

So ist es am besten, sich im Geiste von Miss Marple und Sherlock Holmes auf die Spuren der Tics zu heften, um ihren Ursprung zu finden und die »versunkene« Situation nochmals zu durchleben. Ideal wäre es, die gefundene »verwunschene« Lebensepisode mithilfe der wandernden Augenbewegungen zu erlösen, wie sie etwa in dem Buch *Notfallapotheke für die Seele* beschrieben sind.

Aus oben Gesagtem ergibt sich, dass Tics oft die Folge von aktiver emotionaler Unterdrückung sind. Bei Eltern mit sehr hohen Ansprüchen, deren Kinder unter Druck stehen und sich und ein eigenes Leben aufgegeben haben, bleibt ein Tic oft als letztes Zeichen, als letzter vitaler Impuls, der auf die Spur zur Rettung führen möchte und es auch kann.

Bei all dem darf nicht vergessen werden, dass Kinder oft kurzzeitig Angewohnheiten annehmen, um sich interessant zu machen oder einem guten Freund zu imponieren, der vielleicht den gleichen Tic hat. Nicht immer liegt hinter diesen Verhaltensauffälligkeiten ein tieferes psychisches Problem. Hier gilt es, wie so oft, sorgfältig zu beobachten.

15.6.2 Verschiedene Arten von Tics und ihre Hintergründe

Die folgenden Kurzdeutungen sind nur als erste Hinweise zu verstehen, die wirklichen Lösungen sind sehr individuell und liegen im eigenen Innern. Dort können sie am besten mit geführten Meditationen in den eigenen Seelen-Bilder-Welten entdeckt und auch erlöst werden. Für die homöopathische Behandlung sind diese auffälligen Verhaltensweisen obendrein sehr wichtig und zeigen oft den direkten Weg zum richtigen Arzneimittel:

- *(»Nervöse«) Augenlid-Zuckungen* verweisen häufig darauf, dass etwas gesehen oder erlebt wurde, was (damals) nicht zu verarbeiten war. Hierher gehört die erwähnte Geschichte von »The Kid«.
- *(Zwanghaftes) Augenzukneifen* weist oft auf etwas Gesehenes hin, das *kind* lieber unges(ch)ehen machen möchte, indem es »ein Auge zudrückt« oder sogar beide – oder mit dem es gern nach dem Motto »Aus den Augen, aus dem Sinn« verfahren würde. Wenn beide Augen zwanghaft zugekniffen werden, ist sicher etwas Schockierendes im Schatten versteckt, das auf seine Entdeckung wartet.
- *Augenzwinkern* will ein heimliches Einverständnis ausdrücken: »Guck mal, was ich dir sagen will, ganz unter uns!« Vielleicht ist es auch ein Hinweis darauf, »... was ich dir zu bieten habe«. Solch ein Tic könnte auf eine große verpasste Chance bei einer Freundschaft oder Partnerschaft hinweisen, aber auch einfach auf unerfüllte Ansprüche und Wünsche in diesem Bereich.
- *Augenaufreißen* drückt Staunen, Fassungslosigkeit oder Bewunderung, aber manchmal auch Angst und Schrecken aus. Wo es zum Tic wird, dürfte er mit einem Geheimnis zu tun haben, das sich an eine dieser Haltungen gebunden hat.
- *Naserümpfen* drückt Abscheu aus, vielleicht eine Abscheu, die in der entsprechenden Situation nicht ausgedrückt wurde und nun an die Verletzung erinnern will, die *kind* sich damals zugefügt hat.
- *(Ständiges) An-der-Nase-Zupfen* weist darauf hin, dass es in einer wichtigen Situation darum gegangen wäre, sich an die eigene

Nase zu fassen und in die Verantwortung zu gehen, statt sich zu drücken. So kann sich ein als Schmach oder Schande empfundenes eigenes Versagen in Erinnerung rufen.
Es könnte aber auch schon bei jungen Menschen einen sexuellen Bezug ausdrücken, im Sinne von »Wie die Nase des Mannes, so auch sein Johannes«. Dann kann dahinter eine schuldhaft erlebte sexuelle Verfehlung stecken. Vielleicht hat ein Junge »Dreck am Stecken«, schämt sich für sein exzessives Onanieren oder dergleichen. Allerdings kann es auch einfach ein Zeichen für Nachdenklichkeit sein.

- Das sogenannte *häufige Nasehochziehen* ist mehr eine Unart, die sich aber bis zum Tic verselbstständigen und Eltern in die Nähe des Wahnsinns treiben kann, besonders natürlich, wenn sie einen gewissen Anspruch an Umgangsformen haben. Medizinisch ist es natürlich völlig harmlos, die »Hochzieher« bauen einen gewissen Unterdruck auf, und statt den Schleim nach außen herauszuschnauben, ziehen sie ihn nach innen hoch und entsorgen ihn dann via Speiseröhre nach unten in den Magen, wo die Verdauung der eigenen Schleimerei anfällt.
  Das Ganze beginnt meist, weil *kind* zu faul ist, die Nase regulär zu putzen, einfach zum Schnäuzen keine Lust hat oder kein Taschentuch zur Hand ist. Wo es dann unerwartet starke elterliche Reaktionen auslöst, kann es Kinder, die unter einem generellen Mangel an Zuwendung leiden, dazu verlocken, diese Unsitte beizubehalten und um Ohrfeigen zu betteln – weil das immerhin noch eine Reaktion und damit besser als nichts ist ... Das ist wie bei manchen Künstlern, die um jeden Preis provozieren, um wenigstens *irgendeine* Reaktion des Publikums auszulösen.
  Das erzeugte Geräusch ist dem »schweinischen« Grunzen nicht unähnlich und gilt als höchst unschicklich. Insofern kann das Geheimnis, wenn es sich bis zum Tic auswächst, mit etwas Unschicklichem zu tun haben, das über diesen Weg an der Pforte des Bewusstseins klopft.
- *Grimassenschneiden* dürfte auf konfrontierte, aber nicht verarbeitete Horror- und Schattenerfahrungen verweisen. Auf dem

Gegenpol könnte es auch einen verschütteten Clown verraten, der jemanden zum Lachen bringen will, weil das z.B. in einer entscheidenden Situation nicht gelungen ist, genau damals und dort, wo vielleicht die vom Vater verlassene Mutter so notwendig eine Aufheiterung gebraucht hätte. Wenn das als eigenes Versagen erlebt wurde, kann alles Leid der Situation energetisch in diesem Tic gespeichert sein.

- *(Ständiges) Ausspucken* drückt Verachtung aus und hat für das Umfeld etwas Herabsetzendes. Es kann nicht ausgedrückte Abscheu in Erinnerung rufen, eine Situation, die zum Ausspucken oder sogar Erbrechen war und wo die entsprechende angemessene Reaktion ausgeblieben ist. Es mag aber auch oft schlicht auf eine Provokation der Eltern hinauslaufen oder seltener auf eine chronische Sinusitis. Häufig bekommen solche Angewohnheiten durch einen prominenten Sportler eine kurzfristige Massenbasis unter Jugendlichen, die nicht nur ihre Idole, sondern auch gleich deren schlechte Angewohnheiten nachäffen.
  Ausspucken kann auch eine Art nach oben verschobene Ejakulation symbolisieren und geht dann meist mit ebenso deutlichem wie peinlichem männlichen Gehabe einher.
- *(Häufiges) Grunzen wie ein Schwein* kann auf »schweinische« Gefühle und Empfindungen hinweisen, die nie ausgedrückt wurden und an eine besonders schweinische Situation erinnern, die aufgedeckt werden will. Ein kleines Mädchen zeigte etwa solch einen Grunz-Tic nach einer Missbrauchssituation. Sie ahmte unbewusst das grunzende Atemgeräusch ihres Peinigers nach, der sich – ansonsten ein notabler Bürger – in dieser Situation schweinisch danebenbenommen hatte.
  Solch ein Grunzen könnte also auf ein Geheimnis mit Ekel und Schmutz hinweisen, aber selten auch mit jenem Glück assoziiert sein, für das »Schwein« ebenfalls steht. Und es kann eine halbbewusste Provokation besonders sauberkeitsfanatischer Eltern sein, wie ich es einmal mit einem Jungen erlebte, der nicht nur spuckte und grunzte, sondern auch noch ständig die Nase hochzog. Er hatte gelernt, auf diese Weise wenigstens die negative Zu-

wendung seiner Etepetete-Mutter zu erzwingen. Auch bei Allergien oder chronischen Erkältungen, die das Gefühl hinterlassen, einen Frosch im Hals zu haben, kommen solche Geräusche vor und können zur Gewohnheit werden.

- *(Zwanghaftes und häufiges) Finger-in-den-Mund-Stecken:* Dabei ist das Daumenlutschen, das als eine Regression in die orale Phase verstanden werden kann, vom Lutschen am Zeigefinger zu unterscheiden, das eher auf Ratlosigkeit und Staunen schließen lässt. Jeder Finger ist einem anderen Urprinzip zuzuordnen und kann von daher entsprechend gedeutet werden. Es könnte auch auf eine Regression hinweisen in jene frühe Zeit, in der alles mit dem Mund erkundet wurde.
  Das hinter dem Tic verborgene Geheimnis wird mit diesen Themen verbunden sein. Möglicherweise hat *kind* auch den Finger in andere Öffnungen gesteckt, die tabu und verboten waren und symbolisch über die Analogie »Wie oben, so unten« verbunden sind.
- *Unwillkürliches Mundöffnen:* Dieser Tic kann an einen nach Luft schnappenden Fisch in seinen letzten (Atem-)Zügen erinnern, er mag aber auch das Bild »Der Schrei« von Edvard Munch ins Bewusstsein rufen. Symbolisch kann es sich also um einen lautlosen Schrei handeln und folglich um einen Tic, der etwas anmahnen will, das zum Schreien war. Andererseits mag es eine Situation meinen, in der *kind* das Maul zu weit aufgerissen und möglicherweise etwas sehr Dummes, Unpassendes von sich gegeben hat. Schließlich handelt es sich möglicherweise auch noch um ein verschlingendes Geheimnis.
  Wenn keine physischen Störungen wie eine verstopfte Nase oder eine Kieferproblematik vorliegen, kann es genauso gut auf ein andauerndes Staunen, eventuell auch auf ein chronisches Erschrecken hindeuten.
- *Sich ständig etwas aus dem Gesicht wischen:* Diese Geste erinnert daran, einen Schleier wegzunehmen, sich Sicht zu verschaffen und Perspektive zu gewinnen. Vielleicht ist aber auch etwas Ekelhaftes dahinter, das weggewischt werden muss. Das Geheim-

nis könnte damit zusammenhängen, dass *kind* sich besudelt und beschmutzt fühlt und etwas beiseitewischen musste, um weiterleben zu können.

- *Haare aus dem Gesicht streichen:* Hier spielt möglicherweise die ganze Symbolik der Haare herein, die als Ausdruck von Freiheit und Macht, Schönheit und Anmut im Wege zu sein scheinen. Es handelt sich bei der stereotypen Geste um eine Art Aufräumaktion. Vielleicht muss da in der Tiefe der Seele für Ordnung gesorgt und aufgeräumt werden im Hinblick auf diese Themen. Oder ein Vorhang will beiseitegeschoben werden und eine Ambivalenz ausdrücken, zwischen sich verstecken und selbst doch etwas sehen wollen.
  Die bei Pubertierenden häufig vorkommende Gestik kann mit dem Ende dieser Entwicklungsphase auch wieder einfach verschwinden. Einige Frisuren verlangen diese Bewegung geradezu. Meist drückt sie aus, dass um Selbstbewusstsein und Souveränität gerungen wird.
- *Sich ständig über die Haare streichen:* Dahinter dürfte ein Thema stecken, das mit Ordnen, Anpassen an die jeweiligen Umstände und Kontrolle verbunden ist. Es könnte aber auch an eine liebevolle Geste erinnern, die vielleicht nicht so am Platz war oder etwas anderes meinte, als sie vordergründig ausdrückte, und in etwas mündete, was nie ausgesprochen wurde.
  Möglicherweise ist es aber auch die Erinnerung an fehlende liebevolle Zuwendung, die in einer bestimmten Situation einmal kam und dann ausblieb. Mit solch einer Bewegung erinnerte ein Mädchen an seinen Vater, der ihm zum Abschied seine Liebe solcherart gezeigt hatte und in seinen Augen von der Mutter vertrieben worden war. Das entsprach ihrer, wenn auch nicht der erwachsenen Wirklichkeit. Der Tic erinnerte jedenfalls an die fehlende Liebe vonseiten des Vaters.
- *(Ständiges) Den-Kopf-Verdrehen:* Bei dieser Geste mögen Assoziationen zum Kokettieren auftauchen und dazu, *jemandem* den Kopf zu verdrehen (im Sinn von »verliebt machen«). Aber es könnte noch wahrscheinlicher auch eine Geste des Abwendens

sein, wenn man den Kopf wegdreht, weil etwas Gesehenes zu unansehnlich war.

- *(Ständiges) Brille-Zurückschieben auf der Nase:* Ganz offenbar will hier jemand mehr Durchblick gewinnen und genauer hinsehen bzw. seine Sicht justieren. Das Geheimnis könnte damit zu tun haben, dass er irgendwo, irgendwann, als es sehr wichtig war, nicht genau genug hingeschaut hat.
- *Kieferknacken:* Wer seine Kiefer oft knacken lässt, droht bei diesem Maulaufreißen mit seiner Bissigkeit und der Lust zu verschlingen. Vielleicht hätte er einmal richtig zubeißen sollen und hat es sich nicht getraut – oder er ist entsprechend gebissen worden.
- *Schulterzucken* spricht von Gleichgültigkeit, Unsicherheit oder auch Unwissenheit. Es kann aber ebenso gut für eine unbeantwortbare Frage stehen. Möglicherweise erinnert ein diesbezüglicher Tic an eine wichtige, aber nicht gestellte Frage und steht wie ein großes Fragezeichen über dem Leben des Betreffenden.
- *Schulternhochziehen:* Dieser Tic liegt möglicherweise nah beim vorherigen, er könnte aber auch mit Angst und einer entsprechenden Schildkrötenhaltung zu tun haben. Vielleicht ist der Betroffene in einem entscheidenden Moment auch furchtbar zur Schnecke gemacht worden.
- *An der Kleidung zupfen:* Dabei wird Aufmerksamkeit auf die Kleider gelenkt. Möglicherweise fühlen sich Betroffene nicht wohl in ihrer zweiten Haut, vielleicht wird sie als unpassend empfunden. Oder es ist ein Hinweis darauf, dass etwas nicht stimmt, nicht in Ordnung ist – eine Kleinigkeit vielleicht nur, hinter der dann mehr steckt.
- *Den Rock ständig hinunterzuziehen* geht wohl eher in die Richtung einer Angewohnheit, mit der das Mädchen anzeigt, dass es zu der gewählten Freizügigkeit (in Kleidungsangelegenheiten) gar nicht wirklich stehen und auch nicht sitzen kann, sondern sich im Hinblick auf seine Ausstrahlung unbewusst eher schämt.
- *(Häufiges, zwanghaftes) »In-den-Schritt-Fassen«*, wie es Michael Jackson ständig auf offener Bühne tat, hat eindeutig sexuel-

len Bezug. Dahinter mag ein Sich-Schämen stecken für irgendeine Verfehlung mit einem phallischen oder jedenfalls sexuellen Thema. Die Geste verdeckt und betont zugleich das Geschlecht und kann sowohl bei Jungen wie seltener auch bei Mädchen auftreten.

- *Extremitätenzucken:* Dabei entladen sich ganz offensichtlich ungelebte Energien und Impulse, die andeuten, dass hier jemand in die Gänge kommen und sich oder etwas bewegen, sich möglicherweise auch davonmachen will oder wollte – und es im entscheidenden Moment nicht getan hat.
- *Zehenschnipsen:* Dieser eher seltene Tic weist darauf hin, dass über Spannungsabbau versucht wird, einen Fuß auf den Boden zu kriegen bzw. Fuß zu fassen. Das Geheimnis könnte darin liegen, dass die Betroffenen in einem bestimmten Moment den Bodenkontakt verloren haben, sozusagen mit ihren Zehen die Erde und das Leben auf ihr nicht mehr »in den Griff« bekommen haben.
- *Tourette-Syndrom:* Das Tourette-Syndrom besteht aus einer Fülle von Tics, die sich zu einem eigenen, komplexen Krankheitsbild zusammenfügen. Es handelt sich um eine motorische Erkrankung mit blitzartigen Zuckungen, überwiegend im Gesichtsbereich (wie Augenzwinkern, Zungenschnalzen und Mundverzerren), aber auch im Hals- (ruckartige Kopfbewegungen) und Schulterbereich (Schleudern). Gelegentlich steigert es sich bis zu einem Bewegungssturm des ganzen Körpers. Es kommen auch unwillkürliche Lautäußerungen vor, die Flüche der derbsten Art einschließen können (mehr darüber im Buch *Krankheit als Symbol*).
- *Zwangshandlungen:* Zwangshandlungen wie ständiges Waschen usw. bilden einen fließenden Übergang zu Tics. Auch sie verbinden über die entsprechende Symbolik mit verdrängten Themen, die in der Tiefe der Seele auf Verständnis und Bearbeitung warten.

15.7 Schlechte Angewohnheiten

15.7.1 Fingerknacken

»Achtet auf mich, ich hab mehr als einen Knacks.«

Hier will jemand zeigen, dass er gleich loslegen und in die Gänge kommen will. Sportler zeigen häufig in aller Öffentlichkeit Angewohnheiten, die mit der Zeit richtiggehenden Tic-Charakter annehmen können. Oft entstehen sie aus Aberglauben. Wenn ein bestimmtes Verhalten mit einem ersehnten Erfolg gekoppelt war, kann das zu seiner sinnlosen Wiederholung führen. Das geht von Symbolhandlungen wie dem Haarerichten über Kratzen bis zu ständig wiederholten Bewegungsmustern, etwa mit einem Tennis- oder Federballschläger, die angeblich Erfolg versprechen, aber auch zu wiederholtem Räuspern, was andeuten will, dass hier jemand auch einmal etwas sagen möchte.

Solche »dummen Angewohnheiten« können, ebenso wie die Tics, durch das Bewusstmachen des eigentlichen Anliegens aufgelöst werden.

Fragen für Eltern:
▷ Was will unser Kind anpacken?
▷ Womit will es beginnen?

Unterstützende Maßnahme:
▷ Beim Fingerknacken handelt es sich meist nur um eine »dumme« Angewohnheit. Die Betroffenen wollen es offenbar »mal richtig knacken lassen« und in Gang kommen, den »Knackpunkt« finden und anschließend zupacken. Man kann das also gelassen hinnehmen.

15.7.2 Nasebohren

»Ich hab Lust, in der Tiefe zu bohren.«

Auch beim Nasebohren handelt es sich vor allem um eine sogenannte Unart, deren symbolischer Bezug allerdings unübersehbar ist. Es kann sich bis zu einem zwanghaften Tic steigern.

Meist werden mit den Zeigefingern die Schleimhäute der Nase sanft massiert, wobei der Nasenschleim ein willkommenes Gleitmittel liefert. Spezialisten formen aus diesem Schleim noch kleine Geschosse, die sie, sobald der erbohrte Schleimschatz etwas trockener geworden ist, in die Gegend schnippen, was »anständige Bürger« ziemlich auf die Palme bringt. Die Frage wäre eigentlich, warum?

In einem Zugabteil wurde ich Zeuge, wie ein kleiner Junge sehr zum Ärger eines älteren Mitreisenden genüsslich in der Nase bohrte. Schließlich hielt der Herr es nicht mehr aus und fuhr die Mutter des Jungen an: »Können Sie Ihrem Sohn solche Schweinereien nicht verbieten?!«

Die Mutter versuchte es, aber der Junge fing immer wieder von Neuem an. Der Mann konnte kaum noch an sich halten. Auch der zu Hilfe gerufene Schaffner konnte allerdings nicht erklären, warum es in der Deutschen Bahn verboten sei, in der Nase zu bohren.

Die Lösung ist einfach und liegt im symbolischen Bezug der Nase zum Sexuellen. Tatsächlich korrespondieren die Nasenschleimhäute über Reflexzonen mit denen des gynäkologischen Raums und der männlichen Geschlechtsregion. Wer also in aller Öffentlichkeit einen Bezug zum Sexuellen herstellt wie nasebohrende Kinder, muss irrationalste Abwehrreaktionen der Umgebung vergegenwärtigen. Andererseits wäre aber auch zu fragen, warum jemand es ständig nötig hat, in der Nase zu bohren.

Die Antwort ist einfach, handelt es sich doch um harmlose, aber lustvolle Spiele an phallischem Ort mit Schleim, wie er – im Idealfall – auch beim richtigen Geschlechtsverkehr auftritt, auf Schleimhäuten, die symbolisch denen des Unterleibs entsprechen. Es ist wie ein sinnliches Schmusen mit sich selbst, das zugleich orale und phallische Bedürfnisse befriedigt. In symbolisch harmloserer Weise spielen Kinder ja auch gern mit ihren Fingern im Mund, was auch schon zu Ermahnungen führt wie »Nimm die Finger aus dem Mund, sie sind schmutzig«. Wenn Eltern bei ihren Kindern auf solch unbewusste allgemeine Abhärtungs- und sogar konkrete Allergievorbeugungsmaßnahmen so negativ reagieren, sind meistens unbewusste symbolische Bezüge im Spiel.

Die in der Unsitte des Nasebohrens deutlich werdende Aufgabe wäre, dem Kind mehr Sinnlichkeit zu ermöglichen, etwa in Gestalt von Kindermassagen nach Frédérick Leboyer, es zum Matschen, zum Malen und Schmieren mit Fingerfarben zu animieren, zum Kneten von Kuchenteig, Plastilin und Ton. Auch das Eincremen und Zulassen von sinnlichen Spielen, den eigenen Körper etwa im körperwarmen Thermalwasser zu genießen, lustvolles Kitzeln und Lachen wären gute Hilfen. Orale Reize gilt es eher zu unterstützen, wie auch die kindliche Neugier. Warum schieben sich Kinder schon Murmeln in die Nase? Weder um die Eltern in Angst und Schrecken zu versetzen, noch um sie zur Weißglut zu bringen, sondern um die eigenen dunklen Höhlen zu erforschen. Das machen sie im Mikrokosmos des eigenen Körpers wie auch draußen im Makrokosmos mit den Höhlen der äußeren Natur.

Eigentlich ist Nasebohren so gesehen ein gutes Zeichen. Bedeutet es doch, dass die Kleinen noch keine Angst vor Schleim haben wie die Großen, die auf dessen lustvolles Gewinnen aus der Nase so negativ reagieren. Eltern mit nasebohrenden Kindern könnten sich, falls das Symptom sie wirklich ärgert und stört, einmal fragen, ob auch bei ihnen die Sinnlichkeit versch(r)oben ist und auf noch schönere Ebenen zu verlegen sei. Es gibt ideale Plätze zum Schleimen und weniger ideale. Wenn einen Letztere bei anderen ärgern, ist der erste Verdacht naheliegend. Tatsächlich könnte Nasebohren aber auch einen weniger schönen konkreten Verdacht auslösen. Es kann nämlich auch das erste Anzeichen für Würmer sein.

Fragen für Eltern:
▷ Wie steht es um unsere Sinnlichkeit?
▷ Geben wir unserem Kind genug sinnlichen Körperkontakt?
▷ Darf es sich schmutzig machen?

Unterstützende Maßnahmen:
▷ Mit Matsch, Fingerfarben, Knete, Rasierschaum spielen lassen.
▷ Ölmassagen des ganzen Körpers.

15.8 Verhaltensauffälligkeiten

Wir erleben heute einen Trend, der psychische Krankheitsbilder und Verhaltensauffälligkeiten immer früher im Leben auftreten lässt. Waren Depressionen bis vor nicht allzu langer Zeit nie vor der Pubertät zu beobachten, haben wir heute viele dramatisch junge Gegenbeispiele bis hin zu Selbstmorden Jugendlicher. Ähnlich ist es mit Psychosen, die zur Zeit meines Studiums ein Thema des Alters nach der Adoleszenz waren und jetzt auch schon die Jugend erobern. Insofern ist eine Unterteilung nach Altersgruppen nicht mehr so einfach, aber immer noch sinnvoll. Im Kleinkindalter haben Verhaltensanomalien wesentlicher mit den Eltern zu tun als bei Teenies, die unter dem Einfluss ihrer Peergroups stehen und in Cliquen leben, die ihnen weitgehend Familienersatz werden.

15.8.1 Verhaltensauffälligkeiten im Kindesalter

15.8.1.1 Eifersucht

»Ich will dich ganz für mich allein.«

Unter den drei unsere Gesellschaft beherrschenden Süchten Hab-, Herrsch- und Eifersucht ist Letztere für den Ruin der meisten Beziehungen verantwortlich. Insofern verwundert es nicht, wenn sie schon sehr früh hervorbricht, etwa in Gestalt des Wunschs, die Mutter ganz für sich allein zu haben.

Tritt ein neues Geschwisterchen auf den Plan, wird für ein älteres Kind, das zu Beginn der Schwangerschaft zu wenig Urvertrauen abbekommen hat, die größte vorstellbare Angst akut, nämlich von der Person, die es am meisten braucht, zugunsten des neuen »Eindringlings« verlassen zu werden. Da es sich selbst noch nicht genügt und noch völlig abhängig von der Mutter ist, kämpft es, wenn es meint, zu kurz zu kommen, mit allen Waffen. Und kindliche Waffen sind durchaus nicht zu unterschätzen. Eine junge Mutter, die ihr Neugeborenes kurze Zeit aus den Augen gelassen hatte, fand es schließlich unversehrt im Mülleimer. Dort hatte es ihr dreijähriges Töchterchen deponiert und der Mutter nach deren entsetzter Reaktion anvertraut: »Mami, wir brauchen das Baby doch gar nicht, vorher war alles viel schöner.«

Wenn auch der häufigste Auslöser von Eifersuchtsdramen die Geburt eines weiteren Geschwisterchens ist, kann eine in den Augen ihres Kindes zu partnerfixierte Mutter ebenfalls deren Opfer werden. Selbst ihr Beruf kann Ziel der Eifersucht sein, generell alles, was neben dem Kind die Zeit der Mutter beansprucht. Und das hat viel weniger mit objektiver Vernachlässigung als mit mangelndem Urvertrauen aufseiten des Kindes zu tun.

Hinter Eifersucht stecken immer die Angst, es allein, ohne die über alles geliebte Mutter nicht zu schaffen, und der Wunsch, das Objekt der Liebe für sich allein zu haben. Genau diese Ausschließlichkeit kann es freiheitsliebenden Müttern aber sehr erschweren, sich ganz auf ihr Kind zu fixieren, wie es in der ersten Zeit notwendig wäre.

Fragen für Eltern:

- ▷ Warum hat unser Kind Angst, zu kurz zu kommen?
- ▷ Nehmen wir uns nicht genug Zeit? Wie können wir die Qualität des Zusammenseins erhöhen?
- ▷ Geben wir ihm genug Zuwendung?
- ▷ Warum kann es uns so schwer teilen? Und wie können wir ihm zeigen, dass Liebe nicht geteilt werden muss?
- ▷ Warum hat es Angst, verlassen zu werden? Wie können wir helfen, sein Vertrauen in unsere elterliche Liebe zu stärken?

▷ Warum hat es zu wenig Urvertrauen? Wie stärken wir das Bewusstsein unseres Kindes, dass es liebenswert ist?
▷ Sind wir selbst eifersüchtig?

Unterstützende Maßnahmen:
▷ *Selbstbewusstsein entwickeln:* Die Lernaufgabe für das Kind liegt darin, seinen Besitz, das Eigene verteidigen zu lernen und Selbstbewusstsein zu entwickeln, während es erlebt, dass es weiterhin alles Notwendige bekommt.
▷ *Zuwendung und Grenzen:* Zu lösen ist das Drama nur von der Mutter, die genug Zuwendung gibt, aber auch Grenzen setzt, wo ihr eigenes Leben anfängt und der Einflussbereich des Kindes definitiv endet. *Kind* muss erkennen, dass die Mutter zwar ihre Intimsphäre hat und diese auch wahrt, dass ihre Mutterliebe aber grenzenlos ist.

15.8.1.2 Konkurrenz

»Ich bin besser als alle!«

Zugleich mit der Eifersucht kommt oft Konkurrenz ins Leben, etwa zum Geschwisterchen, das mehr von der Mama kriegt. Das kann zur Regression in wesentlichen Entwicklungsbereichen führen. Manche Kleinkinder wollen in Phasen solcher Rückfälle wieder an der Brust trinken und verweigern im härtesten Fall jede andere Nahrungsaufnahme. Andere fangen wieder an, in die Hosen zu machen, und wollen neuerlich mit Windeln versorgt oder beim Töpfchenritual betreut und bespielt werden. Oder sie benutzen wieder Schnuller, lutschen Daumen oder wollen aus dem Fläschchen trinken.

Hinter der Konkurrenz zwischen Geschwistern, aber auch zu Elternteilen steckt Mangelbewusstsein, und natürlich hat Eifersucht daran teil. Bei der erschwerten Variante wollen Kinder nicht durch eigene Leistung weiterkommen, sondern durch Herabsetzung anderer, sie wollen sie ausstechen, um letztlich in der Anerkennung der Eltern zu steigen.

Solange das Konkurrenzverhalten über die Herabsetzung anderer geschieht, sollte es immer gründlich misslingen und auch vor allen beteiligten Kindern entlarvt werden. Ansonsten wird ein Muster belohnt und gefördert, das lebenslang unangenehm bleibt und späteren Mobbingtendenzen Vorschub leistet.

Wo das Konkurrenzverhalten sich eigener Leistung bedient, wäre es in Maßen zu tolerieren, denn schließlich leben wir in einer Konkurrenzgesellschaft, und die beginnt immer früher. Typische Aussagen wären etwa: »Sieh mal, was ich schon kann …! Das kann das Baby noch nicht!«

Fragen für Eltern:

▷ Hat unser Kind als Baby genug Körperkontakt und Zuwendung erhalten, und wie viel muss es jetzt bekommen?

▷ Durfte es lange genug Baby sein, und inwieweit ist unser Kind jetzt schon bereit, Verantwortung mit zu übernehmen?

▷ Muss es erleben, wie wir andere herabsetzen oder schlechtmachen?

▷ Bekommt es in bestimmten Zeiten ungeteilte Aufmerksamkeit? Wie könnte ich ihm diese in Zukunft ermöglichen?

▷ Macht unser Kind andere schlecht? Wie können wir ihm seine Stärken besser ins Bewusstsein rufen?

▷ Wie lässt sich seine Leistungsbereitschaft fördern?

Unterstützende Maßnahmen:

▷ *Keine Belohnung des unerwünschten Verhaltens:* Einer der wichtigsten Punkte im Umgang mit all diesen negativ besetzten Verhaltensweisen wäre, sie in keinem Fall zu belohnen. Das Kind müsste herausfinden, dass es sich damit nicht nur nicht weiterhilft, sondern im Gegenteil noch schadet.

▷ *Übernahme von Verantwortung:* Eltern könnten ihrem älteren Kind Zeiten ungeteilter Aufmerksamkeit schenken mit Programmpunkten, die seinem Alter entsprechen und die »ältere« Kinder – mit der gebotenen Vorsicht – ins Versorgen des Kleinsten integrieren. Wenn dies liebevoll geschieht, etwa nach dem

Motto »Hurra, wir haben ein Geschwisterchen!«, können sich beim älteren Kind auch Stolz (der z.B. gegenüber Freunden deutlich wird) und Liebe zum Nachzügler entwickeln. Mit der Zeit kann man einem älteren Kind auch Verantwortung für das Kleinste übergeben, was eine bessere Einbindung in die Familie gewährleistet und allmählich die Mutter sogar spürbar entlasten kann.

- *Kein »Missbrauch« als Babysitter:* Verheerend wirken sich dagegen zu frühe Babysitterpflichten aus, die rasch lästig werden und häufig noch viel später im Leben ein Grund für die Ablehnung, eigene Kinder zu bekommen, sein können.
- *Sich ganz dem Kind widmen:* Sehr wichtig wären für die Entwicklung des älteren Kindes bewusst geplante Aktionen, bei denen es wieder – für gewisse Zeit – an die erste Stelle rückt, z.B. nach dem Motto »Wir gehen jetzt zusammen ins Schwimmbad, und dein Geschwisterchen bleibt bei Oma«.

15.8.1.3 Aggressionsausbrüche

»Ich mach euch den Vulkan.«

Wut und Zorn können unkanalisierte Aggressionsenergie erheblichen Umfangs freisetzen. Manchmal kann diese aber auch schon teuflisch zielgerichtet sein. Solche Ausbrüche sind Zeichen des sich entwickelnden kindlichen Ichs und seines Eigenwillens. Das Kind fängt an auszurasten, wenn es seinen Willen nicht bekommt.

Hier immer oder nie nachzugeben ist ebenso schwierig wie gefährlich. Jetzt beginnt nämlich die Zeit, in der es vernünftige Grenzen braucht und sie auch (heraus)fordert. Wenn man ihm Erfahrungen der Grenzenlosigkeit und unbegrenzter Freiheit vermitteln will, sollte man ganz gezielt ins körperwarme Thermalwasser gehen und es schweben lassen. Dann kann es sogar der Einheit wieder nahekommen und nachträglich Urvertrauen gewinnen. In der polaren Welt aber brauchen Kinder Grenzen, und diese werden so wichtig wie die Liebe, die hilft, sie aufzurichten, und viel wichtiger als jene missverstandene Liebe, die das manchmal versäumt. Das

Kind muss natürlich sein Ego entwickeln und sagen: »Ich will!« Es muss aber auch lernen, Grenzen zu akzeptieren und notwendige Rücksicht zu nehmen.

In dieser Phase kann – mit Gewinn für beide Seiten – ebenso klargemacht werden, wo die Rechte der Mutter, des Vaters, der Geschwister und eventueller Haustiere beginnen. Das größte Problem ist hier Inkonsequenz, also etwa zuerst aus dem Affekt heraus Nein zu sagen und nach genügend Bettelei, Weinen, Manipulation oder Wutanfällen nachzugeben, nur um die Ruhe wiederherzustellen. Kinder haben nicht viel zu verlieren, wenn sie lange genug versuchen, sich durchzusetzen. Und sie wären keine normalen Kinder, wenn sie es nicht versuchten. Wichtig ist, dass sich Eltern gut überlegen, was sie erlauben und was nicht, und wirklich dabei bleiben und sich bei ihrer Entscheidung vor allem auch einig sind. Etwas zu erlauben, was der andere Elternteil verboten hat, bringt dem unsolidarischen »großzügigeren« Elternteil im Augenblick einige emotionale Streicheleinheiten, letztlich aber leidet das Kind darunter. Denn diese Taktik vermittelt die Erfahrung, es lohne sich zu manipulieren, was sich im späteren sozialen Leben rächen und viele Freundschaften kosten kann. Auch Großeltern und andere Familienangehörige müssten sich diesen Maximen beugen, um das Eltern-Kind-Gefüge nicht unnötig zu belasten.

Fragen für Eltern:
- ▷ Sind wir zu nachgiebig? Müssen wir an unserer Konsequenz arbeiten und uns besser absprechen, was erlaubt und was verboten werden soll?
- ▷ Bekommt unser Kind genug oder zu viele Grenzen aufgezeigt?
- ▷ Diskutieren wir ausreichend?
- ▷ Kann unser Kind seine Meinung frei äußern?
- ▷ Bewegt es sich ausreichend?

Unterstützende Maßnahmen:
- ▷ *Übungen zum Erlernen ritualisierter Aggression:* konstruktivere Wege für die Aggressionen anbieten wie Bewegung und Sport,

Diskussionen und inhaltliche Auseinandersetzungen zu aktuellen Anlässen. So fördern Sie sogar noch die Konfliktbereitschaft, indem Sie Ihr Kind ernst nehmen und das Schöne an seiner vitalen Kraft anerkennen und loben, während Sie diese zugleich in lebens- und entwicklungsförderliche Bereiche lenken. Spiele, um mit dem zur Aggression gehörenden Urprinzip Mars umgehen zu lernen, sind für kleinere Kinder »Mensch, ärgere dich nicht«, für größere Schach als »Kampfspiel«.

▷ *Festhalte-Therapie nach Jirina Prekop* als Medium für aggressiven Austausch. Damit das Kind seine auf die Eltern gerichtete Wut ausdrücken kann, für die es aber keine ausreichenden und anständigen Worte findet, darf es sich im Arm seiner Mutter oder seines Vaters ausschreien. Natürlich hat auch das Gegenüber das gleiche Recht. Jedoch gehören dazu auf beiden Seiten feste Anstandsregeln. Das Kind hält seine Hände auf seinem Bauch, um im Kontakt mit seinen Gefühlen zu sein und um seine Fäuste unter Selbstkontrolle zu halten. Statt Schimpfwörtern dürfen kurze Gefühlsmitteilungen in Ich-Form wie »Ich habe Wut auf dich!« benutzt werden. Die Loslösung kann erst nach der Versöhnung stattfinden.

15.8.1.4 Schadenfreude

»Ätsch, bätsch, das geschieht dir recht.«

Wenig verrät so klar den Schatten wie diese hämische Seite der Freude. Die dunkle Hälfte der Seele meldet sich hier, und auch das Konkurrenzthema kommt dabei ins Spiel des Lebens. Außerdem wird Mangelbewusstsein deutlich, denn offenbar gibt es zu wenig im Leben des Kindes, um sich im positiven Sinn zu freuen und zu profilieren.

Das Ego hat auch seinen Anteil an der Schadenfreude, indem sich das Kind über andere stellt und besser dastehen und erscheinen will, in der Regel, ohne dafür eine eigene Leistung zu erbringen.

Wenn der Schatten herauskommt und sich offen zeigt, ist das andererseits auch natürlich und eine gute Gelegenheit – je nach Alter des Kindes – für entsprechende Erklärungen, die etwa die Schadenfreude mit den dunklen Gestalten in den Märchen in Zusammenhang bringen, so dass *kind* früh- und damit rechtzeitig erfährt, dass nicht nur die wunderschöne Prinzessin und der strahlende Held in ihm stecken, sondern auch die Archetypen der alten, buckligen, neidischen Hexe und des »bösen« Zauberers.

Fragen für Eltern:
▷ Worüber kann unser Kind echte Freude zeigen?
▷ Wie können wir das Thema »gemeinsame Freude« stärken?
▷ Wie können wir ihm mehr echte Freude vermitteln?
▷ Wie können wir es mehr zu herzhaftem Lachen bringen?
▷ Findet es bei uns Erwachsenen Vorbilder für Schadenfreude?
▷ Wie können wir ihm seine dunklen Seiten näherbringen?

Unterstützende Maßnahmen:
▷ Die beste Antwort auf Schadenfreude wäre, für *ausreichend Gelegenheiten zu echter Freude* zu sorgen, Situationen zu kreieren, in denen *kind* merkt, wie viel besser es ist, sich mit den anderen gemeinsam zu freuen.
▷ *Schadenfreude nie belohnen*, sondern immer als solche darstellen mit dem Hinweis, dass sie die Eltern traurig macht.

15.8.1.5 Altklugheit

»Ich weiß schon alles.« – »Ich bin genauso schlau wie ihr.«

Altklugheit kann Eltern enorm »nerven«, wobei und weil sie meistens von ihnen selbst ausgelöst ist und jedenfalls auf sie zielt. Kinder, die durch Nachahmen lernen, wollen auch intellektuell so sein wie die Eltern und äffen sie nach. Wenn das Ergebnis als »altklug« imponiert, sollten diese sich an die eigene Nase fassen.

Wo Kinder zur Karikatur der Eltern werden, strapazieren sie das erwachsene Nervenkostüm besonders, sie werden aber auch für die elterliche Entwicklung besonders wichtig. Nur weil sie einem zur

Hälfte entsprechen, können sie einem so auf den Geist gehen. Daraus folgt auch ihre angeborene Begabung, die kleinen Finger in die empfindlichsten Wunden zu legen – und zwar besser noch als begabte Psychotherapeuten.

Besserwisserei und Frühreife lässt Kinder unstimmig werden. Es passt nicht zur Entwicklung, wenn der Kopf dem Körper zu weit voraus ist. Das ist aber auch genau das Muster vieler Erwachsener und damit von Eltern: meilenweit mit dem Kopf und seinen Gedanken in der Zukunft zu sein. Der Spiegeleffekt wird so deutlich.

Besonders häufig entwickelt sich dieses Problem bei Kindern, die zu früh zu viel Verantwortung übernommen haben, etwa für jüngere Geschwister oder weil sie einen ausfallenden Partner ersetzen mussten oder wollten. Sie sind dabei oft (sehr) intelligent, wirken aber unkindlich und sind das Gegenteil von süß. Bei Einzelkindern, wenn sie fast ausschließlich mit Erwachsenen zusammen sind, kann Altklugheit vorkommen, weil die Resonanz Gleichaltriger fehlt.

Sobald das Problem erkannt wird, ist es naheliegend, die Kinder von überfordernden Aufgaben zu entlasten und sie wieder in kindlichere Spiele und Situationen einzubinden, z.B. in Kindergarten, Schule, Vereinen mit Kindern ihrer Altersgruppe. Dort dürfen und sollen sie wieder Kind sein: spontan, neugierig, unvernünftig, experimentierfreudig.

Fragen für Eltern:

▷ Warum ist unser Kind seiner Entwicklung scheinbar voraus? Wie können wir die kindliche Erfahrungswelt stärken?
▷ Spiegelt es unseren eigenen Ehrgeiz?
▷ Warum will es zu früh erwachsen sein?
▷ Warum geben wir dem Intellekt so viel Gewicht? Welche spontanen Aktivitäten können wir unterstützen?
▷ Hat unser Kind zu früh zu viel Verantwortung übernehmen müssen?
▷ Wo haben wir es überfordert?

- ▷ Wie können wir das Suchen, Fragen und Lernen reizvoll machen?

Unterstützende Maßnahmen:

- ▷ Kinder, die *zu früh zu viel Verantwortung* übernehmen mussten, von dieser Überforderung befreien.
- ▷ *Kontakt mit Gleichaltrigen:* Sorgen Sie gegebenenfalls dafür, dass Ihr Kind mehr Kontakt zu Gleichaltrigen bekommt.

15.8.1.6 Tierquälerei

»Ich bin stark und brutal – ein richtiger Mann.«

Tierquälerei wird auf den ersten Blick so abstoßend wirken, dass sie scharfe Gegenmaßnahmen bis zu heftigen Strafen heraufbeschwört. Es wäre für die Eltern aber auch wichtig, sich klarzumachen, dass da oft einfach viel Neugierde und Experimentierfreude mitspielen, Grenzen getestet werden und oft noch keine klare Vorstellung von Schmerzen und vor allem vom Tod besteht.

Aus tiefer Unsicherheit und mangelndem Selbstwertgefühl entstehen als Kompensation häufig auch Machtgefühle, Arroganz und Überheblichkeit. Gegenüber Schwächeren bleiben sie aber unschöne Schattenaspekte, die anstatt nur zu Strafen auch Anlass zu wirklichen Erklärungen und Gesprächen geben sollten. Eltern, die in solchen Momenten eigene Erfahrungen weitergeben können, sind natürlich im Vorteil. Was sie selbst erlebt haben an »Folter« und Qual, auch was sie an entsprechenden Erfahrungen aus früheren Leben mitgebracht haben, falls sie im Weltbild der Reinkarnation leben oder eine entsprechende Therapie gemacht haben, beeindruckt Kinder sicher am meisten.

Darüber hinaus wäre es für Kinder sicher hilfreich, frühzeitig zu verstehen, wie nach dem Gesetz des Karmas und des Alten Testaments alles auf sie zurückkommt. Ein weniger religiös geprägter Lehrsatz in diesem Zusammenhang wäre die Goldene Regel: »Was du nicht willst, dass man dir tu, das füg auch keinem andren zu.« Auch der Hinweis auf einen Schmerz, den das Kind erlebt hat, und die Verbindung mit der Tierquälerei und den entsprechenden Empfindungen aufseiten des Tieres können helfen: »Quäle nie ein Tier zum Scherz, denn es fühlt wie du den Schmerz!«

Sicher muss auch rechtzeitig – am besten allerdings durch das selbstredende Beispiel des Vaters – klar werden, dass ein »richtiger Mann« gerade für die Schwächeren einsteht und schon von daher niemals Tiere quälen würde. Wo Jungen, die hier vor allem betroffen sind, frühzeitig erfahren, was für besonders feiger und kläglicher Charakterzüge es bedarf, um sich durch Zufügung von Qualen über schwächere Wesen zu erheben, wird derlei Fehlverhalten von Anfang an unwahrscheinlicher.

Wenn Jungen wirklich sadistische Aktionen wie etwa das Aufblasen und anschließende Platzenlassen von Fröschen nicht sein lassen, wäre allerdings auch die Vermittlung von wirksamen Schmerzen vielleicht noch das kleinere Übel im Vergleich damit, solchen Sadismus durchgehen und weiter eskalieren zu lassen. Die ehrliche Verachtung, die so etwas in anderen fühlenden Wesen hervorruft, sollten sie dann auch in aller Deutlichkeit zu spüren bekommen, bis hin zu Folgen, die ihnen zeigen, dass sich derlei nicht nur nicht auszahlt, sondern sogar zu einer dramatischen Verschlechterung der eigenen Lebensqualität führt. Da die zugrundeliegenden Ursachen oft so schwerwiegend sind, wäre hier kindertherapeutische Hilfe dringend anzuraten.

Solche Ereignisse als bestürzte Eltern zu beschönigen oder zurechtzulügen führt nur dazu, dass entsprechend veranlagte Jungen ihre Grenzen weiter hinausschieben und die Macht der Eltern ausloten. Sadismus, Mobbing bis hin zu Gewaltakten, die wir heute schon in Schulen erleben, haben immer frühe Wurzeln, die von schwachen Eltern geflissentlich übersehen oder nicht beachtet wurden.

Je früher eine Grenze mit entsprechenden Erklärungen gesetzt wird, desto besser ist dies für das Kind. Natürlich wäre es viel schöner, ihm die Welt frühzeitig im franziskanischen oder buddhistischen Sinne zu erklären, wo der Respekt vor anderen fühlenden Wesen und die Achtung ihres Lebens an hervorragender Stelle steht.

Mit östlichen Weltbildern vertraute Eltern könnten ihren Kindern auch die Kette der Leben erklären und dass auch sie schon einmal in niedrigeren Lebensstufen auf der Erde waren, woraus eher Verantwortung für die schwächeren und uns von daher ausgelieferten jüngeren Schwestern und Brüder in Tiergestalt folgt. Kinder können in der Regel leicht annehmen, auch schon einmal Tier gewesen zu sein. Hier würden sehr schön die *Märchen und Tiergeschichten* von Manfred Kyber oder sein Roman *Die drei Lichter der kleinen Veronika* passen.

Moderne, mehr dem Zeitgeist verpflichtete Eltern könnten den Kreis des Lebens erklären, der im Mittelpunkt des Disneyfilms »König der Löwen« steht. Ideal wäre natürlich, solch einen Film zusammen anzusehen und anschließend miteinander darüber zu sprechen. So könnten die passenden Erklärungen ins Gespräch einfließen, während die Musik einen noch lange begleitet, einschließlich des Liedes »Circle of Life«, das den Gedanken an die Verbundenheit mit den anderen fühlenden Wesen lebendig hält.

Episoden von Tierquälerei, die – aufgrund des allgegenwärtigen Schattens – leider nicht so selten sind, könnten zum Anlass werden für weitreichende Gespräche, die in den Kindern den Sinn für die Schöpfung und ihren schützenswerten Charakter inklusive all ihrer Geschöpfe wecken oder vertiefen. Ihrer Veranlagung nach und entsprechend dem Einfluss des Mond-Prinzips, unter dem das Leben zu Beginn so stark steht, sind die meisten Kinder Tierfreunde und auch anderen Kreaturen wie Feen, Geistern und Kobolden gegenüber aufgeschlossen. Tiere waren wahrscheinlich seit Jahrmillionen Helfer, Freunde und Begleiter des Menschen und selbst als Nahrungsquelle noch geachtet. So ist ein stabiles Feld entstanden, das wir bis heute, in einer Zeit kollektiver Tierquälerei, immer noch spüren in kindlichen Wünschen nach Kuscheltieren und tierischen Freunden. Wahrscheinlich wollen mehr Kinder Tiere als Geschwister. Eine gute Hilfe mag auch die frühzeitige Suche nach dem Tierverbündeten darstellen, der allein oder als *tierisch* guter Begleiter des persönlichen Schutzengels fungieren kann.

In den spirituellen Kinderroman *Habakuck und Hibbelig* habe ich diese Zusammenhänge einfließen lassen und versucht, Verständnis für andere Wesen und Welten zu vermitteln, neben einer Einführung in die Reiche der Elemente und das spirituelle Weltbild. Zum abendlichen Vorlesen ist es eine lange Geschichte, aber es gibt ja auch zahlreiche Abende, die nach Programm verlangen. Über den Weg des Vorlesens entstünde ein noch nachhaltigeres Verständnis für die Welt anderer Lebewesen als über Filme.

Manchmal können aber auch sie gut weiterhelfen, etwa wenn später das Geheimnis der Zeit verstanden werden will. Wohl nichts kann es besser vermitteln als Michael Endes *Momo* – dennoch ist auch dieses vorgelesen besser als in der sehr guten Filmversion.

Wenn auf solchen Wegen Schritt für Schritt ein tieferes Verstehen der Welt und ihrer Wesen durch die Anregung eigener innerer Bilder und Vorstellungen wachsen kann, liegt auch das Erreichen hoher Ziele im Bereich des Möglichen, etwa im Sinne Franz' von Assisi, des christlichen Schutzpatrons der Tiere.

Fragen für Eltern:

▷ Wieso braucht unser Kind diese Form von Macht?

▷ Wie können wir ihm helfen, diese Macht zu gebrauchen, statt sie zu missbrauchen?

▷ Wen spiegelt unser Kind in seiner Arroganz und Überheblichkeit? Wie können wir ihm die Gelegenheit geben, zu helfen und zu schützen?

▷ Wie können wir ihm klarmachen, dass Schwächen eigentlich Stärken sind?

▷ Wie können wir unserem Kind Respekt und Achtung für alles Lebendige vermitteln?

▷ Wie lernt es, Rücksicht auf Schwächere zu nehmen?

▷ Was leben wir ihm vor, was wir nachher gar nicht wahrhaben wollen?

▷ Wie können wir bewusst Respekt und Liebe zu Mensch, Tier, Pflanze, Erde in unseren Alltag einbinden?

Unterstützende Maßnahmen:

- ▷ Sorgen Sie durch *Gespräche*, das *Vorlesen* von Geschichten und das gemeinsame Anschauen von entsprechenden Filmen dafür, dass Ihr Kind schon früh Verständnis und Mitgefühl für alle Kreaturen entwickelt.
- ▷ *Therapeutische Hilfe:* Wenn sadistische Tendenzen trotz aller Bemühungen anhalten, sollten Sie auch drastischere Konsequenzen in Erwägung ziehen und idealerweise therapeutische Hilfe in Anspruch nehmen.

15.8.1.7 Anklammern

»Ich kann nicht ohne dich!«

Das Anklammern am Rockzipfel verrät weniger Liebe als mangelndes (Ur-)Vertrauen. Die Kleinen können nicht loslassen, weil sie keinen eigenen Halt finden. Dahinter steckt im Besonderen die Angst, verlassen zu werden. Insofern sollte dieses Symptom vor allem mütterlicherseits Anlass zu der Frage sein: »In welcher Krise befindet sich mein Kind im Augenblick, und was geht in ihm vor? Wie könnte ich ihm klarer, deutlicher und nachhaltiger vermitteln, dass ich immer da bin, wenn es Hilfe braucht, es aber wichtig ist, zu sich selbst und zur eigenen Kraft zu stehen und bereit zu sein, Neues auszuprobieren und zu erobern? Offenbar glaubt es, dass ich mich aus dem Staub mache, sobald es mich loslässt.«

Wenn der Tendenz, am Rockzipfel zu hängen, nicht entgegengewirkt wird, kann es passieren, dass Kinder nie wirklich selbstständig werden und zu sich kommen, sondern als Nächstes eine Symbiose mit der Kindergärtnerin suchen, anschließend mit einer Lehrerin, dann an die Alma Mater streben, um schließlich bei Vater Staat zu landen. Sie bleiben einerseits am Weiblichen, Mondigen und andererseits in der Unselbstständigkeit hängen. Hinzukommen kann dann noch die Angst, groß und erwachsen zu werden, da beides die zu enge Bindung an die Mutter, die Supersymbiose, (zer)-stören würde.

Fragen für Eltern:

- ▷ Warum hat das Kind Angst, verlassen zu werden?
- ▷ Wie können wir ihm die Erfahrung vermitteln, dass wir immer für es da sind?
- ▷ Wie kann es selbstständiger werden?
- ▷ Was könnte ihm Mut machen zu eigenen Schritten?
- ▷ Wie könnten wir seine Neugierde anregen?

Unterstützende Maßnahmen:

- ▷ *Vertrauen aufbauen:* Alle Aktionen, die dem Kind Sicherheit und Vertrauen vermitteln, wären hier sinnvoll, am wichtigsten natürlich im Hinblick auf das Urvertrauen. Auch die stete Erfahrung, dass die Mutter bzw. die Eltern in jedem Fall an seiner Seite bleiben, wird die Situation mit der Zeit bessern.
- ▷ *Selbstständigkeit und andere feste Beziehungen:* Natürlich wären auch alle Schritte in die Selbstständigkeit zu unterstützen, wie auch der Aufbau weiterer fester Beziehungen, etwa zu einer Großmutter oder anderen Verwandten.

15.8.1.8 Ausreißen

»Ich kann's allein und brauch euch nicht mehr.«

Auf dem Gegenpol zum Anklammern ist das Weglaufen angesiedelt, das Flüchten von zu Hause. Es zeigt sich in der Regel vor allem bei älteren Kindern und Pubertierenden. Auch wenn es auf den ersten Blick viel schlimmer wirkt, ist es das doch meist gar nicht. Oft handelt es sich um einen Versuch des Kindes, sich endgültig abzunabeln, die Geburt noch einmal nachzuvollziehen, um sie wirklich zu verarbeiten. Wer der vertrauten Geborgenheit, dem Schutz und überhaupt allem Gewohnten entfliehen kann, muss sich sicher in der Welt fühlen und auf ein gutes Urvertrauen bauen können. Oder aber es ist – wie in den Märchen so oft dargestellt – bei den Eltern so schlimm, dass es in der unbekannten Welt nur besser werden kann.

Ein weiterer Aspekt dabei ist Neugierde; die Kinder sind sozusagen unterwegs auf den Spuren von »einem, der auszog, das Fürchten zu lernen«. Der Duft der großen, weiten Welt (ver)lockt sie wie die Handwerksgesellen, von denen früher erwartet wurde, dass sie ausziehen und auf Wanderschaft oder »auf die Walz« gehen, um sich und das Leben kennenzulernen. Wenn die ersten Worte eines Kindes »Kann allein« lauten, wie ich es einmal erlebt habe, ist das eher ein gutes Zeichen für eine selbstbewusste Entwicklung. Sie wurden dann auch zum passenden Spitznamen der selbstbewussten jungen Dame.

Fragen für Eltern:

- ▷ Liefern wir unserem Kind Gründe dafür, im »märchenhaften« Sinn Reißaus zu nehmen?
- ▷ Wie können wir ihm vermitteln, dass ihm die Welt offensteht, nur nicht jederzeit?
- ▷ Bekommt es genug Abwechslung wie etwa Ausflüge und Reisen geboten?
- ▷ Wo kann es mehr »allein« machen und dabei für die Folgen Verantwortung tragen?
- ▷ Wie können wir gemeinsam genug Leben in unser Dasein bringen?

Unterstützende Maßnahmen:

- ▷ Wo solche Impulse deutlich zu früh im Leben auftreten, könnten *Erklärungen auch aller Konsequenzen* helfen.
- ▷ *Keine Strafen:* Wichtig ist, den Sinn solcher Wanderschaften nicht generell infrage zu stellen oder die Kinder mit drakonischen Strafen zu belegen, falls sie nochmals »auswandern« sollten.
- ▷ Viel besser wäre die *»Flucht nach vorn«* und z.B. die Idee, die kleinen Wandergesellen allein ins Ferienlager fahren zu lassen. Oder später dem Wunsch nach einem Auslandsaufenthalt bzw. Schüleraustausch nachzukommen. Ein unternehmungs-lustiges Kind ist allemal besser als ein sogenannter »Napfkuchen« und Stubenhocker oder ihre modernen Nachfahren, die sogenannten

Couchpotatoes, die ihren Hintern selbst in der Pubertät noch nicht hochbekommen.

15.8.1.9 Stuhlkippeln

»Ich bin euer Wackelkandidat.«

Die fast zwanghafte Angewohnheit, mit dem Stuhl zu kippeln, deren berühmtester Verfechter als »Zappelphilipp« im *Struwwelpeter* Weltberühmtheit erlangte, findet sich tatsächlich häufig bei den modernen Zapplern, den ADHS-Kindern, aber auch weit über diese Gruppe hinaus. Man könnte von einer Übung zum Finden des Gleichgewichts sprechen, die allerdings viele Eltern, Lehrer und auch andere Erwachsene völlig aus demselben und auf die Palme bringt – wo sie, vom Bild her, ideal üben könnten, es ihrerseits zu finden. Das Sprachbild zeigt wirklich deutlich, dass *kind* mit dieser Marotte nur jene Eltern gegen sich aufbringen kann, die selbst vergeblich um ihr inneres Gleichgewicht ringen. Daneben kann es natürlich auch die überfürsorgliche Mutter provozieren, die ständig ihr »Kind, fall nicht!« auf der Zunge hat und damit eigene Lebensangst ausdrückt.

Kinder testen ihre Grenzen damit und natürlich auch, wie weit sie ihre Eltern provozierend herausfordern können. In der Regel passiert nicht viel. Jedenfalls stürzen Kinder dabei nach unseren Erfahrungen viel seltener, als Erwachsene ausrasten. Auch der häufig an die Wand gemalte Schaden an Stühlen hält sich doch in sehr engen Grenzen.

Insofern könnte man das Kippeln als eine Therapie für Eltern durch ihre Kinder betrachten. Erwachsene (be)stehen auf Ruhe und Sicherheit am Tisch, Kinder wollen noch wissen und ausprobieren, was so alles passieren kann, wenn *kind* sich im Leben ein bisschen weiter hinauslehnt. Sie wollen Bewegung in ihren Alltag bringen und verzichten dafür gern auf Sicherheit.

Folglich fühlen sich Eltern, die sich nicht trauen, sich selbst – ihrem eigenen Anspruch entsprechend – etwas weiter im Leben hinauszulehnen, von den diesbezüglichen Karikaturen ihrer Kleinen besonders provoziert. Wer selbst in irgendeiner Hinsicht auf der Kippe steht oder bei wem wichtige Dinge auf Messers Schneide stehen, wird angesichts der entsprechenden kindlichen Darbietung schon deshalb ausrasten, weil er beim Essen nicht auch noch an die eigene Misere erinnert werden will. Für manche Kinder bietet die Kippelei auch einfach eine ideale Möglichkeit, die Grenzen und die Konsequenz ihrer Eltern praktisch zu testen.

Fragen für Eltern:

- ▷ Wie kann unser Kind sein inneres Gleichgewicht immer wieder neu finden?
- ▷ Darf es ständig seine und unsere Grenzen testen?
- ▷ Wie können wir ihm den Raum geben, Herausforderungen anzunehmen und Grenzen auszuprobieren?
- ▷ Wie können wir es herausfordern?
- ▷ Wie können wir ihm äußeres und inneres Gleichgewicht vermitteln?

Unterstützende Maßnahmen:

- ▷ Homöopathisch gedacht, läge es nahe, das Gewippe ohne autoritäres Gehabe durch ein *spannendes, herausforderndes* und im Kampf um die Wahrung des Gleichgewichts *anstrengendes Leben* überflüssig zu machen, so dass die Kleinen bei Tisch froh sind, selbst einmal Ruhe einkehren zu lassen und mit vier Beinen fest auf dem Boden zu stehen.
- ▷ Weniger anspruchsvoll, aber auch noch wirksam wäre eine *Verschiebung der Übung vom Esstisch auf Balanceakte danach.* Die meisten kleinen Kinder wollen auf Mäuerchen und allen möglichen und unmöglichen Geländern und Balken balancieren. An Papas oder Mamas sichernder Hand kann so gut innere Balance geübt werden, und es ist ein konstruktiver Ersatzvorschlag zur Wahrung der äußeren Ruhe am häuslichen Esstisch.
- ▷ *Konsequenzen aufzeigen und Verantwortung übertragen:* Eltern, denen auch das noch zu aufwendig ist, neigen zur Zuflucht zu autoritären Drohungen oder besser noch dazu, die Verantwor-

tung abzulehnen und einem »gekippten Kind« alle Konsequenzen vom Aufräumen bis zu etwa notwendigen Reparaturen aufzubrummen. Diese Lösung landet bei uns nur auf dem dritten Platz, weil sie starke Nerven während des Essens mit dem kippelnden Nachwuchs erfordert und erhebliche Konsequenz, wenn das Malheur dann passiert.

15.8.1.10 Kaugummi kauen

»Ich kaue lange an allem.«

Beim Kaugummikauen handelt es sich um eine zum US-amerikanischen Nationalgefühl gehörende Angewohnheit, die einerseits nachweislich geeignet ist, die Konzentration zu erhöhen, und andererseits wahrscheinlich hilft, Spannungen im Kieferbereich abzubauen. Außerdem wäre es eine gute Übung, wenn es darum geht, zu lernen, sich durchzubeißen oder etwas mit Ausdauer lange Zeit durchzukauen. Das Kind übt dabei ständig die Kaumuskeln und folglich seinen Biss.

Man fragt sich, warum all das bei so vielen Eltern derart unbeliebt ist. Hier spielt sicher eine gute Portion Abwehr oder gar -scheu vor dem American Way of Life hinein. Wenn die bekannten schmatzenden Kaugeräusche hinzukommen und besonders Jungen im Wildweststil mit offenem Mund kauen, sind sicherlich auch ästhetische Einwände verständlich, die sich in Ermahnungen wie »Mach den Mund zu beim Essen!« ausdrücken. Dass inzwischen sogar Zahnärzte Kaugummikauen empfehlen, ist nachdenkenswert. Gerade die dort angepriesenen Chewing Gums mit Süßstoff statt Zucker würden wir eben wegen diesem nicht empfehlen.

Fragen für Eltern:

▷ Wo steht unser Kind unter Spannung?
▷ Sind seine oralen Bedürfnisse befriedigt?
▷ Wie steht es mit unserem eigenen Biss im Leben?
▷ Beißen wir beide uns vorbildlich durch?

- ▷ Wie können wir unserem Kind helfen, Probleme mit sich selbst, mit uns oder anderen durchzukauen?
- ▷ Woher hat es Vorbilder zu unästhetischem Kauen, wenn nicht von einer benachbarten Kuhweide oder aus dem Wilden Westen?

Unterstützende Maßnahmen:

- ▷ *Bedeutung herunterspielen:* Eltern können an der Art des Kauens ihrer Sprösslinge unschwer erkennen, ob es darum geht, sie zu provozieren, oder ob sie einfach gern kauen. Wenn Sie daran Ihre eigenen Aggressionen im Hinblick auf Ihren Biss und Ihr Sichdurchbeißen-Können spüren, sollten Sie Ihren Kindern einfach dankbar sein und vielleicht hin und wieder – zur Entspannung – mitkauen.
- ▷ *Problematik relativieren:* Im Fall der Provokation könnten Sie sich überlegen, worum es wirklich geht und ob Sie mit dieser Art der Herausforderung nicht doch das große Los gezogen haben, weil es ja diesbezüglich wirklich weit schlimmere Varianten gibt. Unaufgeregtes Ignorieren macht Provokationen im Übrigen am schnellsten uninteressant.

15.8.1.11 Ständiges Rülpsen

»Mir stößt ständig alles auf.«

Als Erstes wäre in einem solchen Fall rückwärtsgerichteter Verdauung abzuklären, ob es medizinische Gründe dafür gibt. Wenn ein Kind ansonsten ständig seine Abgase gegen den Strom richtet und auf diesem Weg Dampf ablässt, könnte hinter dem Symptom die Angewohnheit stecken, zu viel Luft (z.B. beim Essen) zu schlucken, zu hastig zu essen oder auch häufig leer zu schlucken. Ganz zum Beginn des Lebens ist das »Bäuerchen« ja ebenso wichtig wie später unbeliebt.

Dass es auch unter Erwachsenen schon bessere Zeiten gesehen haben muss, verrät Martin Luthers Ausspruch: »Warum rülpset und furzet ihr nicht, hat es euch nicht geschmacket?« Heute gilt es – wie das zweite vom großen Reformator erwähnte Symptom –

als Zeichen schlechter Umgangsformen und Sitten und könnte von Kindern auch als Angriff gegen die strengen Regeln und guten Sitten des Zuhauses benutzt werden: der kleine Aufstand aus dem eigenen Körperland sozusagen.

Fragen für Eltern:

▷ Wie können wir unserem Kind andere Ventile zum Dampfablassen nahebringen?
▷ Was kann es nicht verdauen?
▷ Was will es uns sagen, wenn es ständig aufstößt?

Unterstützende Maßnahmen:

▷ *Dem Kind anders Gehör verschaffen:* Die Aufgabe für das Kind läge darin, zu lernen, über andere, sinnvollere Wege Dampf abzulassen und sich Gehör zu verschaffen bzw. seinen Protest verbal zu formulieren.
▷ *Aggression entladen:* Wenn einem etwas hochkommt, ist es nicht wirklich gut verdaut, und vielleicht widersteht es einem sogar. Dann ginge es um Aggressionsentladung, darum, seinem Herzen Luft zu machen und anders auszudrücken, was *kind* im Magen querliegt oder was es auf dem Herzen hat.
▷ *Das Leben »verdauen«* und andere Wege finden, die Verdauung des Lebens zu erleichtern.

15.8.1.12 Wegrennen vom Esstisch

»Ich hab was Wichtigeres vor, als euch beim Essen zuzuschauen.«

Die Flucht vom gemeinsamen Esstisch, bevor die Eltern fertig sind, ist fast allen Kindern ein Bedürfnis. Früher mussten wir sogar fragen, bevor wir etwas sagen durften; und es war verboten, einen Erwachsenen zu unterbrechen. Die Ellbogen, Symbole des Durchsetzungsvermögens und der Rücksichtslosigkeit, durften wir gar nicht erst auf den Esstisch legen. Das war keine Frage der Müdigkeit, sondern der Aggressionsprophylaxe und ein Zeichen gelungener

Erziehung bzw. Dressur, denn den Sinn dieser Maßnahme konnten Eltern fast nie erklären.

Nun sind diese eher autoritären Zeiten mit ihren rigiden Regeln und strengen Gesetzen weitgehend überwunden. Aber die Frage, wann solch ein gemeinsames Essen zu Ende ist, steht vielfach weiter ungelöst im Raum; und Tischmanieren bleiben wichtiger, als wir uns gemeinhin eingestehen.

Einerseits ist und bleibt ein Familienessen eins der letzten gemeinsamen Rituale. Es lebt von seinen Regeln und wird am besten zusammen begonnen und beendet. Das allerdings ist für Kinder kaum einzusehen. Natürlich gäbe es auch hier eine ganz entspannte Variante. Wären die beim Essen geführten Gespräche so spannend für die Kinder, dass sie gern blieben, löste sich das ganze Problem in Wohlgefallen auf. Wer Kindern andererseits mit »ätzenden« Fragen kommt, z.B.: »Wie war es in der Schule?«, erregt natürlich leicht deren Widerwillen und entlockt ihnen allenfalls ein stereotypes »Wie immer, Mama!«.

Sind die Gespräche sowieso nicht kindgerecht, wäre es heute in modernen Familien vielleicht am besten, dass die Kinder gehen dürfen, sobald sie fertig sind und die Themen sie langweilen.

Fragen für Eltern:

▷ Wie können wir Themen auf/an den Tisch bringen, die allen »schmecken«?
▷ Sind unsere Essensregeln alt und überholungsbedürftig?
▷ Wie schaffen wir es, dass unser Kind mit dem gemeinsamen Essen nicht nur nervige Verpflichtungen assoziiert?

Unterstützende Maßnahmen:

▷ *Doppelstrategie:* Ein Kompromiss zum einfachen Gehenlassen könnte auch auf zweierlei Art Essen hinauslaufen: informelle, wo die Kinder abdampfen können, sobald sie fertig sind, und solche, die neben dem Essen wirklichen und wichtigen Gesprächen gewidmet sind, wo das nicht infrage kommt.

Eine von Kindern sehr gern angenommene Doppelstrategie haben beispielsweise die Robinson-Clubs eingeführt: Um sechs findet ein kindgerechtes Essen statt, dann ab acht ein Elternessen ohne Kinder. Familien, die das übernommen haben, sind mit den beiden »Essenszeiten« ebenfalls gut gefahren. Beim Kinderessen sitzen sie nur daneben und beantworten alle Fragen, was in der Regel nicht lange dauert. Die Eltern essen später und können sich in Ruhe unterhalten.

▷ *Gemeinsames Ritual:* Ideal wäre natürlich die dritte, aber heute fast utopische Variante, wo langsames Essen von guten Lebensmitteln zu einem gemeinsamen Ritual wird, das seine Zeit braucht, mit einer Besinnung wie beim alten Tischgebet beginnt und mit einem ähnlichen Ritual endet.
Wenn das aber nicht für alle auch innerlich stimmt, erreicht es auf die Dauer und nach dem Polaritätsgesetz das genaue Gegenteil. Dann verbinden sich langweilige Pflichten und Familie zu einem unseligen Ensemble, das für die Zukunft der Kinder in familiärer Hinsicht nichts Gutes erwarten lässt und den Eltern auch nie bringt, was diese mit strengen Maßnahmen erzwingen und mit Naivität erhoffen.

15.8.1.13 Fingernägel kauen

»Ich nage mir die Krallen nieder.«

Beim Fingernägelkauen handelt es sich um wirklich unkultivierte Aggressionsbewältigung, bei der sich kleine Angsthasen und/oder sehr verantwortungsvolle oder empfindsame Kinder mit den eigenen Zähnen, ihren Waffen im Mund, die Reste ihrer Krallen, der Waffen an den Fingern, niederbeißen und sich so freiwillig »amputieren«. Manche Kinder beißen wirklich bis »ins eigene Fleisch«. Dabei ist ein hohes Maß an Frustration zu spüren und die Hilflosigkeit, nicht zu wissen, wie sie sich durchsetzen könnten, aber auch die Hemmung, andere zu verletzen.

Hier ist vonseiten der Eltern viel Geduld und Verständnis gefordert und die Suche nach Möglichkeiten eines attraktiveren Aggressionsabbaus. Wenn es nur zu Vorwürfen wegen der Nägel reicht, verstärken sich Frust und Hilflosigkeit bei den Kindern und damit auch die Sucht des Nägelkauens.

Fragen für Eltern:

- ▷ Warum hat unser Kind Angst vor der eigenen Aggression?
- ▷ Wie kann es lernen, sein Leben besser in Angriff zu nehmen?
- ▷ Wo fühlt es sich zu sehr eingeengt, durch wen oder was?
- ▷ Wie kann es mutiger werden?
- ▷ Warum verletzt es sich selbst? Wie kann es lernen, verantwortungsvoll mit seinen Aggressionen umzugehen?

Unterstützende Maßnahmen:

- ▷ Machen Sie sich die ganze Aggressionsproblematik von Grund auf bewusst (siehe das Buch *Aggression als Chance*).
- ▷ Lassen Sie Ihr Kind *Sport* treiben, damit es sich körperlich verausgaben kann.
- ▷ *Kaugummi* kauen lassen.
- ▷ *Aggressionsabbau:* Hängen Sie einen Boxsack auf, und lassen Sie das Kind mehrmals täglich 5 bis 10 Minuten darauf einschlagen.
- ▷ Einen *Knautschball* oder Hacky Sack (ein mit kleinen Plastikkugeln gefüllter Ledersack) in die Hand geben, vor allem in den Situationen, in denen das Kind an den Nägeln kaut.
- ▷ *Schlaginstrumente:* Lassen Sie Ihr Kind in geeignetem Rahmen trommeln und/oder Schlagzeug spielen.

15.8.1.14 Am Bleistift kauen

»Ich nage mich durch Tage, die an mir nagen.«

Auch beim Bleistiftkauen handelt es sich um eine Aggressionsthematik. *Kind* macht sozusagen Beißübungen am anderen Bleistiftende, anstatt dessen (aggressive) Spitze gegen das Papier zu richten und dort etwas Mutiges zustande zu bringen. Insgesamt liegt hier wohl ein Spannungsabbau bei Konzentrationsproblemen oder Langeweile vor. Das Kind beißt lieber, als sich auf etwas zu konzentrieren, was es nicht begeistert. Bissprobleme können vielfältig sein. So werden Bleistifte oft zum Beißring des älteren Kindes und manches Jugendlichen, die sich hier fest-beißen, statt sich in die gestellte Aufgabe zu ver-beißen. Es handelt sich also um eine Verbissenheit auf harmloser Ebene, aber natürlich gäbe es entwickeltere und damit auch sinnvollere Wege, seine Aggressionen zu kanalisieren.

Verbissene Bleistifte sind keine Katastrophe, aber sie erfreuen so wenig wie der Wildverbiss im Garten, wenn vom Hunger frustrierte Rehe die frischgepflanzten Sträucher niederbeißen oder Böcke sich daran ihre Hörner bzw. Geweihe oder besser gesagt deren Bast abstoßen. Wenn die »jungen Wilden« ihre Zähne an größeren und eindrucksvolleren Projekten wetzten und übten, wäre allen Beteiligten geholfen. Aufgabe der Eltern wäre es, solche ins Spiel des Lebens zu bringen.

Fragen für Eltern:
- ▷ Woran sollte sich unser Kind besser die Zähne wetzen?
- ▷ Welche Situationen fordern es heraus?
- ▷ Was könnte es neugierig und angemessen angriffslustig machen?
- ▷ Wie kann die Konzentration vom Bleistift auf das Geschriebene gelenkt werden?
- ▷ Wie kann die Spannung auf andere Situationen fokussiert werden?

Unterstützende Maßnahmen:
- ▷ *Fördern von Durchhaltevermögen:* Die eigentliche Aufgabe läge darin, zu lernen, sich durch gestellte Aufgaben durchzubeißen.
- ▷ *Den Biss verlagern: Kind* sollte die Möglichkeit erhalten, die »intellektuellen Zähne« zu zeigen und Biss auf anderen Ebenen zu entwickeln.

15.8.1.15 Fernsehsucht

»Ich sehe nichts mehr außer fern.« – »Quadratisch, praktisch, gut.«

Diese moderne Sucht beschränkt sich keineswegs auf Kinder, meist haben diese sogar ihre Eltern als Vorbilder. Das Massenmedium TV hat längst alle Bereiche der modernen Gesellschaft erobert. Von den meisten Eltern wird die »Fernsehgesellschaft« denn wohl auch nur bezüglich ihrer Kinder beklagt, weil sie selbst noch ohne dieses umfassende Ersatzdasein aufgewachsen sind und so ihr Leben zumindest ansatzweise auf die Reihe bekommen haben. Für Kinder, die gleich so reizüberflutet und eingelullt starten, sehen die Welt und ihre Chancen in derselben schlechter aus. Die Bildschirme werden immer aufwendiger, größer, brillanter und flacher, die Perspektiven der Kinder werden ebenfalls platter und ansonsten eher enger, beschränkter und phantasieloser bis düsterer.

Inzwischen gilt längst die Devise »Fernsehen statt Reisen« bzw. »Video, ergo sum« (»Ich sehe, also bin ich«). Das alte kartesische Original »Cogito, ergo sum« (»Ich denke, also bin ich«) stirbt schon langsam aus, wie es spätestens die PISA-Studien so peinlich belegten. In der von der Mehrheit genutzten Form trägt das Fernsehen durchaus nicht zur Bildung bei, sondern lässt die kindlichen Couchpotatoes einerseits verfetten, andererseits verblöden. Letzteres liegt durchaus nicht generell an den Sendern und ihren Programmen, sondern an der Programmwahl der »Kids«, wie nicht nur die moderne Fernsehwelt sie längst auf Neudeutsch nennt. Reisen fallen ja auch nicht wirklich aus, sondern die Ziele werden nur immer einseitiger und die gewählten Programme geistig anspruchsloser.

Statt also hinauszustreben in diese spannende Welt, bleiben Kinder immer häufiger lieber in der angeblich guten Stube hocken und lassen sich mit Abziehbildern von der Wirklichkeit die Seele verkleistern. War lesen statt leben schon eine gewisse Gefahr in unserer Generation, ist fernsehen statt leben die Eskalation. Wer sogenannte Soaps sieht, wo wirklich offen-sichtlich alles hineingepanscht wird, was sonst nicht verwertbar und auch nichts wert ist, wer sich von glitschig-rutschigen Seifenopern einschmieren und von Castingshows seine Lebenszeit zumüllen lässt, dem wird sie für Wichtigeres fehlen.

Wenn das eigene Leben zunehmend ausfällt, keine Kommunikation mehr stattfindet und sich ein völlig einseitiges Dasein entwickelt, droht das Fernsehen natürlich zur Sackgasse der Existenz zu werden. Das aber ist nicht im Mindesten die Schuld von Fernsehmachern und ihren Programmen, sondern von Menschen, die sie als Lebensersatz missbrauchen.

Bei den Kleinen ist Fernsehen oft schon Notwendigkeit, um überhaupt noch am »Leben« teilzuhaben. Alles dreht sich um Soaps und Pseudostars. Um ein solcher zu werden, reicht es heute weithin schon, weder singen noch tanzen zu können, der einheimischen Sprache nur rudimentär mächtig, dafür aber frech, taktlos und anmaßend zu sein. Diese neuen Stars, serienweise und massenhaft im Fernsehen gesucht und gefunden, mögen noch zu bedauern und in Kauf zu nehmen sein, wenn aber diese mindere Qualität – über das Mehrheitsmedium – zum Maß aller Dinge wird, handelt es sich bei der Fernsehsucht um eine der gefährlicheren Süchte.

Die Aufgabe für moderne Eltern erscheint da – angesichts der Übermacht des Mediums – fast übermenschlich. Pseudospannende, schlecht gespielte Soaps lässt sich natürlich nur auftischen, wer selbst keine interessanten Geschichten mehr erlebt und zu erzählen hat. Wo Eltern also für ein entsprechend spannendes Leben ihrer Kinder sorgen, lassen sich Kids sicher noch von der Glotze weglocken.

Das Problem ist heute allerdings, dass der Einfluss der Eltern, Kindern das Leben spannender zu gestalten, mit zunehmendem Alter gegen null geht – hier dominiert die Peergroup, und die Kinder müssten selber ran und ihr Leben in Angriff nehmen. Das mag heute schwieriger sein, als es vor fünfzig Jahren war, aber abnehmen konnten das Eltern ihren Kindern ab einem gewissen Alter noch nie.

Wenn man seinem Kind dazu verhilft, seinen Stern im Leben

aufgehen zu lassen, und es dazu bringt, sein Licht nicht unter den Scheffel, sondern an den besten Platz zu stellen, es leuchten zu lassen, ihm also hilft, sich selbst ins rechte Licht zu rücken, wo es zum Mittelpunkt einer anmachenden Lebensgeschichte auf der eigenen (Lebens-)Bühne wird, werden die Castingshows des Fernsehens und dessen Ersatzlebensperspektiven jedenfalls weniger verlockend.

Aber natürlich bleibt das Fernsehen auch der bequemste, billigste und verlässlichste Babysitter – vor allem in Verbindung mit Videos und DVDs. Man kauft sich für 90 Minuten und mehr frei und kann – wenn man Glück und weniger anspruchsvolle Kids hat – die gleichen Platten später immer wieder spielen. Nirgendwo scheinen moderne Kinder so ruhig und zufrieden und so sicher untergebracht. Unsicher ist diese Methode nur im Hinblick auf ihre Zukunft.

Vor dem Fernseher vereinsamen Menschen aller Altersgruppen und landen folglich in einer zwar selbst-, aber wohl trotzdem unbewusst gewählten Isolation. Sie finden keine Ansprache, es kommt einfach nichts zurück. So entwickelt sich die typische moderne Vereinsamung auf der geistigen Einbahnstraße, wo einem nichts mehr entgegenkommt. So hat Fernsehen – ganz ähnlich wie Nikotin, das zugleich anregt und beruhigt – ebenfalls ein doppeltes Suchtpotenzial. Es macht einsam, schützt aber auch zugleich vor Einsamkeit. Wer einen Fernseher hat, braucht nie mehr allein mit sich zu sein.

Die Aufgabe der Eltern bei privaten Animationsversuchen ihrer Rasselbande, die ja kaum noch rasselt, sondern vor der Glotze bequem und ruhig Platz genommen hat, ist gewaltig. Sie müssen heutzutage mit den besten Entertainern und strahlendsten Stars der Welt in Konkurrenz treten, und so geben viele gleich auf. Die Phantasie in vieler Hinsicht übersättigter, reizüberfluteter Kinder anzuregen, ihr Leben in Heimarbeit noch bunter werden zu lassen, um so der Inflation bunter Bilder vom Schirm Paroli zu bieten, ist nicht jedermanns Sache und übersteigt die Fähigkeit der meisten.

Fragen für Eltern:

- ▷ Wie können wir das Alltagsleben spannender als eine Daily Soap gestalten?
- ▷ Wie ist unserem Kind der geringe Wert bestimmter Sendungen bewusst zu machen?
- ▷ Wie können wir es neugierig auf die reale Welt machen?
- ▷ Ist unser/das Leben unseres Kindes langweilig?
- ▷ Wie kann es sich sinnvoll mit eigenen Themen beschäftigen?
- ▷ Welche Sendungen können wir gemeinsam ansehen und diskutieren?

Unterstützende Maßnahmen:

- ▷ Eltern müssten ihren Kindern *die Welt aus erster Hand* vom Er-Greifen bis zum Be-Greifen *bieten*, eigene Erfahrungen ermöglichen, statt an fremden zu schmarotzen. Fernsehen liefert nur Bilder und »Welt« aus zweiter Hand. Das müssten die Kinder auch erst einmal erfahren und von den Eltern lernen.
- ▷ Fernsehen liefert fertige Lösungen, Kinder aber bräuchten *sinnliche Wahrnehmung*, um verstehen und be-greifen zu können und eigene Wege und Lösungen zu finden.
- ▷ Wir müssten uns vielleicht wieder von der »Je-früher-desto-besser«- zu einer *»Alles-zu-seiner-Zeit«-Pädagogik* durchringen, wie schon die Bibel einfordert: Alles hat seine Zeit. Natürlich auch das Fernsehen!

15.8.1.16 PC-Sucht

»Online is in – the rest is out.«

Die Fortsetzung bzw. moderne Variante der verhältnismäßig schon etwas antiquierten Fernseh- ist die Computersucht, eigentlich nur eine Weiterentwicklung der Bildschirmabhängigkeit. Beide machen das Leben – im wahrsten Sinne des Wortes – flach und platt. Denn selbstverständlich wird auch vor dem PC-Screen aus der Dreidimensionalität des Lebens eine flache Zweidimensionalität, der Blickwinkel verengt sich von normalerweise 180 auf 70 bis 80 Grad. Die Kinder verlieren also den Weitblick und werden zwangsläufig engstirnig. Ein Glück, dass sie noch keine viereckigen Augen entwickeln, wenn sie auf Dauer die runde Welt nur noch über ein kleines Viereck wahrnehmen, dem noch dazu jede Tiefe fehlt.

Lila, das kosmische Spiel, wie die Inder das Leben nennen, verkommt vor dem Bildschirm zu den absonderlichsten Abarten von »Games« – von der Moorhuhnjagd bis zu futuristischen Kriegsspielen aus übernächsten Welten. Gemeinsam ist ihnen, dass sie wenig mit dem normalen Leben zu tun haben. Schon relativ kleine Kinder werden zu routinierten Serienkillern mit US-Jargon, viele der Kriegsspiele sind Abwandlungen von Trainingsprogrammen der US-Armee. Befragt, wie er sich erkläre, dass moderne Amokläufer aus dem Schulbereich so ungeheuer(lich) erfolgreiche Todesschützen seien, antwortete ein Spezialist, das läge an den Hunderten von freiwilligen Trainingseinheiten, die sie auf den Bildschirmen im Kinderzimmer absolviert hätten. Diesbezüglich ist ja auch modernen Computerkids eine gewisse Ausdauer und der entsprechende Fleiß nicht abzusprechen. Ein Meister wird, wer lange übt – in allen Bereichen.

Der Lebenskampf findet längst stellvertretend vor der Glotze statt. Dass der individuelle Computerbildschirm noch schlechtere Programme bieten kann als der gleichsam kollektive des Fernsehers, liegt wieder an der Art der Auswahl.

Mehr noch als der Fernseher kann der Computer das ganze Leben simulieren. Statt mit gleichaltrigen Freunden trifft *kind* sich in Chatrooms mit der ganzen Welt und weiß nie, mit wem es wirklich »chattet«. Zum Spielen ist es sowieso schon länger auf Bildschirme angewiesen, wenn man die kleineren Ausgaben der Nintendos usw. mitrechnet.

Mit dem PC bzw. Laptop, der immer früher ins Leben eindringt, übernehmen die Kids auch immer früher die Manieren und Lebensformen der Großen. Natürlich gehört ein Terminkalender-Programm zur Grundausstattung, und so führen viele auch schon als Teenies ihre Agenda. Wer aber eine Agenda hat, bekommt auch den damit verbundenen Druck. Das Kind ist mit der ganzen Welt verbunden und braucht dazu keinen Schritt mehr vors Haus zu tun. Langeweile gibt es auch nicht mehr – mit PC-Hilfe und entsprechenden Spielen lässt sich jederzeit alle Zeit totschlagen.

Falls der Durchblick noch so weit erhalten ist, dass das eigene Leben als enttäuschend erlebt wird, bietet der PC auch gleich den Zugang zum zweiten, »Second Life« genannt, einer Art virtuellem Ersatzleben, bei dem die Karten völlig neu gemischt werden. Wer im ersten schon seine Chance nicht wahrnahm, kann es in Second Life versuchen, jenem Internetportal, in das sich immer mehr Menschen aller Altersklassen flüchten. Menschen, die mit dem richtigen Leben nicht mehr recht fertig werden, denen es nicht genug gibt und die deshalb in die vermeintlich schönere virtuelle Welt flüchten, um dort ein- und manchmal auch unterzutauchen. Mit eigenem Geld, neuen Freunden und den gleichen Mustern können sie hier neu starten. Bis sie merken, dass sie dabei immer nur eine neue Ebene für die alte Misere gewählt haben, kann in ihrem alten, normalen Leben schon viel Zeit verflossen und einiges den Bach hinuntergegangen sein. Solche Belehrungen – wie eben diese – sind aber das Letzte, was moderne Kinder sich von ihren Eltern anhören. Andererseits sind die Auswirkungen besonders herb, wenn Kinder schon früh in die virtuelle Welt entfliehen, bevor sie die richtige tatsächlich kennenlernen konnten.

Die Eltern sind im Übrigen höchstens deshalb noch Vorbilder, weil sie auch ständig glotzen und vor den entsprechenden Bildschirmen ihre Lebenszeit vergeuden. Ansonsten holen sich die Kinder heute ihre Vorbilder und Idole meist vom Bildschirm, sie laden sie sozusagen herunter wie auch den ganzen Rest – dann passen sie wenigstens in die entsprechenden Bild-Schirm-Welten, die von der richtigen abschirmen. So haben die eigenen Eltern weitgehend ausgedient, seit Fernsehen und PC ihre Weltherrschaft angetreten haben.

Das allerdings haben sie sich meist selbst zuzuschreiben. Kinder werden, kaum abgestillt, schon abgestellt. Das lassen sie sich nur gefallen, wenn ihre Bedürfnisse auf andere Weise gestillt werden –

und die Bildschirme, die heute so vielen die Welt bedeuten, vermitteln jedenfalls ebenjene Illusion.

Und natürlich haben sie – nach so viel Schattenbetrachtung – auch ihre lichten Seiten. Die Bildschirme ermöglichen uns, alle möglichen Verbindungen in der großen Welt zu nutzen. Das Internet schenkt uns meist fast gratis und ohne jede Diskriminierung alle Infos in Sekundenschnelle, es vermittelt Bildungschancen, und der Personalcomputer ersetzt oft die Privatsekretärin. Selbst die Partnervermittlung, aber auch jedwede andere Organisation des Lebens können wir über das Netz bewerkstelligen. Fast jedes Studium ist enorm erleichtert worden, und ich kann mich mit dem Laptop in jede Wiese und auf jeden Berg setzen und nach Herzenslust schreiben. Moderne Computerkids können auf Möglichkeiten zurückgreifen, von denen wir nur träumen konnten. Sie verfügen heute ganz locker über Rechnerkapazitäten, die das Raumfahrtzentrum in Houston oder auch das Pentagon zu unserer Zeit nicht annähernd hatten.

Insofern bedarf es viel Engagements vonseiten der Eltern, ihren Kleinen die Chancen der IT-World zu lassen und trotzdem der Verflachung des Lebens entgegenzuwirken. Die Chancen dieser wirklichen neuen Welt sind so groß, dass ihr Schatten entsprechend ausfällt.

Fragen für Eltern:

▷ Wo fehlt es unserem Kind an Reizen außerhalb der PC-Welt?
▷ Warum flüchtet es in diese »irre-ale« Welt?
▷ Wie können wir Aufmerksamkeit und Interesse von den virtuellen auf die realen Geschehnisse lenken?
▷ Was könnten wir von unserem Kind am PC lernen, und was könnte es von uns außerhalb desselben lernen, um unser gemeinsames Leben zu bereichern?

Unterstützende Maßnahmen:

▷ *Bewusster Umgang mit dem Medium:* Das Wichtigste ist wie bei allen anderen Süchten auch, sich klarzumachen, dass nicht der

Computer das Problem ist, sondern die Art, wie *kind* damit umgeht.

▷ *Alternativen bieten:* Ähnlich wie bei der Fernsehsucht geht es auch hier darum, dem Kind Erfahrungen »aus erster Hand« zu ermöglichen.

15.8.1.17 Die Handy-Seuche

»Ich bin jederzeit für alle erreichbar.«

Die Sehnsucht nach Kommunikation und Dazugehörigkeit, der Wunsch, in jedem Moment mit jedem in Kontakt treten zu können, die Außenwelt immer dabeizuhaben, stets erreichbar zu sein, das sind die Zauberworte der Handy-Zeit. Dass das Handy schon allmählich den Laptop integriert und den Fernseher ebenso, kommt noch dazu. Es ist der gemeinsame Nenner dieses modernen Dreigespanns. »Hol es dir auf dein Handy« ist ein Werbeslogan, dem auch schon Kinder erliegen, jedenfalls die, die heutzutage etwas auf sich halten.

Tatsächlich werden wir bald vieles aufs Handy bekommen, was wir uns heute noch nicht träumen lassen. Es ist bereits denkbar, dass der körperlich integrierte, d.h. unter der Haut getragene Labor-Chip die Info bezüglich eines fehlenden Vitamins ans Handy sendet, das via GPS den Weg auf dem Display anzeigt, über den wir zum entsprechenden Shop oder Restaurant kommen, wo dieses Vitamin zu haben ist. Wir werden dann die Speisekarte vielleicht gar nicht mehr brauchen, sondern nur unser Handy einschalten, das im Kontakt mit dem im Organismus integrierten Chip die Bestellung von der online verfügbaren Speisekarte an die Restaurantküche schickt. Vielleicht wird irgendwann das ganze Menu auf diese Weise zusammengestellt, so dass wir chemisch wirklich alles bekommen, was so ein chemischer Mensch braucht. Nur was bekommt unsere Seele dann noch? Eine Art Gruselfilm der anderen Art, »Die Insel«, beschreibt das und führt das Horrorszenario noch weiter.

Auch wenn das noch für einige Zeit Zukunftsmusik bleiben

wird, für viele Zeitgenossen ist das Handy bereits völlig unverzichtbar. Ein Mädchen mit echter Handy-Sucht, dessen Vater das Teil nach einer entsprechenden Rechnung schlicht konfisziert hatte, reagierte postwendend mit Schweißausbrüchen und Herz-Rhythmus-Störungen. Der Effekt war leider jederzeit reproduzierbar. Das Handy war ihr längst zu einer Art Nabelschnur geworden, die sie mit allem für sie Wichtigen verband. Ähnlich soll es schon vielen jungen Leuten ergehen, wenn sie nicht ständig online sind.

Die Handy-Generation verabredet sich kaum noch. Alles läuft spontan übers Handy, man braucht gar keinen Plan mehr – allerdings ständig und immer die Nabelschnur des eingeschalteten Handys. Eine Mutter, die in Verkennung dieser Situation ihrer Tochter von der Gefährlichkeit der entsprechenden Strahlung erzählen wollte, musste sich staunend anhören, dass ihre Kleine ohne Handy sowieso nicht mehr leben wollte. Das zwingt natürlich eine ganze Generation auf makabre Weise ins Hier und Jetzt. Nicht zu unterschätzen ist auch die Kontrollfunktion durch das Handy. Kinder sind immer erreichbar, dadurch aber auch freier und selbstständiger, was beiden, Eltern und Kindern, nur angenehm sein kann.

Ursprünglich als Möglichkeit des Nachrichtenaustauschs gedacht, ist stundenlanges Telefonieren heute Teil eines neuen Lebensgefühls der Teenies. Mit ihrem Kürzelsystem und verschiedenen Geheimcodes beim SiMSen bleiben sie völlig unter sich und doch überall dabei. Sie können damit viel Zeit sparen und verlieren doch – und ohne es zu merken – in Wirklichkeit enorm viel Lebenszeit.

All die neuen Medien haben geholfen, die Geschwindigkeit unserer Lebensabläufe dramatisch zu erhöhen und so viel Zeit zu sparen. Aber es wird natürlich auch schon jeder Schwachsinn kommuniziert, denn die Hemmungen fallen im Internet und allen assoziierten Systemen schneller, als die Ethik-Professoren das beklagen können.

Handys haben schon viele Leben gerettet, aber auch schon viel Leben(szeit) gekostet. Das ist ihr Schatten: Wir vernichten in einem nie dagewesenen Ausmaß Zeit vor verschiedensten Bildschirmen, ob vor den immer größer werdenden der Fernseher und Computer oder den immer kleiner und handlicher werdenden der Handys. Nachdem Teenies in den USA schon längst ihre Jugend vertelefonieren, ziehen nun auch die Kids nach und tun ihrer Kindheit Ähnliches an. Wir müssen zwar nicht alles aus den USA übernehmen – doch wir tun es bisher fast immer.

Fragen für Eltern:
▷ Wie können wir den nützlichen Wert des Handys betonen und in den Vordergrund stellen?
▷ Hat unser Kind Angst, etwas zu verpassen, wenn es nicht ständig erreichbar ist?
▷ Ist es auf anderen wichtigen Ebenen unerreichbar, und muss es das mittels Handy kompensieren?
▷ Wie können wir deutlich machen, wie wichtig Gespräche und das Leben von Angesicht zu Angesicht sind?
▷ Konnte unser Kind bereits den Vorteil von Live-Konzerten gegenüber CDs erleben? Sollten wir in ein Konzert gehen, um den Unterschied zu spüren?
▷ Wie könnten wir zusammen üben, uns beim Reden in die Augen zu blicken und uns überhaupt wieder mehr anzuschauen?

Unterstützende Maßnahmen:
▷ *Alternativen bieten:* Der Ausweg aus der Handy-Sucht läge z.B. in einer so anmachenden Kommunikation über die alten Wege wie Gespräche, Diskussionen, gemeinsames Spielen und Lachen, dass die Kinder wieder Lust bekämen, das Leben statt in seiner verflachten viereckigen Abart lieber wieder »live« zu erleben.
▷ Das Wichtigste ist, wie bei der Computer- und der Fernsehsucht auch, sich klarzumachen, dass nicht das Handy das Problem ist, sondern *die Art, wie man damit umgeht.*

15.8.1.18 Appetitlosigkeit

»Ich hab auf nichts mehr Lust.«

Hinter mangelndem Appetit steckt unter Umständen mangelnder Hunger auf das Leben, was wiederum oft mit Übersättigung oder Verweigerung zu tun hat. Wer nicht essen will, verrät damit, dass er keine Lust hat, das Leben hereinzuholen und zu »verdauen«. Es ist also eine Art Weigerung, am Dasein teilzunehmen.

Und diese bringt Eltern natürlich entsprechend gegen ihre Kinder auf. Es steckt nämlich auch eine schallende Ohrfeige für sie in der Botschaft. Sie haben sich so viel Mühe gegeben mit dem Kind und müssen jetzt ansehen, wie es in einen generellen Boykott gegen das Leben verfällt. Nebenbei ist es noch eine Ablehnung des angebotenen Essens, das offenbar den Ansprüchen nicht genügt. Den Eltern teilen die Kinder dabei ziemlich direkt mit, dass ihr Geschenk nichts wert ist. Deren Angst ist, das Kind könnte wirklich verfallen und sich klammheimlich davonmachen.

In der Regel handelt es sich bei der Appetitlosigkeit aber gar nicht um eine generelle Ablehnung des Lebens, sondern um eine Phase; und meist reicht es zu warten, bis das Kind von sich aus wieder Hunger entwickelt. Wichtig wäre allerdings, darauf zu achten, dass es sich nicht zwischendurch mit Süßigkeiten oder anderem Ersatz vollstopft und deshalb zu den Mahlzeiten keinen Hunger mehr hat.

Es ist durchaus nicht ungewöhnlich, dass Kinder in bestimmten Lebensphasen weniger und in anderen mehr essen. Natürlich hängt Hunger auch mit dem Verbrauch von Energie zusammen und entwickelt sich eher nach Radtouren als nach Fernseh-und-Couch- oder Computerspiel-Sitzungen.

Fragen für Eltern:

▷ Wie können wir bei unserem Kind den Hunger aufs Leben erzeugen?
▷ Wovon ist es übersättigt?
▷ Was gefällt und schmeckt ihm so wenig?

- ▷ Wie könnten wir uns gemeinsam mehr Appetit machen?
- ▷ Wenn der Appetit beim Essen kommt, womit könnten wir beginnen?

Unterstützende Maßnahmen:

- ▷ *Lust aufs Leben machen:* Die anspruchsvolle Aufgabe der Eltern bei einer lang andauernden Appetitlosigkeit besteht darin, den kleinen Verweigerern Lust auf das buddhistische Bhoga, »Weltessen«, zu machen und ihr Desinteresse an der physischen Welt durch entsprechend anregende Lebens- und Essensformen zu überwinden. Wer im übertragenen Sinn Appetit aufs Leben entwickelt, wird es sich bald auch wieder im konkreten Sinn schmecken lassen.
- ▷ *Die Verweigerung sinnvoll verlagern:* Es gilt aber auch, den Kleinen nahezubringen, dass eine Verweigerung ihren Sinn haben kann und es genug Gegebenheiten im modernen Leben gibt, die einem den Appetit verderben können. Diesen könnte man sich gemeinsam und bewusst verweigern, wie etwa minderwertigem Essen, Kriegsspielzeug oder Gewaltvideos. Anschließend könnte es Spaß machen, gemeinsam den »richtigen Geschmack« zu entwickeln und zu lernen, wie gut es uns eigentlich geht und wie erleichternd es ist, ohne Not zu essen.
- ▷ *Geben und Nehmen:* Homöopathisch gedacht, könnten die Kinder an ihrer Verweigerung lernen, mit sehr wenig auszukommen und zufrieden zu sein – und mehr zu geben, als zu nehmen.

15.8.1.19 Kleine Unfallpersönlichkeiten

»Mir geht auch alles schief.«

Einen kleinen »Unfaller« zum Kind zu haben ist eine größere Herausforderung und verlangt viel innere Ruhe, Aufmerksamkeit, Vertrauen und vor allem gute Nerven. Es ist noch gar nicht so lange her, dass Wissenschaftler von solchen Persönlichkeitstypen Kenntnis genommen haben. Der Volksmund weiß schon lange um ihre Existenz und spricht von »Pechvögeln« und »Unglücksraben«. Er weiß auch, dass »ein Unglück selten allein kommt« und es das »Gesetz der Serie« gibt, das immer wieder dieselben trifft, an deren »Händen« eben »Pech klebt«. Andererseits kennt er aber auf dem Gegenpol ebenso »Glückspilze« und »-kinder«, die das »Glück gepachtet« zu haben scheinen und es gar nicht mehr loswerden. Die Pech- und die Goldmarie sind uns natürlich auch aus dem Märchen vertraut.

Diesen Phänomenen und ihren Opfern, die von der Wissenschaft inzwischen als sogenannte »Unfallpersönlichkeiten« klassifiziert wurden, steht man aufseiten der Schulmedizin völlig hilflos gegenüber. Denn was nutzt den Betroffenen die statistisch belegte Erkenntnis: 80 Prozent aller Unfälle gehen auf das Konto von 20 Prozent aller Menschen, egal, ob man Verkehr, Arbeitswelt, Haushalt oder Sport betrachtet? Und die Karriere solch eines Unglücksraben kann durchaus früh im Kindesalter beginnen.

Hilfe kommt lediglich aus dem Erkennen des zugrundeliegenden Urprinzips oder Archetyps. So wie sich allem Weiblichen und Kindlichen das Mond-Prinzip zuordnen ließ, gibt es auch ein Prinzip, dem alles Originelle, Ungewöhnliche, Verrückte, Ausgeflippte, die Normen Verletzende untersteht und damit auch die Unfälle: nämlich das des Uranus.

Menschen wie die Unfallpersönlichkeiten, die mit diesem Prinzip auf Kriegsfuß stehen, müssten, statt sich (allopathisch) noch mehr zusammenzureißen und immer vorsichtiger zu werden, im Gegenteil (und homöopathisch gedacht) mutiger und ver-rückter leben. Wenn sie über die Stränge schlagen, aus der Reihe tanzen und die ausgetretenen Trampelpfade der Mehrheit verlassen, kommen sie aus der Unfallfalle heraus. Alles, was ihr Leben originell und auffällig, ungewöhnlich und herausfordernd macht, entspricht dem Uranischen und wird ihm gerecht.

Unfälle gehören zu diesem Prinzip, schließlich verlässt *kind* mit ihnen ebenfalls die Norm und oft genug die vorgegebenen Wege. Unfälle gehören zu den unerlösten Aspekten dieses Archetyps. Jedes Prinzip hat zwei Seiten. Wer seine erlösten Ebenen lebt, wird ihm dadurch genauso gerecht und befreit sich zugleich von den unerlösten Schattenseiten.

Fragen für Eltern:

- ▷ Wie kann unser Kind mutiger werden?
- ▷ Darf es mal verrückt spielen und über die Stränge schlagen?
- ▷ Wann, wo und wie könnten wir gemeinsame verrückte und ausgeflippte Zeiten haben?
- ▷ Was könnten wir erfinden, um unser Leben spannender und herausfordernder zu machen?
- ▷ Was ist das Ungewöhnliche und Besondere, das Originelle und Eigentümliche an unserem Kind, und wie könnten wir es fördern und ihm Raum geben?

Unterstützende Maßnahmen:

- ▷ Für die betroffenen Kinder ginge es darum, *wieder zu den Originalen zu werden*, als die sie geboren wurden, und die »Abziehbilder« hinter sich zu lassen, die andere bzw. die Gesellschaft aus ihnen machen wollen.
- ▷ *Urprinzipien:* Für Eltern, deren individuelle urprinzipielle Aufgaben in der Regel anders sind, ist das Prinzip des Uranus eine ganz besondere Herausforderung. Ihnen wäre in solch einer Situation am ehesten zu raten, sich auf die Gesetze des Lebens und die Archetypen einzulassen und sich mit ihnen auseinanderzusetzen, um sie und darüber ihr Kind besser zu verstehen und so aus der Wertung herauszukommen.
- ▷ *Risikobereitschaft:* Das Schwierigste für die betroffenen Eltern ist der Balanceakt zwischen Vorsicht und Risikobereitschaft. Wenn diese Kinder zu behütet aufwachsen, stürzen sie sich oft Hals über Kopf ins Risiko, und ihr Leben wird wirklich riskant. Sie können sich aber unter dem Overprotection-Muster auch zu Angsthasen entwickeln. Die Herausforderung besteht darin, sie ständig Neues ausprobieren zu lassen, das für sie wirklich riskant ist, aber für die Eltern noch abschätzbar erscheint. Damit die Situation nicht eskaliert, sind gezielte Erfahrungen unter elterlicher Aufsicht vonnöten. Je verantwortungsvoller *kind* lernt, sich neuen Situationen zu stellen, desto besser. Für die Eltern bleibt das stets ein Balanceakt und nicht selten eine Nervenfrage.

Natürlich können wir nicht immer auf unsere Kinder aufpassen, irgendwann müssen sie es selbst tun. Aber wenn sie in diese Verantwortung langsam hineinwachsen, ist das bei weitem besser, als wenn sie erst (über)behütet sind und später dann blind in die nächst-beste Herausforderung springen.

15.8.1.20 Legasthenie

»Ich kann die Welt nicht lesen!«

Früher wurde die Lese-Rechtschreib-Schwäche gar nicht als eigene Symptomatik, geschweige denn als Krankheitsbild (an)erkannt. Bis man über Intelligenztests eines Besseren belehrt wurde, ging man pädagogisch gesehen sogar davon aus, dass die Kinder zu dumm zum Lesen und Schreiben seien, was sie fürs Leben abstempelte. Heute ist diesbezüglich Entspannung eingetreten; Betroffene können trotzdem ihr Abitur und anschließend eindrucksvolle Karrieren machen. So wie es Teilbegabungen gibt, existieren offenbar auch Teilschwächen.

Selbst der praktische Aspekt des Schreibens hat sich sehr gelockert, seit auf fast jedem Computer Rechtschreibprogramme laufen, die einem die Orthographie erleichtern. Tatsächlich wird die Rechtschreibung sogar nebenher besser, wenn man ständig mit der Nase auf die Fehler gestoßen wird und ohne jeden Druck so lange probieren kann, bis das Wort stimmt.

Im Übrigen bestimmt der Umgang mit einem Problem sehr weitgehend das Ausmaß, in dem es das Leben behindert. Legasthenie hätte das nie müssen und muss es heute schon gar nicht mehr. Trotzdem ist – wie an jeder Symptomatik – einiges über die Symbolik zu lernen.

Legastheniker sind aufgerufen, in Gottes Schöpfung wie in einem offenen Buch lesen zu lernen und anzuerkennen, wie wenig die schriftliche Welt ihre ist. Sie verstellt sich ihnen auf wissenschaftlich noch unbekannte Art. Ihre Aufgabe liegt also offensichtlich nicht darin, die Welt buchstäblich zu beschreiben, zu entziffern oder sich schreibend in ihr einen Platz zu sichern. Andere

Ausdrucksformen rücken entsprechend mehr in den Vordergrund. Lediglich die in Schrift geronnene Form der Sprache entzieht sich ihnen, nicht aber die Sprache in ihren emotionalen und gefühlsbetonten Möglichkeiten.

Wenn ich es nicht schaffe, mich schriftlich und damit förmlich mitzuteilen, muss ich es eben informell und über andere Wege versuchen. Wer seine Welt nicht schriftlich beschreiben kann, muss es anders versuchen und auf bewegende Worte setzen.

Die feste und nach den Regeln der Orthographie auch festgelegte Form wird von Legasthenikern durchgemischt und endet im Extremfall in einem Wortsalat, der keinen Sinn mehr ergibt. Sie müssen ihren Sinn offenbar anders finden und vermitteln als über die schriftliche Form. Und man sollte auch bedenken, dass es ein Leben vor Gutenberg und dem Buchdruck und sogar vor der Erfindung der Schrift gab… Mit der Schrift lehnen Legastheniker unbewusst einen großen Teil unserer Kultur ab, in deren schriftliche Ordnung sie sich nicht einfühlen und -fügen können.

Nur Ärzte verschreiben noch mehr, als Legastheniker sich verschreiben. Können oder wollen beide Gruppen zu dem, was sie da (ver)schreiben, vielleicht gar nicht stehen? Wer der schriftlichen Form nicht mächtig ist, wird natürlich auch viel weniger verbindlich, denn es ist ja die Schriftform, die bei uns erst wirklich zählt und mit der wir alles festschreiben und unterschreiben.

Wer sich ständig verschreibt, kann gar nicht so meinen, was er da schreibt. Er müsste – homöopathisch gedacht – die formelle Seite seines Lebens noch besser aufmischen und durcheinanderwirbeln, Verbindlichkeiten auflösen und Mut zum Chaos entwickeln. Allopathisch ginge es darum, die Buchstaben und die Dinge, die Bedeutung haben, im Leben richtigzustellen. Homöopathisch geht es im Gegenteil darum, geleitet vom Uranus-Prinzip, dem wir bei den Unfällen bereits begegnet sind, kreativer und origineller mit den formalen Aspekten des Lebens umzugehen, etwa so wie Johnny Depp in dem Film »Benny and Joon«, wo er, der weder lesen noch schreiben kann, so zauberhaft mit dem Leben jongliert, dass alle seinem Charme erliegen. Das wäre überhaupt ein zwingender Film für Legastheniker und »Rechenunkünstler«, eine wundervolle Anregung, um in sich – auf den Spuren des Uranus-Prinzips – den wahren Künstler zu entdecken.

Buchstaben sind Zeichen ganz vom Beginn unserer Kultur. Sie kommen ursprünglich von den Buchenstäben, auf die die Schamanen der Germanen bedeutungsschwangere Zeichen ritzten, jene Runen, die laut Odin rechten Rat raunen sollten. Die Stäbe wurden im Ritual durcheinandergeworfen, um aus ihrem Fall den Willen der Götter zu erforschen.

Bei Legasthenikern ist ständig Buchstabenorakel angesagt, mit dem sie vielleicht einen ganz anderen Sinn in ihrem Leben finden wollen – wie seinerzeit unsere Vorfahren. Jedes Verschreiben muss tatsächlich im Freud'schen Sinne als Fehlleistung gedeutet werden. Eine Flut von Fehlleistungen könnte demnach als ein Versuch gesehen werden, zu einem anderen, ganz eigenen Sinn zu gelangen.

Eine durchsichtige Aufgabe der Legastheniker ist sicher, den Sinn der Schöpfung auf ihre individuelle und originelle Art zu ergründen. Beim Denken in Bildern haben sie ja keine Probleme und könnten so diesen wesentlichen Teil der Wirklichkeit in ihrem Leben betonen (vielleicht wären auch Bilderschriften wie das Altchinesische vorteilhafter für sie). Würde die Energie und damit auch die Aufmerksamkeit von der ordnenden männlichen Seite abgezogen, bliebe mehr für die weibliche bildhafte Seite übrig, und es käme dabei ganz nebenbei mit der neuen Sprache auch ein anderer Sinn ins Leben.

Ein Beispiel mag das verdeutlichen. Legastheniker könnten, statt Geschichten in Schriftzeichen zu verschlüsseln und aufzuschreiben, sie in Bildern erleben, spielen, singen und tanzen und sie so auf ganz andere Weise anderen vermitteln und vor deren inneren Augen und vor allem in deren Herzen lebendig werden lassen.

Der Autor Ronald D. Davis – selbst Legastheniker – sagt in seinem Buch *Legasthenie als Talentsignal* dazu: »Legasthenie ist ein Talent im wahrsten Sinne des Wortes: eine Gabe und Begabung, eine natürliche Fähigkeit. Wenn das Legastheniker-Kind sein darf, ebenso wie z.B. der Linkshänder, dann lernt es, seine speziellen Fähigkeiten voll zu nutzen. Da es eine starke 3-dimensionale Wahrnehmung hat, stehen die Buchstaben nicht fest auf ihrer 2-dimensionalen Fläche, sondern bewegen sich im Raum, was zugegebenerweise das Lesen und Schreiben sehr schwierig macht, andererseits aber eine ganz andere Art von Wahrnehmung ermöglicht. Aufgrund dieser beweglichen und tiefen Wahrnehmung haben diese Kinder eine lebhafte Phantasie, eine vielschichtige Wahrnehmung, eine hohe Kreativität und eine gute Intuition, wenn sie ihr ganz eigenes Talent nicht als Manko erleben.«

Fragen für Eltern:

▷ Wie kann sich unser Kind anders als über die Schriftform ausdrücken?
▷ In welchen Situationen will es sich nicht festlegen und verbindlich sein?
▷ Wann darf es kreativ und chaotisch sein?
▷ Wie können seine (künstlerischen) Begabungen unterstützt werden?
▷ Wie ließe sich gemeinsam die Welt besser verstehen und in Gottes Schöpfung wie in einem offenen Buch lesen lernen?

Unterstützende Maßnahmen:

▷ *Kommunikation:* Schaffen Sie mehr Raum für Gespräche und fürs Geschichtenerzählen.
▷ *Lesen attraktiv machen:* Überlegen Sie sich, wie Sie das Lesen für Ihr Kind attraktiv, spannend und positiv herausfordernd machen könnten.

15.8.1.21 Dyskalkulie

»Das Leben ist unberechenbar für mich.«

Die Rechen- ist seltener als die Lese-Rechtschreib-Schwäche und wird in einer Welt, die ständig weniger liest und mehr rechnet, zum größeren Problem. Die moderne Welt ist insgesamt schon fast so etwas wie eine einzige große Rechenmaschine, alles wird durchkalkuliert. Controller beherrschen und bestimmen unser Leben, und immer geht es dabei um Zahlen und Rechnen und zählbares Geld. »Stimmt die Rechnung unter dem Strich?« ist die Frage, die alle umtreibt.

Selbst auf der Intensivstation wird das Ergebnis vorausberechnet: Lohnt der jeweilige Aufwand überhaupt noch – rein rechnerisch? Das sei nur ein mögliches Verfahren und ohne Auswirkung auf die Therapie, bemühen sich die Mediziner zu versichern, die so berechnend denn doch nicht erscheinen wollen. Die letzten wirklichen Ärzte sind aus diesem berechenbaren Geschäft mit der Krankheit längst ausgestiegen. Da fragt man sich nur, warum das dann überhaupt berechnet wird, wenn es keine Konsequenzen hätte. Na, weil man es kann! Auch das wäre durchaus im modernen Trend. Wir machen vieles, weil wir es machen *können*, nicht, weil wir es *brauchen*. Und berechnen können wir heute eben fast alles.

Wo keine Preis-Leistungs-Verhältnisse zu ermitteln sind, kann man Preisvergleiche berechnen, den Spritverbrauch und die Lebenserwartung, die in der Regel Sterbeerwartung ist, sich aber wundervoll statistisch ermitteln lässt. Und natürlich kann sich jeder ausrechnen, wann er in Rente geht. Und wie viel bzw. wie wenig er dann bekommen wird, ist auch bereits heute berechenbar. Die Hochrechnungen ersparen uns schon fast die Wahlen, die Demokratie ist längst berechenbar geworden und damit auch ziemlich käuflich. Wir können uns inzwischen auch ausrechnen lassen, ob wir partnerschaftlich zusammenpassen, und tatsächlich entstehen immer mehr Beziehungen über Internetportale, die von Computern, also Rechnern, gestützt werden. Ob diese Partnerschaften dann auch halten, ist eine andere, eine unberechenbare, emotionale Frage. Andererseits scheinen die Chancen nicht schlechter zu stehen als bei auf anderen Wegen geschlossenen Beziehungen. Die gesamte Computerwelt ist eine berechnete und damit auch berechnende Welt. Wohl in keiner anderen wurde so viel gelogen wie in dieser modernen der Computer, aber alles auf exakt berechneter Basis. Ob diese Rechnung aufgeht?

Vor diesem Hintergrund kann man sich eine sogenannte Dyskalkulie eigentlich gar nicht leisten. Einige wenige, besonders mutige Menschen tun es trotzdem notgedrungen. Sie können einfach nicht rechnen. Etwas in ihrem »biologischen Personalcomputer« macht da nicht mit.

Der Gedanke, dass unser Gehirn auch ein, und zwar unser vorrangiger Personalcomputer ist, macht natürlich weniger Spaß und ist auch nicht sehr populär und trifft doch zum Teil zu. Vielleicht werden die kleinen grauen Zellen deswegen auch so selten und auf so inkompetente Weise benutzt. Die alte Idee, erst mal selbst nachzudenken, bevor man »googelt«, gehört in weiten Kreisen schon lange der Vergangenheit an.

Nun ist unser Gehirn zwar unter anderem auch ein unglaublich weit entwickelter »Personalcomputer«, aber es ist viel mehr, so viel mehr, dass wir es noch nicht mal im Ansatz verstehen können – auch nicht mithilfe der besten Rechner. In diesem bisher unnachahmbaren Riesen-»Computer« gibt es auch ein »Rechenzentrum«, das sich speziell mit Zahlen und Kalkulationen beschäftigt. In diesem besonderen Rechenareal des Gehirns sitzt bei Kindern mit Dyskalkulie ein bisher unkalkulierbares und ungelöstes Problem, dem wir von dieser Ebene noch nicht beikommen können.

Nicht, dass es heute noch wichtig wäre, das Rechnen im eigenen Hirn zu vollziehen, wo es schon jeder PC kann, und fast jedes Handy und auf alle Fälle Taschenrechner preislich auf die Ebene von Werbegeschenken gerutscht sind.

Die Dyskalkulie ist also wie die Legasthenie von der immer schneller rechnenden Moderne eingeholt und im Alltag ad absurdum geführt worden. Sie spielt fast nur noch in Schulen eine Rolle. Tatsächlich kann man es sich heute eigentlich längst nicht mehr leisten, im Kopf zu rechnen, denn die Computer können es einfach besser, nicht nur viel schneller, sondern auch viel verlässlicher. Mit ihnen kann man zu jeder Zeit rechnen, was bei Menschen leider nicht immer der Fall ist. Ein Navigationsgerät ermittelt die Route viel schneller und sicherer als jeder Chauffeur. Heute muss man fast schon Angst haben, dass der Pilot selbst fliegt, weil der fest installierte Großrechner im Cockpit einfach weniger Fehler macht.

Trotzdem hat die Dyskalkulie symbolisch eine große Bedeutung. Wer die Dinge, die zählen, nicht richtigstellen kann, kann in einer Welt der Zahlen nicht zählen. Was zählt denn einer, der nicht mal zählen kann, wird er überhaupt noch dazugezählt? Wer nicht rechnen kann, ist der noch dazuzurechnen, ja ist er überhaupt noch zurechnungsfähig? Er ist ja nicht berechenbar. Und kann nicht abrechnen mit den Menschen und dem Leben. Möglicherweise will er das auch gar nicht.

Jedenfalls ist er vielleicht nicht so berechnend – was für eine Ausnahme wäre er dann heutzutage! Er kann sich auch nicht recht ausrechnen, was bei seinen Aktionen herauskommt. Vielleicht macht er sie dann unter anderen Gesichtspunkten, schaut etwa, wie er und andere sich dabei fühlen.

Wer sich ständig verrechnet, hört wahrscheinlich einfach auf zu rechnen, bei ihm hat man die Rechnung wirklich ohne den Wirt gemacht. Er tut nicht mit beim gängigsten Gesellschaftsspiel unserer Zeit. Wer ständig falschen Einschätzungen unterliegt, hört vielleicht auch damit auf und schätzt die Menschen nicht mehr ein. Wahrscheinlich ist es gut, dass er sich nicht ausrechnen kann, wo das hinführt: Es wird sich gewiss nicht auszahlen. Aber was für ein geringes Problem ist das, wenn er sich von der Macht der Zahlen nicht vereinnahmen lässt!

»Wehe, man verrechnet sich!«, denken wir – aber das Kind mit Dyskalkulie verrechnet sich ständig, es macht Fehler und wird so permanent gewahr, was ihm alles noch fehlt. Es kann sich nicht oder nur schlecht auf diese Welt einstellen und wird so nicht leicht eine Position im Sinn einer festen Stellung finden. Das heißt aber, es muss im Fluss bleiben wie das Leben … eben *panta rhei*.

Hier scheinen schon die erlösten Seiten dieser Schwäche durch. Tatsächlich muss sich ja nicht alles auszahlen und berechnen lassen. Wer mit zu viel Kalkül an die Welt herangeht, hat wenig davon und ist uns auch nur unangenehm. Wir sind heute unter dem Einfluss von Globalisierung, Turbokapitalismus und US-Lebensstil wahrscheinlich kollektiv viel zu berechnend und machen nur noch, was uns etwas einbringt, aber immer weniger, was uns Spaß und Freude bereitet. Da könnten wir von Kindern, die das Rechnen verweigern, nur lernen. Sie könnten uns daran erinnern, dass es auch noch etwas anderes, Wichtigeres im Leben gibt.

Die Aufgabe geht so in eine ähnliche Richtung, nur noch dramatischer, wie bei der Legasthenie. Diese Kinder sollen sich offenbar nicht so sehr um Zahlen und Geld kümmern, weniger berechnend sein, nicht auf Effizienz schauen und was jeweils bei jeder Aktion herauskommt. Sie sollen weg vom archetypisch männlichen Pol hin zum archetypisch Weiblichen, Künstlerischen, Beschwingten, Kreativen, Fließenden. Sie könnten Poeten werden entsprechend dem Satz von Peter Altenberg: »Gott denkt in den Genies, träumt in den Dichtern und schläft in den übrigen Menschen.« Wenn es zum Genie also nicht ganz reicht, ist der Dichter noch immer besser als das Heer der Schläfer.

Fragen für Eltern:

▷ In welchen Situationen sind wir berechnend, in welchen unberechenbar?

▷ Wo lassen wir uns noch von unserem Gefühl leiten statt von Fakten?

▷ Ist Zahlenakrobatik ein überwichtiger Teil unseres Lebens, spielen Zahlen und Geld eine überwertige Rolle?

▷ Muss vielleicht gar nicht jede Rechnung aufgehen?

Unterstützende Maßnahmen:

▷ Überlegen Sie sich, wie Sie die *künstlerische und kreative Seite* in Ihrem Kind unterstützen können.

▷ *Lockerheit:* Überlegen Sie, ob Ihr Kind Ihnen beibringen will, mit Zahlen und Geld lockerer umzugehen, ja damit spielen zu lernen.

15.8.1.22 Masturbieren

»Lustvolle Unabhängigkeit oder Selbst ist das Kind.«

Erektionen kommen bei Kindern schon im ersten Lebensjahr während des Wickelns vor. Sigmund Freud wies darauf hin, dass bereits Kinder Lust und Sinnlichkeit empfinden. Sobald sie die Möglichkeit entdecken, sich selbst durch Reizen bzw. Reiben ihrer Geschlechtsorgane Lust zu bescheren, machen sie davon Gebrauch. Dabei hat noch nie ein Kind Schaden genommen, höchstens durch völlig überzogene Reaktionen von Eltern und anderen erwachsenen Bedenkenträgern. Das Beste wäre, die Kinder einfach kommentarlos gewähren zu lassen, jedenfalls die Lustgefühle nicht herabzusetzen – in dem Bewusstsein, dass Selbstbefriedigung das Normalste von der Welt ist.

Wo Onanieren bestraft oder sanktioniert wird, besteht die Gefahr, dass das Sexualleben längerfristig in Mitleidenschaft gezogen wird. Statt es zu unterdrücken, wäre es also im Gegenteil wohlwollend zu tolerieren. Es ist, wie gesagt, natürlich, eigentlich sogar ideal, wenn Kinder frühzeitig Freude am eigenen Körper empfinden lernen.

Als Entdeckung von Selbst- oder Eigenliebe könnten wir das Masturbieren neu einordnen und aus der Schmuddelecke befreien. Einer der zentralen Grundsätze des Christentums, »Liebe deinen Nächsten wie dich selbst«, ließe sich auch hier anwenden. Die Kleinen üben am eigenen Körper, was sie später bei ihrem Partner können sollten.

Die Aufgabe wäre also, in sich genug Befriedigung zu finden, Freude am eigenen Körper zu entwickeln und Masturbation als durchaus schöne Möglichkeit zu erkennen, die Liebe zu sich selbst zu entdecken – als Übergangsform, um später auch andere entsprechend befriedigen bzw. lieben zu können.

Eltern, die darauf bestehen, dass Masturbieren etwas Schlechtes ist, müssen sich nur einmal vor Augen rufen, was uns die derartigen Verteufelungen der Kirchenvertreter und anderer Moralisten gebracht haben. Priester, die uns als Kindern Angst vor Rückenmarksschwindsucht und anderem Schwachsinn gemacht haben, büßten lediglich jede Glaubwürdigkeit ein, für sich persönlich und ihre Kirche gleich mit. Das Onanieren aber haben sie mit ihrer ebenso dummen wie haltlosen Angstmache keineswegs verhindert oder auch nur reduziert. Sie haben das ganze Thema Sexualität lediglich mit Angst befrachtet.

Warum überhaupt können Eltern solche Bedenken gegenüber einer so harmlosen Aktivität entwickeln? Manchmal haben sie ernsthaft die Befürchtung, sie könnten die Liebe ihrer Kinder dadurch verlieren. Dass diese sich irgendwann anderen zuwenden werden, wird natürlich hier schon spürbar. Es wäre eine gute Gelegenheit, sich an diesen Gedanken frühzeitig zu gewöhnen. Aber natürlich sollte man Kindern vermitteln, dass Masturbieren in den Privat- und Intimbereich gehört und auf Dauer nur ein Ersatz für die sexuelle Liebe zwischen Partnern ist, doch eben der ganz normale Einstieg in dieses wichtige Thema.

Wenn Eltern angesichts des Onanierens ihrer Kinder hingegen richtig ausflippen, obwohl sie es natürlich auch getan haben und nicht selten immer noch oder schon wieder tun, hat das einen Zusammenhang mit eigenen sexuellen Problemen. Und davon gibt es natürlich mehr als genug. Kinder dürfen sich dann nicht einfach nehmen, was Eltern sich verbieten oder nur mit schlechtem Gewissen und sozusagen illegal genehmigen. Wo Kinder als Spiegel und Ausdruck unterdrückter elterlicher Bedürfnisse fungieren, werden sie natürlich zum Ärgernis. Doch der Kampf gegen Spiegel entspricht dem gegen Windmühlenflügel.

Fragen für Eltern:

▷ Wie gehen wir mit Sinnlichkeit und Sexualität um?
▷ Können wir unsere Sinnlichkeit und Sexualität ausleben und dazu stehen?
▷ Was stört uns an den Bedürfnissen unseres Kindes?
▷ Wo sind wir prüder und verklemmter als unser Kind?
▷ Ist die Frucht unserer Liebe ein ziemliches Früchtchen – in unseren Augen? Wen von uns beiden stört das mehr, und was sagt uns das?

- ▷ Wie viel Lust leben wir, und wie viel Lust darf unser Kind leben? Oder wollen wir nichts davon wissen?

Unterstützende Maßnahmen:
- ▷ Wenn Eltern beobachten, dass ihr Kind masturbiert, sollten sie *vor allem locker bleiben* und bedenken, wie normal Selbstbefriedigung in der Entwicklung ist, wie Kinder sich dabei kennenlernen und den eigenen Körper erforschen.
- ▷ Schaffen Sie einen *geschützten Raum* für die Bedürfnisse Ihres Kindes.

15.8.1.23 Doktorspiele

»Ich hab was, was du nicht hast.«

Die unschuldigen Doktorspiele fallen in eine ähnliche Rubrik wie die Selbstbefriedigung. Auf diesem Wege versuchen Kinder, ihre Körper zu erforschen, und das muss durchaus nicht mit paranoiden Reaktionen quittiert werden, die mehr mit der eigenen unbewältigten Vergangenheit zu tun haben als mit echter Sorge um die Kinder. Besonders Väter outen sich immer noch mit eigenartigen Kommentaren als sexualgehemmt bis -gestört.

Heute haben Kinder so viele Möglichkeiten, sich mithilfe des Computers bzw. Internets anzusehen, was immer sie mögen. Da ist es geradezu lächerlich, bei harmlosen Spielen des ersten Kennenlernens von sinnlicher Körperlichkeit auszurasten. Wenn Eltern sich als so verklemmt zu erkennen geben, werfen sie einen Schatten auf das ganze Thema »Sinnlichkeit« und bringen Kinder in Gefahr, ihre verquere Einstellung zu übernehmen.

Eltern, die frei von solchen Problemen sind, erinnern sich an ihre eigenen Doktorspiele und dass das einzig Unangenehme daran die möglicherweise gestörte und störende Reaktion ihrer Eltern war.

Auffälliger und bedenklicher, sogar problematischer wäre, wenn Kinder nie Interesse für ihren und andere Körper und die sich daran entwickelnden Sexualorgane zeigten.

Fragen für die Eltern und *Unterstützende Maßnahmen:*
▷ Siehe das Kapitel »15.8.1.22 Masturbieren«.

15.8.1.24 Schüchternheit

»Ich trau mich nicht (zu leben).«

Schüchternheit galt früher als normal und wurde geradezu als Zeichen guter Erziehung missverstanden. Es geht hier um die lieben netten Kleinen, die sich (noch) nicht trauen, ihre Vitalität auszudrücken, die sich selbst nicht trauen, die kein Selbstvertrauen haben und denen man eigentlich auch nicht trauen mag, weil jederzeit das andere, Unterdrückte, der Schatten durchbrechen kann. Es sind Kinder, die noch nicht allein (für sich) stehen können, die sich weiter am Rockzipfel der Mutter festhalten, weil sie eher haltlos sind, die sich gern verstecken, noch nicht gesehen werden wollen – vielleicht, weil sie noch so unfertig sind und das selbst erkennen, vielleicht aber auch, weil sie sich mit der Kindern eigenen Art für sich selbst und ihre Eltern sowie die erfahrene Unterdrückung schämen. Möglicherweise vergleichen sie sich aber auch derart stark mit den von ihnen so wahrgenommenen Stärken der anderen, dass sie subjektiv das Gefühl haben, immer schlecht abzuschneiden.

Nun gibt es natürlich introvertierte und extrovertierte Kinder, und das ist ganz normal. Oft aber wird Schüchternheit mit Introversion verwechselt und somit verharmlost. Verschüchterte, eingeschüchterte Kinder verfügen über zu wenig Selbstbewusstsein und -vertrauen; d.h., sie können sich selbst noch nicht vertrauen und haben zu wenig Erkenntnis über die eigene Person sowie über die Welt, an der sie sich messen. Von daher können sie sich auch zu wenig selbst annehmen. Schüchternheit verrät mangelndes Selbstvertrauen, es fehlt Vertrauen ins eigene Selbst, in die Möglichkeiten der Selbstverwirklichung.

Schüchterne Kinder sind meist auch ängstlich. Besonders genant reagieren sie, wenn sie sich allein anderen gegenübergestellt fühlen. In manchen Fällen sind solche Kinder gezwungen worden, sich zurückzunehmen und hintanzustellen. Vielleicht wurde ihnen auch im übertragenen Sinn das Rückgrat bzw. der Wille gebrochen, sie wurden gefügig und willenlos gemacht. Nach solchen Erfahrungen ist die Gefahr des Schattendurchbruchs besonders groß.

Auffällig ist, wie besonders schüchtern »Impfkinder« oft wirken, die die ganze Orgie diesbezüglicher schulmedizinischer Möglichkeiten hinter sich haben. Offensichtlich sind diese Unterdrückungsprogramme über das Abwehrsystem hinaus »erfolgreich«.

Wenn schüchterne Kinder keine Hilfe bekommen, die sie aus dieser zurückgenommenen Position befreit, werden sie später dazu neigen, aus sicherer Deckung oder sogar aus dem Hinterhalt zu agieren, weil sie sich nicht nach vorn wagen, um das Leben zu konfrontieren.

Es kann aber auch sein, dass sie einfach noch unsicher sind, noch nicht richtig wissen, wo es langgeht. Die daraus folgende Hilflosigkeit macht sie leicht abhängig. Ihr Blick bittet: »Lass mich nicht allein, ich kann noch nicht ohne dich (sein).« Auch hinter diesem Symptom könnte mangelndes Urvertrauen liegen.

Eltern, die ihren Kindern nichts zutrauen und sie ständig ermahnen, etwa: »Fall nicht!«, »Pass doch auf!« oder »Ich mach das schon für dich«, verschlimmern solche Situationen naturgemäß weiter. Klammernde Mütter ziehen sich klammernde Kinder heran. Gegenseitiges Klammern gibt aber keinem von beiden Halt. Manche Eltern vergleichen das schüchterne Kind mit dem mutigeren Geschwister, wobei Letzteres als »richtig« angesehen wird, und verstärken das mangelnde Selbstbewusstsein des schüchternen so noch.

Meist sind es jedoch eher feinfühlige Kinder, die ihren kindlichen Fokus schon mehr auf die Außenwelt gelenkt haben, statt noch in kindlichen, das Ich aufbauenden Strukturen zu bleiben. Sie sind trotz ihrer Unsicherheit der Außenwelt gegenüber oft sehr phantasievoll und kreativ, wenn sie allein oder in ihrer Sicherheit vermittelnden Umgebung sind. Die Aufgabe der Kinder im Sinne einer positiven Erlösung ginge dahin, sich zurückzunehmen, in sich (selbst) hineinzuhorchen, die kreativen Lösungen innen zu suchen, Rücksicht zu nehmen, sich die Abhängigkeit einzugestehen, für sich sein zu lernen und innere Ruhe in sich zu finden.

Fragen für Eltern:

- ▷ Wieso vertraut sich unser Kind nicht?
- ▷ Wovor hat es Angst?
- ▷ Was trauen wir ihm nicht zu?
- ▷ Was könnte es eingeschüchtert haben?
- ▷ Und wie könnten wir ihm aus seinem Schneckenhaus, in das es sich verkrochen hat, wieder heraushelfen?

Unterstützende Maßnahmen:

- ▷ Überlegen Sie sich, wie Ihr Kind *mehr Urvertrauen entwickeln* könnte.
- ▷ Aufgabe der Eltern wäre es, ihren Kindern *(Selbst-)Sicherheit zu vermitteln*, was natürlich nur gelingen wird, wenn sie selbst darüber verfügen.

15.8.1.25 Schmerzüberempfindlichkeit

»Mir ist alles zu viel, und es tut auch noch weh.«

Kinder, die keinen Schutzschild entwickelt haben und alles unterschiedslos »hereinlassen«, sind zu durchlässig, oft hypersensibel und meist bald auch hypersensibilisiert. Die »Prinzessin auf der Erbse« spürt alles, und alles regt sie auf. Sie braucht – allopathisch gesehen – einen Filter, der ihr eine Auswahl der Reize ermöglicht, und für eine Übergangszeit nochmals eine Art Nestschutz, der sie abschirmt und bei dem die Auswahl von anderen getroffen wird, meist den Eltern.

Die anthroposophische Erziehungsvorstellung könnte hier eine Hilfe sein, die Kinder vor der modernen Welt weitgehend abzuschirmen sucht. Ohne Fernsehen, DVDs, Stereoanlage und vor allem PCs wird es deutlich ruhiger um die Kinder. Allerdings muss dieser Schutz zur rechten Zeit gelockert und ganz aufgegeben werden, wenn das Kind stark genug ist. In der modernen Welt gibt es ohne Computer kein Weiterkommen mehr, und der PC ist natürlich nicht »an sich schlecht« – das Kind muss lediglich angeleitet werden, ihn sinnvoll und entwicklungsfördernd einzusetzen.

Fragen für Eltern:

- ▷ Warum kann unser Kind sich nicht für seine Bedürfnisse ausreichend schützen?
- ▷ Wie kann es lernen, sich besser abzugrenzen?
- ▷ Wie kann es seine Sensibilität besser spüren und auf sinnvollere Bereiche übertragen?
- ▷ Wie steht es um sein und unser Mitgefühl?

Unterstützende Maßnahmen:

- ▷ Die Aufgabe der Überempfindlichen liegt darin, *mehr auf den inneren Ebenen zu empfinden*, auf die Reize einzugehen und sie umzusetzen. Es wäre gut, empfindsamer statt empfindlicher zu werden, der Seele gegenüber sensibler statt hypersensitiv gegen alles Äußere zu reagieren, mehr Mitgefühl statt so viel Überreaktion zu entwickeln und, statt an der Welt zu leiden, mehr Mitleid mit ihr zu haben.
- ▷ Viele Menschen leben sogar ganz gut davon, mehr zu spüren als andere, etwa Rutengänger und sensitive Therapeuten. Solche Fähigkeiten können sich natürlich schon früh zeigen und sollten gleich von Anfang an in die richtigen Kanäle geleitet werden. Wer mehr spürt als andere, hat ein Geschenk bekommen. Wo es allerdings nicht angenommen wird, kann es – wie alle verweigerten Geschenke – zum Problem werden. Warum also nicht schon bei Kindern *diese Gabe entdecken und fördern*?

15.8.1.26 Schmerzunempfindlichkeit

»Ich spüre nichts.«

Bei der Schmerzunempfindlichkeit handelt es sich um eine sehr gefährliche Symptomatik; denn der Schmerz warnt uns vor drohenden Gefahren. Wer auf der heißen Herdplatte sitzt und es nicht merkt, weil er keinen Schmerz empfindet, hat ein Riesenproblem. Völlige körperliche Schmerzunempfindlichkeit ist extrem selten. Viele dieser Kinder werden nicht alt, weil sie sich selbst schon früh zu großen Schaden zufügen, ohne es zu merken.

Ungleich häufiger stumpfen Kinder durch die Reizüberflutung weitgehend ab und nehmen fast gar nichts mehr wahr und wichtig. Durch das Zuviel an Reizen »machen sie zu« und lassen nichts mehr zu sich herein. Hinter ihren Mauern versauern sie und bemerken die Welt kaum noch. Das kann sich der Außenwelt in Symptomen wie hängenden Augenlidern zeigen. Die Kinder lassen sich hängen, und die Lider senken sich wie bei Rilkes »Panther« über eine Welt, die einen nicht mehr erreicht.

Eine weitere Ursache für Schmerzunempfindlichkeit liegt auch in frühen Schockerlebnissen, etwa schon bei der Geburt. Die traumatische Erfahrung lässt dann schon die ganz Kleinen »dichtmachen« gegenüber einer Welt, die so wehtun kann. Auch nach sehr frühem sexuellen Missbrauch kommt es zu solchem Abschalten gegenüber einer »bösen Welt«. Andererseits kann das Symptom auch eine milde Gabe der Natur sein angesichts dauernder nicht zu beherrschender Schmerzen.

Die Aufgabe bei der Unempfindlichkeit liegt – homöopathisch gesehen – darin, sich nicht so viel zu Herzen zu nehmen, die Dinge mehr durch sich hindurchzulassen und bei sich zu bleiben, alles Äußere weniger an sich heranzulassen, in sich zu ruhen, sich abzukoppeln vom Außen und eher auf die innere als auf äußere Stimmen zu hören. Allopathisch betrachtet, besteht die Aufgabe darin, aufzuwachen fürs Leben, die Augen wieder zu öffnen und nicht nur die Welt hereinzulassen, sondern sich auch zu erlauben, auf sie zuzugehen. Eltern sind hier mit Anregungen und Unterstützung gefragt, obwohl sie von ihren Kindern natürlich schon längst nicht mehr gefragt werden und auch nicht sehr gefragt bei ihnen sind, was sie – schlimmerenfalls – persönlich nehmen und worauf sie beleidigt reagieren.

In solchen Situationen müssen Eltern sich auch immer selbst hinterfragen: Wo sind wir hingekommen? Wer ist hier das Kind, wer die Mutter, der Vater? Der Klügere muss immer nachgeben, und nur der Stärkere und Weisere kann den Teufelskreis durchbrechen.

Fragen für Eltern:

- ▷ Was hat unser Kind unempfindlich werden lassen für die Reize der Welt?
- ▷ Was hat es möglicherweise überreizt, so dass es (sich) abgeschaltet hat?
- ▷ Warum und wovor verschließt sich unser Kind?
- ▷ Wie könnten wir ihm helfen, sich wieder gegenüber der Welt und ihren Freuden und Schmerzen zu öffnen?
- ▷ Womit können wir es erreichen, reizen?
- ▷ Wo ist unser Kind, wo sind wir authentisch?

Unterstützende Maßnahmen:

- ▷ *Homöopathische Behandlung:* Potenziertes Opium wäre eines der homöopathischen Schockmittel mit Schmerzunempfindlichkeit im Mittelbild, das manchmal Wunder wirken und den Blick für die Welt wieder öffnen kann.
- ▷ *Bachblüten:* Bachblüten wie Star of Bethlehem und Wild Rose gehören ebenfalls hierher.

15.8.1.27 Haare in den Mund nehmen

»Ich pinsele mir die Lippen.«

Die eigenen langen Haare zu bündeln und damit an den Lippen zu spielen ist sicherlich ein sinnliches Unterfangen und viel milder zu bewerten als das zwanghafte Ausreißen der Haare beim Krankheitsbild der Trichotillomanie. Mit den Haaren sind die eigenen Federn, die Symbole von Freiheit, Schönheit und Macht, im Einsatz. Das Kind formt sich daraus eine Art eigene Federboa, um sich mit diesem Wedel die Lippen, seine Organe sinnlicher Kommunikation, zu liebkosen.

Problematisch daran ist höchstens, wenn *kind* diese Angewohnheit als Ersatz braucht. Besser ist immer das Echte, die erste Wahl. Möglicherweise handelt es sich aber nur um eine kurze Phase, in der sich *kind* als verträumter »Einfaltspinsel« gefällt.

Fragen für Eltern:

▷ Wo fehlt unserem Kind Sinnlichkeit?

▷ Bekommt es genug Zuwendung?

▷ Wie gehen wir mit Nähe und Berührung um?

▷ Wie malen wir uns seine Zukunft aus? Und ist das mehr in unserem oder seinem Sinne gedacht, mehr sinnvoll oder überwiegend sinnlich?

Unterstützende Maßnahme:

▷ Kindern mit dieser harmlosen Marotte fehlt sicher *sinnliche Zuwendung*, die sie sich auf diesem Weg selbst organisieren. Wenn sie im Fell von Haus- bzw. Lieblingstieren kraulen könnten, wäre das eine Entlastung für die an sich aber unproblematische Ersatzbefriedigung. Mehr die Köpfe zusammenzustecken wäre noch besser.

15.8.1.28 Haare drehen

»Ich dreh mir eine Locke.«

Diese ticartige, nervöse, meist ebenfalls harmlose Angewohnheit verweist schon auf spätere bewusste Übungen und enthüllt damit das Thema. Wer sich »eine Locke dreht«, bevor er ausgeht, will damit locken und verlocken. Wenn sich nun schon kleine Kinder als nervöse Angewohnheit die Haare aufzwirbeln, wollen sie ebenfalls locken und jemanden, meist wohl die Eltern, verlocken, sie schöner zu finden und sich (noch) mehr um sie zu kümmern. Im Hinblick auf Zuwendung sind Kinder sicher »unersättlich«.

Lockige Haare sind auch ein Zeichen von Emotionalität, weshalb dieses »Symptom« möglicherweise Gefühle signalisieren wie auch Emotionen hervorrufen will. Bei anderen Kindern ist das Drehen der Haare ein Zeichen für träumerische Nachdenklichkeit – in diesem Sinne werden die Haare als Freiheitssymbol benutzt, die Freiheit, zu denken und abzutauchen in eigene innere Welten.

Fragen für Eltern:

▷ Finden wir unser Kind anziehend?
▷ Wozu will es uns »verführen«?
▷ Wann lassen wir uns (gern) von ihm einwickeln?

Unterstützende Maßnahmen:

▷ *Emotionen und Freiheitsdrang:* Die Eltern könnten diesen kleinen Hinweisen von sich aus entgegenkommen und die Kinder entsprechend unterstützen.
▷ *»Ein- und Entwickeln«:* Sie können Ihrem Kind Komplimente machen oder das Drehen von Locken sogar anregen und zu einer spaßigen Verschönerungsaktion ausbauen.

15.8.2 Verhaltensauffälligkeiten im Jugendalter

»Ich bin megacool.«

Schon auf einer babylonischen Schrifttafel, die mindestens 3000 Jahre alt ist, steht sinngemäß zu lesen: »Die heutige Jugend ist von Grund auf verdorben, sie ist böse, gottlos und faul. Sie wird niemals so sein wie die Jugend vorher, und es wird niemals gelingen, unsere Kultur zu erhalten!« Ein ägyptischer Priester lamentierte vor etwa zwei Jahrtausenden: »Unsere Zeit befindet sich in einer kritischen Phase. Die Kinder hören auf ihre Eltern nicht mehr. Das Ende der Welt ist nicht mehr fern.« Ähnliche Jeremiaden hinterließen mehr oder weniger weise Menschen aller Epochen von Hesiod über Sokrates bis Goethe. Das Problem, dass wir als Eltern oftmals unsere Kinder nicht mehr verstehen, wenn diese ein gewisses Alter erreicht haben, ist also nicht neu.

Die Themen der beginnenden und sich bereits lange vorher ankündigenden Pubertät seien hier nur kurz angesprochen, und zwar insofern, als sie (wenn auch eher selten) schon Kinder betreffen und ihre Schatten zurück auf die Kindheit werfen. »Politische« Gruppierungen wie die der rechten Schlägerszene bleiben unerwähnt.

Die Szene ist groß, zerfällt in unzählige Gruppen mit eigenen

Regeln und »Ins und Outs« und ist hier gar nicht zu erfassen. Neben den im Folgenden genannten Gruppen gibt es etwa so eigentümliche Typen wie die »Metaller«, die weder Gewerkschafter noch überhaupt Metallarbeiter sind, sondern eine eisenharte Welt- bzw. Musik-Anschauung teilen. Oder die Hardcores, die auch wenig mit der Core Energy der Bioenergetiker zu tun haben, für ihre Mitglieder aber für kurze Zeit herausragende Wichtigkeit bei der Identitätssuche bekommen.

Auffällig ist, dass die Jugendkultur heute wenig mit Kultur im traditionellen Sinn zu tun hat. Es reicht meist nicht einmal zu einer eigenen Musik, wie die Technos und die Rapper sie noch hatten. Überall werden uralte Titel »gecovert« – so der moderne Ausdruck für diese Art von Abkupfern –, und Ur-Oldies gehen mit ihren greisen Interpreten neuerlich und erfolgreich auf Tour. Obendrein gibt es auch wieder erzkonservative Trends, wo *kind* jungfräulich in die Ehe will und sich kleidet wie die eigenen Großeltern.

Jugendbewegungen färben heute jedenfalls immer früher auf Kinder ab. Vor allem geht es darum, sich abzugrenzen von den Eltern, der Familie und überhaupt allem Traditionellen und mit der Identitätssuche zu beginnen, die sich über spezielle, möglichst originelle Kleidung oder Gruppenzugehörigkeiten zu erkennen gibt. Es ist die Zeit, den eigenen Körper und die Sexualität kennen und spüren zu lernen und die Frage zu klären, was für eine Frau, was für ein Mann *man* werden will. Das wiederum ruft Idole auf den Plan, wie sie heute zahlreicher denn je angeboten werden. Und es sind fast immer Popstars oder Schauspieler. Wenn ein Kind nach seinen Vorbildern gefragt wird und die eigene Mutter oder den Vater angibt, ist es die große Ausnahme. Ein Kind kann aber natürlich nicht leicht den zum Idol haben, von dem es sich lösen will und soll. Wenn Kinder aus der Loslösungsphase herauskommen, mag sich das wieder ändern.

In dieser Zeit müssen auch schon Konsequenzen für die eigenen Handlungen übernommen und Verantwortung getragen werden. Grenzen sind zu erkennen, die eigenen und die der anderen, was beinah zwangsläufig zu Auseinandersetzungen und Streitereien führt, dachten doch die Eltern bisher, die Wohnung gehöre ihnen. Es ist auch die Zeit des Auftauchens aus den Phantasiewelten und des daraus folgenden Eintretens in die Realität einer modernen Welt voller Möglich- und Scheußlichkeiten. Jetzt gilt es, seine eigene Art zu entwickeln und durchzusetzen, aber auch in die Welt neuer Gefühle einzutauchen wie die der ersten Liebe mitsamt dem dazugehörigen Kummer bis hin zum Weltschmerz und zur Erkenntnis, dass Leben auch Leiden bedeuten kann. Nun fordern die Eltern und verschiedene Institutionen vermehrt die Anpassung an vorgegebene Lebensbedingungen und ein vernunftorientiertes Verhalten. Die Welt der Polarität tut sich auf mit all ihren süßen und bitteren Seiten. Während neue Freiheit auf die »Kinder« wartet, ist diese doch nur um den Preis der Geborgenheit zu haben. Und der Eintritt in die Leistungsgesellschaft schließlich ist mit eigenartigen Regeln verbunden, etwa »Je mehr Einsatz, desto mehr Leben« oder »Zeit ist Geld«, und – hoffentlich – einer Ahnung, dass daran etwas nicht stimmen kann. Aber es bestehen noch wenig Chancen zu erkennen, was und warum.

Wer als Mutter oder Vater die Probleme und Verhaltensauffälligkeiten dieser Zeit verstehen will, muss sich mit der jeweiligen Jugendkultur beschäftigen, denn vieles ist nur aus dieser Perspektive nachvollziehbar. Die Zugehörigkeit zu speziellen Bewegungen bestimmt sehr weitgehend darüber, ob ein Teenie drogengefährdet ist oder zu Gewalt neigen wird. Natürlich gelangen die Kinder nach ihrer Resonanz in die jeweilige Umgebung, und so wirkt auch hier Gesetzmäßigkeit statt Zufall – oder wie Anatole France es einmal formulierte: »Zufall ist vielleicht das Pseudonym Gottes, wenn er nicht unterschreiben will.«

So wie die Hippies Frieden und freie Liebe auf ihre Fahnen geschrieben hatten und davon träumten, mal eine Blume in einen Gewehrlauf zu stecken, was den allermeisten nie vergönnt war, haben heute viel differenziertere Gruppen ihre eigenen Regeln.

Jedenfalls muss man *cool*, am besten mega-cool sein, was nicht eben leicht ist angesichts so brennender Themen wie der heraufdrängenden Pubertät. *Heiße* Liebe *cool* zu verpacken ist eine

Kunst, mit der heutige Eltern oder auch Großeltern in der Regel keine Erfahrung haben. Das ist aber das Hauptproblem ihrer heranwachsenden »Kids«.

Was jeweils cool ist, hängt vom Umfeld ab und wird in entsprechenden Jugendzeitschriften anhand von In-und-out-Listen monatlich »aktualisiert«. Das passt zwar gut in unsere schnelllebige Zeit, lässt den Kids aber kaum Verschnaufpausen beim Versuch, in und cool zu bleiben, da die Meinung von heute der Irrtum von morgen ist. Wenn hier anschließend ein paar Hinweise auf aktuelle Trends gegeben werden, ist zu bedenken, wie rasch sich diese wieder ändern können. Eltern, die diesbezüglich ein wenig Bescheid wissen, haben mehr Chancen zu sehen, ob eine Verhaltensanomalie ein individuelles Problem ihres Sprösslings ist oder aus einem Gruppenzwang heraus erwächst. Dann kann es manchmal leichter sein, das Kind – im schlimmsten Fall durch Umzug – aus der Szene herauszubekommen, als seine Verhaltensstörung zu behandeln.

15.8.2.1 Raver oder Techno-Kids

»Täglich Love-Parade.«

Techno-Kids sind vor allem durch die Raves, ihre Partys, bekannt und in der Regel auch schon am Ende der Teeniezeit oder darüber hinaus. Sie tanzen am liebsten und wie aufgezogen zu jener Musik, die sich mit dem immer selben Takt über Stunden dahinzieht. Lebendiger Rhythmus ist den technisch verantwortlichen Rhythmus-Computern fremd.

Das Aufgezogensein verstärken die Raver mit Ecstasy bzw. MDMA, ihrer klassischen Partydroge, die auch die sogenannten Love-Parades mit Hunderttausenden Teilnehmern chemisch unterfüttert. Auf Ekstase sind die Pupillen groß und das vierte Chakra weit offen: Anahata, das Herzzentrum, das für die Liebe verantwortlich ist.

Die Raver sind – besonders in diesem Zustand – ausgesprochen friedlich und geradezu lieb. Sie werden wegen ihrer Droge kriminalisiert, und das von einer Gesellschaft, die den ganz kleinen Jungen gegen ADHS dreimal täglich Ritalin gibt, ein Amphetamin wie MDMA, das auf den Schulhöfen schon als Ecstasy-Ersatz gehandelt wird. Auch Eltern, die selbst Antidepressiva der jüngsten Generation schlucken, um denselben Serotoninspiegel zu erhöhen, den MDMA steigert, sind nicht so glaubwürdig, ähnlich wie die Schokoladenfans unter den Eltern, die etwas ganz Ähnliches bewirken wollen. Am besten wäre es, alle würden zusammen mit ihren Teenies auf »Take me« (siehe »19.4.2 Bezugsquellen«) umstellen und damit ihre Serotoninspeicher auffüllen, um so gut draufzusein, wie es ihnen ihre Lebensführung gestattet. Allen gemeinsam ist die Suche nach Wohlgefühl und Liebe, und da läge auch die Chance: Statt Demonstrationen für die Liebe zu verurteilen, sollten wir uns mit ihnen zusammen vielleicht doch besser um die Kultivierung dieses Gefühls bemühen.

15.8.2.2 Tecktoniks

»Auch ohne Speed auf Zack.«

Diese Bewegung ist hier die jüngste im Bunde und schwappt gerade aus Frankreich über Europas Party-Kult-Plätze. Das Verbindende ist der gleichnamige Tanz, der letzte Schrei der Clubber. Sie gleichen den Technos weitgehend, tragen moderne Klamotten, tanzen roboterhaft den immer gleichen Stil – mit wild kreisenden Armen und gummiweich schwingenden Knien – zu einem für Nichtmitglieder schwer nachfühlbaren Elektronik-Sound.

Im Gegensatz zu Ravern lehnen sie alle aufputschenden Drogen strikt ab, selbst Alkohol, nur der rote Bulle aus Österreich ist zugelassen. Das Leben ist für sie Party, auch wenn sie nur einen Tanz haben, von Cliquenbildung und verschworener Gemeinschaft halten sie wenig. Sie haben alle Chancen, zum Lieblingsprogramm der Elterngeneration zu werden, aber genau das könnte ihrer Bewegung auch das Genick brechen.

15.8.2.3 Punks

»No future.«

Punks sind eine alte, aber keineswegs der Vergangenheit angehörende Erscheinung. Bereits in den siebziger Jahren entstanden, hängen sie in ihren möglichst schockierenden Outfits beständig auf Plätzen und Straßen der Moderne ab und sind immer noch gegen alles.

Sie wollen in erster Linie schockieren, weshalb sie sich früher schon Ratten als Haustiere hielten und sich selbst wie solche stylten. Mit Stachelfrisuren oder Irokesenbürsten, schwarzen Lederjacken mit jeder Menge Silbernieten, Nietengürteln und möglichst ein paar abgesägten Mercedes-Sternen daran sind sie auf Protest aus und gegen alle Regeln.

Sie sind klassische Aussteiger, und man könnte sie als Anarchisten bezeichnen, wenn man dabei nicht gerade klassische politische Anarchisten à la Bakunin im Hinterkopf hat. Alles Spießige ist ihnen ein Gräuel, und daher schockieren sie am liebsten Spießer, und das sind schnell alle anderen. Dazu sind ihnen krasse Piercings – gern auch mit Sicherheitsnadeln – und großflächige Tattoos mit ätzenden Aussagen gerade recht.

Mit ihrem Slogan »No future« hätten sie gute Chancen, in den Augenblick des Hier und Jetzt zu finden. Und nebenbei bemerkt: Ich hatte schon sehr nette Punks in meinen Seminaren …

15.8.2.4 Emos

»Sanfte traurige Träumer.«

Emos haben sich aus der Punk- und Hardrockszene abgeseilt und etwas Melancholie mitgenommen. Ansonsten wollen sie sanft und gefühlsbetont miteinander Spaß haben und ihre Partys feiern. Abgesehen von ihren geglätteten schwarzen Haaren mit oft violetten Strähnen, die von einer Seite ins Gesicht fallen und sie ziemlich einäugig aus der häufig knallbunten Wäsche schauen lassen, könnte man in ihnen fast die Erben der Hippies sehen. Sie bezeichnen sich auch gern als »Kinder der Liebe«, die offen zu ihren Gefühlen stehen und verträumt und emotional die Unterschiede, sogar zwischen den Geschlechtern, verschwimmen lassen. Ihre Musik ist gefühlvoll und fast schwülstig, und sie gehen miteinander sanft und gefühlsbetont um.

Gefahren kommen hier von der melancholischen Lebenseinstellung, die bis ins Depressive reichen und auch autoaggressive Tendenzen bis zum Ritzen aufweisen kann. Dahinter kann einfach der Wunsch liegen, sich zu spüren oder mehr oder überhaupt etwas zu empfinden.

15.8.2.5 Gothics

»Dark is beautiful.«

Unter den ebenfalls ursprünglich aus England stammenden Gothics sammeln sich Gruftis, die vorzeitig auf Grabkultur setzen, »Schwarze Waver« oder auch sogenannte Darks. Allen ist die Vorliebe für das Dunkle, das Schwarze und Mystische gemeinsam. Düster und verinnerlicht, mit aschfahlen bis weiß geschminkten Gesichtern und oft asymmetrisch geschorenen Schädeln mit schwarzen Reststrähnen, suchen sie nach wahrer Identität.

Aussteiger wie die Punks, wollen sie keinerlei Anteil an dieser Gesellschaft und beschäftigen sich vorzugsweise – und gewiss ihrer Resonanz folgend – mit Themen wie »Tod« und »Angst«, Horrorvisionen und Albträumen und suchen solche Themen auch in ihrer Musik.

15.8.2.6 Hip-Hopper

»Underdogs unter sich.«

Sie hören Rap, tanzen Breakdance, tragen coole Sportswear und teilen eine knallharte, brutale Sprache, die sie als Underdogs und Ghetto-Kids ausweist. Tatsächlich kommt die Bewegung aus den US-Ghettos und war für viele Schwarze seinerzeit die Aufstiegschance.

In der Szene fällt das großspurige Macho-Gehabe der Jungs und der Bitch-Look der Mädels auf. Man wäre gern schon wer und tritt auch mal breitbeinig oder eben hexenmäßig auf. Hier herrscht eine Gang-Stimmung, die Feinde kennt und verfolgt, von Mobbing bis zu Schlimmerem, untereinander herrscht Gangster-Gang-Stimmung mit Macho-Solidarität. Wenn auch vom Bewusstsein her völlig daneben, sind die meisten Typen dieser Szene sportlich eher gut drauf.

15.8.2.7 Piercen

»Ich mach mich hübsch (häss-lich) für euch.«

Dieser Akt demonstrativer Eigenverletzung, der angeblich als Verschönerung gilt und tatsächlich in entsprechenden Jugendkreisen und anderen Kulturen auch so empfunden wird, ist fast so alt wie die Menschheit. Piercen kennen wir von archaischen Völkern, was einige von ihnen bis heute pflegen. In der modernen Welt ist wieder einmal die Peergroup ausschlaggebend, in der man bzw. *kind* mit möglichst heroischen Selbstverstümmelungen glänzen und angeben will. Wenn also Kinder lange vor der Pubertät schon mit Piercings Eindruck schinden wollen, wäre das als Hinweis auf die Sehnsucht nach mehr Aufmerksamkeit zu verstehen, die sie auf solche Art ausdrücken wollen. Darüber hinaus geht es vor allem wohl um die Provokation der Eltern in und im Vorfeld der Pubertät.

Natürlich spricht vom medizinischen Standpunkt alles gegen diese martialische und die Abwehrkraft deutlich verringernde Art der Selbstdarstellung und -verstümmelung, andererseits haben junge Leute meist noch ein verblüffend gutes Immunsystem und ganz andere Sorgen. Sorgen machen sich dann auch vor allem ältere Zeitgenossen, deren Abwehrsituation in der Regel aufgrund eines günstigerenfalls unmutigen, schlimmstenfalls aufgeschobenen Lebens schon sehr zu wünschen übrig lässt. Als »Pubertätsprovokation« gibt es wirklich Schlimmeres als das Piercen (ein bisschen Metall an unpassender Stelle ist sicher harmloser als immer wieder eine Nadel in der Vene …).

Wir hatten es diesbezüglich vergleichsweise leicht. Als wir in die Pubertät kamen, wurde gerade die Hippiezeit angesagt, und unsere – rückwirkend betrachtet – lächerlich harmlosen Frisurvarianten reichten schon, um ordentlich Sturm im häuslichen Wasserglas auszulösen. Heutige Jugendliche, die ihre Eltern provozieren müssen, tun sich da ungleich schwerer. Mit den damals so genannten Pilzköpfen geht natürlich gar nichts, aber selbst Totalglatzen und giftgrüne Irokesenschöpfe erregen schon längst nicht mehr genug Entsetzen.

Doch auch Anpassung und ein aus (Post-)68er Sicht »spießiges« Verhalten kann für Jugendliche als Abgrenzungsmechanismus dienen. So schrie meine Nichte einmal ihren Vater, einen E-Gitarre spielenden, boutiquegekleideten Computerkünstler der Extraklasse mit langen Haaren und Diamant im Ohr, aus übervollem Pubertätsherzen an: »Kannst du dich nicht mal wie ein normaler Vater benehmen?«

Pubertierende müssen sich abgrenzen und dazu auch provozieren. Verständnisvolle Eltern vergessen das nicht und kommen ihrem Nachwuchs diesbezüglich entgegen. Sie regen sich bereits lange im Vorfeld auf, indem sie ein weniger wichtiges Thema zu einer Art Drama aufbauen, dann müssen die Sprösslinge nicht so weit gehen. Wer sich etwa schon über bunt gefärbte Haare sehr echauffiert, kann hier leicht nachgeben, um anschließend beim Thema Piercing konsequenter zu bleiben.

15.8.2.8 Ritzen

»Ich tu mir weh, damit es euch wehtut.« – »Ich will mich spüren.«

Manche (Schul-)Kinder fügen sich selbst schmerzhafte Wunden zu, indem sie sich die Haut so tief ritzen, bis es blutet. Zuweilen nutzen sie dazu auch schon bestehende kleine Wunden oder Pickel sowie Mückenstiche und erweitern sie zu dramatischen Baustellen.

Wer sich selbst massiv verletzt, will damit etwas erreichen. Es handelt sich eindeutig um einen autoaggressiven Akt, und der Verdacht liegt nahe, vor allem Kinder seien in diesem Sinne anfällig, die sich in ihrem normalen Leben zu wenig spüren und ihre Eltern provozieren wollen und auffordern, sich mehr um sie zu kümmern. Dieser SOS-Ruf an die Eltern kommt oft aus einer für das subjektive Gefühl des Kindes zu hohen Verantwortung in der Familie, oder aber es leidet unter einer inneren Distanz zu sich selbst oder zu den Eltern.

Möglicherweise geben auch überbesorgte Eltern(teile) dem Kind jede Unterstützung und versuchen, ihm alle Türen zu öffnen. Das Kind aber stellt fest, dass es die hohen Erwartungen nicht erfüllen kann, und bestraft sich dafür selbst – in der Absicht, sich selbst statt den Eltern wegen seines Versagens Schmerz zuzumuten.

Natürlich wollen Eltern einerseits verbinden und andererseits verhindern, aber Ersteres lehnen die kleinen »Biester« eher ab, und um Letzteres müssen sich die Eltern entsprechend bemühen. Ein äußerer Verband für die Hand ist da natürlich zu wenig, es geht eher um einen sehr liebevollen für die Seele.

Eltern reagieren in der Regel äußerst entsetzt auf diese Symptomatik, und die entstehenden Narben sind ihnen peinlich bis unerträglich. Eine Vorlage bietet der Kultfilm »Harold und Maude«, in dem sich Harold ständig zum Schein umbringt, weil er einmal eine emotionale Reaktion seiner ansonsten schwer neurotischen Mutter mitbekommen hat, als sie dachte, er sei wirklich bei einem Chemieunfall in der Schule umgekommen. Aber bei Harolds vorgetäuschten Suiziden erschöpft sich der Effekt sehr rasch, und die Mutter reagiert nur noch angewidert und ärgerlich.

Fragen für Eltern:

▷ Wieso kann unser Kind sich nicht spüren?
▷ Wo bekommt es nicht genug Aufmerksamkeit? Und welche Aufmerksamkeit braucht es jetzt – in Form von Anerkennung, Emotionen, intellektueller Herausforderung etc.?
▷ Wieso bekommt es möglicherweise auch zu viel Aufmerksamkeit und erlebt zu hohe Erwartungen, die es nicht erfüllen kann?

- ▷ Wie können wir es ermuntern, sich selbst wieder wahrzunehmen und das auch zu äußern?
- ▷ Warum provoziert es auf diese heftige Art?
- ▷ Welche Herausforderung wäre gut?
- ▷ Welche gäbe es für uns, um unser Kind von dieser Aufgabe zu entbinden?

Unterstützende Maßnahmen:

- ▷ *Aggressionen sinnvoll umlenken:* Ritzen wäre als direkte Aufforderung zu verstehen, dem Kind konstruktivere und weniger gefährliche Wege für seine Aggressionen und generell seine Energien zu zeigen, sich mutig und herausfordernd mit ihm zu beschäftigen, damit es sich gemeint fühlt und sich spürt.
- ▷ *Das Problem ernst nehmen:* Bei Ritzungen im Sinne von Pubertätsprovokationen oder in deren Vorfeld wäre es sinnvoll, entsprechendes Entsetzen wenigstens vorzutäuschen, da Jugendliche sich ansonsten leicht zu Eskalationen ermuntert fühlen.
- ▷ *»Reizen statt ritzen«:* Provozieren Sie Ihr Kind mit wirklichen Herausforderungen. Wer bei spannenden Reisen an seinen Grenzen gefordert ist, braucht seine Muskeln und seine Haut intakt, wer sich seiner Haut in anstrengenden Konkurrenzsituationen, etwa beim Sport, erwehren muss und ab und an beim Fußball einen Tritt, beim Handball oder Boxen einen Schlag oder einen Schläger beim Eishockey abbekommt, ist weniger anfällig, sich eigenhändig zu verletzen. Das machen andere, und das Kind wird sogar alles tun, dies zu verhindern, und schon den Versuch entsprechend heimzahlen. Solch sportliche Kinder können auch den Irrtum, der in autoaggressiven Aktionen liegt, viel leichter durchschauen. »Da hast du dich geschnitten« ist ja im Übrigen schon ein Synonym für »Da hast du dich getäuscht«.

16 Besondere Themen

16.1 Autismus

»Ihr könnt mich alle mal…« – »Ich will mit nichts und niemandem etwas zu tun haben.«

Die Ursachen der steigenden Zahlen von Autismusfällen bleiben aus schulmedizinischer Sicht weiterhin im Dunkeln. Immerhin gibt es aus fachkundigen Kreisen – etwa der Epidemiologen – Hinweise auf einen zeitlichen Zusammenhang zwischen dem massenhaften Auftreten von Autismus und der flächendeckend eingesetzten Keuchhustenimpfung in den USA. Daraus aber auf einen kausalen Zusammenhang zu schließen bleibt gewagt. Auffallend immerhin ist die Korrelation – Grund genug, vorsichtiger mit dieser Impfung und am besten allen Impfungen zu sein.

Wahrscheinlich ist die Einschätzung vieler Homöopathen richtig, die davon ausgeht, Impfungen machten Kindern das Leben nur unnötig schwer. Vielleicht werden Impfungen vom heranwachsenden Organismus als Angriff auf seine Unversehrtheit und seine Entwicklungschancen erlebt. Mag sein, wir laden ihm schwerere Hypotheken auf, als wir uns im Moment vorstellen können.

Immerhin hat noch Edward Jenner, der Entdecker der Pockenimpfung, auf dem Sterbebett erkannt, mit der Impfung ein Monstrum geschaffen zu haben. Seiner eigenen Frau hatte die Impfung die Totgeburt eines blatternarbenübersäten Kindes gebracht, und ihr anderes Kind war – nach der Pockenimpfung– zeitlebens auf dem geistigen Stand eines Einjährigen stehen geblieben und mit zwanzig gestorben.

Wie kaum ein anderes Krankheitsbild ist der Autismus geeignet, uns Fürchten und Staunen zugleich zu lehren. Das völlige Sich-Verschließen gegenüber der Außenwelt, wie es etwa der eindrucksvolle Film »Das Kartenhaus« zeigt oder auch der Hollywood-Welterfolg »Rainman«, macht fassungslos. Die Betroffenen leben fast völlig in ihrer eigenen inneren Welt. Sie suchen gleichsam Asyl im Innern, während das äußere Asyl zu ihrer Verwahrung lediglich die Antwort einer hilflosen Gesellschaft ist, die es grundsätzlich schlecht verträgt, wenn sich jemand von ihr abwendet.

Auf der anderen Seite machen uns Autisten staunen, wenn sie virtuos im Garten pythagoreischer Zahlenwelten beliebig leicht jonglieren. Der Film »Rainman« lässt auf eindrucksvolle Weise miterleben, wie ein Autist in Seelenruhe eine Spielbank knackt, weil er in der Lage ist, sich sämtliche Spielkarten zu merken. Eine zufällig zu Boden gefallene Streichholzschachtel lässt ihn sofort die Zahl der Streichhölzer angeben. So sind Autisten – aus Sicht der Gesellschaft – Versager im Großen und Ganzen, aber gar nicht selten Genies in den schmalen Nischen ihrer eigenen Welten aus Zahlen, Formen oder auch Musik.

Insofern mag es weniger erstaunen, wenn moderne Therapieansätze ihnen mithilfe des Computers manchmal wieder eine Kommunikationsebene schaffen. Ob es die digitale Welt innerer Zahlenmagie des PCs ist oder die Möglichkeit, Gesetze und Worte in einzelne Buchstaben zu zerlegen und sie umgekehrt auch wieder zusammenzusetzen, die die Brücke zwischen den Autisten und unserer Welt für Momente schlägt, wissen wir noch nicht.

Schulmedizinisch gibt es nicht einmal überzeugende Arbeitshypothesen zum Autismus. Die wenigen therapeutischen Ansätze, abgesehen vom Computereinsatz, laufen über außergewöhnliche Kommunikationsbrücken seitens der Eltern oder Therapeuten. Ein sehr berührendes Beispiel bringt der erwähnte Film »Das Kartenhaus«, in dem die Mutter über ungewöhnliche symbolische und konkrete Phantasiespiele das Tor zu ihrem Kind wiederfinden und öffnen kann.

Einen möglichen Zugang mag die mildere Form des Mutismus aufzeigen. Hier handelt es sich sozusagen um einen umschriebenen Autismus, der sich z. B. nur auf eine ganz bestimmte Person bezieht.

Das Kind verstummt aufgrund psychologischer Probleme gegenüber einer einzigen Person oder einer Gruppe. Solche Sprachverweigerung kann leicht als Autismus missverstanden werden. Vielleicht ist es wie bei der endogenen Depression, wo es lange Zeit auch hieß, sie sei nicht erklärbar – so lange eben, bis es einfühlsamen Spurensuchern doch gelang.

16.1.1 Einsicht in andere Welten

Vor Jahren machte ich selbst solch eine Erfahrung mit einem kleinen Mädchen, das vom Schulpsychiater die Diagnose Autismus erhalten hatte. Das außergewöhnlich zarte und sensible Kind hatte früher bereits gesprochen, war aber allmählich immer mehr verstummt. Zum Zeitpunkt der Therapie hatte es seit über einem Jahr nichts mehr gesagt und sich zunehmend abgekapselt. Von Anfang an fiel auf, dass die Kleine – im Gegensatz zu anderen autistischen Kindern – wach und teilnehmend wirkte.

Wir begannen die Psychotherapie mit einem ganz normalen Einstieg in die Seelen-Bilder-Welt, wobei ich einfach ihr »Nicht-Antworten« ignorierte. Mithilfe des Hautwiderstandsmessgeräts, das bei uns auch damals schon zur Routine gehörte, konnte ich deutlich sehen, dass sie auf die Geschichten reagierte, die ich ihr erzählte, auch wenn sie sich mit keinem Wort daran beteiligte. Nach einigen solch eher einseitigen Therapiesitzungen gewann ich zunehmend den Eindruck, dass sie über ihre Haut durchaus mit mir kommunizierte, und ich fing an, ihre Reaktionen einzubeziehen. Ihre über die Hautwiderstandsmessung sichtbar werdenden Reaktionen verrieten, dass sie am besten auf Natur- und Märchengeschichten ansprach und am allerbesten auf eine Mischung aus beidem. Offensichtlich fand sie Gefallen an der Welt der Elfen und Feen und liebte Gnome und Zwerge.

Schließlich war es so weit, dass sie sich wie aus einer anderen Welt meldete. Zaghaft tastend und ein wenig ungläubig, ließ sie sich auf die Entdeckungsreisen in die Seelen-Bilder-Welt ein und bestätigte zuerst mit einem Nicken und dann auch mit einem ersten »Ja«, dass sie dabei war. Offensichtlich glaubte sie, ich könne all die Wesenheiten des Märchens und der beseelten Natur wahrnehmen. Sie selbst konnte anscheinend all diese Gestalten und verschiedene eher feinstoffliche Energien wirklich sehen.

Genau das war auch der Punkt ihres Ausstiegs aus der Welt der Kommunikation gewesen. Sie hatte einen so selbstverständlichen Zugang zu jenen Wesen der Anderwelt, dass sie gar nicht unterscheiden konnte zwischen ihnen und dem, was alle Übrigen wahrnahmen, insbesondere die Erwachsenen. Weil sich weniger sensible Menschen ständig über sie und ihre Wahrnehmungen lustig machten, hatte sie – verunsichert – lieber alle Kommunikation eingestellt, als sich ständigem Spott und entsprechenden Belehrungen auszusetzen. Selbst liebevolle Menschen wie ihre Eltern hatten auf ihre Wahrnehmungen von Engeln und Naturwesen allmählich ablehnend reagiert.

Die Therapieaufgabe bestand im Wesentlichen darin, ihr beizubringen, was andere noch sehen konnten und was nur ihr sichtbar war. Eine tief reichende Krise bedeutete für sie die Erkenntnis, dass auch ich all die Wesen, von denen ich ihr erzählt hatte, gar nicht wirklich sah, sondern nur vom Hörensagen kannte. Die Kunst bestand darin, ihr klarzumachen, dass sie mehr und besser wahrnahm als die meisten anderen und wie schön und wertvoll das sei. Um friedlich und unbehelligt leben zu können, musste sie unterscheiden lernen, was sie ihrer Umwelt zumuten durfte und was sie besser für sich behielt.

Sie wurde ein ganz normales Kind mit einem kleinen Geheimnis. Wir sahen uns noch einmal später, als sie mit beginnender Pubertät eine Art Rückfall und Einbruch der Welt feinstofflicher Energien in ihr Leben erlebte, was sie erheblich störte.

Es ist völlig ungeklärt, wie viele solcher besonders begabten Kinder bei uns mit psychiatrischen Diagnosen im gesellschaftlichen Abseits landen. Ist der Autismus, was jedem sofort ins Auge springt, ein Rückzug aus unserer Welt? Gibt es dahinter Gründe, die man bei genügend Einfühlungsvermögen nachvollziehen könnte? Meine Erfahrung mit meiner kleinen übersensiblen Patientin oder die Geschichte vom »Kartenhaus«-Film sprächen dafür.

Solange wir nicht sicher wissen, was hinter Autismus steckt, sollten wir jedenfalls alle Möglichkeiten in Erwägung ziehen. Möglicherweise ist zunehmender Autismus wie auch das Phänomen des plötzlichen Kindstodes eine Abwendung von den heutigen Menschen, die einfach nicht die Bedürfnisse der betroffenen Kinder erfüllen. Dafür, dass die moderne Welt nicht mehr kindergerecht ist, gäbe es mehr als ein Argument. Sie wird sogar immer weniger menschen- und dafür immer industrie- bzw. konzerngerechter. Wollen Kinder, die sich radikal von ihr abwenden, ein Signal geben, einen Hinweis, wie grundsätzlich falsch vieles läuft, so dass sie sich lieber abwenden und in ihre innere Welt zurückziehen?

Beim Autismus ist die Sprache der kindlichen Seele eigentlich unüberhörbar. Es handelt sich offensichtlich nicht um einen Aufschrei, sondern einen unheimlich stillen Rückzug oder darum, gar nicht erst einzutreten in die Welt und Misere, die wir (ihnen) angerichtet haben.

Die erheblichen Aggressionen kommen vor allem heraus, wenn versucht wird, in den Kosmos dieser Kinder einzudringen bzw. sie aus ihrem Wahrnehmungsmodus herauszureißen. Dagegen wehren sie sich offensichtlich mit allen zur Verfügung stehenden Mitteln. Sie wollen mit uns und unserer Welt (fast) nichts zu tun haben. Wir sollten uns fragen, woran das liegen könnte. Und damit werden wir wieder auf das Umfeld und die Umwelt gestoßen, die wir ihnen und uns bieten bzw. zumuten.

Solch ein Schluss mag hart wirken, aber in der Welt der Seele haben wir während drei Jahrzehnten Krankheitsbilder-Psychotherapie viel Geheimnisvolles und schwer Erklärliches erleben müssen. Ein Kind, das – wie der Blechtrommler – aufhört zu wachsen, weil es nicht erwachsen werden will, ist da durchaus vorstellbar. Wer sogar körperliches Wachstum anhalten kann, wird mit der Kommunikation diesbezüglich eher weniger Probleme haben.

Die Welt der Seele ist keineswegs logisch, sondern weitgehend psycho-logisch und damit letztlich ana-logisch.

Und natürlich gibt es Menschen und folglich auch schon Kinder, die sich mit der Aufgabe der In-Karnation von sich aus sehr schwer tun und diese Hypothek offenbar mit auf die Erde bringen. Letztlich ist nie »die Welt« schuld, sondern sie ist immer nur eine Spiegelfläche, und Projektionen bringen nie weiter in der Auseinandersetzung mit ihr.

16.1.2 Chancen und Grenzen der Festhalte-Therapie für Autisten

Jirina Prekop hat jahrzehntelang autistische Babys, Kinder und Jugendliche untersucht und therapeutische Programme für sie entwickelt. So lange hat sie auch weltweit erlebt, wie die Wissenschaftler über die Ursachen dieser wohl unheimlichsten Störung der Persönlichkeitsentwicklung streiten und sich deshalb auch mit Therapien schwertun. Von den vielen möglichen Ursachen seien hier mindestens noch zwei genannt. Viele Anthroposophen sind überzeugt von einer misslungenen Reinkarnation, und der Hirnforscher Joachim Bauer nimmt nach der Entdeckung der bereits erwähnten Spiegelneuronen an, der autistischen Störung liege eine Funktionseinschränkung verschiedener Spiegelneuronensysteme zugrunde. Allerdings sei unklar, ob es sich um eine primäre Dysfunktion im Bereich der biologischen Grundausstattung handele oder ob autistische Kinder in den Monaten nach ihrer Geburt weniger Gelegenheit zu wechselseitiger spiegelnder Kommunikation hätten. Möglicherweise spiele beides eine Rolle. Jirina Prekop geht davon aus, dass mit großer Wahrscheinlichkeit beide Thesen über die misslungene Reinkarnation wie auch über die Dysfunktion der Spiegelneuronen eng zusammenhängen.

Wahrscheinlich wird Autismus auch noch durch andere Wahrnehmungsstörungen mit heraufbeschworen. Jedenfalls liegt ein gemeinsamer Nenner in dem gleichen Kardinalsymptom, dass Autisten ihre Bindung zu leblosen Dingen mit suchtartiger, meist selbststimulierender Vehemenz betreiben, ihre Bindung zur Mutter und anderen Menschen aber auf ein Minimum oder sogar ganz einschränken. Aufgrund dieser Tatsache entwickelte Martha Welch in den USA die Holding Therapy. Wissenschaftlich wurde sie durch

Niko Tinbergen begründet, der den Nobelpreis für seine Instinktlehre erhielt. »Holding« erkannte er als die instinktivste Therapie für gestörte Bindungen zwischen Mutter und Kind. Er ermunterte Irina Prekop dazu, diese Therapieform von Welch zu übernehmen und unter ihrem therapeutischen Konzept auch für andere Indikationen weiterzuentwickeln.

Zunächst aber sammelte sie reichhaltige Erfahrungen bei Autisten. Heute sagt sie, zu Beginn der langfristigen und mit anderen Therapien zu kombinierenden Festhalte-Therapie sei die Prognose unberechenbar. Deshalb sollten den Eltern auch keine falschen Hoffnungen auf eine vollständige Heilung gemacht werden. Es ließe sich ihnen jedoch mit gutem Gewissen versichern, dass das Kind durch die Festhalte-Therapie eine tragfähige Bindung zu seinen Mitmenschen erfährt und dadurch an zwischenmenschlicher Liebe Freude gewinnt, neugierig und offen für das Lernen am Vorbild und für die Kommunikation wird. Inwieweit sich aber seine Intelligenz verändere, hänge von der Betroffenheit oder Nichtbetroffenheit des Gehirns ab. Kinder mit der Diagnose »Autismus nach Asperger« (nach dem Wiener Arzt Hans Asperger), also mit klaren Hinweisen auf eine gute Intelligenz meist männlicher Art mit linearer Denkweise und Sprachvermögen, gelinge es in der Regel, sich zu normalisieren (je kleiner die Kinder, desto größer die Chance). Zerebrale Störungen wie die als »Aphasie« bezeichnete Sprachstörung oder Apraxie, die Unfähigkeit zu praktischen Verrichtungen, seien allerdings auch mit Festhalten nicht zu beheben.

Fragen für Eltern:

▷ Gab es während der Schwangerschaft eine Situation (Schreck, Schock), in der die Seele beschlossen haben könnte, sich lieber nicht auf dieses Leben einzulassen? Könnten wir diese Situation stellvertretend für unser Kind klären?
▷ Wie können wir mit der introvertierten Sensibilität unseres Kindes umgehen und wie ihm helfen, dass es sich sicher fühlt?
▷ Wie können wir mit unserem Kind kommunizieren?
▷ Wie können wir uns auf seine Welt einlassen?

▷ Welche Bedürfnisse unseres Kindes erkennen wir nicht?
▷ Wie steht es mit unserer Fähigkeit, uns zurückzuziehen?

Unterstützende Maßnahme:
▷ Die erwähnte *Festhalte-Therapie* nach Jirina Prekop (s.a. »19.2 Literatur«).

16.2 Das Downsyndrom oder geistige Behinderung als Chance?

»Ich bin so ganz anders – liebt ihr mich trotzdem?«

»Es geschieht, was du willst, oder etwas Besseres«, sagt eine Spruchweisheit des Ostens. Kinder sind Gottesgeschenke, weiß der Volksmund bei uns. Die Trisomie 21 bzw. das Downsyndrom ist einer der Testfälle für solche und andere sogenannte Lebensweisheiten. Bei Geschenken geht es eigentlich nicht darum, sie abzulehnen, umzumodeln oder auch nur Bedingungen daran zu knüpfen, denn »einem geschenkten Gaul schaut man nicht ins Maul«. Geschenke hat man nach landläufiger Meinung einfach anzunehmen, auch wenn sie nicht dem eigenen Geschmack entsprechen. Bei behinderten Kindern ist es offenbar besonders schwer, sie so, wie sie sind, als Gottesgeschenke zu akzeptieren, obwohl sie, wenn man sie dann angenommen hat, genau dazu werden.

Sollte es aber gerade bei einem Geschenk Gottes mit dem Annehmen anders sein als bei den profanen Geschenken des täglichen Lebens? An behinderten Kindern versuchen wir als Mitglieder einer Gesellschaft, die generell mit allen Behinderungen auf Kriegsfuß steht, besonders viel zu verbessern und umzuarbeiten – alles mit dem Ziel, sie so »normal« wie möglich hinzubekommen. Kaum irgendwo anders wird so viel »herumgedoktert« und mit dem Schicksal gehadert, besonders in modernen Zeiten, in denen wir die Behinderung schon im Mutterleib erkennen können.

Sogar Menschen, die eine Philosophie vertreten, die dem Annehmen und Geschehenlassen hohen Stellenwert einräumt im Sinne des christlichen »Dein Wille geschehe«, reagieren bei der Erwartung eines behinderten Kindes fast automatisch mit Ablehnung. Selbst wer sich – etwa aus religiösen oder spirituellen Gründen – gegen eine Abtreibung entscheidet und das empfangene Kind auch austrägt und bekommt, verfährt meist nach dem Motto: Wenn schon ein »Downkind«, dann wollen wir alles versuchen, um ihm (und uns selbst) ein möglichst normales Leben zu ermöglichen.

Dieser Wunsch ist verständlich, wenn wir bedenken, wie Kinder mit dem Downsyndrom ein Leben lang von den Eltern emotional, finanziell und in fast jeder anderen Hinsicht abhängig bleiben. Die Eltern stehen damit in der abartigen und widersprüchlichen Situation, dass sie auf keinen Fall vor dem Kind sterben wollen, um es nicht fremder Willkür auszusetzen, aber natürlich auch das Kind nicht vorher zu verlieren – der Albtraum aller Eltern. Das Kind für ein »normales« Leben zu motivieren ist einerseits die Hoffnung auf ein möglichst weitgehend selbstbestimmtes Leben, andererseits eventuell auch eine Art, der Hilflosigkeit zu begegnen und dieser Angst ihre Wucht zu nehmen. Manche Kinder reagieren durchaus willig darauf, andere gehen in Widerstand. In jedem Fall besteht dabei die Gefahr, so Unverständnis und Resistenz gegen diese besondere Lebensaufgabe auszudrücken.

16.2.1 Naomi

Als wir Naomi, die mit Downsyndrom und unserem Wissen darum geboren wurde, mit solchen Frühförderungsversuchen traktierten, merkten wir rasch, wie sie an diesem Strang keineswegs mitzog. Im Gegenteil verweigerte sie sich von vornherein und sehr entschieden fast jeder Frühförderungsmaßnahme. Sie brachte uns durch den Boykott unserer Anstrengungen allmählich immer mehr auf jenen Stand zurück, der ohnehin unserem Weltbild entsprach, und lehrte uns so eine ganz andere Dimension der Aufgabe, die solch eine Behinderung darstellt.

Obwohl ein ausgesprochen friedfertiges Wesen, das kaum weinte und praktisch nie schrie, ließ sie keinen Zweifel an ihrer Abneigung gegen die allermeisten Therapeut(inn)en und überhaupt all jene, die sich ihr in pädagogischer Absicht näherten. Schon als Baby machte sie beim Betreten des Hauses der Krankengymnastin ein derartiges, für sie völlig untypisches Theater, dass wir die Maßnahme immer wieder zurückstellten und schließlich aufgaben. Anfangs dachten wir, es habe vielleicht an dieser Therapeutin oder ihrer Methode gelegen, bis wir von Naomi sehr klar gezeigt bekamen, dass es eine grundsätzliche Sache war, die alle Therapeuten und Methoden einschloss. Die einzige Ausnahme bis heute sind Menschen, die Naomi ausgesprochen sympathisch sind. Dann nimmt sie deren Therapeutensein sozusagen in Kauf und spielt mit, aber sicher nur so weit, wie es nicht als Einstieg auf die jeweilige Therapie missverstanden werden könnte. Über Jahre achtete sie darauf, dass sie bei dem von ihr sehr geschätzten Logopäden nicht einmal zufällig eines ihrer wenigen Worte fallen ließ. Andererseits trank sie aber gern mit ihm Tee und ließ sich von ihm »bespielen« im Sinne von gnädigem Mitmachen bei seinen Angeboten.

Vor Jahren hatten wir einmal die Idee zu einer Musik- bzw. Rhythmustherapie, weil Naomi schon früh eine Vorliebe für Tanzen und Singen zeigte. Wir luden eine Rhythmustherapeutin ein, mit uns für einige Wochen nach Afrika ins Land der Trommeln zu reisen an einen Platz, den Naomi liebt, um dort gezielt mit ihr zu »arbeiten«. Das war in der naiven Phase, als wir noch nicht wussten, dass sie nicht daran denkt zu arbeiten, und schon gar nicht an ihrer Normalisierung. Sie ließ die sympathische Trommellehrerin also gänzlich unbeachtet in ihrer jeweiligen Stunde, fand es aber durchaus anregend, am Abend mit uns allen mitzusingen und zu trommeln. Sobald es jedoch um sie und therapeutische Absichten ging – die Therapeutin war flexibel genug, auch am Abend eine Therapieeinheit mit ihr zu machen –, war es sofort wieder vorbei. Wir gaben schließlich auf, um ihr die Freude an der Musik nicht zu verleiden, und machten gemeinsam Urlaub – ab diesem Moment war Naomi dann voll dabei und hatte gar nichts mehr gegen die Musiktherapeutin. Sie hat auch nichts dagegen, im Mittelpunkt zu stehen, im Gegenteil, es darf nur keine therapeutischen und pädagogischen Formen annehmen.

Ihre kompromisslose Ehrlichkeit und manchmal auch kompromittierende Direktheit ist eines ihrer »Markenzeichen«. So kann sie auch schon einmal dem Chef eines großen Verlages, nachdem er sich nach mehrstündiger Reise bei uns auf dem Sofa niedergelassen hat, den Mantel mit eindeutigem Aufforderungscharakter bringen. Naomi weiß sehr genau, wen oder was sie nicht will.

Da wir, ihre Eltern, beide Therapeuten und mit vielen Möglichkeiten auch in alternativen Bereichen vertraut sind, hätte es so viele Ansätze gegeben, mit denen wir ihre Situation gern gebessert, erleichtert, gefördert, entwickelt hätten oder wie Therapeuten das eben so nennen. Allein, es kam nicht gut bei ihr an, die besten und nettesten Craniosacraltherapeuten, Fußreflexzonenkünstler und universitären Downsyndrom-Koryphäen machten bei Naomi keinen Stich.

Das Ganze geht so weit, dass sie ihre Brille, die sie mit minus vier Dioptrien aus meiner ärztlichen Sicht dringend bräuchte und die wir aus leichtestem Titan und besten Gläsern machen ließen, ein paar Mal interessiert aufsetzte, die plötzlich scharfe und größere Welt staunend zur Kenntnis nahm, um dann aber jedes Mal sehr entschieden wieder in ihre kleine, weiche – sicherlich leicht verschwommene – Welt zurückzukehren. Selbst zum Brilletragen müsste man sie also »vergewaltigen«. Dabei lehnt sie nicht einfach alles ab, was neu ist. So lässt sie sich die Zähne putzen, was sie wohl auch nicht einsieht, aber sie verschwendet keine Energie im Kampf dagegen.

Eine Zeitlang und schon sehr früh ging sie gern in den ganz normalen Dorfkindergarten, nachdem sie vorher alle Versuche mit Downgruppen strikt boykottiert hatte. Schließlich hatten wir die ganze Downgruppe sogar zu uns verlegt, in der Annahme, dass sie vielleicht die fremde Umgebung störe. Das führte dazu, dass Naomi sofort in ein höheres Stockwerk flüchtete und unter einen Teppich kroch. Als die anderen Kinder mit ihren Eltern gegangen waren, war sie unübersehbar erleichtert und froh. Recht bald konnte man sie auch schon befragen. Sie haucht ein zustimmendes Ja oder hält sich beim Nein die Hand vor die Augen. Die Frage, ob die Kinder wiederkommen sollten, führte zu ausgesprochen lange zugehaltenen Augen.

Die Zeit im Kindergarten war nach gut einem Jahr schlagartig vorbei. Als ein rüpelhafter, lauter Junge in ihre Gruppe kam, der sich über sie lustig machte und grob zu ihr war, machte sie unmissverständlich klar, dass sie nun gar nicht mehr dorthin wollte. Weder wir noch die ebenso nette wie bemühte Kindergärtnerin konnten daran etwas ändern. Einmal entschieden, ist Naomi sehr beharrlich. Natürlich hätte man bei einer so grundsätzlichen pädagogischen Frage auch hart bleiben und sie gegen ihren Willen täglich in den Kindergarten schleppen können. Wir machten das auch kurz, was uns heute noch leidtut. Sie litt darunter, ließ sich in ihrer Ablehnung nicht erweichen und war sichtlich erleichtert, als wir ein Einsehen hatten und ihr weitere Ängste ersparten.

Inzwischen leben wir sechzehn Jahre mit Naomi, und sie hat uns – auf ihre Art – vieles beigebracht. Umgekehrt ist auch das Leben mit uns nicht ganz spurlos an ihr vorübergegangen. So hat sie nach vier Jahren – schon fast wider unser Erwarten – von einem Tag auf den anderen aufgehört, an der Brust zu trinken. Sie hatte damit erst ein Vierteljahr nach der Geburt begonnen, konnte es anfangs einfach nicht aufgrund ihrer – durch einen gravierenden Herzfehler verursachten – Schwäche. In den vier Jahren waren natürlich alle möglichen gutgemeinten Ratschläge auf meine Frau eingeprasselt, die schon selbst ein schlechtes Gewissen wegen der langen Dauer ihres Stillens bekam. Wenn wir nicht von so vielen archaischen Völkern gewusst hätten, wo langes Stillen als natürlich und gut gilt, hätte sie sicher den Mut verloren. Das Ergebnis war, dass Naomi mit ihrem langen, anstrengenden Saugen und zusätzlich eingeführten exzessiven Seifenblasen-Orgien nie ein Problem mit der typischen offenen Mundstellung der Downkinder hatte. Ärztliche Spezialisten, die so langes Stillen strikt ablehnen, hatten uns zu Gaumenplatten und ähnlichen Schikanen geraten, um dasselbe Ergebnis zu erreichen. Außerdem war Naomi weit weniger erkältet als andere, auch normale Kinder – sicherlich aufgrund der guten Immunlage durch das lange Stillen. Wir wissen wohl, dass die Schulmedizin das anders sieht, aber wir haben unsere Erfahrungen machen dürfen und teilen sie mit Millionen anderen Menschen aus vermeintlich primitiven Völkern.

Die vielleicht wichtigste Erfahrung und Lehre mit Naomi ist: Vieles kommt, wenn die Zeit dafür reif ist, was oft später und manchmal auch schon *sehr* spät der Fall sein kann. Und: Es hat keinen Sinn, sie an normalen oder auch an anderen Downkindern zu messen. Der Ehrgeiz, den viele Mütter auf Spielplatzbänken untereinander verbreiten, dürfte langfristig schon deren Kindern erheblich schaden, für Downkinder und ihre Eltern erscheint er uns rückwirkend geradezu fürchterlich.

Kurz vor ihrem achten Geburtstag war Naomi, von unseren pädagogischen Freunden argwöhnisch beäugt, relativ plötzlich ziemlich problemlos sauber – unter den ebenso sanften wie konsequenten Anregungen einer befreundeten Mutter. Auch wenn sie bis dahin einen riesigen Berg von Windeln auf dem Gewissen hatte, ist uns dieser mit sich selbst errungene Erfolg und Fortschritt so viel wertvoller als ein mit heftigem Nachdruck antrainierter.

Besonders wichtig erscheint uns, dass Naomi – nach Beobachtung ihrer einzig verbliebenen Therapeutin – keine Verhaltensstörung hat wie viele jener Downkinder, die auf Normalität und Leistung (wie frühes Sauberwerden und Sprechen) getrimmt wurden. Die Bibel lehrt, dass alles seine Zeit hat, Naomi bringt es uns nachdrücklich bei, sie hat in allem ihre ganz eigene Zeit und lässt sie sich, wenn wir sie (ihr) lassen.

Nach typisch deutscher Auffassung müsste sie eigentlich längst in eine Sonderschule. Mit anderen Downkindern ist das für sie, wie einige Versuche zeigten, ein Horror. Gott sei Dank fanden wir Verständnis bei einem weniger strengen als weisen Schulrat, der, nachdem er sich ihre ganze Geschichte angehört hatte, zu dem Schluss kam, dass Naomi keine Schulpflicht, sondern ein Schulrecht habe. Davon macht sie vorerst – mit großem Genuss – keinen Gebrauch.

Nun gibt es keine zwei gleichen Kinder, warum also sollten alle Downkinder gleich sein? Downkinder haben eine Veränderung am 21. Chromosom gemeinsam, im Sinne eines zusätzlichen Stückes, andere – angeblich normale – Menschen haben alle 46 Chromosomen gemeinsam und gleichen sich nicht besonders; warum sollten Downkinder es tun? Inzwischen habe ich einen Universitätsabgänger mit Trisomie 21 erlebt und ein Kind, das kein Wort kann. Naomi hat mit sechzehn ein Repertoire von etwa zwanzig Wörtern, mit denen sie sehr gut durchkommt. Gelehrte Reden und anstrengenden Sport überlässt sie anderen.

Selbstverständlich wollen wir folglich unsere Erfahrungen mit ihr nicht verallgemeinern, aber doch zu Denkanstößen anregen. Macht es überhaupt Sinn, und ist es im Sinn des Gottesgeschenks, Downkinder unter großen Anstrengungen für beide Seiten auf etwas so Relatives wie Normalität zu trimmen?

Wie immer setzt auch hier das Kind die Norm. Zu beachten ist, dass Downkinder sich »anders« ausdrücken und meist über keine verbalen Diskussionsmöglichkeiten verfügen. Die Liebe, Achtung und der Respekt vor dem individuellen Sein ist wie überall der einzig realistische Maßstab. Damit haben auch die Eltern und die Menschen im Umfeld der Kinder immer wieder die Möglichkeit und Pflicht, neu einzuschätzen, ob jetzt etwas verlangt und erwartet werden kann oder ob es noch Zeit braucht oder gar nicht angemessen ist.

Immerhin leisten auch viele »ganz normale« Kinder Widerstand gegen Förderungsmaßnahmen wie besonders die Schule. Praktisch alle lieben die Regression und fliehen gern vor Herausforderungen auf den Schoß der Mutter; und manche versuchen sogar, wieder ganz in ihn hineinzukriechen. Aber andererseits zeigen sie doch auch eindeutige Anzeichen von Wachstums- und Entwicklungswünschen. Sie sind stolz auf jeden Zentimeter, den sie größer geworden sind, und reißen sich z.B. beim Familie-Spielen um die Rollen der Eltern, wo nicht selten mangels anderer Freiwilliger der Hund die Kinderrolle übernehmen muss. Downkinder entwickeln diesbezüglich kaum Entwicklungsehrgeiz, jedenfalls konnten wir in diesen sechzehn Jahren davon keine Ansätze bei unserer Tochter finden.

16.2.2 Werdet wie die Kinder

Trisomie-21-Kinder bleiben von ihrer Physiognomie und ganzen Art her sehr lange Kind und altern dann fast übergangslos. Ihr Lebenszyklus scheint deutlich abgewandelt gegenüber dem normalen Lebenskreis. Lange nicht »erwachsen« geworden, werden sie nach der Lebensmitte offenbar sogleich wieder zu Kindern im Sinne des christlichen Auftrags.

Könnte es deshalb nicht ihre Aufgabe in diesem Leben sein, das Thema »Kindheit« ausführlicher zu (er)leben? Selbst wenn man die – ebenfalls mit dem 21. Chromosom zusammenhängende – Häufung der Alzheimer'schen Erkrankung bei ihnen betrachtet, wird dabei das Thema »wieder zu werden wie die Kinder« in seiner Schattenversion deutlich. Wenn dem aber so ist, wäre es unsinnig, die Kindheit mit lauter anstrengenden und häufig frustrierenden Versuchen zu belasten, welche auf eine Erwachsenenzeit zielen, die ohnehin nicht wirklich eintritt und in ihrem Leben gar keine wesentliche Rolle zu spielen scheint. Aus dem Weltbild der spirituellen Philosophie wäre es sogar denkbar, dass der Versuch, Downkindern das Kindliche so früh und so weit wie möglich zu nehmen, in ihrem Alter mit der unerlösten Kindlichkeit des Alzheimer-Syndroms bezahlt werden muss. Erfahrungen im Heil-Kunde-Zentrum aus dreißig Jahren Psychotherapie zeigen, dass man sich nichts ersparen, aber vieles aufschieben kann. Alles Aufgeschobene wird aber dadurch nicht leichter, sondern im Gegenteil oft schwerer und nicht selten bizarr. Der Spruch »Beugst du dich nicht dem Leben, beugt dich das Leben« zeigt einen anderen Aspekt dieser Erfahrung. Auf später vertagte Sexualität beispielsweise wird so in neurotischer Form oft erst zum Problem.

Nach Auffassung der spirituellen Philosophie hat jeder Mensch die Aufgabe, seinen Weg zu finden unter Verwirklichung seiner speziellen Fähigkeiten. Es gibt Menschen, die, mit sehr viel Intelligenz ausgestattet, offenbar zum Verständnis unserer Welt einen Beitrag leisten sollen. Und es gibt Menschen, deren Hauptbegabung im Bereich des Fühlens und emotionalen Empfindens liegt. Zu Letzteren gehören fast all jene Menschen, die wir als geistig behindert einstufen. Bei unserer einseitigen Überschätzung der Intellektfähigkeiten übersehen wir häufig, dass diese Menschen bei den Gefühlen und Emotionen viel reicher vom Schicksal beschenkt wurden als sogenannte Gesunde. Trisomiekinder haben ihre Lebensschwerpunkte ganz offensichtlich im Fühlen und Empfinden. Sie sind, aus der Archetypen-Ebene betrachtet, dem Mond-Prinzip näher und bleiben das auch viel länger.

Medizinisch gesehen fehlt ihnen eigentlich nichts, wie man auf den ersten Blick meinen könnte, sondern sie haben im Gegenteil mehr abbekommen, als es an die Verteilung des Erbgutes ging. Zu den üblichen 46 Chromosomen haben sie noch ein halbes dazubekommen, das für all die Unterschiede verantwortlich ist, die man äußerlich sehen, aber vor allem im Zusammenleben mit ihnen spüren kann.

Da sie sich gar nicht auf den Intellekt und das Verstehen der Welt verlassen können, haben sie z.B. eine ganz andere Art, sich der Welt gefühlsmäßig zu nähern. Letztlich bewahren sie sich viele schöne Eigenschaften kleiner Kinder viel länger. So gehen sie oft einfach auf Menschen zu, die sie mögen, auch wenn sie sie noch gar nicht kennen, und umarmen sie. In den deutschsprachigen, Kindern gegenüber oft so reservierten Ländern ist das für Eltern vielfach ein Problem, schon in Italien ist es keines mehr und führt im Gegenteil zu netten Kontakten. Eltern und Angehörige, die einmal das Anderssein ihres Kindes akzeptiert haben, erleben, wie sie Liebe und Zuwendung ganz offen und ohne alle Hemmungen gezeigt bekommen. Überhaupt scheinen Downkinder viel weniger Hemmungen im zwischenmenschlichen Bereich zu haben, sie trauen sich zu leben, was sie fühlen. Die schulmedizinische Psychiatrie hat dafür das wenig einfühlsame Wort »distanzlos« geprägt, als wäre Reserviertheit etwas positiv Menschliches. Im Gegenteil ist es vor allem die übertriebene Distanz, die heute für solch emotionales

Elend vor allem in den rasch wachsenden gefühlsverarmten Metropolen sorgt. Immer wieder sterben Menschen in den Wohnsilos, und die Nachbarn merken es erst Tage später, aber nur am Geruch. Unser Problem ist doch vielmehr die ungesunde Distanz zwischen den modernen Menschen, nicht die gefühlsmäßige Nähe und der emotionale Austausch, wie wir sie meist bei Behinderten beobachten können.

Aber sie lehren uns noch mehr: Downkinder zeigen distanzierten Erwachsenen sehr deutlich, was es heißt, Spaß und Freude am Leben zu haben. Eigentlich machen sie von sich aus nur, was ihnen Freude bereitet. Das würden normale Kinder auch tun, allerdings zwingen wir sie schon bald mit Erfolg in eine andere Richtung. Bei Downkindern sind dem »natürliche« Grenzen gesetzt, die wir – nach unseren Erfahrungen – mehr respektieren sollten. Sie leben ganz im Augenblick und kümmern sich gar nicht um das Morgen und wenig um das Gestern. Damit machen sie eigentlich genau das, was uns viele heilige Schriften empfehlen, sie leben im Moment des Hier und Jetzt. In der Bibel heißt es, wir sollten uns ein Beispiel an den Vögeln des Himmels nehmen, die nicht säen und nicht ernten, sich nicht sorgen und doch genug zum Leben haben. Man könnte meinen, die Schöpfung leiste sich immer einige solche Menschen, die Kinder bleiben und uns anderen zeigen, was mit diesem Gleichnis gemeint ist oder auch was die Aufforderung bedeutet, nach der ersten Hälfte des Lebens umzukehren, um wieder zu werden wie die Kinder.

Über die Aufgaben, die die Menschen in dieser Schöpfung und in ihrem individuellen Leben haben, wissen wir wenig, auch wenn wir das Erbgut immer besser erforschen. An speziellen Menschen mit speziellen Lebensaufgaben können wir noch am ehesten sehen, was die Schöpfung gemeint haben mag.

Heute betrachten wir Menschen fast nur noch danach, was sie zu leisten imstande sind und wie viel sie verdienen. US-Amerikaner fragen einen beim Kennenlernen relativ früh und ganz direkt, wie viele Dollars man »macht«. Die Religionen und Weisheitslehren aller Länder und Zeiten sagen uns aber, welch ein Unsinn diese einseitige Betrachtung ist. Unsere Grundannahme, Zeit sei Geld, ist völlig abwegig, schon weil die Umkehrung nicht stimmt. Am Ende kann man sich für sein Geld eben keine Zeit vom Schicksal kaufen. Das Theaterstück *Jedermann* handelt von diesem vergeblichen Versuch, auch in der ärztlichen Praxis können wir ein trauriges Lied davon singen. Viele Menschen erkennen das heutzutage erst, wenn es zu spät ist.

Downkinder können uns auf wunder-volle Weise zeigen, dass es um andere Werte im Leben geht. Im zwischenmenschlichen Bereich sind sie die Meister. Sie brauchen zu allem länger. Wer aber sagt, dass unsere kollektive Hatz gut für uns oder unsere Welt sei? Ärzte erkennen zunehmend, wie übertriebene Hetzerei zu Bluthochdruck und Herzinfarkten führt. Wenn wir uns auf das Tempo der Downkinder einlassen, werden wir automatisch langsamer leben, und das täte den meisten von uns ausgesprochen gut.

Wir sehen selten behinderte Kinder im Straßenbild, selbst wenn wir eine Affinität zu ihnen haben. Dabei gibt es gar nicht so wenige. Nur werden viele noch immer versteckt, weil manche Eltern sich schämen, so ein anderes Kind zu haben. Ein weiterer Grund ist wohl, dass sie selbst nicht so gern unterwegs sind. Wer sie aber versteckt, übersieht die große Chance, die sie uns bieten.

In einigen Kulturen, die nicht ihr ganzes Heil am wirtschaftlichen Wachstum festmachten und ihre Seelen deshalb auch nicht an Geld allein hängten, galten Menschen mit Trisomie als etwas ganz Besonderes im positiven Sinn. Bei den Azteken galten sie sogar als heilig, weil dem Himmel näher.

Dabei wollen auch wir stets etwas Besonderes sein, aber immer im Sinne der Ego-Verwirklichung, Downkinder haben diesbezüglich kaum Ambitionen. Sie sind viel mehr an der Gemeinschaft ihrer Familie interessiert und insgesamt näher am Kollektiven. Insofern ähneln sie ein wenig den frühen Menschen vor der Entwicklung unseres eindrucksvollen Großhirns. Tatsächlich sind sie ja auch so etwas wie eine große, weltweite Familie. Sie ähneln nicht so sehr ihren Eltern, was deren Ego erheblich beleidigen kann. Ihre Ähnlichkeiten und Familienbande sind grenzüberschreitend.

Zusammengefasst spricht einiges dafür, ihnen und anderen Behinderten ihre Kindlichkeit zu lassen und sie nicht unter Lern- und Erfolgsdruck zu setzen wie den »Rest der Welt«. Es gibt ja heute auch schon Entwicklungshelfer, die begriffen haben, wie viel besser es wäre, die letzten archaischen Kulturen einfach in Ruhe zu lassen, statt sie ständig mit Hilfs- und Förderungsmaßnahmen zu überziehen und bei dem Versuch, sie uns ähnlicher zu machen, ihre zwischenmenschlichen Lebensformen zu zerstören.

16.2.3 Zweifel an der Leistungsgesellschaft

Die Deutung der verschiedenen Symptome der Trisomie 21 im Sinne von *Krankheit als Symbol* zeigt hier eine deutliche, aber ganz andere Aufgabe, als die Leistungsgesellschaft es so selbstverständlich unterstellt. Die häufigen Herzfehler verraten uns, wie nahe diese Kinder auch nach der Geburt noch der Einheit bleiben. Das *eine* Herz schließt bei ihnen oft seine Scheidewand nicht und teilt sich nicht in die *zwei* Kammern oder ein linkes und rechtes Herz. Damit sind sie für die Welt der Gegensätze weniger gut gewappnet und bleiben der Einheit in verschiedener, auch bedrohlicher Weise näher.

Ihr schwaches Bindegewebe macht sie körperlich enorm biegsam und flexibel, Naomi kann ohne Probleme ihre Zehen in den Mund stecken. Hier ist der Körper sozusagen Kompensation für einen im Bewusstsein beeindruckenden Mangel an Anpassungsfähigkeit. Trisomie-21-Kinder sind extrem konservativ und allen Neuerungen gegenüber skeptisch, was sie an Beweglichkeit mitbringen, beschränkt sich auf den Körper. Sie wollen die Dinge so lassen, wie sie sind und vor allem waren – auch darin sind sie den frühen Menschen ähnlich, denen der angestammte Weg der Ahnen über alles ging.

Relativ schwache Extremitäten verhindern den intensiven Bezug zur Welt. Diese lässt sich mit schwachen Armen nur schwer heranholen, das Fortschreiten in ihr ist mit schwachen Beinen ebenso behindert. Wenn Naomi rennt, erinnert das eher ans Tanzen. Aber

Fortschritt ist auch gar nicht ihre Sache und sicher nicht ihre Aufgabe. Die kleine Welt, die sie einzig interessiert und braucht, bringen wir ihr gern näher.

Denkbar wäre sicherlich, Naomi mit viel Einsatz später zu einfachem Arbeiten zu bewegen, allerdings bliebe das bestimmt auf sehr einfache Verrichtungen beschränkt. Andererseits taucht dabei gleich die Frage auf, wie sinnvoll das sein kann bei jemandem, der von seinem Geist und Körper gar nicht für Arbeit geschaffen zu sein scheint. Ein Freund hat kürzlich formuliert, dass sich nach seiner Ansicht die meisten Menschen mit Geld, das ihnen gar nicht gehört, Dinge kaufen, die sie nicht brauchen, um vor Menschen zu protzen, die sie nicht mögen. Dass viele Menschen eine Arbeit verrichten, die ihnen nicht Beruf(ung), sondern Job ist und die sie nicht mögen, um Dinge herzustellen oder zu bewegen, die sie selbst und auch sonst kaum jemand wirklich braucht, ist eine Tatsache.

Vielleicht sollten wir unseren besonderen Kindern solch ein normales Schicksal ersparen, zumal bei ihrer Arbeit im Sinne dieser Gesellschaft sowieso kaum etwas herauskommt. Dass jeder rechtschaffene Mensch arbeiten muss, weil er sonst kein Recht-Schaffender ist, mag für Menschen mit puritanischem Hintergrund stimmen, für all die anderen und die frühen Menschen stimmt es sicher nicht. Wir nennen sie auch primitiv. Allerdings könnten wir an ihnen erkennen, dass sie mit den wesentlichen Dingen des Lebens wie der Empfängnis und Geburt, der Pubertät und Adoleszenz, Heirat und Berufung, der Lebensmitte und dem Alter und vor allem mit dem Tod viel weniger primitiv umgehen als wir. Wir könnten von ihnen diesbezüglich einiges lernen. Diesen einfachen frühen Menschen sind die Downkinder nicht zufällig in einigem ähnlich, und wir könnten auch von ihnen so viel Wesentliches lernen.

Eine Sonderschulbildung ist sowieso nicht das höchste der Gefühle, aber sie ist erreichbar, die Frage ist immer nur der Preis. Trisomie-21-Kinder haben aber oft einen natürlichen Bezug zum höchsten der Gefühle, zur Liebe, und das zu erkennen und zu genießen scheint uns viel wichtiger, als Pünktlichkeit zu lernen und einfache Verrichtungen, die heute jede Maschine akkurater ausführt. Auch haben Downkinder oft einen wundervollen Humor und eine berückende Freundlichkeit. Mir kommt vor, dass es dieser Welt viel mehr an Menschen mangelt, die sie – wie Naomi – mit unzähligen bunten Seifenblasen füllen und ausgesprochen gute Stimmung verbreiten, die – vorrangig an Spaß und Lebensfreude interessiert – niemandem etwas zuleide tun und vielen Freude bereiten. Verbissene Arbeiter, die noch mehr Überflüssiges herstellen, haben wir eigentlich schon genug.

Die Betroffenen selbst scheinen ihre schicksalhafte intellektuelle Einschränkung zu akzeptieren, und wir könnten ihnen helfen, andere Lebensschwerpunkte zu finden. Die große Gefühlstiefe und reiche Emotionalität sind ein wundervoller Ausgleich und ermöglichen ein Leben aus der Gefühlssphäre heraus, das vielen modernen Eltern viel mehr geben kann als ein hochintelligentes Kind. Es geschieht eben immer, was man sich wünscht, oder etwas Besseres. Ein superintellektuelles Kind macht Eltern stolz, aber Stolz ist oft nicht, was ihrem Leben fehlt. Downkinder können eine ganz andere Gefühlsdimension in uns anregen, und die fehlt viel häufiger, als wir es uns oft eingestehen.

Aber eben dafür gibt es das Schicksal mit seinen weiseren Ratschlüssen. Downkinder bringen auch viel Kindliches und einiges Kindische in unser Leben, und auch das fehlt offensichtlich oft, ohne dass wir es so recht bemerken. Die meisten Menschen glauben, glücklich zu werden, wenn sie alles bekommen, was und wie sie es wollen. Das Schicksal bringt uns dagegen bei, glücklich zu werden, indem wir wollen, was wir bekommen. Das können wir gut auf Kinder und alles andere ausdehnen. Wer will, was er bekommt, hat immer einen Freifahrtschein zum Glück.

Betroffene Eltern hätten so eine gute Chance zu erkennen, wie ihre Downkinder – ähnlich wie gesunde – einen Ausgleich ins Leben bringen, eben das, was fehlt – mit einer Tendenz, das Familiengefüge ins Gleichgewicht zu bringen. Oft wird ein intellektuelles Übergewicht mit einem gefühlsbetonten Gegengewicht aufgefangen. Downkinder können besser als andere eigene vorgefasste Meinungen und Vorstellungen korrigieren. Sie können einem helfen, den Freundeskreis auf einen ehrlichen Stand zu reduzieren, die eigenen Leistungsansprüche zu relativieren, um wieder Wesentliches zu erkennen. Sie können und werden unser Vertrauen ins eigene Lebensschicksal prüfen und uns zeigen, dass Leben letztlich nie planbar ist, sondern immer ein Geheimnis bleibt.

Downkinder stellen eine viel größere und ganz unvertraute Aufgabe dar, sie anzunehmen kann uns viel weiter bringen, als die erwartete Aufgabe das vermocht hätte. Abgesehen davon, dass das magische Weltbild eines Downkindes jede Familie und Gemeinschaft ver- und bezaubern kann.

Jede geistige Behinderung kann so zur Chance werden, über intellektuelle Spiele hinauszuwachsen und z.B. in ältere und ursprünglichere Bereiche des Menschseins einzudringen. Behinderte können uns manchmal aber auch zeigen, wie sehr wir selbst behindert sind, ohne es bemerkt zu haben. Das ist wohl auch der Grund, warum charakterschwache Menschen sie ablehnen und warum geistig Schwerstgestörte wie Nazis und Faschisten sie sogar bekämpfen. Entwicklungsbereite Menschen spüren dagegen oft intuitiv die Chance, die sie uns schenken, Christen müssten sogar um ihre positive Besonderheit wissen, sagte doch ihr Meister: »Selig sind die Armen im Geiste, denn ihrer ist das Himmelreich.« Sollten hier Christen und Azteken eine unverhoffte Gemeinsamkeit haben? Geistig Behinderte können uns lehren, einfache und wesentliche Dinge mit Liebe statt mit Verstand zu tun. Sie erlösen das Thema Einfalt durch ihre Nähe zur Einheit, was wir selbst mit noch so intensiven Exerzitien kaum schaffen.

Würden wir unsere Downkinder beschreiben, ohne ihre besondere Situation zu erklären, ergäbe sich das Bild wundervoller Menschen. Sie haben keinerlei Konkurrenzempfinden im Sinne von »Wer kann schneller, höher, weiter?« gegenüber anderen Kindern, haben keinen Ehrgeiz, sich über andere zu erheben und besser zu werden als sie. Sie teilen bereitwillig, was sie haben, falls sie überhaupt in Kategorien von Mein und Dein denken. Eher neigen sie dazu, das, was sie haben, ohne Hintergedanken zu geben und sich freiheraus zu nehmen, was sie gerade brauchen. Sie zeigen ihre Gefühle und Emotionen ohne Scheu sehr bereitwillig und offen und freuen sich mit anderen mit. Kaum je lässt sich ein Ansatz von Schadenfreude bei ihnen feststellen. Sie sind selten aggressiv, verteidigen sich kaum gegen Aggression, sondern ziehen sich lieber entschieden zurück. Sie zerstören nichts absichtlich, sie sind sanft und lieben ihre Familie über alles, dazu gehören selbstverständlich und problemlos auch Kindermädchen, Katzen, Hasen und Puppen. Sie haben Tiere gern und spielen mit ihnen endlos. Es kann auch kein Zweifel daran bestehen, dass die Tiere sie ebenfalls mögen und mit ihnen umgehen können. So leben uns diese besonderen Kinder auf eindrucksvolle Weise Echtheit und Authentizität vor, ohne auf einen unsozialen Egotrip zu gehen.

Wären da nicht die Zeiten der Sorgen, für die sie nichts können, würden sie noch viel mehr Sonnenschein verbreiten. Die Frage ist, sollen wir da wirklich wegen eines fraglichen und fragwürdigen Erfolges im Effizienz- und Leistungsbereich um jeden Preis anfangen, pädagogische Schatten zu werfen?

Fragen für die Eltern:

▷ Wie gehen wir mit dem Anderssein um?
▷ Wie können wir von unserem Kind Nähe, Liebe und Emotion lernen?
▷ Wo ist bei uns der Intellekt so dominierend, dass wir jetzt den Gegenpol so intensiv brauchen?
▷ Was will uns unser Kind sagen, indem es wenig bis nichts sagen kann, aber so viel ausdrückt?
▷ Wie viel Bereitschaft haben wir, seine Sprache der Gefühle und Emotionen zu lernen?
▷ Wie sehr versuchen wir, es auf »normal« zu trimmen, wie geht es damit um, und wie wichtig ist es wirklich für es?
▷ Wie gehen wir damit um, dass es uns nicht oder kaum ähnelt?
▷ Welche Rolle spielt sein Anderssein gegenüber Dritten, der weiteren Familie, Nachbarschaft usw.?
▷ Wie lange brauch(t)en wir, um es als ein ganz besonderes Geschenk des Himmels zu erkennen?

Unterstützende Maßnahmen:

▷ *Homöopathische Behandlung:* Das Downsyndrom kann nicht geheilt, die Lebensqualität der Kinder aber mithilfe der klassischen Homöopathie individuell erheblich gebessert werden.

▷ *Eltern mitbehandeln:* Aus persönlicher Erfahrung ist es hilfreich, Eltern mitzubehandeln, damit sie auf dem Weg der Akzeptanz ihres Kindes nicht in Schuldzuweisungen, Verleugnungen und Projektionen verfallen.

17 Epilog

Wir könnten am Ende dieses Buches darüber nachdenken, welche Mit-Gift wir unseren Kindern mitgeben wollen. Die materielle in Gestalt von Erbschaften entwickelt sich oft wirklich zum Gift. Viel besser und wichtiger wäre auf der körperlichen Ebene robuste Gesundheit, etwa indem wir ihnen die »Säulen der Gesundheit« in Fleisch und Blut übergehen lassen.

Darüber aber stehen noch seelische und geistige Gesundheit und die Fähigkeit, mit dem Leben umzugehen. An die erste Stelle kommen hier für mich die Gesetze des Lebens.* In der Hierarchie der Prioritäten gleich darunter rangieren die Urprinzipien oder Archetypen, die zwischen den Zeilen und manchmal auch direkt angesprochen wurden, weil ohne sie ein tieferes Verständnis des Daseins in all seinen Bereichen und mit all seinen Belangen kaum möglich ist.

Um das ganze Spektrum der menschlichen Aufgaben auf dem Lebensweg zu erfassen, muss jeder von uns alle Archetypen und Urprinzipien erlösen. Je früher das geschieht, desto besser. Dies unseren Kindern mitzugeben wäre eine unserer vornehmsten Aufgaben. In fiktiver Form seien sie deshalb zum Schluss zusammengefasst:

»Als Gott sah, wie orientierungslos die Menschen durch seine Welt irrten, beschloss er, ihnen zwölf Werkzeuge in die Seele zu pflanzen, damit sie sich in seiner Welt besser zurechtfänden. Die Menschen erhielten den Auftrag, diese von Generation zu Generation an ihre Kinder weiterzugeben, damit am Ende seine Schöpfung vollkommen werde. Hier die zwölf Werkzeuge im Einzelnen:**

* Siehe dazu das Buch *Die Schicksalsgesetze.*

** Von Margit Dahlke nach einer Idee von Martin Schulman.

1. Habt den Mut, immer wieder, jeden Tag, neu zu beginnen, und lernt, am rechten Ort und zur rechten Zeit euer Wesen durchzusetzen.
2. Haltet auch immer wieder inne, um Klarheit über euren Platz und Standpunkt im Leben zu finden. Gebt euch Zeit, Wurzeln zu schlagen, euch zu verankern und mit allen Sinnen das Leben zu genießen.
3. Hört nie auf zu lernen, die Welt zu erforschen, Wissen über sie zu erlangen und euch mit anderen Menschen darüber auszutauschen.
4. Lasst euch auf alle Gefühle und Empfindungen ein, die euch das Leben schenkt. Lasst sie aber auch wieder los, haltet sie nicht fest. Die Seele ist wie das Wasser, das immer weiterfließen will. Teilt eure Gefühle mit allen. So werdet ihr zu mitfühlenden Wesen.
5. Habt den Mut, ganz ihr selbst zu sein. Und wohin immer ihr geht, tut es mit eurem ganzen Herzen, um Freude und Liebe durch die Schöpfungen eures Seins in die Welt zu bringen.
6. Bringt Ordnung in die Welt, da, wo es nötig ist. Behandelt sie mit großer Achtung und Achtsamkeit, fügt euch ein in die große Ordnung, und seid dankbar, dass diese euch nährt und trägt. Lernt zu sehen, was da ist, was euch geschenkt wurde, und schielt nicht nach dem, was ihr sonst noch zu brauchen meint.
7. Begegnet allen Menschen in liebevollem Verstehen. Lasst euch von der Schönheit der Welt berauschen, vermehrt sie durch die innere Schönheit eures Wesens.
8. Seid euch immer der Vergänglichkeit des Lebens auf dieser Welt bewusst. Der unaufhörliche Fluss des »Stirb und werde« soll jeden Moment zu einer Kostbarkeit machen.
9. Strebt nach hohen Zielen und Gipfeln, um den wahren Sinn der Lebensschule zu erfahren. Aber habt dabei immer das rechte Maß im Auge und Respekt vor dem Lebensraum der anderen Wesen.
10. Lernt, das Wesen-tliche in der Fülle zu erkennen und euch immer mehr darauf zu beschränken. Übernehmt die ganze Ver-

antwortung für euer eigenes Leben, und erfüllt eure Pflichten mit Freude.

11. Folgt der Sehnsucht nach Freiheit, Unabhängigkeit und Wahrheit. Seid mutig und stark genug, euren ganz eigenen Weg zu gehen, ohne zu vergessen, dass ihr immer Teil der Gemeinschaft bleibt.
12. Habt Vertrauen in den Fluss eures Lebens, wohin er auch fließen mag. Lernt, durch die Bilderwelt eurer Träume und eurer Phantasie zu erkennen, dass es hinter dieser Wirklichkeit noch eine viel größere und unendlichere gibt.

Mit diesem Wissen in eurem Lebensgepäck werdet ihr sicher den Weg nach Hause zu mir finden. Bis dahin werdet ihr wachsen und gedeihen. Ihr werdet lachen und auch weinen. Viele Wege und Umwege werdet ihr gehen. Ich schenke euch unendlich viel Zeit dafür und die Freiheit, selbst zu wählen, bis ihr die Weisheit des Lebens gefunden habt, die euch zu mir zurückführt.«

18 Dank

Wir danken unseren Eltern, vor allem unseren Müttern Gisela Krakow und Anne Smialowski.

Unser besonderer Dank gilt Margit Dahlke für ihre vielen Beiträge, Ideen zu ganzen Themen und Kapiteln und den Schluss, wie auch ihrer zeitweiligen Mitarbeiterin im Heil-Kunde-Zentrum Johanniskirchen Freda Jeske, deren Anregungen und Korrekturen das Buch ebenfalls erweitert und vertieft haben. Korrekturen verdanken wir auch den anderen Mitarbeiterinnen des Heil-Kunde-Zentrums Anja Schönfuss und Gundi Kirkovics sowie meiner privaten »Cheflektorin«, der Therapeutin und Pädagogin Christa Maleri, aber auch unserer Schweizer Veranstalterin, der Pädagogin Lis Lusternberger.

Dem Homöopathen und Allgemeinmediziner Dr. med. Friedrich Graf gilt unser besonderer Dank für seine Anregungen, Korrekturen und seine freundschaftliche Begleitung.

Für die anregende Diskussion unseres Manuskriptes der Psychotherapeutin und Homöopathin Dipl. vet. med. Elvira Kunsch.

Den ehemaligen Kolleginnen im Naturheilzentrum für Kind und Familie Sylvia Drerup, Medizinstudentin und Homöopathin, sowie Maike Neubert-Eichner, Homöopathin, danken wir für ihre Unterstützung und fachlichen Korrekturen im Bereich der Homöopathie, für anregende Diskussionen Susanne Jeß, Psychologin, und Martin Grassinger, Homöopath und Human-Design-Lehrer.

Dr. med. Ingo Hobert danken wir für das Einbringen der australischen Buschblüten, Dr. Wibke Bein-Wierzbinski für die Abschnitte über den Moro- und Galant-Reflex, der Iridologin Rita Fasel für ihre Beiträge zum Schielen und zur kindlichen Sicht sowie für ihre Geduld.

Dr. phil. Jirina Prekop danken wir für das Durchsehen des Manuskriptes und ihre Beiträge zur Festhalte-Therapie. Der Heilpraktikerin und Mitarbeiterin in den Fastenseminaren Elisabeth Mitteregger gilt unser Dank für Durchsicht, Anregungen und vor allem die vielen Kräuter-Tipps, der Heilpraktikerin Rita Engelstädter für ihren Beitrag zum Familien-Stellen.

Der Kinderärztin und Allergologin Dr. med. Doris Stalp-Kotulla gilt unser Dank für die Durchsicht des Manuskriptes und Anregungen und Erfahrungen aus ihrer Kinder-und-Eltern-Praxis. Dem Kinderarzt Dr. med. Wilfried Hüsing aus Hannover danken wir für die Durchsicht aus pädiatrischer Sicht und seine Anregungen. Ebenfalls zu danken ist den Kinderärzten Dr. med. Martin Hirte aus München für Durchsicht und Korrekturen sowie Dr. med. Siegfried Simmet und beiden insbesondere auch für ihre Kritik (beim Thema Impfen), dem Pädiater Dr. med. Mathias Senner danken wir für die Durchsicht des Theorieteils, dem Gynäkologen Prof. Dr. med. Volker Zahn für Durchsicht und Anregungen.

Der Fachärztin für Anästhesie und Intensivmedizin Dr. med. Annette Ch. Stein aus Dresden für ihre Prüfung im Hinblick auf schulmedizinische Belange.

Ruela Hummel für die Hilfe beim Diabetes-Kapitel, den Müttern Petra Bruhn, Audrey Zellner und Vanessa Jebens für ihre mütterliche Sicht.

All den kleinen Patienten und ihren Müttern danken wir für all die Erfahrungen über all die Jahre.

19 Anhang

19.1 Homöopathische Notfallapotheke

In diesem Kapitel kommen im Kindesalter häufige Notfälle und ihre Deutung zur Sprache. Die darin verborgenen Aufgaben werden angedeutet und könnten mit folgenden Fragen noch vertieft werden: Warum passiert das gerade uns bzw. unserem Kind, gerade jetzt in dieser Phase des Lebens, gerade in dieser Körperregion, gerade so? Woran hindert und wozu zwingt es uns?

Wo das sinnvoll erscheint, wird eine naturheilkundliche bzw. homöopathische Soforthilfe angeboten. Das bedeutet aber keineswegs, dass in schweren Fällen nicht auch schulmedizinische Maßnahmen notwendig wären:

- *Ist die Lage offensichtlich lebensbedrohlich*, müssen Sie sofort den Rettungsdienst oder Notarzt anfordern und dürfen keine Zeit verlieren!
- *Ist die Lage ernst und erfordert sie offensichtlich ärztliche Hilfe*, rufen Sie zuerst einen Arzt, bevor Sie etwas anderes tun.
- *Ist die Lage weniger ernst*, versuchen Sie, mithilfe dieser Anleitung erste Linderung zu schaffen, und setzen Sie sich dann gegebenenfalls mit einem Arzt in Verbindung.

Homöopathika und das Bachblüten-Mittel Rescue Remedy nimmt man am besten folgendermaßen ein:

- Man gibt 2 Globuli C30, es sei denn, es ist eine andere Potenz angegeben, und lässt diese auf der Zunge zergehen. Danach wird das Arzneimittel »verkleppert«; d.h., 2 weitere Globuli werden in einem Glas Wasser aufgelöst. Geben Sie 5-mal in 10-Minuten-Abständen jeweils einen Schluck davon. Das Getränk muss vor jeder Einnahme mit einem Plastiklöffel oder Holzspa-

tel kräftig umgerührt werden. Bitte verwenden Sie keinen Metalllöffel.
- *Rescue Remedy:* 2 Globuli auf der Zunge zergehen lassen, 2 weitere in ein Glas Wasser geben und schluckweise trinken.

19.1.1 Allergischer Hautausschlag

Homöopathie:
Urtica urens
- Beschwerden und Aussehen wie nach Brennnesselkontakt.
- Besser durch Kälte.

Arsenicum album
- Nach zu viel tierischem Eiweiß.
- Besser durch Wärme.

Cantharis
- Intensive Röte, starkes Brennen.
- Mit Blasenbildung.

Apis
- Mit wässriger, roter, heißer Schwellung.
- Besser durch Kälte.

Symbolik: zum Aus-der-Haut-Fahren, plötzlicher Wutanfall bzw. Aggressionsausbruch über die Haut.
Aufgabe: Ausschlagen statt Ausschlag!
Soforthilfe: im Extremfall des allergischen Schocks Kortison, kein Calcium bei Allergien!

19.1.2 Bissverletzungen

Homöopathie:
Ledum
- Hauptmittel.
- Tiefe Verletzung, die wenig oder gar nicht blutet.

Arnica
- Mit Blutung.

Hypericum
- Bei starken Schmerzen.

Symbolik: Aggression begegnet dem Kind von außen, es sollte lieber selbst offensiv werden! Das ungelebte Raubtier kommt von außen auf einen zu.
Aufgabe: den Knüppel aus dem Sack lassen, Biss entwickeln, um nicht bissig und verbissen zu werden.
Soforthilfe: ausbluten lassen, nicht künstlich verschließen (Tetanusgefahr!). Desinfizieren mit Calendula-Wasser oder Eigenurin.

19.1.3 Bluterguss

Homöopathie:
Arnica
Hauptmittel.
Ledum
- Wenn Arnica nicht ausreicht und bei großem Hämatom, besonders wenn es sich grünlich-schwarz verfärbt.

Symbolik: einen (An-)Stoß, Tritt bekommen, »Pferdekuss«. »Wer nicht hören will, muss fühlen!« – »Wer nicht sehen will, wird gestoßen bzw. stößt sich an der Welt.«
Aufgabe: offener werden für Anstöße und wichtige Hinweise, bevor es blutig herauskommt; Hindernisse erkennen und für den eigenen Lebensfluss nutzen, statt sie zu bekämpfen.
Soforthilfe: ist nicht nötig.

19.1.4 Blutungen

Homöopathie:
Arnica
- Hauptmittel.

Hypericum
- Bei Schmerzen.

Calendula
- Äußerlich zur Wundreinigung.

- 10 Tropfen Urtinktur in ein Glas Wasser geben und die Wunde damit auswaschen.

Symbolik: Symbol des Lebens, deshalb muss jede Blutung – aus Sicht der Betroffenen – sofort gestillt werden. Tatsächlich sollten verschmutzte Wunden lieber länger bluten, weil so eine Säuberung von innen heraus erfolgt.

Aufgabe: Lebensenergie freiwillig fließen lassen; innerlich in Fluss und den eigenen Rhythmus kommen.

Soforthilfe: Wunde reinigen und sauber abdecken bzw. verbinden.

19.1.5 Blutvergiftung

Homöopathie:

Gunpowder
- Hauptmittel.
- 3-mal täglich 5 Globuli D12.

Pyrogenium
- Besonders durch Insektenstiche.

Symbolik: Erreger sind ins Blut bzw. den Lymphstrom eingedrungen, der Körper wird mit dem Angriff nicht fertig, die Entzündung kriecht weiter Richtung Zentrum.

Aufgabe: auch brisante Themen an sich heranlassen, den Lebenskampf offensiver führen, sich Herausforderungen offensiv stellen, dagegen- und mithalten.

Soforthilfe: Arzt aufsuchen.

19.1.6 Gehirnerschütterung

Homöopathie:

Arnica
- Hauptmittel.

Hypericum
- Später bei Schmerzen.

Symbolik: einen (Schuss) vor den Bug, eins aufs Haupt bekommen, wachgerüttelt werden, wie »auf den Kopf gefallen« agieren.

Aufgabe: gedankliche Anstöße rechtzeitig wahr- und wichtig nehmen, anstößige Gedanken zulassen. Anstöße zu neuen Gedanken geben. Den Kopf körperlich ruhen lassen.
Soforthilfe: Rescue Remedy.

19.1.7 Insektenstiche

Homöopathie:
Apis
- Warme, rote, wässrige Schwellung.
- Besser durch Kälte.

Ledum
- Schlecht heilende Stiche, die sich dunkel oder bunt verfärben.
- Kalte, harte Schwellung.

Staphisagria
- Bei zahlreichen Mückenstichen.

Vespa
- Bei heftiger Reaktion mit Kreislaufbeschwerden.

Symbolik: kleine Sticheleien, die »nerven«; Fremdes verschafft sich unbemerkt Zugang und reizt einen (manchmal bis aufs Blut). Etwas juckt und verleitet zum Kratzen bzw. dazu, die eigenen Grenzen mit Gewalt aufzureißen.
Aufgabe: sich vom Leben berühren lassen, fremde Einflüsse freiwillig zu sich hereinlassen, Offenheit üben, andere an der eigenen Energie teilhaben lassen, sich reizen lassen, die eigenen Grenzen von sich aus öffnen.
Soforthilfe: Rescue-Remedy-Creme.

19.1.8 Knochenbrüche

Homöopathie:
Arnica
- Um den Schmerz zu lindern.

Hypericum
- Bei schießendem Schmerz den Nerv entlang.

Symbolik: Eigene Strukturen werden infrage gestellt, die Kontinuität wird unterbrochen.
Aufgabe: die Kontinuität verlassen, aus den eingefahrenen Bahnen ausbrechen, die alte Stabilität zugunsten neuer Beweglichkeit aufgeben. Gelenkiger werden, seelisch und geistig mehr Beweglichkeit entwickeln.
Soforthilfe: Rescue Remedy und selbstverständlich sofortige schulmedizinische Versorgung.

19.1.9 Kreislaufstörungen

Homöopathie:
Veratrum album
- Blässe, Ohnmachtsgefühl, kalter Schweiß und Übelkeit.
- Verlangen nach Wärme.

Symbolik: Blutversorgung im Kopf unzureichend, die Lebensenergie reicht nicht für die Versorgung der Haupt-Sache.
Aufgabe: die eigenen Schwindeleien anschauen; erkennen, wo man sich etwas vormacht bezüglich Aufrichtigkeit; die Informationen wieder richtigstellen. Sich dem Rhythmus und den Bedingungen des Lebens bewusst anvertrauen, statt zu (sch)wanken; seine (Lebens-)Linie finden, statt wankelmütig zu werden, sich der Situation übergeben, statt sich zu übergeben.
Soforthilfe: Beine hoch, Kopf tief lagern, Rescue Remedy. Mit einem Finger auf den Punkt zwischen Nase und Oberlippe klopfen.

19.1.10 Lebensmittelvergiftung

Homöopathie:
Okoubaka

Bei spezifischen Auslösern:
- Eier: *Carbo vegetabilis.*
- Eis: *Arsenicum album.*
- Fettiges Essen: *Pulsatilla.*

- Fett, ranziges: *Arsenicum album, Carbo vegetabilis.*
- Fisch: *Carbo vegetabilis.*
- Fleisch: *Arsenicum album.*
- Käse: *Arsenicum album, Carbo vegetabilis.*
- Kartoffeln: *Nux vomica.*
- Konserven: *Arsenicum album.*
- Meeresfrüchte: *Arsenicum album, Carbo vegetabilis.*
- Milch: *Arsenicum album.*
- Obst: *Pulsatilla.*
- Pilze: *Pulsatilla.*
- Schokolade: *Arsenicum album.*
- Tabakrauch: *Arsenicum album.*
- Wurst: *Arsenicum album.*

Unspezifische Auslöser:
Arsenicum album
- Erbrechen, Durchfall, brennender Magenschmerz.
- Angst, Unruhe, zunehmende Schwäche, brennender Durst schluckweise auf kaltes Wasser.

Carbo vegetabilis
- Aufgetriebener Bauch, Kollaps, sehr blass.
- Zusammenschnürungsgefühl im Hals, Brustbeklemmung, Verlangen nach frischer Luft.

Nux vomica
- Erfolglose Entleerung, schmerzhafter Stuhldrang, Prolaps (Vorfall) des Afters.
- Reizbares Gemüt.

Pulsatilla
- Übelkeit mit Leibschmerzen, Erbrechen, Durchfall, saures Aufstoßen.
- Kein Durst, weinerlich, anhänglich.

Symbolik: Man hat sich das Falsche, Unverdauliche einverleibt, nicht aufgepasst, nicht »die richtige Nase« gehabt, nicht fein genug geschmeckt, nicht rechtzeitig erkannt, dass da etwas »anrüchig« ist.

Aufgabe: sich konkret (und im übertragenen Sinne) übergeben, das Falsche wieder herauslassen.
Soforthilfe: sich übergeben, erbrechen durch Kitzeln des Zäpfchens. Im Zweifelsfall ärztliche Hilfe.

19.1.11 Ohnmacht

Homöopathie:
Aconitum
- Bei Ohnmacht durch Schreck.

China
- Blutverlust, Brechdurchfall.

Coffea
- Übermäßige Freude.

Nux vomica
- Schmerzen, besonders durch Stuhldrang, durch starke Gerüche. Durch Ausschweifungen.

Pulsatilla
- Langes Stehen, Wärme, Enge und überfüllte Räume.

Symbolik: zu wenig Blut in der »Zentrale«.
Aufgabe: Man muss »die Macht« manchmal freiwillig abgeben. Die Aufgaben variieren auch nach den folgenden Ursachen für die Ohnmacht:
- *Ohnmacht durch Schreck:* sich ganz spontan geben.
- *Vor Freude in Ohnmacht fallen:* sich ganz auf die Freude einlassen und alle »Macht« abgeben.
- *Durch Kreislaufprobleme:* sich dem Augenblick ganz hingeben.
- *Durch Weihrauch:* sich dem Geheimnis der Religion anvertrauen, statt sich zu verschließen. Sich dem Mysterium bewusst weihen und schwach vor Gott werden statt weich in den Knien.
- *Durch betörenden Blumenduft:* sich den Wundern der Schöpfung hingeben.

Soforthilfe: Beine hoch, Kopf tief lagern; mit Finger zwischen Nase und Oberlippe klopfen.

19.1.12 Platzwunden (am Kopf)

Homöopathie:
Arnica
– Hauptmittel.
Symbolik: Unter Spannung stehendes Gewebe platzt – man fühlt sich zum Platzen.
Aufgabe: innere (An-)Spannungen herauslassen, es nicht bis zu Zerreißproben und zum Platzen kommen lassen, sondern vorher Druck ablassen. Lieber Durchsetzungsfähigkeit beweisen, als konkret »mit dem Kopf durch die Wand zu gehen«.
Soforthilfe: Blutung stillen, Wunde zusammenheften (lassen). Rescue Remedy, Sprühverband.

19.1.13 Prellungen

Homöopathie:
Arnica
– Hauptmittel.
Symbolik: »Da hast du dich prellen lassen« im Sinne von täuschen lassen. Wer jemanden prellt, betrügt ihn.
Aufgabe: Ernst machen mit dem Leben, es näher zu sich heranlassen, mehr spüren und empfinden. Prellbock werden, härter ans Leben herangehen, es mehr bei sich an- und aufprallen lassen.
Soforthilfe: Rescue-Remedy-Creme.

19.1.14 Reiseübelkeit

Homöopathie:
Cocculus
– Übelkeit und Schwindel während Auto-, Bus- und Bahnreisen.
– Empfindlichkeit gegenüber Gerüchen (z. B. Speisen, Tabakrauch).
Ipecacuanha
– Starke Übelkeit, viel Speichel, fast immer durstlos.
– Erbrechen bessert nicht.

- Zunge sauber, ohne Belag.

Nux vomica

- Reizbarkeit bei enormem Brechreiz.
- Durch übermäßige Reize und Eindrücke.

Petroleum

- Durchfall, Übelkeit mit Erbrechen von Galle.
- Jetlag.
- Verlangen zu essen. Essen bessert.

Tabacum

- Eisige Kälte, todeselend, Schwindel.
- Hauptmittel bei Seekrankheit.
- Erbrechen bessert.

Symbolik: sich auf die Reise und das dazugehörige Element nicht einlassen können. Sich etwas vormachen.

Aufgabe: die Kontrolle abgeben und sich hingeben.

Soforthilfe: keine erforderlich.

19.1.15 Schnittwunden

Homöopathie:

Arnica

- Als erstes Mittel (Hauptmittel).

Staphisagria

- Nach Arnica, wenn Wundheilungsstörungen drohen.
- Nach (Messer-)Schnitten und Operationen sowie Risswunden.

Symbolik: sich »geschnitten« im Sinne von »getäuscht« haben. Sich im übertragenen Sinne »ins eigene Fleisch geschnitten« haben.

Aufgabe: mehr Schneid, also Mut entwickeln. Lieber verbal bzw. mental eine scharfe Klinge führen, mit sich selbst scharf ins Gericht gehen, mit Nachdruck und Schärfe die eigenen Grenzen infrage stellen.

Soforthilfe: Blutung stillen.

19.1.16 Schürfwunden

Homöopathie:
Calendula
- Hauptmittel.

Symbolik: sich aufreiben, zu viel Abrieb: eine Abreibung bekommen: sich zu viel (auf falscher Ebene) zumuten.
Aufgabe: sich die Dinge unter die Haut gehen lassen, mehr Tiefgang entwickeln. Sich mehr zumuten auf entscheidender Ebene. Für mehr Reibung im Leben sorgen, lebendiger empfinden, fühlen.
Soforthilfe: Umschläge mit Eigenurin.

19.1.17 Sonnenbrand

Homöopathie:
Belladonna
- Hauptmittel.
- Intensive Rötung, reagiert empfindlich auf Berührung.
- Unruhe, allgemeine Fiebrigkeit.

Arsenicum album
- Mallorca-Akne.
- Brennender, juckender, beißender Ausschlag.

Symbolik: Man hat zu viel »äußere Sonne« statt der inneren abbekommen. Sich der Kraft des Sonnenfeuers nicht ausreichend bewusst sein. Die Sonne unterschätzen. Zu großer Wunsch, braun und vital zu erscheinen.
Aufgabe: bewusst mit männlicher Ausstrahlung umgehen. Lieber die innere Sonne scheinen lassen. Für und auf etwas »brennen«, anstatt sich verbrennen zu lassen. »Feuer und Flamme« und ganz heiß auf wesentliche Themen werden.
Soforthilfe: Umschläge mit Eigenurin, Quark- oder Joghurtwickel.

19.1.18 Sonnenstich

Homöopathie:
Glonoinum
– Hitze, Rötung, brennende Haut, extreme Kopfschmerzen, Unruhe, Übelkeit, eventuell Erbrechen.
Veratrum album
– Kollaps mit Erbrechen, Kälte des Körpers, kalter Schweiß, Blässe.
Symbolik: Das Kind hat zu viel »äußere Sonne« erwischt. Die Haupt-Sache ist überfordert und zu heiß geworden. Überhitzung, heiß gelaufen.
Aufgabe: sich mehr von der männlichen Energie und Ausstrahlung inspirieren lassen; sich freiwillig auf das innere Feuer einlassen, mehr fürs Leben erwärmen. Mehr in der »inneren Sonne« leben. Sich ins rechte Licht stellen.
Soforthilfe: viel zimmerwarmes Wasser trinken.

19.1.19 Splitter

Homöopathie:
Silicea
– Hauptmittel.
Symbolik: »Da hast du dir einen Schiefer eingezogen« (dich getäuscht). Einen »Stachel im Fleisch« haben – wie einen »Dorn im Auge« oder den berühmten »Balken im Auge«. Etwas Fremdes, Gefährliches schleicht sich unter die eigene Haut und macht Druck, setzt Konflikte in Gang.
Aufgabe: sich Wichtiges im übertragenen Sinne »unter die Haut gehen lassen«. Fremdes, gefährlich Provozierendes hereinlassen und sich davon berühren und zur Auseinandersetzung anregen lassen.
Soforthilfe: Splitter ziehen, danach Wundkanal offen halten. Eigenurin (äußerlich).

19.1.20 Stromschlag

Homöopathie:
Nux vomica
– Hauptmittel.
Symbolik: Schlag ins System, Gefahr von Herz-Rhythmus-Störungen.
Aufgabe: sich an den »Strom des Lebens« anschließen, ein wenig aus der Reihe tanzen. Lieber mal über die Stränge schlagen, als sich einen (Strom-)Schlag einzufangen. Ungewöhnliches, Originelles leben.
Soforthilfe: Rescue Remedy. Gegebenenfalls ärztliche Hilfe.

19.1.21 Umknicken, Fuß verdrehen

Homöopathie:
Arnica
– Hauptmittel.
– Bewegung verursacht heftige Schmerzen.
– Angst vor Berührung und Annäherung.
Rhus toxicodendron
– Schmerzen, Verlangen nach leichter Bewegung.
– Unruhe.
Symbolik: »danebentreten«, keinen sicheren Halt finden, den sicheren Standpunkt verlieren.
Aufgabe: beweglicher, flexibler, den Umständen angepasster leben. Lieber im übertragenen Sinne tanzen und springen. Standpunkte neu überdenken.
Soforthilfe: Rescue Remedy, Arnica-Umschläge, Umschläge mit essigsaurer Tonerde. Weiterbewegen, wenn möglich.

19.1.22 Unfallschock

Homöopathie:
Aconitum
- Große Furcht. Der Schreck steht ins Gesicht geschrieben. Große Augen mit weiten Pupillen.
- Unruhe.

Symbolik: schockiert, aus der Bahn geworfen werden (s.a. das Kapitel »19.1.11 Ohnmacht«).
Aufgabe: »alle Macht« abgeben; origineller, kreativer leben.
Soforthilfe: Rescue Remedy.

19.1.23 Verbrennungen

Homöopathie:
Apis
- Rötung, Schwellung und Brennen.

Cantharis
- Blasen und Brennen.

Symbolik: »Da musst du brennen [zahlen].« Sich die Finger verbrennen.
Aufgabe: für etwas brennen im Sinne von »sich begeistern«. Seine ganze Lebensenergie in ein Projekt stecken. Feuer und Flamme für etwas sein. Heiß aufs Leben werden.
Soforthilfe: Umschläge mit Eigenurin. Essig und warmes Wasser zu gleichen Teilen mischen und als Kompressen anwenden.

19.1.24 Verstauchungen

Homöopathie:
Arnica
- Jede Bewegung verursacht heftige Schmerzen.
- Angst vor Berührung und Annäherung.

Rhus toxicodendron
- Reißende Schmerzen. Verlangen nach leichter Bewegung.
- Unruhe.

Symbolik: (zu) hart gelandet. Zusammengestaucht werden (vom Leben).
Aufgabe: rasch und wirksam auf den Boden (der Tatsachen) kommen. Lieber freiwillig härter an die Realität gehen. Den Druck des Lebens annehmen, statt sich von ihm zusammenstauchen zu lassen.
Soforthilfe: Rescue Remedy, Arnica-Umschläge, Umschläge mit essigsaurer Tonerde, gleich sanft weiterbewegen, wenn möglich.

19.1.25 Verstopfung auf Reisen

Homöopathie:
Nux vomica
- Vergeblicher oder unvollständiger schmerzhafter Drang.

Symbolik: sich in der Unsicherheit der Fremde eng machen statt weit. Behalten, was man schon sicher hat. Kein Risiko eingehen wollen.
Aufgabe: lieber zu Hause im Gewohnten bleiben, statt Mut vorzutäuschen. Bewusst für sich behalten, was man noch braucht.
Soforthilfe: viel Wasser oder Apfelschorle trinken, Obst und Rohkost essen. »Take me« (siehe »19.4.2 Bezugsquellen«) und viel Wasser nachtrinken: Stuhlgang und Stimmung bessern!

19.2 Literatur

Bein-Wierzbinski, Wibke: *Eine kleine Raupe geht auf Wanderschaft … Und macht viele Bekanntschaften. Ein neuromotorisches Übungsprogramm für Kinder im Vorschulbereich und in der Grundschule*, Modernes Lernen, Dortmund 2008

Davis, Ronald D.: *Legasthenie als Talentsignal. Lernchance durch kreatives Lesen*, Droemer Knaur, München 2001

Dethlefsen, Thorwald, und Ruediger Dahlke: *Krankheit als Weg. Deutung und Be-Deutung der Krankheitsbilder*, Goldmann, München 1983

Ende, Michael: *Momo*, Thienemann, Stuttgart 1973

Fromm, Erich: *Die Furcht vor der Freiheit*, dtv, München 1993

Graf, Friedrich P.: *Homöopathie und die Gesunderhaltung von Kindern und Jugendlichen*, Spangsrade, Ascheberg 2003

Herscu, Paul: *Die homöopathische Behandlung der Kinder*, Kai Kröger, Groß Wittensee 1997

Imhäuser, Hedwig: *Homöopathie in der Kinderheilkunde*, Haug/MVS, Stuttgart 2003

Johnson, Robert: *Bilder der Seele. Traumarbeit und Aktive Imagination*, Irisiana, München 1995

Kieser, Christiana: *Lukas und die Monster unterm Bett. Klopf, klopf, klopf, ich helfe Dir*, Param, Ahlerstedt 2006

Kyber, Manfred: *Märchen und Tiergeschichten*, Komet, Köln 2006 –, *Die drei Lichter der kleinen Veronika. Roman einer Kindheit in dieser und jener Welt*, Heyne, München 2007

Liedloff, Jean: *Auf der Suche nach dem verlorenen Glück. Gegen die Zerstörung unserer Glücksfähigkeit in der frühen Kindheit*, C.H. Beck, München 2006

Miller, William A.: *Der Goldene Schatten. Vom Umgang mit den dunklen Seiten unserer Seele*, Irisiana, München 1994

Mitscherlich, Alexander: *Krankheit als Konflikt*, Suhrkamp, Frankfurt 1966

Morrison, Roger: *Handbuch der Pathologie zur homöopathischen Differentialdiagnose*, Kai Kröger, Groß Wittensee 1997

Pfeiffer, Herbert, Michael Drescher und Martin Hirte (Hg.): *Homöopathie in der Kinder- und Jugendmedizin*, Urban und Fischer, München 2004

Phatak, S.R.: *Homöopathische Arzneimittelbilder*, Urban und Fischer, München 2005

Prekop, Jirina: *Der kleine Tyrann*, Kösel, München 1997

–, *Einfühlung oder Die Intelligenz des Herzens*, dtv, München 2005

–, *Hättest du mich festgehalten … Grundlagen und Anwendung der Festhalte-Therapie*, Goldmann, München 2006

–, *Ich halte dich fest, damit du frei wirst*, Kösel, München 2008

–, *Erstgeborene. Über eine besondere Geschwisterposition*, Kösel, München 2008

Prekop, Jirina, und Christel Schweizer: *Kinder sind Gäste, die nach dem Weg fragen*, Kösel, München 2008

Riemann, Fritz: *Lebenshilfe Astrologie*, Klett-Cotta, Stuttgart 2005

–, *Grundformen der Angst. Eine tiefenpsychologische Studie*, Reinhardt, München 2006

Saint-Exupéry, Antoine de: *Der Kleine Prinz*, Rauch, Düsseldorf 1958

Sheldrake, Rupert: *Der siebte Sinn der Tiere*, Fischer, Frankfurt 2007

–, *Das schöpferische Universum*, Nymphenburger, München 2008

Soldner, Georg, und Hermann M. Stellmann: *Individuelle Pädiatrie. Leibliche, seelische und geistige Aspekte in Diagnostik und Beratung. Anthroposophisch-homöopathische Therapie*, Wissenschaftliche Verlagsgesellschaft, Stuttgart 2002

Tinbergen, Niko und Lis: *Autismus bei Kindern*, Parey/Blackwell, Berlin 2002

19.3 Veröffentlichungen Ruediger Dahlke

Mein Weg-Weiser

Einladung zum Gratis-Buch Mein Weg-Weiser, der erklärt, wie es zu so vielen Büchern kam, die Schatten davon und warum ich so gern schreibe. Er enthält Tipps von meinem Weg und ich freue mich, wenn ihr dieses Buch lest und mich noch besser versteht. (https://www.dahlke4you.com/wegweiser)

BÜCHER

Neuerscheinungen 2024

Es kommt besser, Pionier Verlag • Voller Energie – statt müde und erschöpft[1]

Neuerscheinungen 2023

Konflikte lösen und Krisen meistern[2]

Basiswissen, Grundlagenwerke

Die Schicksalsgesetze. Spielregeln fürs Leben, 2009[1] • *Das Schattenprinzip: Die Aussöhnung mit unserer verborgenen Seite*, 2010[1] • *Die Lebensprinzipien: Wege zu Selbsterkenntnis, Vorbeugung und Heilung* (mit Margit Dahlke) 2011[1]

Krankheitsbilder-Deutung

Krankheit als Symbol, überarbeitete Neuausgabe 2023[3] • *Krankheit als Weg* (mit Thorwald Dethlefsen), 1983[1] • *Krankheit als Sprache der Seele*, 2008[1] • *Gesund und glücklich älter werden*, 2022[1] • *Das Alter als Geschenk*, 2018[1] • *Krebs – Wachstum auf Abwegen*, 2020[1] • *Wenn wir gegen uns selbst kämpfen*, 2015[1] • *Hör auf gegen die Wand zu laufen*, 2017[1] • *Krankheit als Sprache der Kinderseele* (mit V. Kaesemann), 2010[1] • *Frauen-Heil-Kunde* (mit Margit Dahlke u. Volker Zahn), 2003[1] • *Herz(ens)probleme*, 2011[1] • *Das Raucherbuch*, 2011[1] • *Verdauungsprobleme*, 2001[4]

Burnout, Depression, Angst

Angst frisst Seele, 2022[2] • *Die Schattenreise ins Licht: Depressionen überwinden*, 2014[1] • *Seeleninfarkt. Zwischen Burn-out und Bore-out*, 2013[2] • *Das Licht- und Schatten-Tagebuch*, 2013[1] • *Angstfrei leben*, 2013[1]

Ernährung

Peace Food – wie Verzicht auf Fleisch und Milch Körper und Seele heilt, 2010[5] • *Vegan für Einsteiger*, 2014[5] • *Peace Food – das vegane Kochbuch*, 2011[5] • *Peace Food – vegan einfach schnell*, 2015[5] • *Peace Food – Keto-Kur*, 2018[5] • *Das große Peace-Food-Buch*, 2019[5] • *Das Geheimnis der Lebensenergie*, 2015[1] • *Das Lebensenergie-Kochbuch*, 2016[1] • *Vegan schlank*, 2015 (www.heilkundeinstitut.at) • *Richtig essen* (nur als ebook[6]) • *Immunbooster vegan*, 2021[4]

Fasten

Das große Buch vom Fasten, 2019[1] • *Kurzzeit-Fasten*, 2018[7] • *Fasten-Wandern*, 2017[4] • *Jetzt einfach Fasten*, 2017[8] • *Bewusst Fasten*, 2016[9]

Gewicht und Figur

Abnehmen – das Buch der Erleichterung, 2023 (E-Book bei dahlke4you.com) • *Mein Individualgewicht*, 2020[1] • *Körper-Geist-Seele-Detox*, 2015[1] • *Mein Idealgewicht*[1]

Filmdeutung

Die Spielfilm-Therapie – was Filme über Krankheit und Heilung verraten, 2022 • *Die Hollywood-Therapie – was Filme über uns verraten*, 2018 (Edition Einblick, www.heilkundeinstitut.at)

Verbundener Atem

Jetzt einfach atmen, 2019[8] • *Die wunderbare Heilkraft des Atems* (mit A. Neumann), 2009[10]

Liebe, Partnerschaft
Voller Energie – statt müde und erschöpft, 2024[1] • *Wie Sex und Liebe sich wieder finden*, 2017[1] • *Glücklich mit mir selbst*, 2021[11]

Meditation, Mandala und Aphorismen
Jetzt einfach meditieren, 2018[8] • *Weisheitsworte der Seele*, 2012[12] • *Worte der Heilung* (www.heilkundeinstitut.at) • *Die Kraft der vier Elemente* (mit Bruno Blums Bildern), 2011[12] • *Mandala-Malblock* (www.heilkundeinstitut.at) • *Reisen nach innen*, 2017[6] (nur als ebook)

Gesellschaftskritik:
Corona als Weckruf, 2021[5] • *Mind Food*, 2022[2]

Roman:
Habakuck und Hibbelig – das Märchen von der Welt, 2004[13]

Weitere
Mein Buch der Selbstheilung, 2022[5] • *Heilsame Tugenden*, 2022[5] • *Die Notfallapotheke für die Seele*, 2020[14] • *Die Liste vor der Kiste*, 2014[11] • *Schutz vor Infektionen*, 2020[11] • *Meine besten Gesundheits-Tipps 2.0*, 2020[11] • *Von der großen Verwandlung*, 2011[12] • *Störfelder und Kraftplätze*, 2013[12] • *Medizin und Menschlichkeit*, 2020[12] • *Der Körper als Spiegel der Seele*, 2009[5] • *Die Spuren der Seele* (mit R. Fasel), 2010[5] • *Das Tier als Spiegel der menschlichen Seele* (mit Irmgard Baumgartner), 2016[1] • *Endlich wieder richtig schlafen*, 2014[1] • *Ganzheitliche Wege zu ansteckender Gesundheit*, 2011 (www.heilkundeinstitut.at) • *Omega – im inneren Reichtum ankommen* (mit V. Lindau), 2017[1] • Psychologie des Geldes, 2011[1] • *Die 4 Seiten der Medaille* (mit C. Hornik), 2015 (nur mehr als ebook)

Geführte Meditationen
- Download/Stream: div. mp3 Anbieter-Plattformen
- Neue, themenbezogene Meditationen im Rahmen der Mitgliedschaft bei Dahlke4you (https://www.dahlke4you.com/)
- CDs erhältlich bei www.heilkundeinstitut.at

Grundlagen:
Das Gesetz der Polarität • Das Gesetz der Anziehung • Das Bewusstseinsfeld • Die Lebensprinzipien – 12 CD-Set • Die 4 Elemente • Elemente-Rituale • Schattenarbeit
Krankheitsbilder:
Allergien • Angstfrei leben • Ärger und Wut • Depression • Die Wege des Weiblichen • Hautprobleme • Herzensprobleme • Kopfschmerzen • Krebs • Leberprobleme • Mein Idealgewicht • Niedriger Blutdruck • Rauchen • Rückenprobleme • Schlafprobleme • Sucht und Suche • Tinnitus und Gehörschäden • Verdauungsprobleme • Vom Stress zur Lebensfreude
Allgemeine Themen: Der innere Arzt • Heilungsrituale • Ganz entspannt • Tiefenentspannung • Energie-Arbeit • Entgiften-Entschlacken-Loslassen • Lebenskrisen als Entwicklungschancen • Bewusst fasten • Den Tag beginnen • Partnerbeziehungen • Schwangerschaft und Geburt • Selbstliebe • Selbstheilung • Traumreisen • Mandalas • Naturmeditation • Die Lebensaufgabe finden • 7 Morgenmeditationen • Die Leichtigkeit des Schwebens • Die Heilkraft des Verzeihens • Eine Reise nach innen • Erquickendes Abschalten mittags und abends

[1] Goldmann / Arkana Verlag
[2] Scorpio Verlag
[3] Bertelsmann Verlag
[4] Knaur Verlag
[5] Gräfe und Unzer Verlag
[6] dotbooks
[7] Südwest Verlag
[8] ZS Verlag
[9] Königsfurt-Urania Verlag
[10] Heyne Verlag
[11] Terzium Verlag
[12] Crotona Verlag
[13] Ullstein Verlag
[14] Nymphenburger Verlag

Adressen:

Informationen zu Dr. Ruediger Dahlke (Events uvm.)
Heilkundeinstitut Dahlke, A-8462 Gamlitz,
Labitschberg 4, Tel.: 0043 3453 33600,
E-Mail: office@dahlke.at www.dahlke.at

Seminar- und Gesundheits-Zentrum TamanGa
Seminarwochen mit Ruediger Dahlke, TamanGa-Natur-Kur, Regenerationsferien für (Seminar)gruppen und Einzelgäste
A-8462 Gamlitz, Labitschberg 4, (ca. 25 Minuten <> Airport Graz), Tel.: 0043 3453 33600, E-Mail: office@dahlke.at
www.tamanga.at

Psychotherapien
Heilkunde-Zentrum Johanniskirchen, D-84381 Johanniskirchen,
Schornbach 22, Tel.: 0049 8564 819,
E-Mail: info@dahlke-heilkundezentrum.de
www.dahlke-heilkundezentrum.de

Online-Shop
von Ruediger Dahlke empfohlene Gesundheits-Produkte, Bücher uvm.
Tel.: 0043 316 719 888, E-Mail: shop@heilkundeinstitut.at
www.heilkundeinstitut.at

Internet-Community
Online-Events, geführte Meditationen, Gesundheits-Challenges, Integrale Medizin-Ausbildung
www.dahlke4you.com

Online-Ausbildungen
Ganzheitlicher Gesundheitsberater (15 Monate), Atem-Ausbildung
www.younity.com

19.4 Adressen und Bezugsquellen

19.4.1 Praxisadressen (Auswahl)

Für Informationen und Ausbildungen:
AtemtherapeutIn, MeditationslehrerIn, FastenberaterIn, ReinkarnationstherapeutIn
Ruediger Dahlke
Heilkundeinstitut Dahlke GmbH & Co. KG
Oberberg 92
A-8151 Hitzendorf
Tel.: +43 316 719888-5
Fax: +43 316 719888-6
www.dahlke.at, office@dahlke.at

Kinderbehandlung im Sinne dieses Buches:
Praxis für Kinderhomöopathie Vera Kaesemann
Moorweidenstraße 8
D-20148 Hamburg
Tel.: +49 (0)40 44 506 777
www.kinderhomoeopathie-hamburg.de,
info@kinderhomoeopathie-hamburg.de

Informationen zu Psychotherapien, Beratungen und Seminaren:
Margit Dahlke
Heil-Kunde-Zentrum Johanniskirchen
Schornbach 22
D-84381 Johanniskirchen
Tel.: +49 8564 819 (zwischen 9.00 und 12.00 Uhr)
www.dahlke.at, (darüber auch Zugang zum kostenlosen Rundbrief: Dahlke-Info) hkz-dahlke@t-online.de

Praxisadressen von Kinderärzt(inn)en und -therapeut(inn)en, die an diesem Buch mitgearbeitet haben:

Dr. med. Doris Stalp-Kotulla
Kinderärztin und Allergologin
C2, 19
D-68199 Mannheim
Tel.: +49 621 13090
Tel./Fax: +49 621 154294
stalpkotulla@web.de

Dr. Friedrich Graf
Allgemeinmediziner und Homöopath
Lütjenburger Str. 3
D-24306 Plön
Tel.: +49 4522 1777
graf@spangsrade.de

Dr. med. Martin Hirte
Kinderarzt, Homöopath
Tal 14
D-80331 München
Tel.: +49 89 399934

Dr. med. Wilfried Hüsing
Kinderarzt
Im Dorfe 4
D-30453 Hannover
Tel.: +49 511 2621858

Dr. med. Matthias Senner
Kinderarzt
Immerweg 6
D-27777 Ganderkesee
Tel.: +49 4222 6296

Dr. med. Siegfried Simmet
Kinder- und Jugendmedizin
Gartenstr. 3
D-76889 Schweigen-Rechtenberg
Tel.: +49 6342 6238

Dr. med. Wibke Bein-Wierzbinski
PäPKi® Pädagogische Praxis für Kindesentwicklung
Schanzengrund 42
D-21149 Hamburg
Tel.: +49 40 2194761, Fax: +49 40 73508875
www.paepki.de

Elvira Kunsch
Jonathan-Heilkundezentrum,
Praxis für Klassische Homöopathie und Psychotherapie
Karl-Heine-Straße 27
D-04229 Leipzig
Tel.: +49 341 9607100
www.jonathan-heilkundezentrum-leipzig.de

Maike Neubert-Eichner
Heilpraktikerin, Homöopathin
Philipp-Reis-Weg 4
D-22359 Hamburg
Tel.: +49 40 60566911

Prof. Dr. med. Volker Zahn
Gynäkologe, Umweltmediziner
Antwerpener Str. 21
D-80805 München
Tel.: +49 89 36006222

Dr. med. Ingfried Hobert
Facharzt für Allgemeinmedizin, Naturheilkunde,
Ethnomedizin, Buschblüten-Beratung
An der Friedenseiche 5
D-31515 Steinhude am Meer
Tel.: +49 5033 95030
www.drhobert.de, praxis@drhobert.de

GFH Gesellschaft zur Förderung des Festhaltens
als Lebensform und Therapie e.V.
Rotmoosstr. 4a
D-88131 Lindau
Tel.: +49 8382 2736048, Fax: +49 8382 2736049

Dr. Lutz Erik Koch
Facharzt für Allgemeinmedizin
Dammtorstr. 27
D-20354 Hamburg
Tel.: +49 40 42275

19.4.2 Bezugsquellen

Eine Haus-, Reise- und Notfallapotheke mit den wichtigsten homöopathischen Arzneimitteln und australischen Buschblütenmischungen, die im Kindesalter zur Anwendung kommen, und einer entsprechenden Anleitung können Sie unter info@kinderhomoeopathie-hamburg.de bestellen (www.kinderhomoeopathie-hamburg.de).

Australische Blütenessenzen:
Kneippcure Deutschland
Ostenmeer 37
D-31515 Wunstorf
Tel.: +49 5033 8914
Fax: +49 5033 911879
www.busch-blueten.de, christianehobert@web.de

»Colostrum«, die ganz frühe Milch der Kühe:
Colostral Deutschland GmbH
Pfarrer-Findl-Str. 40
D-84307 Eggenfelden
Tel.: +49 8721 125905
Fax: +49 8721 125 907
www.colostral.com, info@colostral.com

Kreislaufgerät für ansteigende Fußbäder:
Fritz Schiele Arzneibäder-Fabrik GmbH
Industriestr. 8b
D-25462 Rellingen
Tel.: +49 4101 34239
www.schiele-baeder.de, info@schiele-baeder.de

»Take me – Glücksnahrung«, Rohkost zur Normalisierung des Serotoninspiegels:
Lieferadresse:
Heilkunde-Institut
Oberberg 92
A-8151 Hitzendorf
Tel.: +43 316 719 888
www.heilkundeinstitut.at

»Sleepy« (mit dem »Sleepy«-System für Kinder wie auch für Erwachsene wird das Bett durch die körpereigene Bewegung und den Atem in eine beruhigende, entspannende und gesundheitsfördernde Schwingung versetzt):
Inventure License AG
Huebwisstr. 2
CH-8117 Fällanden
Tel.: +41 43 3554048
Fax: +41 43 3554049
www.sleepy.ch

19.5 Register

In dieses Register sind auch Stichwörter aufgenommen, die sich auf andere Veröffentlichungen Ruediger Dahlkes beziehen, in denen die entsprechenden Themen ausführlicher behandelt werden. Hier die Kürzel für die einzelnen Veröffentlichungen:

A = *Aggression als Chance*
AL = CD *»Angstfrei leben«*
F = *Frauenheilkunde*
G = *Gewichtsprobleme*
H = *Herz(ens)probleme*
K = *Krankheit als Weg*
KaSy = *Krankheit als Symbol*
KS = *Der Körper als Spiegel der Seele*
L = *Lebenskrisen als Entwicklungschance*
MI = *Mein Idealgewicht* (Buch und CDs)
P = CD *»Partnerbeziehungen«*
PG = *Die Psychologie des Geldes*
RE = *Richtig essen*
RNI = CD *»Reise nach innen«*
SW = *Das senkrechte Weltbild*
S = *Krankheit als Sprache der Seele*
Sch = *Schlaf – die bessere Hälfte des Lebens*
SdG = *Säulen der Gesundheit*
V = *Verdauungsprobleme*
W = *Der Weg ins Leben*

A

Q

R

Der Klassiker zu den Umbruchphasen des Lebens

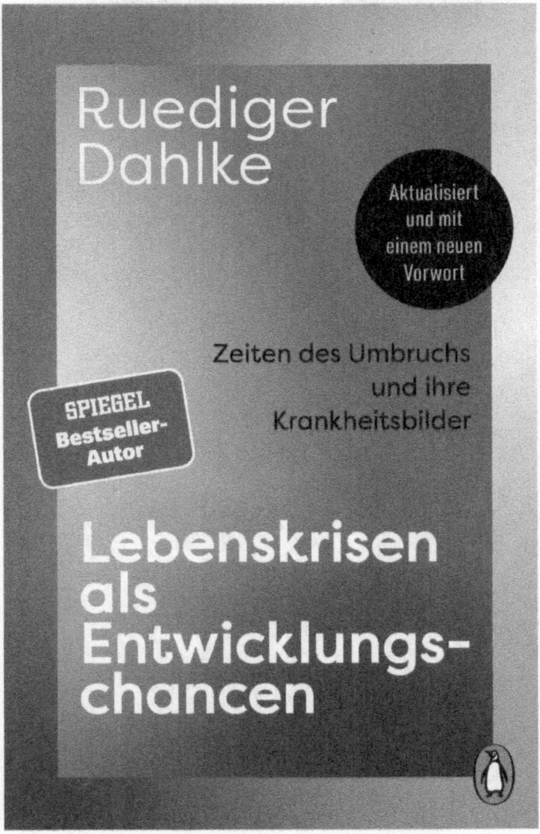

Noch mehr gute Bücher, Inspirationen und Information unter penguin.de und auf den Penguin-Social-Media-Kanälen

Das Schlüsselwerk der Psychosomatik

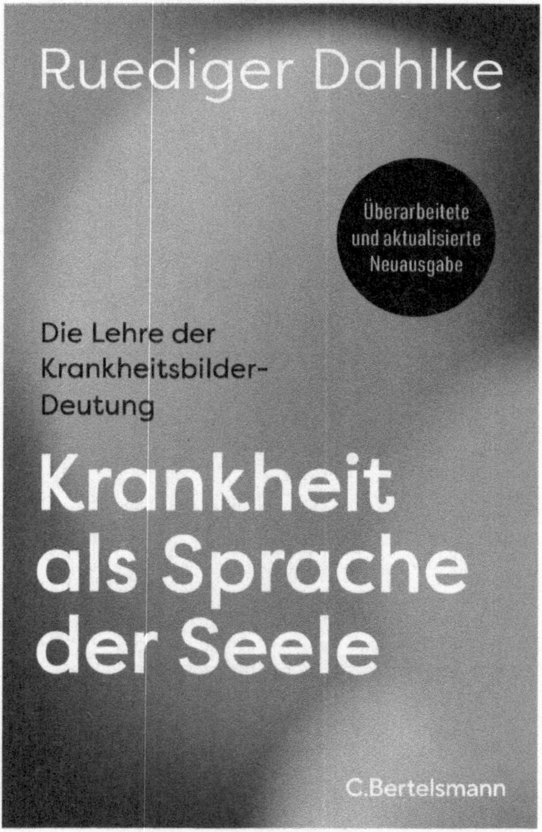

Noch mehr gute Bücher, Inspirationen und Information unter penguin.de und auf den Penguin-Social-Media-Kanälen